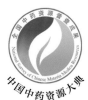

"十三五"国家重点图书出版规划项目

国家新闻出版改革发展项目

国家出版基金项目

内蒙古大兴安岭
中药资源图志

（增补卷）

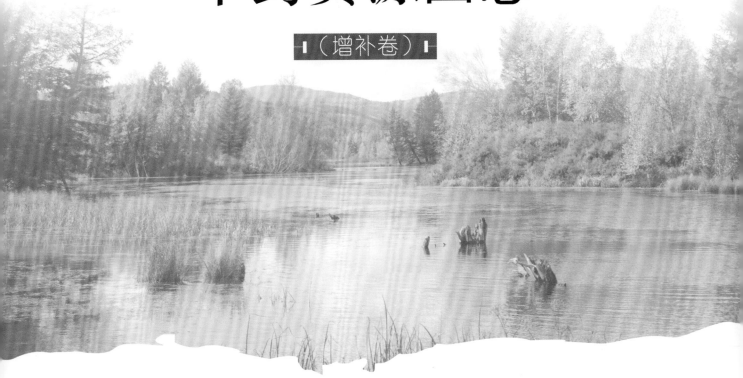

主 编

赵炳柱　张重岭　李旻辉　宋百忠

海峡出版发行集团　福建科学技术出版社
THE STRAITS PUBLISHING & DISTRIBUTING GROUP　FUJIAN SCIENCE & TECHNOLOGY PUBLISHING HOUSE

图书在版编目（CIP）数据

内蒙古大兴安岭中药资源图志. 增补卷 / 赵炳柱等
主编.—福州：福建科学技术出版社，2021.1
（中国中药资源大典）
ISBN 978-7-5335-6585-5

Ⅰ.①内…　Ⅱ.①赵…　Ⅲ.①大兴安岭－中药资源－
图集　Ⅳ.①R281.435-64

中国版本图书馆CIP数据核字（2021）第257708号

书　　名　内蒙古大兴安岭中药资源图志（增补卷）
　　　　　　中国中药资源大典
主　　编　赵炳柱　张重岭　李旻辉　宋百忠
出版发行　福建科学技术出版社
社　　址　福州市东水路76号（邮编350001）
网　　址　www.fjstp.com
经　　销　福建新华发行（集团）有限责任公司
印　　刷　中华商务联合印刷（广东）有限公司
开　　本　889毫米×1194毫米　1/16
印　　张　36.75
图　　文　588码
版　　次　2021年1月第1版
印　　次　2021年1月第1次印刷
书　　号　ISBN　978-7-5335-6585-5
定　　价　428.00元
　　　　　　书中如有印装质量问题，可直接向本社调换

内蒙古大兴安岭位于内蒙古自治区东北部，是我国大兴安岭最重要的组成部分，约占大兴安岭总面积的 70%。其野生药用植物资源丰富，种类多、数量大，人为破坏少，基本保持自然状态，是内蒙古自治区野生药用植物资源最重要的集中分布地，也是内蒙古自治区重要野生药用植物资源种质库。

2017 年，《内蒙古大兴安岭中药资源图志（全二册）》（中国中药资源大典）出版面世，该书是内蒙古大兴安岭北部和东部调查成果的集成，是内蒙古自治区中药资源普查的一项重要阶段性成果。

为了更加完整地记录我国大兴安岭药用植物资源，2018~2020 年，我们对内蒙古大兴安岭南部（兴安盟、通辽市、赤峰市、锡林郭勒盟）和黑龙江大兴安岭（漠河市、塔河县、呼中区、新林区、呼玛县、碾子山区、龙江县）开展了详细的药用植物资源补充调查。近 3 年时间里，风餐露宿，日晒雨淋，经受蚊虫叮咬侵扰，跋山涉水，穿越森林、灌丛，跨越沼泽、湿地，精心调查每一种药用植物生境及分布，详细记录每一种药用植物信息，获得了大量药用植物资源的第一手珍贵基础资料，拍摄了数千张药用植物照片，采集制作了 2000 余份药用植物标本。这些素材的积累，为《内蒙古大兴安岭中药资源图志（增补卷）》的编写奠定了坚实基础。

《内蒙古大兴安岭中药资源图志（增补卷）》是在《内蒙古大兴安岭中药资源图志（全二册）》的基础上，结合后续对整个大兴安岭进行的更新调查研究编写而成。书中共收录内蒙古大兴安岭药用植物 77 科 272 属 422 种（其中野生药用植物 322 种，常见栽培药用植物 100 种），按植物进化顺序分类排序；植物科内属、种按照拉丁学名字母顺序排列。每种植物内容包括中文名、别名、拉丁学名、形态特征、生境分布、药用部位、采收加工、性味归经、功效主治、用量用法及资源状况等内容，突出生物资源形态鉴定，注重民族医药知识传承。同时书末附有大兴安岭中药资源名录（1179种）、黑龙江大兴安岭特有野生中药资源图录。该书是对我国大兴安岭中药资源调查成果的一次详细补充完善，是我国大兴安岭中药资源普查的延续，是我国大兴安岭药用植物资源的重要分类成果。它的出版，对我国大兴安岭的生态环境和生物多样性保护、生态文明建设、野生药用植物资源保护规划、野生药用植物种质资源保护基地建设、野生药用植物资源可持续利用、药用植物栽培、中药材品种筛选与开发等方面具有重要的指导意义，可为从事野生中药资源保护与管理，以及中药教学、科研、生产工作的人员提供参考。

本书编写过程中，编写团队秉承科学求实精神，不断进取，夜以继日，查阅大量文献资料，反复求证每一种药用植物分布范围及功效主治，倾注了编者大量的心血！但由于编者水平有限，书中难免有不妥之处，恳请读者批评指正。

1. 《内蒙古大兴安岭中药资源图志（增补卷）》共收录内蒙古大兴安岭药用植物 77 科 272 属 422 种（含栽培植物 100 种）。其中，蕨类植物 6 科 6 属 8 种；裸子植物 3 科 7 属 11 种；被子植物 68 科 259 属 403 种。

2. 书中药用植物分类系统：蕨类植物采用秦仁昌系统（1978），裸子植物采用郑万钧系统（1978），被子植物采用恩格勒系统（1964）。植物属和植物种按照拉丁学名字母顺序排列。

3. 每种药用植物收载的内容基本有：

（1）中文名、别名、拉丁学名、蒙药名：中文名、别名、拉丁学名主要参考《内蒙古植物志（第三版）》（2020）、中国植物志电子版（被子植物分类系统 APG IV：iPlant.cn 植物智——中国植物 + 物种信息系统）。蒙药名主要参考《内蒙古植物蒙药标准图鉴》（2017）、《中华本草·蒙药卷》（2004）。

（2）形态特征：记述植物的形态特征，主要参考《内蒙古植物志（第三版）》（2020）、中国植物志电子版（被子植物分类系统 APG IV：iPlant.cn 植物智——中国植物 + 物种信息系统）。其中，形态特征包括生活型、根、茎、叶、花、果实、种子，以及花期、果期等。

（3）生境分布：记述野生药用植物的生境，以及在我国的分布地与在内蒙古大兴安岭的分布地。其中，本书的物种均在内蒙古自治区有分布，因此介绍我国的分布地时不再重复介绍。

（4）药用部位：记述作为中药、民族药的入药部位，并在入药部位后括注相应的药材名，无药材名的则不括注。

（5）采收加工：记述药材的采收时间、产地初加工方法。

（6）性味归经：记述该植物作为中药入药的性味归经，或作为蒙药的性味。

（7）功能主治：介绍相应药材（中药、蒙药等）的功能与主治，突出民族、民间药用药经验的梳理与总结，以促进中药、蒙药交流融合发展。

编写说明

（8）用法用量：记述该植物作为中药、民族药入药时的使用剂量、方法及注意事项，未特别说明的则系指作为中药的使用剂量、方法及注意事项。除另有规定外，用量是指成人一日常用的干品剂量，必要时可根据需要酌情增减。

上述药用部位、采收加工、性味归经、功能主治、用法用量在结合地方特色的基础上，主要参考《中华人民共和国药典》（2020）、《全国中草药汇编》（1976）、《中药大辞典》（1975）、《中华本草》（1999）等；蒙药部分主要参考《内蒙古植物蒙药标准图鉴》（2017）、《中华本草·蒙药版》（2004）等。其中，各文献均未载其内容的项目从略。

（9）资源状况：记述该野生药用植物在内蒙古大兴安岭的资源状况，采用定性的方法记述。

4. 图片：每种药用植物均配有高清照片图，基本囊括枝、叶、花、果实及生境等。

目录

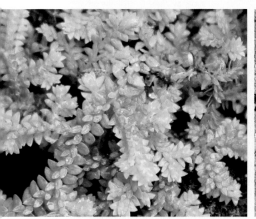 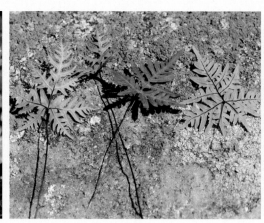 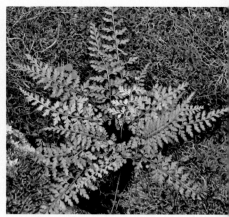

第一章

蕨类植物

卷柏科 Selaginellaceae

小卷柏 | *Selaginella helvetica* (L.) Link

形态特征　多年生草本。植株矮小，平铺地面。茎细弱，具锐棱，随处生有根托，二歧式分枝，腹背扁。叶疏生，背叶与腹叶各2列；背叶与分枝成直角展开，卵状椭圆形，边缘具小锯齿，先端钝尖；腹叶狭卵形，边缘有小锯齿，先端渐尖，稍斜向上。孢子囊穗成对或单生于具叶的长柄上，不成四棱形；孢子叶排列松散，一型，卵形，边缘有小锯齿，先端渐尖。大孢子囊生于孢子囊穗下部，少数，小孢子囊生于上部，多数。

生境分布　生于森林带和草原带的阴湿山坡、林下湿地。分布于我国黑龙江、吉林、辽宁、河北、山东、山西、陕西、甘肃南部、青海、四川、西藏、云南。内蒙古大兴安岭额尔古纳市、鄂伦春自治旗、阿尔山市、塔河县、科尔沁右翼前旗有分布。

药用部位　中药：全草。

采收加工　夏、秋二季采收，除去须根，洗净泥土，晒干。

功能主治　中药：清热利湿，活血通经，止血。用于肝炎，胆囊炎，痢疾，下肢湿疹，烧烫伤，痛经，经闭，跌打损伤，脱肛，外伤出血。

用法用量　中药：15~30g，煎汤；外用适量，研末敷患处。

资源状况　资源少。

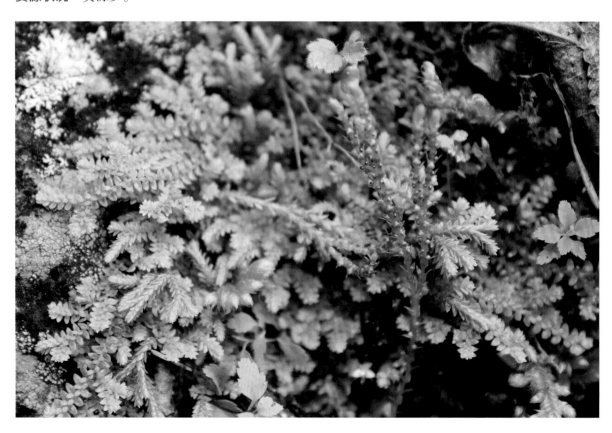

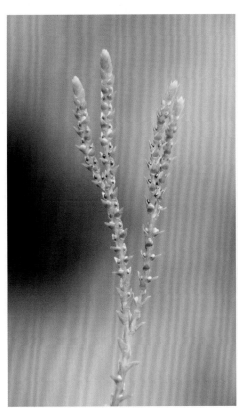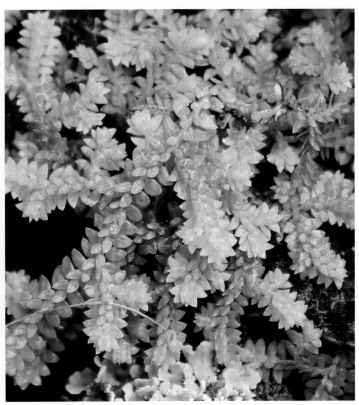

中华卷柏 | *Selaginella sinensis* (Desv.) Spring

形态特征 多年生草本。植株平铺地面。茎坚硬，圆柱形，二叉分枝，禾秆色。主茎和分枝下部的叶疏生，螺旋状排列，鳞片状，椭圆形，黄绿色，贴伏茎上，边缘具厚膜质白边，一侧有长纤毛，另一侧具短纤毛或近于全缘，先端钝尖。分枝上部的叶4行排列，背叶2列，矩圆形，先端圆形，边缘具厚膜质白边，内侧边缘下方具长纤毛，外侧纤毛较短；腹叶2列，矩圆状卵形，叶缘同侧叶，先端钝尖，基部宽楔形。孢子囊穗四棱形，无柄，单生于枝顶；孢子叶卵状三角形或宽卵状三角形，具厚膜质白边，有纤毛状锯齿，背部龙骨状突起，先端长渐尖，大孢子叶稍大于小孢子叶；孢子囊单生于叶腋，大孢子囊少数，常生于穗下部。

生境分布 生于森林带和草原带的石质山坡。分布于我国东北、华北、西北、华东、华中。内蒙古大兴安岭科尔沁右翼前旗、科尔沁右翼中旗、扎赉特旗、扎鲁特旗、阿鲁科尔沁旗、巴林左旗、巴林右旗有分布。

药用部位 中药：全草。

采收加工 夏、秋二季采收，除去须根，洗净泥土，晒干。

性味归经 中药：淡、微苦，凉。归肝、胆、大肠经。

功能主治 中药：凉血，止血。用于咯血，吐血，衄血，尿血。

用法用量 中药：3~9g，煎汤。

资源状况 资源少。

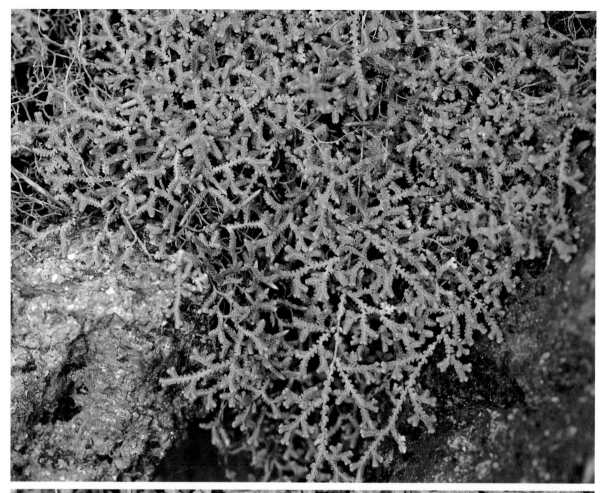

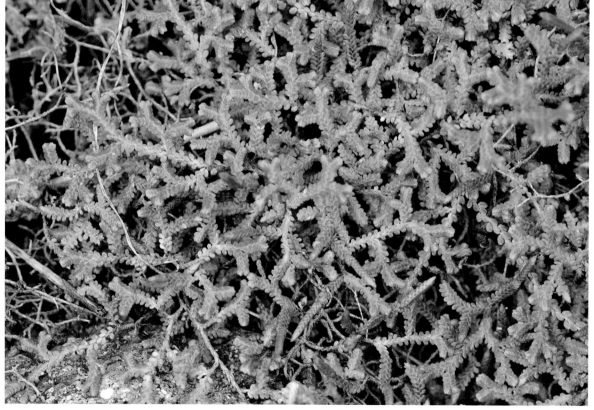

木贼科 Equisetaceae

节节草

多枝木贼、土麻黄、草麻黄
Hippochaete ramosissima (Desf.) Milde ex Bruhin

形态特征　多年生草本。根状茎黑褐色，地上茎灰绿色，粗糙；节上轮生侧枝 1~7，或仅基部分枝，侧枝斜展；主茎具肋棱 6~16 条，沿棱脊有疣状突起 1 列，槽内气孔 2 列，每列具 2~3 行气孔；叶鞘筒长 4~12mm，鞘齿 6~16 枚，披针形或狭三角形，背部具浅沟，先端棕褐色，具长尾，易脱落。孢子叶球顶生，无柄，矩圆形或长椭圆形，顶端具小突尖。

生境分布　生于森林草原带的沙地、草地等处。分布于全国各地。内蒙古大兴安岭科尔沁右翼中旗、扎鲁特旗、巴林右旗有分布。

药用部位　**中药**：全草。**蒙药**：全草（乌益图－那日森－额布斯）。

采收加工　夏、秋二季采收，割取地上全草，洗净，晒干。

性味归经　**中药**：甘、微苦，平。**蒙药**：苦、涩，平。

功能主治　**中药**：清热，利尿，明目退翳，祛痰止咳。用于目赤肿痛，角膜云翳，肝炎，咳嗽，支气管炎，尿路感染。**蒙药**：利尿，破痞，止血，生津。用于水肿，尿道灼痛，尿闭，石淋，创伤出血，月经过多，鼻出血，吐血，体虚。

用法用量　15~50g，煎汤。

资源状况　资源一般。

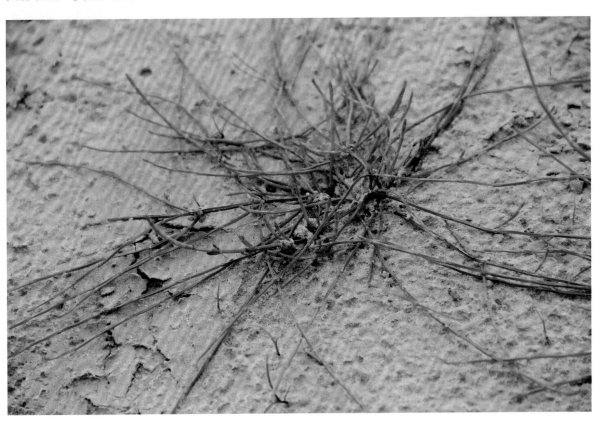

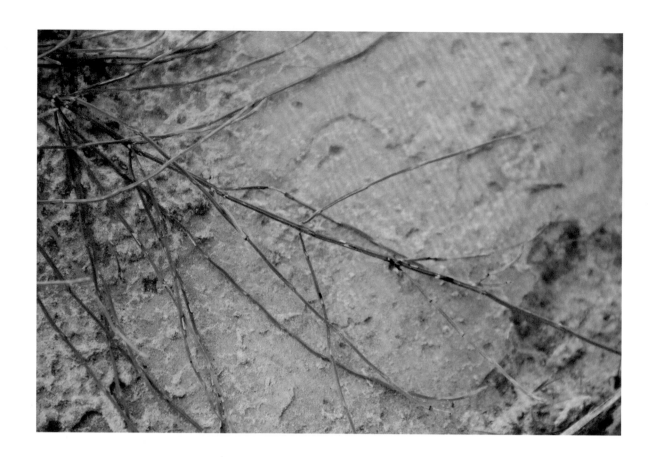

中国蕨科 Sinopteridaceae

无粉银粉背蕨

无粉五角叶粉背蕨
Aleuritopteris argentea (Gmel.) Fee var. *obscura* (Christ) Ching

形态特征 多年生草本，高 15~25cm。根状茎直立或斜升被有亮黑色披针形的鳞片，边缘红棕色，叶簇生，厚纸质，上面暗绿色，叶片下面无乳白色或淡黄色粉粒；叶柄栗棕色，有光泽，基部疏被鳞片；向上光滑；叶片五角形，宽约相等，三出，基部一对羽片最大，无柄，近三角形，羽状；小羽片 3~5 对，条状披针形或披针形，羽轴下侧的小羽片较上侧的大，基部下侧 1 片特大，浅裂，基余向上各片渐小，稍有齿或全缘；羽片近菱形，先端羽裂，渐尖，基部楔形下延有柄或无柄，羽状，羽片条形，基部以狭翅彼此相连，基部 1 对最大，两侧或仅下侧有几个短裂片；叶脉羽状，侧脉 2 叉，不明显。孢子囊群生于小脉顶端，成熟时汇合呈条形；囊群盖条形连续，厚膜质，全缘或略有细圆齿。孢子圆形，周壁表面具颗粒状纹饰。

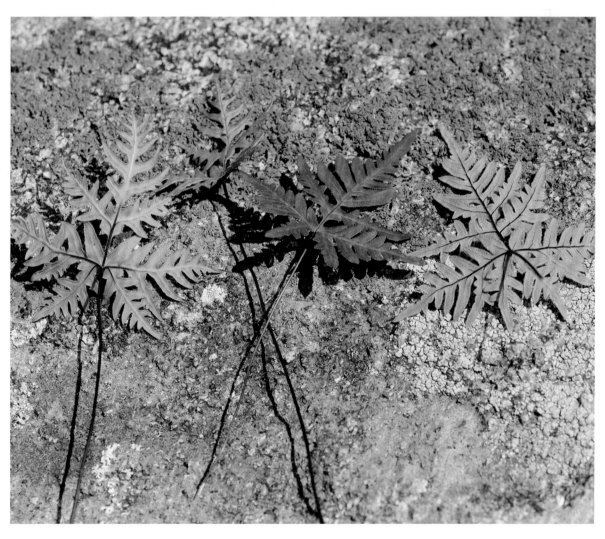

生境分布　生于森林带和森林草原带的山地石灰岩石缝中。分布于我国辽宁、河北、河南、山东、山西、陕西、甘肃、青海、四川、贵州、云南。内蒙古大兴安岭扎兰屯市、科尔沁右翼前旗、科尔沁右翼中旗、突泉县、扎鲁特旗、阿鲁科尔沁旗、巴林右旗有分布。

药用部位　中药：全草（通经草）。蒙药：全草（吉斯－额布斯）。

采收加工　夏、秋二季采收，除去须根，洗净泥土，晒干。

性味归经　中药：淡、微涩，温。蒙药：微苦，平。

功能主治　中药：活血通经，祛湿，止咳。用于月经不调，经闭腹痛，赤白带下，咳嗽，咯血。蒙药：明目，止咳，止血。用于创伤，化脓，骨折，眼睑干性糜烂，目赤，视物模糊，昏矇症。

用法用量　中药：9~15g，煎汤。蒙药：煮散剂，3~5g，或入丸、散剂。

资源状况　资源稀少。

蹄盖蕨科 Athyriaceae

冷 蕨 | *Cystopteris fragilis* (L.) Bernh.

形态特征 多年生草本，高 13~30cm。根状茎短而横卧，密被宽披针形鳞片。叶近生或簇生，薄草质；叶柄长 6~15cm，禾秆色或红棕色，光滑无毛，基部常被少数鳞片；叶片披针形、矩圆状披针形或卵状披针形，二回羽状或三回羽裂；羽片 8~12 对，彼此远离，基部 1 对稍缩短，披针形或卵状披针形，中部羽片先端渐尖，基部具有狭翅的短柄，一至二回羽状；小羽片 4~6 对，卵形或矩圆形，先端钝，基部不对称，下延，彼此相连，羽状深裂或全裂；末回小裂片矩圆形，边缘有粗锯齿；叶脉羽状，每齿有小脉 1 条。孢子囊群小，圆形，生于小脉中部；囊群盖卵圆形，膜质、基部着生，幼时覆盖孢子囊群，成熟时被压在下面；孢子具周壁，表面具刺状纹饰。

生境分布 生于森林带和草原带的山地林下阴湿处、山沟或阴坡石缝中。分布于我国黑龙江、吉林、辽宁、河北、河南、山东、山西、陕西、宁夏、甘肃、青海、四川西部、云南、西藏、新疆、安徽、台湾。内蒙古大兴安岭额尔古纳市、鄂伦春自治旗、阿荣旗、扎兰屯市、扎赉特旗、科尔沁右翼前旗、科尔沁右翼中旗、巴林右旗、克什克腾旗有分布。

药用部位 中药：全草。

采收加工 夏、秋二季采收，除去须根，洗净泥土，晒干。

功能主治 中药：和胃，解毒。用于胃病，食物中毒。

用法用量 中药：5~10g，煎汤。

资源状况 资源稀少。

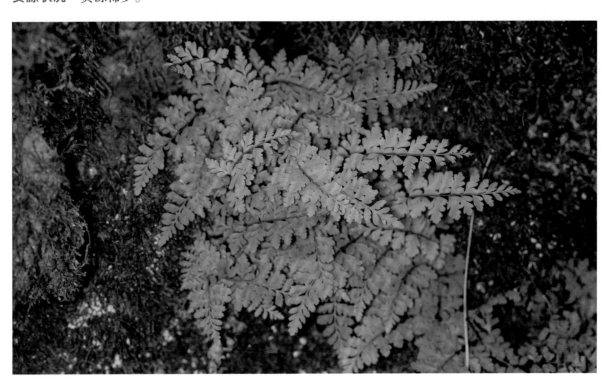

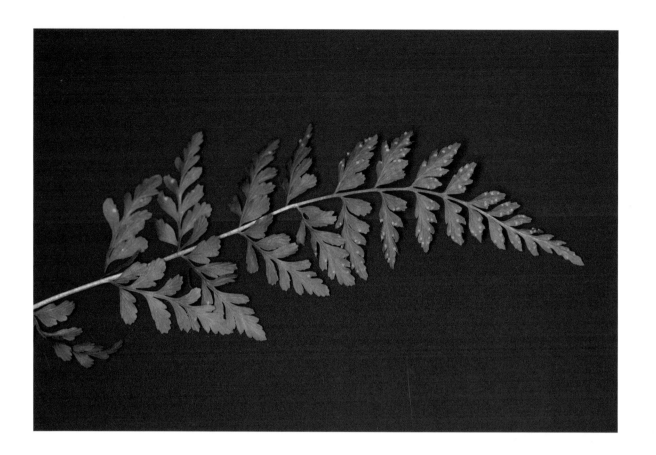

铁角蕨科 Aspleniaceae

北京铁角蕨

小叶鸡尾草、小凤尾草
Asplenium pekinense Hance

形态特征　多年生草本，高7~15cm。根状茎短而直立，顶端密被黑褐色狭披针形的鳞片，鳞片粗筛孔，基部着生处具棕色长毛。叶簇生，坚草质，光滑无毛；叶柄长2~3cm，绿色，基部被有与根状茎相同的鳞片，向上到叶轴疏生黑褐色纤维状小鳞片；叶片披针形，二回羽状；羽片8~10对，互生或近对生，有短柄，基部羽片稍短，中部羽片三角状卵形或菱状卵形，基部楔形，不对称，1回羽裂；裂片2~3对，基部上侧1片最大，与叶轴平行，先端常具5锐尖锯齿，基部楔形，其余浅裂，裂片先端均具锐尖锯齿；叶脉羽状分枝，每裂片有1小脉，伸达齿顶端。孢子囊群矩圆形每裂片有1~3枚；囊群盖条形，灰白色、膜质、全缘。

生境分布　生于森林带和草原带的山谷石缝中。分布于我国长江以南各省区，向北到华北和西北。内蒙古大兴安岭扎兰屯市成吉思汗、科尔沁右翼前旗索伦、科尔沁右翼中旗罕山有分布。

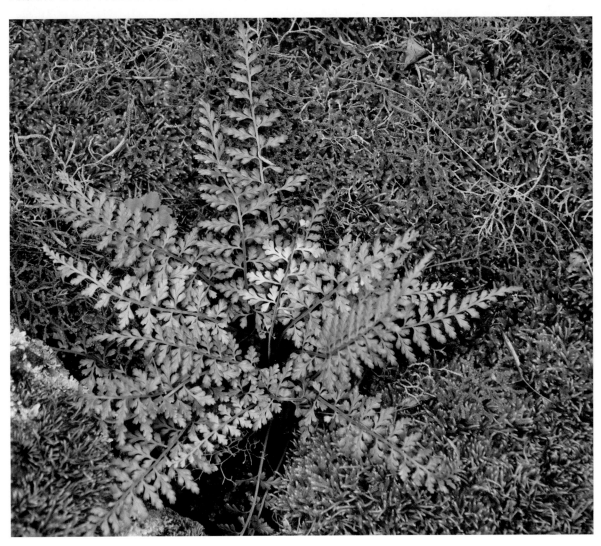

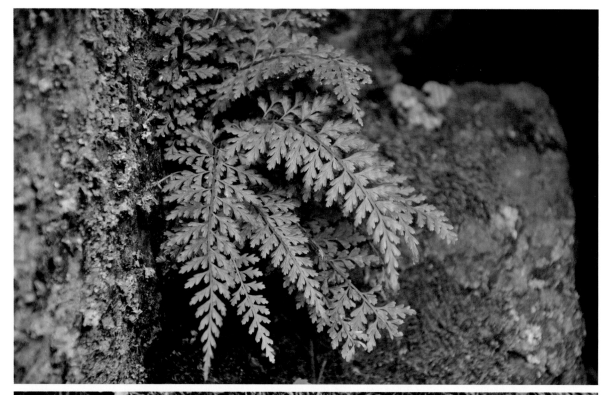

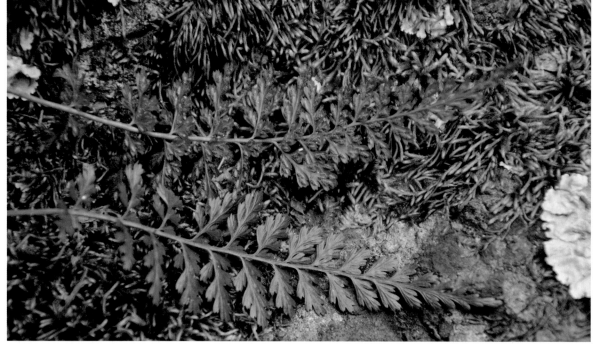

药用部位 **中药**：全草（小凤尾草）。

采收加工 夏、秋二季采收，除去须根，洗净泥土，晒干。

性味归经 **中药**：甘、微辛，温。

功能主治 **中药**：化痰止咳，利膈，止血。用于感冒咳嗽，肺结核，外伤出血。

用法用量 **中药**：6~9g，大剂量可用至50g，煎汤；外用适量，研粉调敷。

资源状况 资源稀少。

水龙骨科 Polypodiaceae

华北石韦

北京石韦
Pyrrosia davidii (Giesenh. ex Diels) Ching

形态特征 多年生草本，高（4~）10~25cm。根状茎长而横走，密被褐色或黑褐色、边缘有睫毛的披针形鳞片。叶密生，一型；叶柄长 1~5cm，明显短于叶片，淡绿色，基部被黑褐色鳞片，向上被星状毛；叶片披针形，向两端渐变狭，基部狭楔形下延，有时几达柄基部，全缘，上面幼时疏生星状毛，老时无毛，有明显的洼点，下面密被黄棕色具针形臂的星状毛，叶软革质，干后常向上卷呈筒状；叶脉不明显。孢子囊群小圆形，在侧脉呈多行排列，满布叶片下面，无盖，具淡褐色星芒状隔丝。

生境分布 生于草原带和森林草原带的山地岩石缝中。分布于我国黑龙江、辽宁、河北、河南、山东、山西、甘肃、贵州、四川、西藏、云南、湖北、湖南、台湾。内蒙古大兴安岭扎鲁特旗、阿鲁科尔沁旗、巴林左旗、巴林右旗赛罕乌拉保护区有分布。

药用部位 **中药：**全草。**蒙药：**全草（哈等－呼吉）。

采收加工 全年采收，除去须根，洗净泥土，晒干。

性味归经 **中药：**苦、甘，寒。**蒙药：**苦、涩，凉。效糙、燥、钝。

功能主治 **中药：**利尿通淋，清肺止咳，凉血止血。用于热淋，血淋，小便不通，沥淋涩痛，肺热喘咳，吐血，衄血，尿血，崩漏。**蒙药：**清热解毒，干脓敛疮，接骨。用于骨折，脉伤，烧伤，肿痛，中毒诸症。

用法用量 **中药：**6~12g，或入丸、散剂。**蒙药：**煮散剂，3~5g，或入丸、散剂；外用适量，研末，麻油调敷。

资源状况 资源稀少。

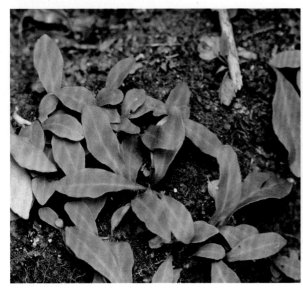
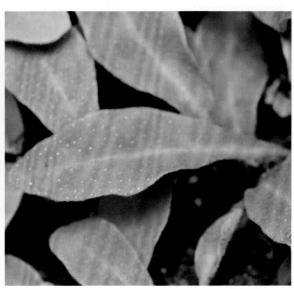

长柄石韦

有柄石韦、石韦
Pyrrosia petiolosa (Christ) Ching

形态特征　多年生草本，高 5~16cm。根状茎长而横走，密被褐色鳞片，鳞片披针形或卵状披针形，边缘有睫毛，覆瓦状排列。叶远生，近二型，厚革质；不育叶矮小，有和叶近等长的柄；叶片长卵形或椭圆形，先端钝圆，基部楔形，边缘全缘，上面无毛，或疏被星状毛，有洼点，下面密被灰棕色具披针形臂的星状毛；能育叶较大，叶柄长 5~10cm，叶片形同不育叶，干后常向上反卷，下面连同叶柄密被灰棕色有披针形臂的星状毛。孢子囊群深棕色，满布叶片下面，成熟时露出。

生境分布　生于森林带和草原带的山地岩石缝中。分布于我国华北、西北、西南和长江流域中下游各省及黑龙江、吉林、辽宁。内蒙古大兴安岭扎兰屯市、扎赉特旗科尔沁右翼中旗、阿鲁科尔沁旗有分布。

药用部位　**中药**：全草。**蒙药**：全草（哈等－呼吉）。

采收加工　夏、秋采收，除去须根，洗净泥土，晒干。

性味归经　**中药**：苦、甘、寒。**蒙药**：苦、涩、凉。效糙、燥、钝。

功能主治　**中药**：消炎利尿，清湿热。用于急、慢性肾炎，肾盂肾炎，膀胱炎，尿道炎，泌尿系结石，支气管哮喘，肺热咳嗽。**蒙药**：清热解毒，干脓敛疮，接骨。用于骨折，脉伤，烧伤，肿痛，中毒诸症。

用法用量　**中药**：3~9g，煎汤。**蒙药**：煮散剂，3~5g，或入丸、散剂；外用适量，研末，麻油调敷。

资源状况　资源稀少。

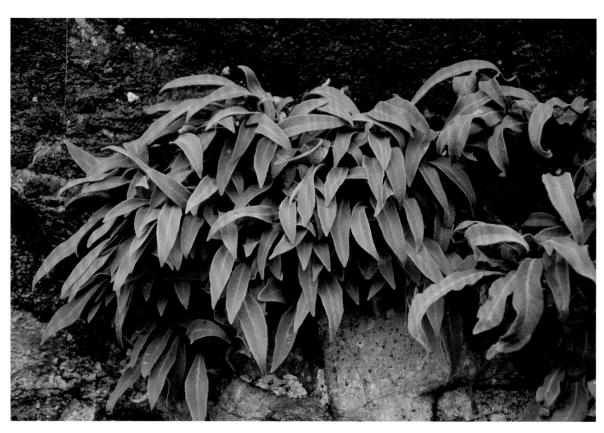

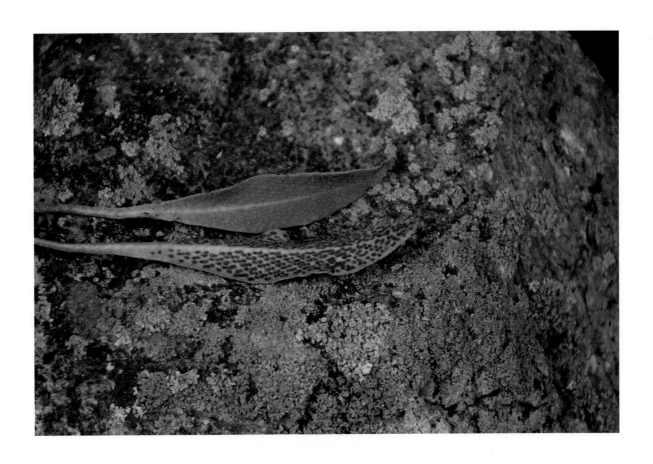

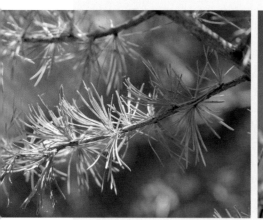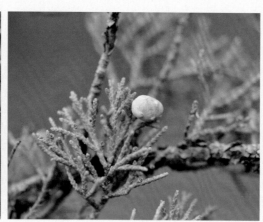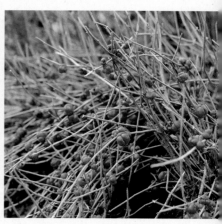

第二章

裸子植物

松 科 Pinaceae

黄花落叶松 | 长白落叶松 *Larix olgensis* Henry

形态特征 乔木，高达 30m；树皮灰色、暗灰色、灰褐色，纵裂成长鳞片状翅离，易剥落，树冠塔形，枝平展或斜展；一年生枝淡红褐色或淡褐色，密生或散生毛或无毛，二或三年生枝灰色或暗灰色；短枝深灰色，顶端叶枕间密生淡褐色柔毛。叶倒披针状条形，先端钝或微尖，上面中脉平，稀每边有 1~2 条气孔线，下面中脉隆起，两边各有 2~5 条气孔线。球果成熟前淡红紫色或紫红色，熟时淡褐色，或稍带紫色，长卵圆形，种鳞微张开，通常长 1.5~2.6cm，种鳞 16~40 枚，广卵形常成四方状，或近方圆形，基部稍宽，先端圆或圆截形微凹，干后边缘常反曲；苞鳞暗紫褐色，矩圆状卵形或卵状椭圆形，不露出，中部稍收缩，先端圆截形或微凹；种子近倒卵圆形，淡黄白色或白色，具不规则的紫色斑纹，种翅先端钝尖，中部或中下部较宽，种子连翅长约 9mm。花期 5 月，球果 9~10 月成熟。

生境分布 生于海拔 500~1800m 的湿润山坡。分布于我国东北长白山区及老爷岭山区。内蒙古大兴安岭鄂温克族自治旗、牙克石市、鄂伦春自治旗有栽培。

药用部位 中药：松针。

采收加工 夏、秋二季采收松针，晒干。

功能主治 中药：用于痢疾，脱肛，气滞，腹胀。

用法用量 中药：6~12g，煎汤；外用适量，研末调敷。

资源状况 资源一般。

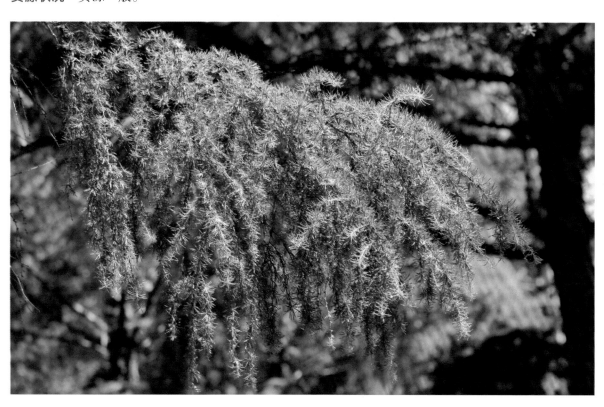

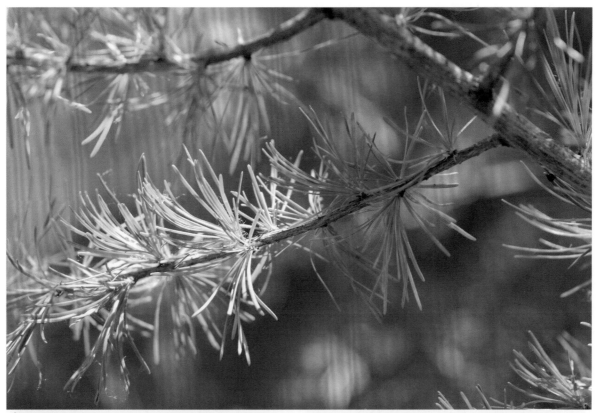

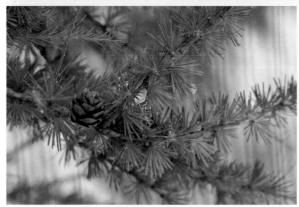
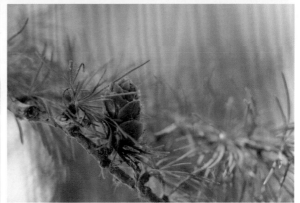

华北落叶松
雾灵落叶松
Larix principis-rupprechtii Mayr.

形态特征 乔木，高达30m；树皮灰褐色或棕褐色，纵裂成不规则小块片状脱落；树冠圆锥形。一年生长枝淡褐色或淡褐黄色，幼时有毛，后脱落，被白粉；二或三年生枝灰褐色或暗灰褐色；短枝灰褐色或暗灰色，顶端叶枕之间有黄褐色柔毛。叶窄条形，先端尖或钝，上面平，稀每边有1~2条气孔线，下面中肋隆起，每边有2~4条气孔线。球果卵圆形或矩圆状卵形，成熟时淡褐色，有光泽，种鳞26~45枚，背面光滑无毛，不反曲，中部种鳞近五角状卵形；苞鳞暗紫色，条状矩圆形，不露出，长为种鳞的1/2~2/3；种子斜倒卵状椭圆形，灰白色。球果9~10月成熟。

生境分布 生于海拔1400~1800m的山地阴坡、阳坡沟谷边，常组成纯林。分布于我国河北北部、山西、河南西部。内蒙古大兴安岭巴林左旗乌兰坝保护区、巴林右旗赛罕乌拉保护区、克什克腾旗有分布。

药用部位　中药：树脂。

采收加工　夏季多采收植物中渗出的油树脂，数天凝成固态后，置密闭容器内，于阴凉遮光处保存。

功能主治　中药：活血止痛。用于肌肉疼痛，关节痛。

用法用量　中药：外用适量，研末调敷患处。

资源状况　资源一般。

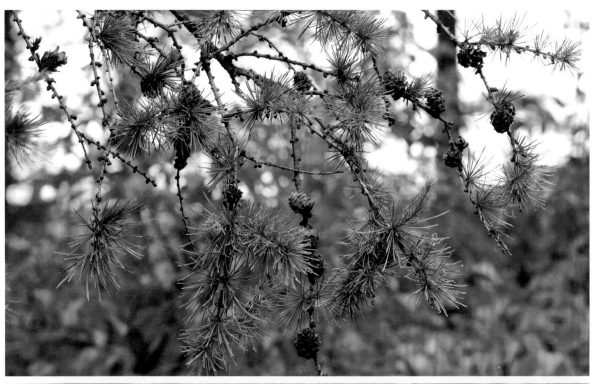

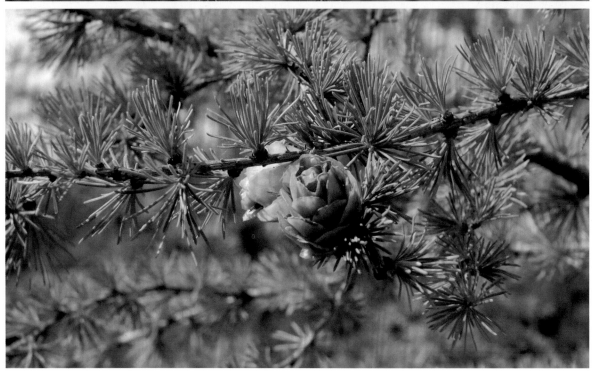

白　杆 <small>红杆</small>
Picea meyeri Rehd. et E. H. Wilson

形态特征　乔木，高达 30m；树皮灰褐色，裂成不规则的薄片，脱落；一年生小枝淡黄褐色，密生或疏生短毛，或无毛；二年或三年生枝黄褐色或淡褐色；冬芽圆锥形，淡褐色或褐色，微有树脂；芽鳞先端微向外反曲；小枝基部芽鳞宿存，先端向外反曲。叶四棱状锥形，先端微钝或钝，横断面四棱形，上面有气孔线 6~9 条，下面有气孔线 3~5 条；小枝上面的叶伸展，两侧和下面的叶向上弯伸；一年生叶淡灰蓝绿色，二或三年生叶暗绿色。球果矩圆状圆柱形，微有树脂，幼球果紫红色，直立，成熟前绿色，下垂，成熟时褐黄色；中部种鳞倒卵形，先端圆形、截形或钝三角形，鳞背露出部分有条纹；种子倒卵形，暗褐色。花期 5 月，球果 9 月成熟。

生境分布　生于海拔 1400~1700m 的山地阴坡或半阴坡，常成单纯林或与其他针叶树、阔叶树组成混交林。分布于我国河北北部、山西北部、陕西。内蒙古大兴安岭克什克腾旗、巴林右旗赛罕乌拉保护区有分布。

药用部位　**中药**：树脂。

采收加工　夏季多采收植物中渗出的油树脂，数天凝成固态后，置密闭容器内，于阴凉遮光处保存。

功能主治　**中药**：祛风散寒，活血止痛。用于肌肉疼痛，关节疼痛。

用法用量　**中药**：外用适量，研末调搽患处。

资源状况　资源一般。

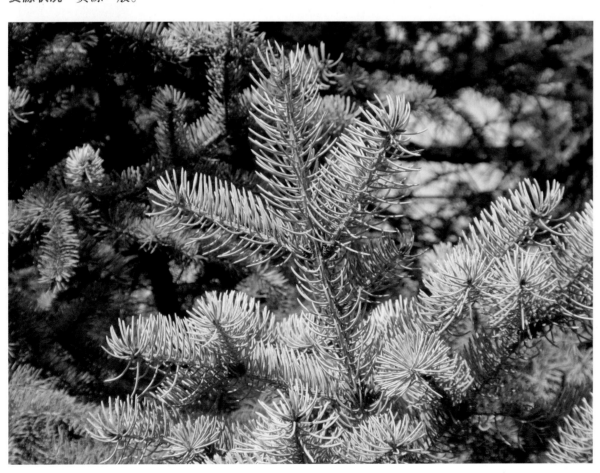

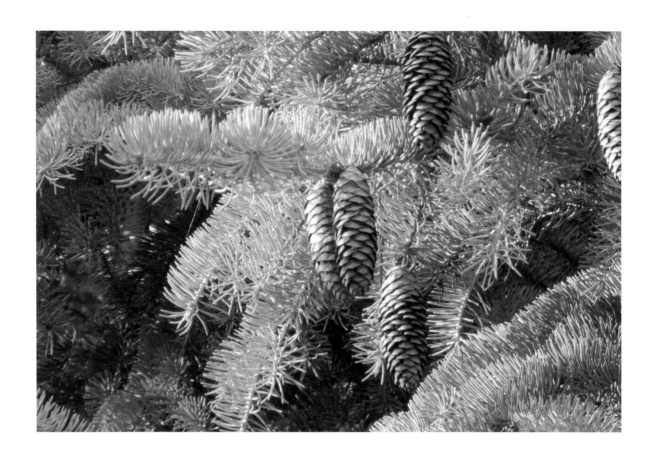

青杆

刺儿松、杆树松
Picea wilsonii Mast.

形态特征　乔木，高达 20m，胸直径达 50cm；树皮暗灰色，裂成不规则鳞片脱落；树冠塔形。一年生枝淡灰褐色或淡黄灰色，无毛，稀疏生短毛；二或三年生枝淡灰色或灰色；冬芽卵圆形，黄褐色或灰褐色，无树脂；小枝基部宿存的芽鳞不反曲。叶四棱状锥形，先端尖，横断面四棱形或扁菱形，每面各有气孔线 4~6 条，微具白粉。球果卵状圆柱形或椭圆状长卵形；成熟前绿色，熟后淡黄褐色或淡褐色；中部种鳞倒卵形，种鳞上部圆形或有急尖头，或呈钝三角形，背面无明显的条纹；苞鳞匙形或条形；种子倒卵形，暗褐色。花期 5 月，球果 9~10 月成熟。

生境分布　生于海拔 1400~1750m 的山地阴坡或半阴坡，常成单纯林或与其他针叶树、阔叶树成混交林。分布于我国河北北部、山西、陕西南部、甘肃南部、湖北西部、四川北部、青海东部。内蒙古大兴安岭阿鲁科尔沁旗、突泉县有栽培。

药用部位　中药：松节、松叶。

采收加工　四季采收，晒干。

性味归经　中药：苦、涩，温。归心、肝经。

功能主治　中药：活血止痛，发表解毒，明目安神。用于痹证，时行外感风寒者，阴虚阳亢所致的心烦不宁、心悸、失眠、目昏、夜盲症、头晕头痛等。

用法用量　中药：6~9g，煎汤；外用适量。

资源状况　资源一般。

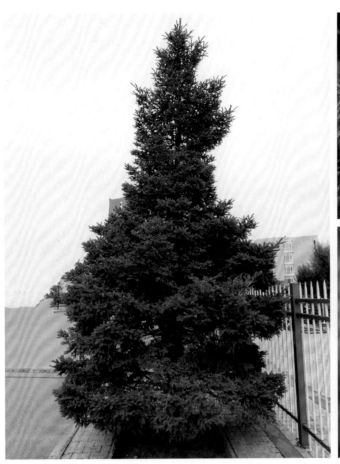
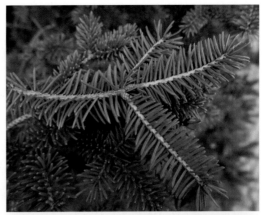
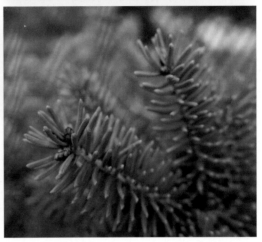

红 松

果松、海松子
Pinus koraiensis Sieb. et Zucc.

形态特征　乔木，高达 50m，胸直径 1m；幼树树皮灰褐色，近平滑，大树树皮灰褐色或灰色，纵裂成不规则的长方鳞状块片；树冠圆锥形；一年生枝密被黄褐色或红褐色柔毛；冬芽淡红褐色，矩圆状卵圆形。针叶 5 针一束，长 6~12cm，粗硬，边缘具细锯齿，背面通常无气孔线，腹面每侧具 6~8 条淡蓝灰色的气孔线；横切面近三角形，树脂道 3 个，中生；叶鞘早落。雄球花椭圆状圆柱形，红黄色，多数密集于新枝下部成穗状；雌球花绿褐色，圆柱状卵圆形，直立，单生或数个集生于新枝近顶端。球果圆锥状卵圆形、圆锥状长卵圆形或卵状矩圆形，长 9~14cm，成熟后种鳞不张开，或稍微张开而露出种子；种鳞菱形，鳞盾黄褐色或微带灰绿色，三角形或斜方状三角形；种子大，着生于种鳞腹（上）面下部的凹槽中，无翅或顶端及上部两侧微具棱脊，暗紫褐色或褐色，倒卵状三角形，微扁，长 1.2~1.6cm。花期 6 月，球果第二年 9~10 月成熟。

生境分布　生于排水良好的湿润山坡上。分布于我国东北长白山区、吉林山区及小兴安岭爱辉区以南海拔 150~1800m 的山坡。内蒙古大兴安岭鄂伦春自治旗、扎兰屯市有栽培。

药用部位　中药：种子、松针。

采收加工　秋季采收果实，剥除种鳞，取出种子，晒干。四季采收松针，晒干。

性味归经　中药：甘，温。

功能主治　**中药**：养液，息风，润肺，滑肠。用于风痹，头眩，燥咳，吐血，便秘。

用法用量　**中药**：种子 4.5~9g，煎汤，或入膏、丸剂。松针鲜品 50~100g；外用适量，煎水洗患处。

资源状况　资源稀少。

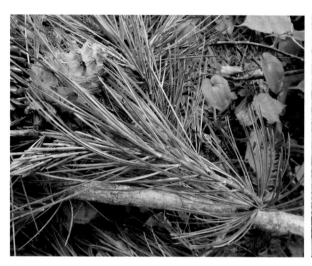
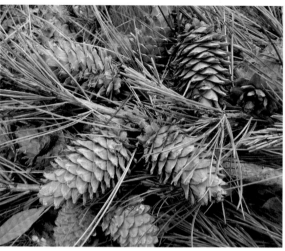

油 松

短叶松
Pinus tabuliformis Carr.

形态特征　乔木，高达 25m，胸直径可达 1.8m；树皮深灰褐色或褐灰色，裂成不规则较厚的鳞状块片，裂缝及上部树皮红褐色。一年生枝较粗，淡灰黄色或淡红褐色，无毛，幼时微被白粉；冬芽圆柱形，顶端尖，红褐色；微具树脂，芽鳞边缘有丝状缺裂。针叶 2 针一束，长 6.5~15cm，粗硬，不扭曲，边缘有细锯齿，两面有气孔线，横断面半圆形；叶鞘淡褐色或淡黑褐色，宿存，有环纹。球果卵球形或圆卵形，长 4~9cm，成熟前绿色，成熟时淡橙褐色或灰褐色，留存树上数年不落；鳞盾多呈扁菱形或菱状多角形，肥厚隆起或微隆起，横脊显著，鳞脐凸起、有刺，不脱落；种子褐色，卵圆形或长卵圆形。花期 5 月，球果于次年 9~10 月成熟。

生境分布　生于海拔 800~1500m 的山地阴坡或半阴坡，常组成纯林或与其他针阔叶树种组成混交林。分布于我国吉林东部、辽宁、河北、山东、河南西部、山西、陕西、宁夏南部、甘肃东部、青海东部、四川北部和西部。内蒙古大兴安岭巴林左旗、巴林右旗、林西县、克什克腾旗有分布。

药用部位　**中药**：瘤状节或支枝节（油松节）、花粉（松花粉）、松针、球果（松塔）。**蒙药**：瘤状节或支枝节（那日苏）。

采收加工　四季采收松针、瘤状节或支枝节，晒干。春季采收花粉，晒干。春、秋季采收球果，晒干。

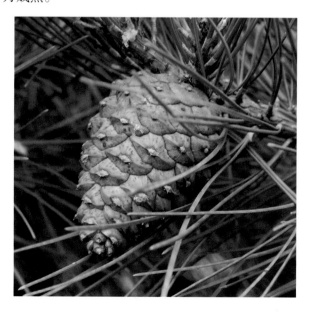

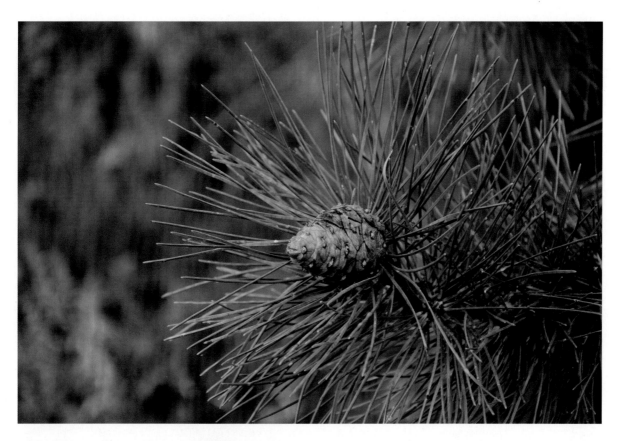

性味归经　**中药**：苦、涩，温。**蒙药**：甘、苦，温。效糙、燥、腻。

功能主治　**中药**：瘤状节或支枝节祛风湿，止痛。用于关节疼痛，屈身不利。花粉收敛止血，燥湿敛疮。用于黄水疮，皮肤湿疹，婴儿尿布性皮炎等。松针祛风燥湿，杀虫，止痒。用于风湿痿痹，跌打损伤，失眠，浮肿，湿疹，疥癣，并能防治流行性脑脊髓膜炎、流行性感冒。球果祛痰，止咳，平喘。用于慢性支气管炎，哮喘等。**蒙药**：祛巴达赫依，祛寒性协日乌素，止痛，消肿。用于关节红肿、屈伸受限等寒性协日乌素病，白癜风、瘙痒、疥、疮、疹等皮肤病，骨关节疼痛，肌肉萎缩，骨关节赫依性浮肿。

用法用量　**中药**：松针鲜品 50~100g；外用适量，煎水洗患处。**蒙药**：煮散剂，3~5g，或入丸、散剂。

资源状况　资源一般。

柏　科 Cupressaceae

杜　松
崩松、刚桧
Juniperus rigida Sieb. et Zucc.

形态特征　乔木或灌木，高可达11m。树冠塔形或圆柱形。树皮褐灰色，纵裂成条片脱落。小枝下垂或直立，幼枝三棱形，无毛。刺叶3叶轮生，条状针形，质厚，挺直，顶端渐窄，先端锐尖，上面凹成深槽，白粉带位于凹槽之中，较绿色边带窄，下面有明显的纵脊，横断面成"V"状。雌雄异株；雄球花着生于一年生枝的叶腋，椭圆形，黄褐色；雌球花亦腋生于一年生枝的叶腋，球形，绿色或褐色。球果圆球形，直径6~8mm，成熟前紫褐色，成熟时淡褐黑色或蓝黑色，被白粉，内有2~3粒种子；种子近卵圆形，顶端尖，有4条钝棱，具树脂槽。花期5月，球果成熟于翌年10月。

生境分布　生于森林草原区海拔1400~2200m的山地阳坡或半阳坡上及干燥岩石裸露山顶或山坡石缝中。分布于我国黑龙江东南部、吉林东北部、辽宁东部、河北北部、山西、陕西、宁夏、甘肃东部、青海东部。内蒙古大兴安岭巴林左旗、巴林右旗、林西县、克什克腾旗有分布；大兴安岭鄂伦春自治旗、扎兰屯市有栽培。

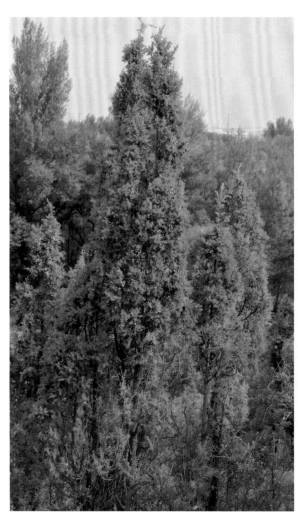
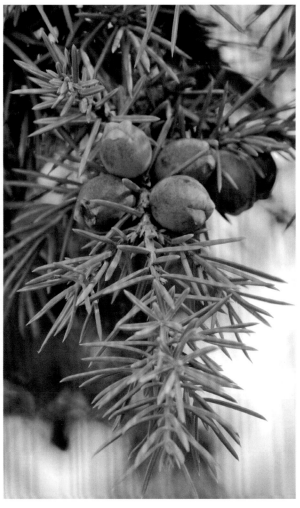

药用部位　**中药**：果实。**蒙药**：叶（乌日格苏图－阿日查）。

采收加工　10月果实成熟时打下，阴干。夏、秋二季采收叶，阴干。

性味归经　**中药**：甘、苦，平。**蒙药**：苦、涩，凉。效糙、轻、钝。

功能主治　**中药**：祛风，除湿，镇痛，利尿。用于风湿性关节炎，尿路感染，布鲁杆菌病、心脏病或肝脏疾患所致的水肿、痛风。**蒙药**：清肾热，利尿，燥祛协日乌素，愈伤，止血。用于肾热，尿血，尿道灼热，肾伤，小便脓血不利，炭疽，陶赖，赫如虎，协日乌素病，肾达日干。

用法用量　**中药**：3~9g，煎汤；外用适量，捣敷。**蒙药**：煮散剂，3~5g，或入丸、散剂。

资源状况　资源少。

侧　柏
香柏、柏树
Platycladus orientalis (L.) Franco

形态特征　常绿乔木，高达20m，树冠圆锥形；树皮淡灰褐色，纵裂成条片；生鳞叶的小枝直展，扁平，排成一平面。叶鳞形，先端微钝，小枝中央的叶的露出部分呈倒卵状菱形或斜方形，背面中间有条状腺槽，两侧的叶船形。球果近卵圆形，成熟前近肉质，蓝绿色，被白粉，熟时种鳞张开，木质，红褐色；中间两对种鳞倒卵形或椭圆形，鳞背顶端的下方有一向外弯曲的尖头，上部1对种鳞窄长，近柱形，顶端有向上的尖头，下部1对种鳞短小；种子卵圆形或近椭圆形，顶端微尖，灰褐色或紫褐色。花期5月，球果于10月成熟。

生境分布　生于海拔1700m以下的向阳干燥瘠薄山坡或岩石裸露石崖缝中。分布于我国吉林东部、辽宁西部、河北、河南、山东、山西、陕西、甘肃东部、四川、湖北西部、湖南、江苏、江西、安徽、浙江、福建、广东北部、广西北部、云南、西藏东南部。内蒙古大兴安岭扎兰屯市、科尔沁右翼前旗、科尔沁右翼中旗、乌兰浩特市、突泉县、阿鲁科尔沁旗、林西县、巴林左旗、巴林右旗、克什克腾旗有栽培。

药用部位　**中药**：种仁（柏子仁）、枝叶（侧柏叶）。**蒙药**：枝叶（哈布塔盖－阿日查）。

采收加工　秋、冬二季采收成熟种子，晒干，除去种皮，收集种仁。夏、秋二季采收枝叶，阴干。

性味归经　**中药**：种仁甘，平。归心、肾、大肠经。枝叶苦、涩，寒。归肺、肝、脾经。**蒙药**：苦、涩，凉。效糙、轻、钝。

功能主治　**中药**：种仁养心安神，止汗，润肠。用于虚烦失眠，心悸怔忡，阴虚盗汗，肠燥便秘。枝叶凉血止血，生发乌发。用于吐血，衄血，咯血，便血，崩漏下血，血热脱发，须发早白。**蒙药**：清热，利尿，消肿，止血，燥祛协日乌素。用于肾热，膀胱热，尿闭，淋病，肺热咳嗽，肺脓痈，炭疽，陶赖，赫如虎，协日乌素病，刃伤。

用法用量　**中药**：种仁3~9g，煎汤。枝叶6~12g，煎汤；外用适量。**蒙药**：煮散剂，3~5g，或入丸、散剂。

资源状况　资源一般。

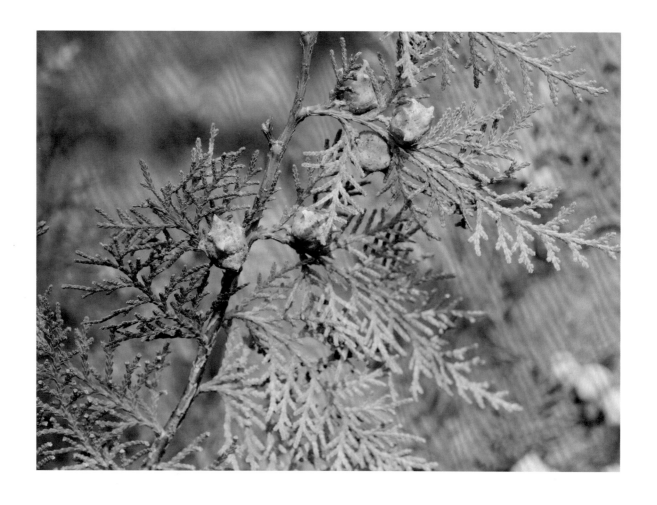

叉子圆柏

沙地柏、臭柏
Sabina vulgaris Ant.

形态特征 匍匐灌木，稀直立灌木或小乔木，高不足 100cm。树皮灰褐色，裂成不规则薄片脱落。叶二型，刺叶仅出现在幼龄植株上，交互对生或 3 叶轮生，披针形，先端刺尖，上面凹，下面拱圆，叶背中部有长椭圆形或条状腺体；壮龄树上几乎全为鳞叶，交互对生，斜方形或菱状卵形，先端微钝或急尖，叶背中部有椭圆形或卵形腺体。雌雄异株，稀同株；雄球花椭圆形或矩圆形；雌球花和球果着生于向下弯曲的小枝顶端。球果倒三角状球形或叉状球形，成熟前蓝绿色，成熟时褐色、紫蓝色或黑色，多少被白粉，内有种子（1~）2~3（~5）；种子微扁，卵圆形，顶端钝或微尖，有纵脊和树脂槽。花期 5 月，球果成熟于翌年 10 月。

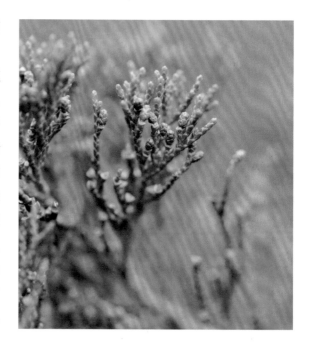

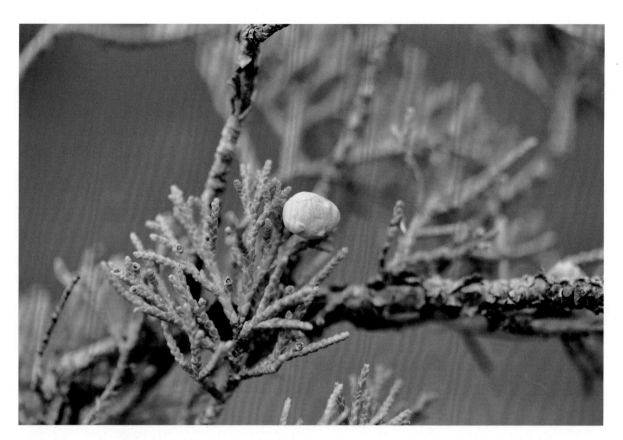

生境分布　生于森林草原海拔1100~2800m的多石山坡上或沟谷中。分布于我国山西西部、陕西北部、宁夏西北部、甘肃中部、青海东部、新疆（天山）。内蒙古大兴安岭巴林右旗赛罕乌拉保护区、林西县有分布。

药用部位　**中药**：枝叶、果实。**蒙药**：枝叶（呼－锡高原）。

采收加工　夏、秋二季采收枝叶，阴干。秋季采收果实，晒干。

性味归经　**中药**：苦，平。**蒙药**：苦、涩，凉。

功能主治　**中药**：祛风镇静，活血止痛。用于风湿关节痛，小便淋痛，迎风流泪，头痛，视物不清。

蒙药：清热，利尿，抑炭疽，愈伤，止血，燥协日乌素。用于肾脏损伤，尿血，膀胱热，尿闭，浮肿，发症，痛风，游痛症，协日乌素病，创伤。

用法用量　**中药**：果实3~9g，煎汤。**蒙药**：煮散剂，3~5g，或入丸、散剂；外用适量，作药浴用。

资源状况　资源稀少。

麻黄科 Ephedraceae

木贼麻黄 | 山麻黄
Ephedra major Host.

形态特征 直立灌木，高 1m。木质茎粗长，直立或部分呈匍匐状，灰褐色，茎皮呈不规则纵裂，中部茎枝直立，具不甚明显的纵槽纹，稍被白粉，光滑，节间长 1~3cm。叶 2 裂，裂片短三角形，先端钝或稍尖。雄球花穗状，1~3（~4）集生于节上，近无梗，卵圆形；苞片 3~4 对，基部约 1/3 合生，雄蕊 6~8，花丝合生，稍露出。雌球花常 2 个对生于节上，长卵圆形，雌花苞片 3 对，最下一对卵状菱形，先端钝；中间一对为长卵形；最上一对为椭圆形，近 1/3 或稍高处合生，先端稍尖，边缘膜质，其余为淡褐色；雌花 1~2。雌球花成熟时苞片肉质，红色，近无梗。种子通常 1，棕褐色，长卵状矩圆形，顶部压扁似鸭嘴状，两面凸起，基部具 4 槽纹。花期 5~6 月，种子于 8~9 月成熟。

生境分布 生于干旱石砬子上。分布于我国河北西北部、山西北部、陕西北部、甘肃、青海东部、新疆北部和西部。内蒙古大兴安岭林西县九佛山有分布。

药用部位 中药：茎（麻黄）、根（麻黄根）。蒙药：茎（哲格日根）。

采收加工 秋季采割草质茎，扎成小把，阴干或晒干。秋季采挖根，洗净泥土，晒干。

性味归经 中药：茎辛、微苦，温。归肺、膀胱经。根甘、涩，平。归心、肺经。蒙药：苦、涩，寒。效糙、燥、轻、钝。

功能主治 中药：茎发汗，散寒，平喘，利尿。用于风寒感冒，喘咳，哮喘，支气管炎，水肿。根固表止汗。用于自汗，盗汗。蒙药：清肝热，止血，破痞，消肿，愈伤，发汗。用于肝损伤，肝血

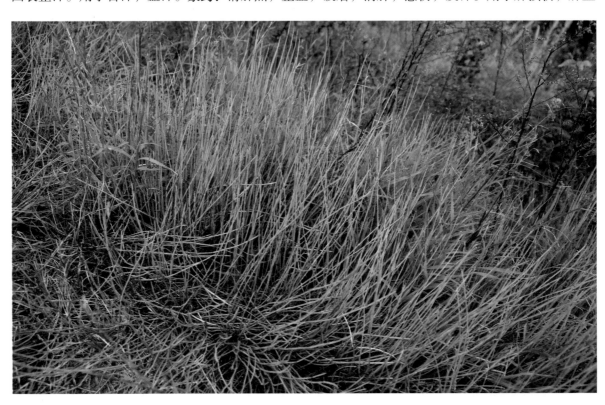

灼盛，身目发黄，鼻衄，咯血，吐血，子宫出血，血痢，外伤出血，讧热，协日热，毒热，察哈亚，苏日亚，肾伤，白脉病后遗症。

用法用量　**中药：**茎 1.5~9g，煎汤。根 1.5~10g，煎汤，或入丸，散剂；外用适量，研末喷鼻或研末敷。**蒙药：**煮散剂，3~5g，或入丸、散剂。

资源状况　资源稀少。

草麻黄 ｜ 麻黄 *Ephedra sinica* Stapf

形态特征　草本状灌木，高达 30cm，稀较高。基部多分枝，丛生。木质茎短或成匍匐状，小枝直立或稍弯曲，具细纵槽纹，触之有粗糙感。叶 2 裂，鞘占全长 1/3~2/3；裂片先端钻形或狭三角形，上部膜质薄，围绕基部的变厚，几乎全为褐色，其余略为白色。雄球花为复穗状，具总梗。苞片常为 4 对，淡黄绿色；雄蕊 7~8（~10），花丝合生或顶端稍分离。雌球花单生，顶生于当年生枝，腋生于老枝，具短梗，幼花卵圆形或矩圆状卵圆形。雌花苞片 4 对，下面的或中间的苞片卵形，先端锐尖或近锐尖，下面的苞片基部合生；中间的苞片较宽，合生部分占 1/4~l/3，边缘膜质，其余的为暗黄绿色；最上一对合生部分达 1/2 以上。雌花 2；珠被管直立或顶端稍弯曲，管口裂缝窄长，占全长 1/4~1/2，常疏被毛。雌球花成熟时苞片肉质，红色，矩圆状卵形或近圆球形。种子通常 2，包于红色肉质苞片内，不外露或与苞片等长，长卵形，深褐色，一侧扁平或凹，一侧凸起，具 2 条槽纹，较光滑。花期 5~6 月，种子成熟期 8~9 月。

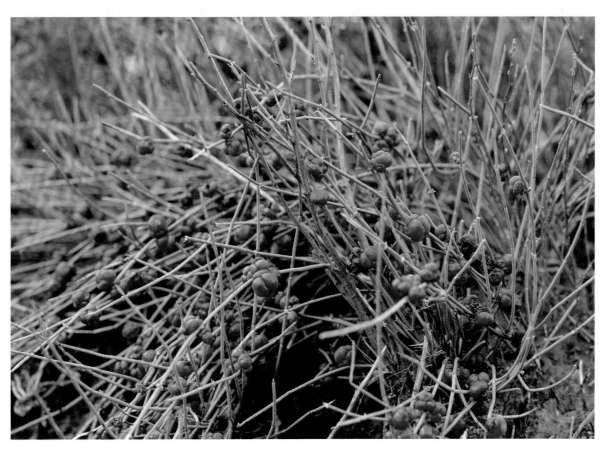

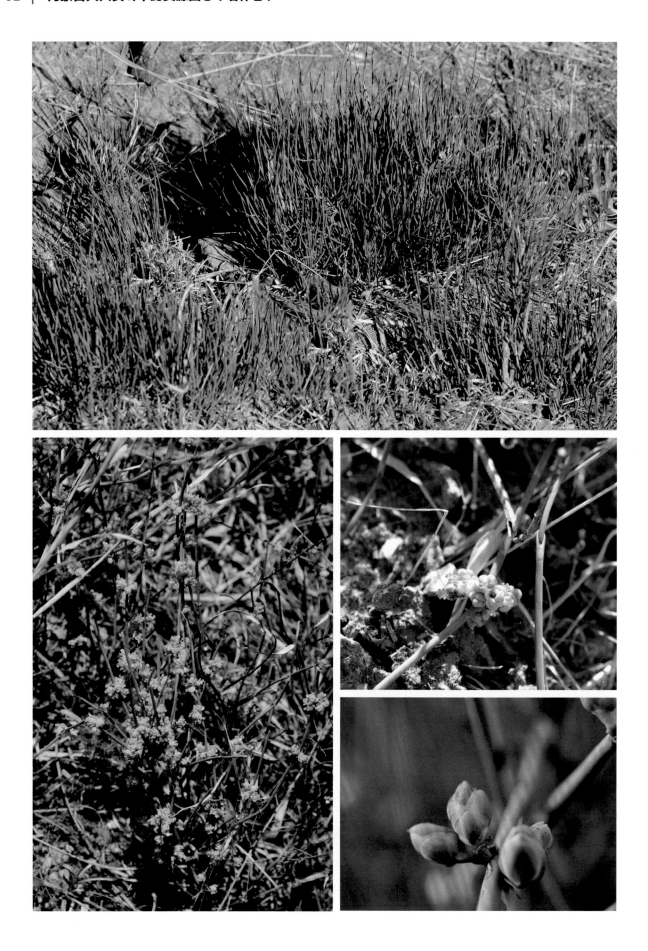

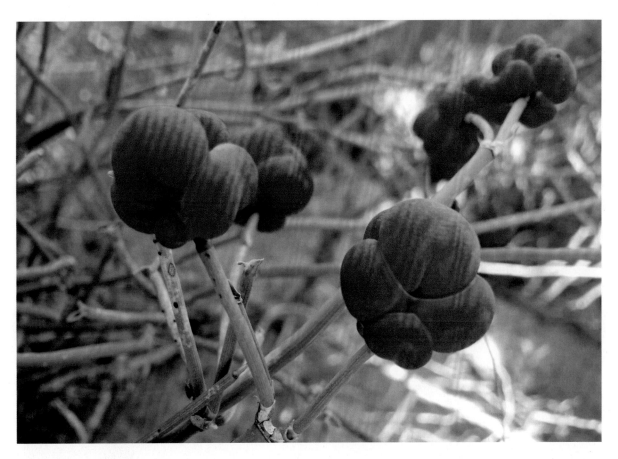

生境分布 生于森林草原的丘陵坡地、平原、沙地，为石质和沙质草原的伴生种。分布于我国黑龙江西部、吉林西部、辽宁西部、河北北部、山西北部、山东北部、陕西北部、宁夏北部、甘肃中部、青海东部。内蒙古大兴安岭额尔古纳市、阿尔山市、科尔沁右翼前旗、扎鲁特旗、巴林左旗、巴林右旗赛有分布。

药用部位 **中药**：茎（麻黄）。

采收加工 秋季采割绿色的草质茎，晒干。

性味归经 **中药**：辛、微苦，温。归肺、膀胱经。

功能主治 **中药**：发汗散寒，宣肺平喘，利水消肿。用于风寒感冒，胸闷喘咳，风水浮肿，蜜麻黄润肺止咳。多用于表证已解，气喘咳嗽。

用法用量 **中药**：茎 2~9g，煎汤。

资源状况 资源一般。

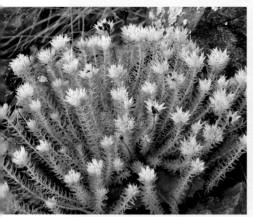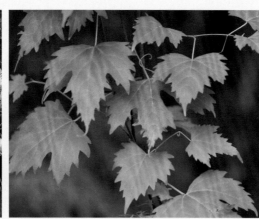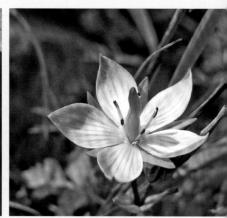

第三章

被子植物

杨柳科 Salicaceae

青 杨
河杨、家白杨、大叶白杨
Populus cathayana Rehd.

形态特征 乔木，高达 30m，胸直径可达 1m。幼树皮灰绿色，光滑，老树皮暗灰色，具沟裂；树冠宽卵形。当年生枝圆柱形，幼时橄榄绿，后变橙黄色至灰黄色，无毛。冬芽圆锥形，无毛，多胶质，略呈红色。长枝叶与短枝叶同形，上面绿色，下面带白色，边缘具细密锯齿；叶柄近圆柱形，长 2~6cm；萌生枝叶菱状长椭圆形、宽披针形或宽倒披针形；叶柄长 1~2cm。雄花序长 5~6cm，每花具雄蕊 30~35；雄花序长 4~5cm，光滑无毛；子房卵圆形，柱头 2~4 裂。蒴果具短梗或无梗，卵球形，急尖，（2~）3~4 瓣裂，先端反曲。花期 5 月，果熟期 5~6 月。

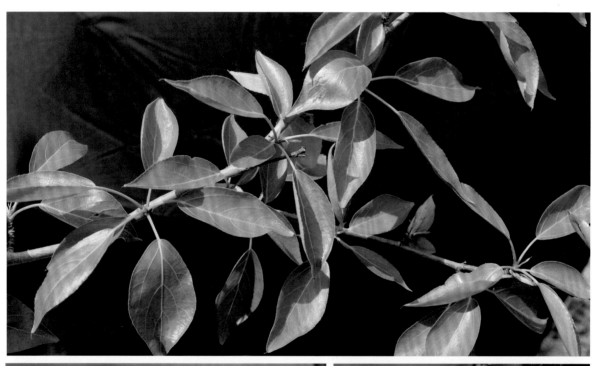

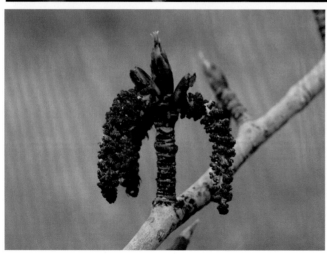

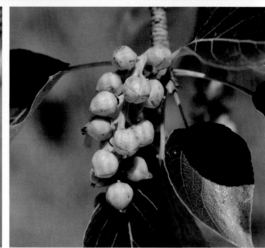

生境分布　生于森林草原带海拔 1300~2000m 的阴坡或沟谷中。分布于我国辽宁东南部、河北、河南西部、山西、陕西南部、山东、甘肃、宁夏、青海东部、四川西部、湖北西部。内蒙古大兴安岭巴林左旗乌兰坝保护区、巴林右旗赛罕乌拉保护区有分布。

药用部位　**中药**：树皮、叶、花序。

采收加工　春、夏二季采收树枝嫩皮，鲜用或晒干。春、夏二季采摘叶，阴干。花期采摘花序，阴干。

功能主治　**中药**：树皮解毒。用于顽癣疮毒。叶降血压。用于高血压。花序止血。用于外伤出血。

用法用量　**中药**：外用适量，煎汤含漱，或研末撒患处。叶 10~15g，水煎代茶饮。花序外用适量，研末敷患处。

资源状况　资源丰富。

小叶杨

明杨
Populus simonii Carr.

形态特征　乔木，高达 22m。树皮灰绿色，老时暗灰黑色，深裂。小枝和萌发枝有棱角，红褐色，后变黄褐色，无毛。冬芽细长，稍有胶质，棕褐色，光滑无毛。叶菱状卵形、菱状椭圆形或菱状倒卵形，先端渐尖或突尖，基部楔形或狭楔形，长枝叶中部以上最宽，边缘有细锯齿，上面通常无毛，下面淡绿白色，无毛；叶柄上面带红色。雄花序长 4~7cm，苞片边缘齿裂，半齿半条裂，或条裂；雄蕊通常 8~9；雌花序 3~6cm，果序长可达 15cm，无毛。蒴果无毛，2（~3）瓣裂。花期 5 月，果熟期 5~6 月。

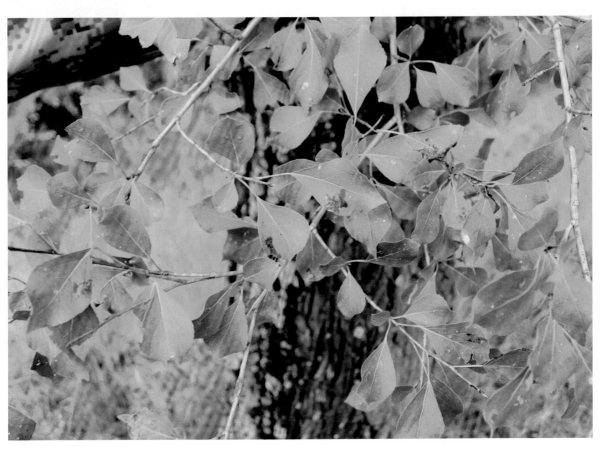

生境分布　生于河边、小溪旁。分布于我国黑龙江、吉林、辽宁、河北、河南、山西、陕西、宁夏、甘肃、青海、四川、云南、湖北、湖南、新疆、山东、江苏、安徽、浙江、广西。内蒙古大兴安岭南部有栽培。

药用部位　中药：树皮。蒙药：树皮（乌里雅苏）。

采收加工　全年均可剥，晒干。

性味归经　蒙药：苦，平。

功能主治　中药：清热解毒，行瘀，利水，消痰。用于感冒发热，风湿热，疟疾，消化不良，腹泻，下痢，小便淋漓，牙痛，口疮，扑损瘀血、蛔虫病，高血压。蒙药：排脓，止咳。用于咳嗽，肺脓肿，麻疹，疥癣，蛇咬伤。

用法用量　中药：10~30g，煎汤，或浸酒服；外用适量，煎汤含漱。蒙药：3~5g，煎汤，或研末冲服。

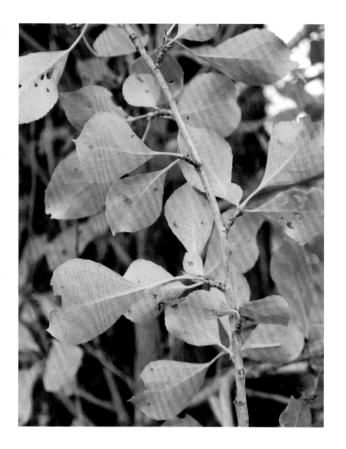

龙爪柳　*Salix matsudana* Koidz. f. *tortuosa* (Vilm.) Rehd.

形态特征　乔木，高达 10m。树皮深灰色，不规则浅纵裂。枝卷曲，小枝浅褐黄色或带绿色，光滑无毛或具短柔毛。叶披针形，先端渐尖或长渐尖，基部楔形，边缘具细锯齿，两面无毛，上面绿色，下面苍白色；叶柄疏生柔毛；托叶披针形，早落。花序与叶同时开放，花序轴有长柔毛，基部有 2~3 枚小叶片；苞片卵形，外侧中下部有白色短柔毛，先端钝，黄绿色；腺体 2，背腹各 1；雄花序短圆柱形，长 1.5~2.5cm，花序梗不明显；雄花具 2 雄蕊，花丝基部有长毛，花药卵形，黄色；雌花序矩圆形，长 1.2~2cm；子房矩圆形，光滑无毛，近无柄，花柱极短，柱头卵形、近圆形。蒴果 2 瓣开裂。花期 5 月，果期 5~6 月。

生境分布　生于河流两岸、山谷、沟边。分

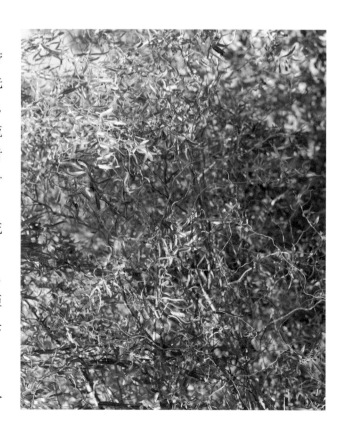

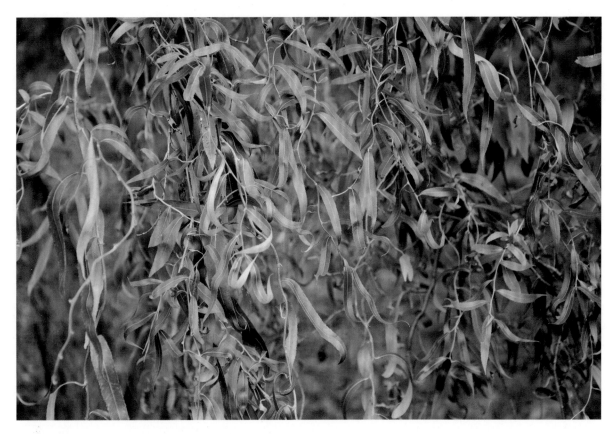

布于我国东北、华北。内蒙古大兴安岭牙克石市、鄂伦春自治旗、扎兰屯市、阿鲁科尔沁旗有栽培。

药用部位 中药：枝、叶。

采收加工 夏、秋二季采摘枝、叶，枝晒干，叶阴干。

功能主治 中药：祛风，利尿，清热，止痛。用于风湿痛，急性膀胱炎，甲状腺肿大，黄水疮，疮毒，牛皮癣，湿疹，牙痛。

用法用量 中药：枝 15g，叶 15~30g，鲜品 30~60g，煎汤；外用适量，煎汤洗，或研末调敷患处。

资源状况 资源一般。

桦木科 Betulaceae

虎榛子
棱榆
Ostryopsis davidiana Decne.

形态特征　灌木,高 1~2(~5)m,基部多分枝,植丛密集。树皮淡灰色;枝暗灰褐色,无毛,具细裂纹,黄褐色皮孔明显,小枝黄褐色,密被黄色极短柔毛,间有疏生长柔毛,具黄褐色皮孔,圆形;冬芽卵球形,芽鳞数枚,红褐色,膜质,背面被黄色短柔毛。叶宽卵形、椭圆状卵形,稀卵圆形,先端渐尖或锐尖,基部心形,边缘具粗重锯齿,中部以上有浅裂;上面绿色,被短柔毛,沿脉尤密,下面淡绿色,各脉突起,密被黄褐色腺点,疏被短柔毛,沿脉尤密,脉腋间具簇生的髯毛,侧脉 7~9 对,叶柄密被短柔毛。雌雄同株;雄柔荑花序单生叶腋,下垂,矩圆状圆柱形。果序总状,下垂,着生于小枝顶端;果梗极短;密被短柔毛;果苞厚纸质,长 1~1.3cm,外具紫红色细条棱,密被短柔毛,上半部延伸呈管状,先端 4 浅裂,裂片披针形,边缘密被柔毛。小坚果卵圆形或近球形,长 3~6.5mm,栗褐色,光亮,疏被短柔毛,具细条纹。花期 5 月,果期 7~8 月。

生境分布　生于森林带、森林草原带的山地阴坡和半阴坡及林缘,常形成密集的虎榛子灌丛。分布于我国辽宁西部、河北、河南、山西、陕西、宁夏、甘肃东部、青海东部、四川西北部、云南西北部。内蒙古大兴安岭扎兰屯市、扎赍特旗、西珠穆沁旗东部、科尔沁右翼前旗、科尔沁右翼中旗、突泉县、扎鲁特旗、阿鲁科尔沁旗、巴林左旗、巴林右旗、林西县、克什克腾旗有分布。

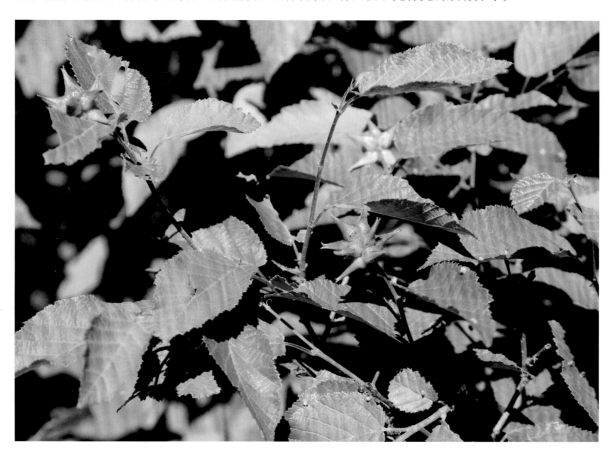

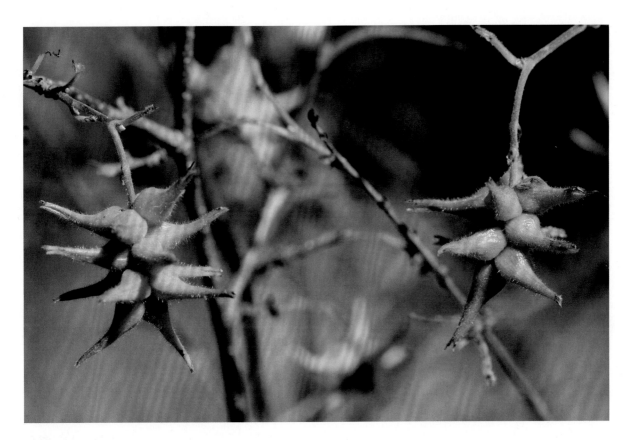

药用部位 **中药：**果实。

采收加工 夏、秋二季采收果实，晒干。

功能主治 **中药：**清热利湿。

资源状况 资源丰富。

榆 科 Ulmaceae

小叶朴 | 黑弹树、棒棒木、朴树
Celtis bungeana Blume

形态特征 落叶乔木，高 10m。树皮浅灰色，较平滑。小枝褐色，无毛。叶卵形或卵状披针形，先端渐尖，基部偏斜，边缘具疏齿或近于全缘，上面深绿色，有光泽，下面淡绿色，两面无毛，叶柄长约 5mm。核果近球形，直径 5~7mm，黑紫色；果核光滑，白色；果柄纤细。

生境分布 生于森林草原带的向阳山地。分布于我国辽宁、河北、河南、山东、山西、陕西、宁夏、甘肃东部、青海东部、江苏、安徽、浙江、江西北部、湖北、湖南、四川、云南、西藏东部。内蒙古大兴安岭科尔沁右翼中旗、阿鲁科尔沁旗天山、巴林右旗、巴林左旗野猪沟有分布。

药用部位 中药：树干、树皮或枝条。

采收加工 全年可采，切成小段，晒干。

性味归经 中药：辛、微苦，凉。

功能主治 中药：祛痰，止咳，平喘。用于支气管哮喘，慢性支气管炎。

用法用量 中药：50~100g，煎汤。

资源状况 资源少。

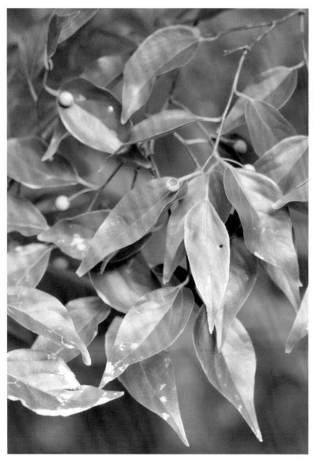
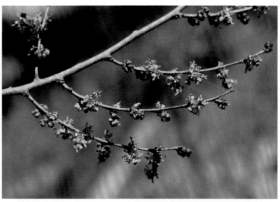
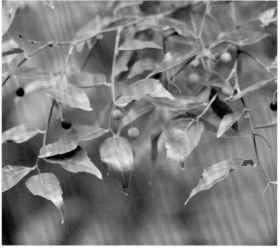

裂叶榆
大叶榆
Ulmus laciniata (Trautv.) Mayr

形态特征 落叶乔木。树皮暗灰色或浅灰色，浅纵裂，不规则片状剥落。当年生枝黄褐色或灰褐色，幼时被疏毛，后变光滑；二年生枝灰褐色或淡灰色。叶倒卵形或三角状倒卵形，稀卵形及矩圆状卵形，先端通常 3~7 裂，裂片先端长尾状尖或渐尖，基部明显偏斜，较大的一侧常覆盖叶柄，边缘有重锯齿，上面密生硬毛，粗糙，下面被短柔毛，稍粗糙；叶柄极短，被柔毛。聚伞花序簇生于去年枝上部；萼钟形，先端 5~6 裂；雄蕊 5~6，伸出于萼外，花药紫红色。翅果椭圆形或卵状椭圆形，长 1.5~2cm，宽约 1cm；果核较小，位于翅果的中下部或近中部，无毛，仅先端凹缺内具毛。花期 5 月，果熟期 5~6 月。

生境分布 生于阔叶林带和草原带海拔 700~1500m 的山坡及沟谷杂木林中。分布于我国吉林东部、辽宁、河北、河南、山西、山东西部、陕西南部。内蒙古大兴安岭阿尔山市白狼和五岔沟、巴林左旗乌兰坝保护区、巴林右旗赛罕乌拉保护区有分布。

药用部位 中药：根皮、树皮（榆白皮），叶（榆叶），果实（榆钱）。

采收加工 春、秋二季采收根皮。春季或 8~9 月间割下老枝条，立即剥取内皮，晒干。

性味归经 中药：根皮、树皮、叶甘，微寒。归肺、脾、膀胱经。果实微辛，平。

功能主治 中药：根皮、树皮、叶利水通淋，祛痰，消肿解毒。用于小便不利，淋浊，带下病，咳喘痰多，失眠，内外出血，难产胎死不下，痈疽，秃疮，疥癣。果实安神健脾。用于神经衰弱，失眠，食欲不振，白带异常。

用法用量 中药：根皮、树皮、叶 9~15g，煎汤，或研末；外用适量，煎水洗，或捣敷，或研末调敷。果实 3~9g，煎汤。皮、叶 9~15g，煎汤。接骨以内皮酒调包敷患处，止血用内皮研粉撒布患处。

资源状况 资源少。

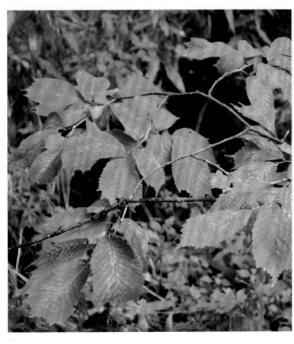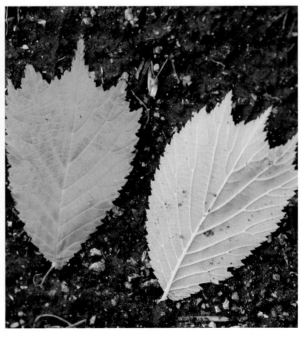

桑　科 Moraceae

桑　家桑、白桑
Morus alba L.

形态特征　乔木或灌木，高 3~8（~15）m。树皮厚，黄褐色，不规则的浅纵裂；冬芽黄褐色，卵球形。当年生枝细，暗绿褐色，密被短柔毛；小枝淡黄褐色，幼时密被短柔毛，后渐脱落。单叶互生，卵形、卵状椭圆形或宽卵形，先端渐尖、短尖或钝，基部圆形或浅心形，稍偏斜，边缘具不整齐的疏钝锯齿；上面暗绿色，无毛，下面淡绿色，沿脉疏被短柔毛及脉腋有簇毛；托叶披针形，淡黄褐色。花单性，雌雄异株，均排成腋生穗状花序；雄花序长 1~3cm，被密毛，下垂，具花被片 4，雄蕊 4，中央有不育雌蕊；雌花序长 8~20mm，直立或倾斜，具花被片 4，结果时变肉质，花柱几无或极短，柱头 2 裂，宿存。果实称桑

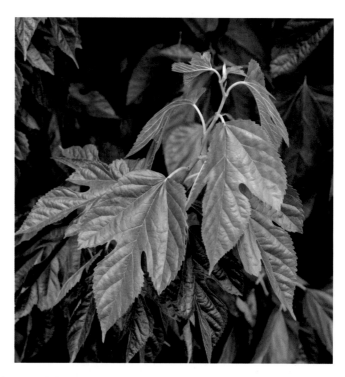

椹（聚花果），球形至椭圆状圆柱形，浅红色至暗紫色，有时白色，长 10~25mm，果柄密被短柔毛；聚花果由多数卵圆形、外被肉质花萼的小瘦果组成；种子小。花期 5 月，果熟期 6~7 月。

生境分布　常栽培于田边、村边。本种原产于我国中部和北部。内蒙古大兴安岭巴林右旗有栽培。

药用部位　**中药**：叶（桑叶）、根皮（桑白皮）、嫩枝（桑枝）、果穗（桑椹）。**蒙药**：果穗（叶勒玛）。

采收加工　叶初霜后采收，除去杂质，晒干。根皮秋末叶落时至次春发芽前采挖根部，刮去黄棕色粗皮，纵向剖开，剥取根皮，晒干。桑枝春末夏初采收，去叶，晒干，或趁鲜切片，晒干。果穗 6 月果实变红时采收，晒干，或略蒸后晒干。

性味归经　**中药**：叶甘、苦，寒。归肺、肝经。根皮甘，寒。归肺经。桑枝微苦，平。归肝经。果穗甘、酸，寒。归心、肝、肾经。**蒙药**：甘、酸，凉。效腻。

功能主治　**中药**：叶疏散风热，清肺润燥，清肝明目。用于风热感冒，肺热燥咳，头晕头痛，目赤昏花。根皮泻肺平喘，利水消肿。用于肺热喘咳，水肿胀满尿少，面目肌肤浮肿。嫩枝祛风湿，利关节。用于肩臂、关节酸痛麻木。果穗补血滋阴，生津润燥。用于眩晕耳鸣，心悸失眠，须发早白，津伤口渴，内热消渴，血虚便秘。**蒙药**：清骨热，滋补。用于妇女骨热，骨热病。

用法用量　**中药**：叶 5~9g，煎汤。根皮 6~12g，煎汤。桑枝 9~15g，煎汤。果穗 9~15g，煎汤。**蒙药**：煮散剂，3~5g，或入丸、散剂。

资源状况　资源少。

蒙 桑

山桑、刺叶桑、崖桑
Morus mongolica (Bureau.) C. K. Schneid.

形态特征 灌木或小乔木，高 3~8m。树皮灰褐色，呈不规则纵裂。当年生枝初为暗绿褐色，后变为褐色，光滑；小枝浅红褐色，光滑；冬芽暗褐色，矩圆状卵形。单叶互生，卵形至椭圆状卵形，先端长渐尖、尾状渐尖或钝尖，基部心形，边缘具粗锯齿，齿端具刺尖，不分裂或 3~5 裂，上面深绿色，下面淡绿色，两面无毛；叶柄无毛；托叶早落。花单性，雌雄异株，腋生下垂的穗状花序。雄花序长约 3cm，早落；花被片 4，暗黄绿色；雄蕊 4，花丝内曲（开花时伸直），有不育雄蕊。雌花序短，长约 1.5cm，花被片 4；花柱明显，高出子房，柱头 2 裂。聚花果圆柱形，长 8~10mm，成熟时红紫色至紫黑色，花期 5 月，果熟期 6~7 月。

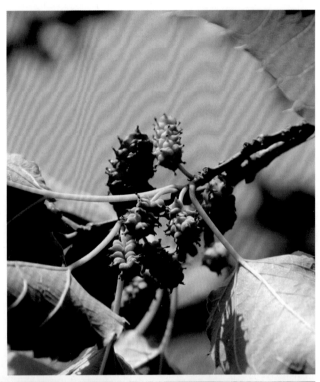

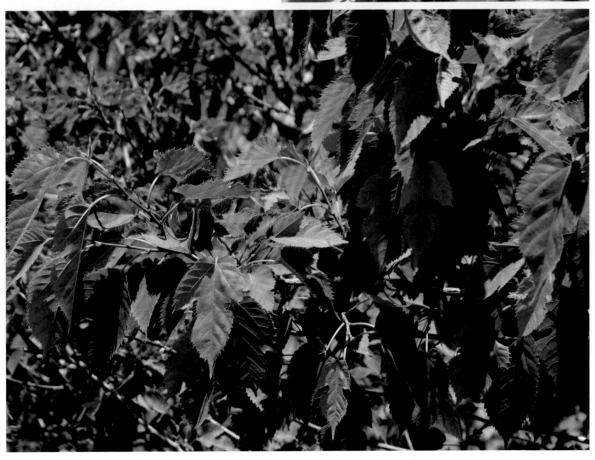

生境分布　生于森林草原带和草原带的向阳山坡、山麓、丘陵、低地、沟谷或疏林中。分布于我国吉林、辽宁、河北、河南、山东、山西、陕西南部、甘肃东部、江苏、安徽北部、湖北、湖南西北部、广西东北部、四川中部和西南部、云南、贵州、西藏东南部。内蒙古大兴安岭扎兰屯市中和镇、科尔沁右翼前旗、科尔沁右翼中旗、扎鲁特旗、阿鲁科尔沁旗天山、巴林左旗乌兰坝保护区、巴林右旗有分布。

药用部位　中药：叶（桑叶）、根皮（桑白皮）、嫩枝（桑枝）、果穗（桑椹）。蒙药：果穗（叶勒玛）。

采收加工　叶初霜后采收，除去杂质，晒干。根皮秋末叶落时至次春发芽前采挖根部，刮去黄棕色粗皮，纵向剖开，剥取根皮，晒干。桑枝春末夏初采收，去叶，晒干，或趁鲜切片，晒干。果穗6月果实变红时采收，晒干，或略蒸后晒干。

性味归经　中药：叶甘、苦，寒。归肺、肝经。根皮甘，寒。归肺经。桑枝微苦，平。归肝经。果穗甘、酸，寒。归心、肝、肾经。蒙药：甘、酸，凉。效腻。

功能主治　中药：叶疏散风热，清肺润燥，清肝明目。用于风热感冒，肺热燥咳，头晕头痛，目赤昏花。根皮泻肺平喘，利水消肿。用于肺热喘咳，水肿胀满尿少，面目肌肤浮肿。嫩枝祛风湿，利关节。用于肩臂、关节酸痛麻木。果穗补血滋阴，生津润燥。用于眩晕耳鸣，心悸失眠，须发早白，津伤口渴，内热消渴，血虚便秘。蒙药：清骨热，滋补。用于妇女骨热，骨热病。

用法用量　中药：叶5~9g，煎汤。根皮6~12g，煎汤。桑枝9~15g，煎汤。果穗9~15g，煎汤。蒙药：煮散剂，3~5g，或入丸、散剂。

资源状况　资源少。

大麻科 Cannabaceae

野大麻 | *Cannabis sativa* L. f. *ruderalis* (Janisch.) Chu

形态特征 一年生草本，植株较矮小。根木质化。茎直立，皮层富纤维，灰绿色，具纵沟，密被短柔毛。叶互生或下部叶对生，掌状复叶，小叶 3~7（~11），生于茎顶的叶具 1~3 枚小叶。叶片披针形至条状披针形，两端渐尖，边缘具粗锯齿；上面深绿色，粗糙，被短硬毛；下面淡绿色，密被灰白色毡毛；叶柄半圆柱形，上有纵沟，密被短绵毛；托叶侧生，线状披针形，先端渐尖，密被短绵毛。花单性，雌雄异株，雄株名牡麻或（枲）麻，雌株名苴麻或苎麻，花序生于上部叶的叶腋。

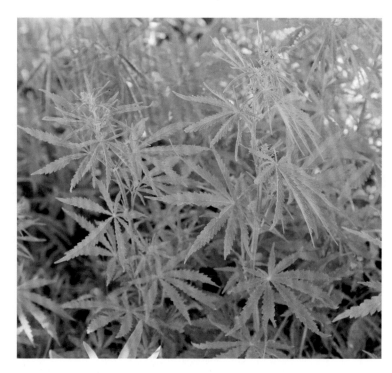

雄花排列成长而疏散的圆锥花序，淡黄绿色；萼片 5，长卵形，背面及边缘均有短毛，无花瓣；雄蕊 5；花丝细长；花药大，黄色，悬垂，富于花粉；无雌蕊。雌花序成短穗状，绿色；每朵花外具 1 枚卵形苞片，先端渐尖，内有 1 枚薄膜状花被，紧包子房，两者背面均有短柔毛；雌蕊 1，子房球形，无柄，花柱二歧。瘦果扁卵形，成熟时表面具棕色大理石状花纹，基部具关节。花期 7~8 月，果期 9~10 月。

生境分布 生于森林和森林草原带的向阳干山坡、丘间低地。分布于我国东北。内蒙古大兴安岭额尔古纳市、牙克石市、鄂伦春自治旗、阿尔山市、莫力达瓦达斡尔族自治旗、阿荣旗、扎兰屯市、扎赉特旗、科尔沁右翼前旗、巴林左旗、巴林右旗赛罕乌拉保护区、克什克腾旗有分布。

药用部位 中药：种仁（火麻仁）。蒙药：种仁（奥鲁森–乌热）。

采收加工 秋季果实成熟时采收，除去杂质，晒干。

性味归经 中药：甘，平。归脾、胃、大肠经。蒙药：甘，平。效腻。

功能主治 中药：通便，杀虫，祛黄水。用于便秘，痛风，游痛症，关节炎，淋巴结肿，黄水疮。
蒙药：祛协日乌素，杀虫，滋补强身，润肠通便。用于陶赖，赫如虎，协日乌素病，皮肤病。

用法用量 中药：10~15g，煎汤，或入丸、散服；外用适量，捣敷，或榨油涂。蒙药：煮散剂，3~5g，或入丸、散剂。

资源状况 资源一般。

啤酒花

忽布
Humulus lupulus L.

形态特征　多年生缠绕草本，长可达 10m。茎枝和叶柄密生细毛，有倒刺，粗涩；茎绿色，具 6 条纵棱，中空。叶纸质，对生，卵形，不裂或 3 中裂，稀 5 裂，先端锐尖或短尾尖，基部心形或圆形，边缘具粗锯齿；上面暗绿色，密生小刺毛；下面淡绿色，被疏毛和黄色小油点；叶柄长不超过叶，具 6 棱，上面有浅沟。花单性，雌雄异株；花序生于叶腋，雄花排列成圆锥花序。雄花细小，黄绿色；萼片 5；雄蕊 5，花药大，黄色。雌花每 2 朵生 1 苞片腋部，排成近圆形的穗状花序；苞片椭圆形，淡黄色；每花具子房 1，花柱 2 裂；花后苞片呈膜质翼状，向一侧增大，被有茸毛及腺点，先端钝；雌花成熟时在苞片基部包着 1 或 2 个扁平的瘦果，并生大量黄粉（细小的腺体）。花期 7~8 月，果期 8~9 月。

生境分布　生于光照较好的山地林缘、灌丛或河流两岸的湿地。分布于我国甘肃西南部、四川北部、新疆北部。内蒙古大兴安岭额尔古纳市、牙克石市有栽培。

药用部位　中药：未成熟绿色果穗（啤酒花）。

采收加工　夏、秋二季当果穗呈绿色而略带黄色时采摘，晒干或烘干。

性味归经　中药：苦，微凉。归肝、胃经。

功能主治　中药：健胃消食，抗痨，安神利尿。用于食欲不振，腹胀，肺结核，胸膜炎，失眠，癔病，浮肿，膀胱炎。

用法用量　中药：3~9g，煎汤。

资源状况　资源少。

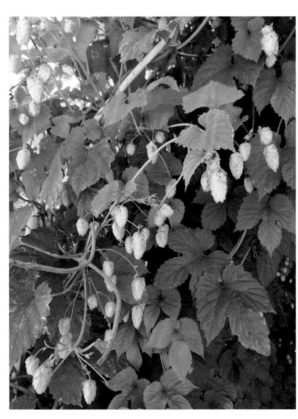
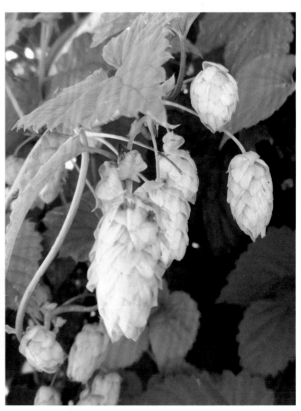

荨麻科 Urticaceae

蝎子草
红藿毛草、火麻草
Girardinia diversifolia (Link) Friis subsp. *suborbiculata* (C. J. Chen) C. J. Chen et Friis

形态特征 一年生草本。全株被螫毛和伏硬毛。茎直立，高 25~130cm，具纵条棱，通常单一或上部叶腋有短枝。叶互生，卵形、宽椭圆形或近圆形，先端渐尖或尾尖，基部近截形或圆形，边缘具缺刻状大型牙齿，表面密生小球状钟乳体，基出脉 3，常带红色；托叶合生，三角状锥形。花单性，雌雄同株；花序腋生，具总梗。雄花序总状或穗状，生于下部；雄花花被片 4~5 深裂；雄蕊 4~5，与花被片对生；退化雌蕊杯形。雌花序为穗状二歧聚伞状，生于上部；雌花花被片 2 裂；上端裂片宽椭圆形，背面中部龙骨状突起，果熟时抱托瘦果基部；下端裂片小，条形；花柱丝形。瘦果宽卵形，光滑或疏生小疣状突起，扁平而双凸镜状。花期 7~8 月，果期 8~10 月。

生境分布 生于林下、林缘阴湿地、山坡岩石间、山沟边、宅旁、废墟上。分布于我国吉林、辽宁、河北、河南西部、山东西部、山西东部、陕西南部。内蒙古大兴安岭扎兰屯市蘑菇气、扎赉特旗、科尔沁右翼前旗、科尔沁右翼中旗、巴林右旗有分布。

药用部位 中药：全草。

采收加工 夏、秋二季采收，洗净泥土，多鲜用。

性味归经 中药：辛，温。有毒。归肝、胆、小肠经。 **功能主治** 中药：止痛。用于风湿痹痛。

用法用量 中药：外用适量，用鲜草在痛处刷打数次，至局部发红、发热、起疙瘩。

资源状况 资源少。

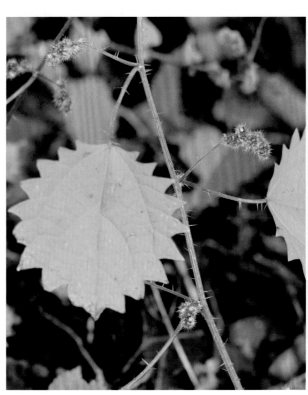
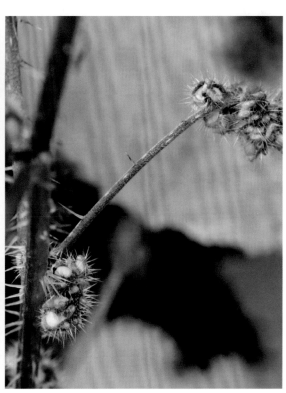

透茎冷水花 | 水荨麻
Pilea pumila (L.) A. Gray

形态特征 一年生草本。茎直立或有时基部稍斜生而生根，高 15~50cm，有纵棱，肉质，多水汁，半透明，平滑无毛，有时生有钟乳体，多分枝，节部稍膨大。叶对生，卵形、宽卵形或宽椭圆形，有时近菱形，先端渐尖、尾状尖或短渐尖，基部宽楔形，边缘具锐尖锯齿，下半部常无锯齿，两面疏生短毛，且密生排列不规则的短棒状钟乳体，主脉 3，叶下面明显隆起；叶柄近叶片处有细毛落。花单性，雌雄同株；聚伞花序腋生，无总花梗，雌雄花混生于同一花序内；苞片小型，矩圆状锥形。雄花无柄；花被片通常 2，倒卵状船形，先端下部有短角；雄蕊 2，花丝长，花药近圆形。雌花具短柄；花被片 3，条状披针形或三角状锥形，先端呈小兜状而突尖，果期增大；退化雄蕊 3，矩圆形，短于花被片，内折；子房卵形。瘦果卵形，稍扁平。花期 7~8 月，果期 8~9 月。

生境分布 生于湿润的林内、林缘、山地岩石间、沟谷、溪边、河岸、草甸及河谷。分布于我国黑龙江、吉林、辽宁、河北、河南西部、山东、山西、陕西南部、宁夏、甘肃东南部、四川、江苏、安徽、江西、浙江、福建、台湾、湖北西部、湖南、广东北部、广西北部、云南、贵州、西藏东部。内蒙古大兴安岭牙克石市巴林、塔河县、科尔沁右翼中旗有分布。

药用部位 中药：全草或根茎。

采收加工 夏、秋二季采收，洗净泥土，鲜用或晒干。

性味归经 中药：甘，寒。

功能主治 中药：清热，利尿，解毒。用于尿路感染，急性肾炎，子宫内膜炎，子宫脱垂，赤白带下，跌打损伤，痈肿初起，虫蛇咬伤。

用法用量 中药：15~30g，煎汤。外用适量，捣敷。

资源状况 资源少。

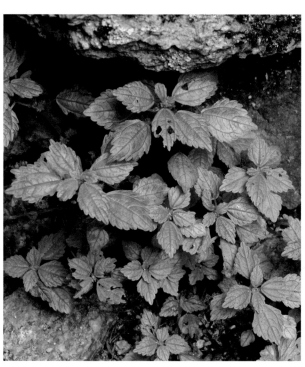
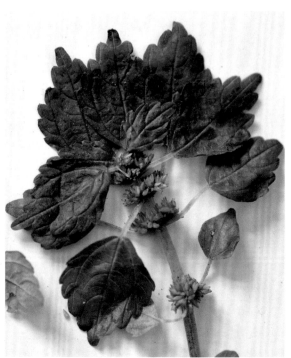

马兜铃科 Aristolochiaceae

北马兜铃
马兜铃、斗苓、臭瓜旦、茶叶包
Aristolochia contorta Bunge

形态特征 多年生缠绕草本。全株无毛。根生，圆柱形，黄褐色，肉质。茎有细纵条棱，有特殊臭气。单叶互生，宽卵状心形或三角状心形，先端钝或短锐尖，基部深心形，全缘或微波状，下面灰绿色，主脉 5~7 条，较明显；叶柄通常比叶片短。花两性，3~10 朵簇生于叶腋；花梗细；花被喇叭状，下部绿色，膨大成球形，中部管状，稍弯曲，中下部连接处内侧被长腺毛，上部暗紫色，向一面扩大成三角状披针形或卵状披针形的侧片，侧片先端延伸成细长丝状，并多少卷曲；花被具 6 条纵脉及明显的网状脉；雄蕊 6，贴生于花柱体周围，花柱短，肉质，6 裂，柱头 6。蒴果宽倒卵形、椭圆状倒卵形或近球形，顶端圆或微凹，基部宽楔形，室间开裂，果梗亦开裂成 6 条；种子多数，扁平三角形，顶端截形，边缘具膜质翅。花期 6~8 月，果期 9~10 月。

生境分布 生于林缘、沟谷、灌丛间及山地较潮湿处。分布于我国东北、华北、华东、华中、西北。内蒙古大兴安岭扎鲁特旗有分布。

药用部位 中药：果实。

采收加工 秋季采收果实，晒干。

性味归经 中药：苦，微寒。归肺、大肠经。

功能主治 中药：清肺降气，止咳平喘，清肠消痔。用于肺热喘咳，痰中带血，肠热痔血，痔疮肿痛。

用法用量 中药：3~9g，煎汤；外用适量，煎汤熏洗。

资源状况 资源稀少。

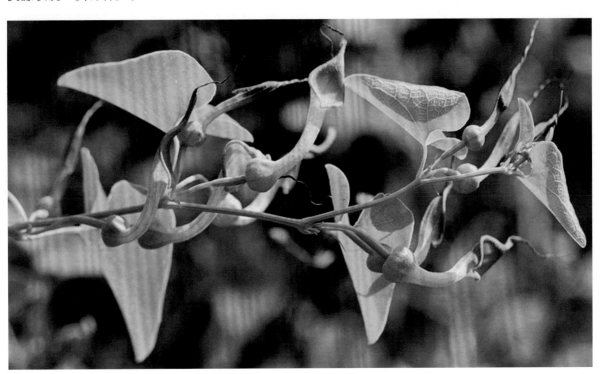

蓼 科 Polygonaceae

高山蓼
华北蓼
Polygonum alpinum All.

形态特征　多年生草本。茎直立，高 50~100cm，自中上部分枝，分枝不呈叉状，具纵沟，下部疏生长硬毛，稀无毛。叶卵状披针形或披针形，顶端急尖，稀渐尖，基部宽楔形，边缘全缘，密生短缘毛，上面绿色，下面淡绿色，两面被柔毛；有柄；托叶鞘膜质，褐色，开裂，以后脱落疏生长毛，花序圆锥状，顶生，分枝开展，无毛；苞片卵状披针形，膜质，每苞内具 2~4 花；花梗细弱，无毛，比苞片长，顶端具关节；花被 5 深裂，白色，花被片椭圆形，近相等；雄蕊 8，花柱 3，极短，柱头头状。瘦果卵形，具 3 锐棱，黄褐色，有光泽，比宿存花被长。花期 6~7 月，果期 7~8 月。

生境分布　散生于森林和森林草原地带的林缘草甸和山地杂类草草甸。分布于我国东北、华北、青海、新疆。内蒙古大兴安岭根河市、牙克石市、阿尔山市、呼玛县、额尔古纳市、鄂伦春自治旗、阿荣旗、扎兰屯市、科尔沁右翼前旗、阿鲁科尔沁旗、巴林右旗、克什克腾旗有分布。

药用部位　蒙药：全草（阿古兰－希没乐得格）。

采收加工　夏季采收全草，洗净泥土，晒干。

功能主治　蒙药：清热，止泻。用于腹泻，肠刺痛。

用法用量　蒙药：3~5g，煎汤，或入丸、散剂。

资源状况　资源一般。

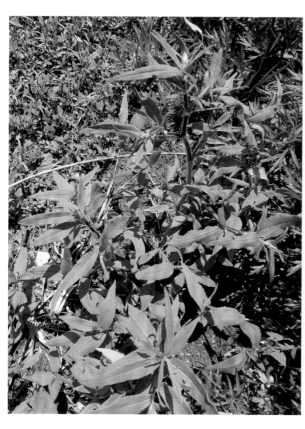
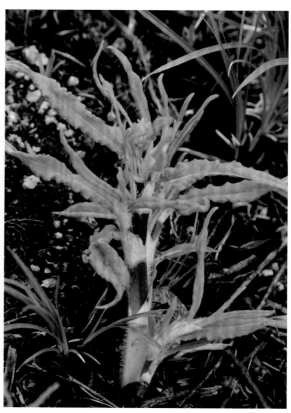

拳 参

紫参、草河车
Polygonum bistorta L.

形态特征 多年生草本。根状茎肥厚，直径 1~3cm，弯曲，黑褐色。茎直立，高 50~90cm，不分枝，无毛，通常 2~3 条自根状茎发出。基生叶宽披针形或狭卵形，纸质；顶端渐尖或急尖，基部截形或近心形，沿叶柄下延成翅，两面无毛或下面被短柔毛，边缘外卷，微呈波状，叶柄长；茎生叶披针形或线形，无柄；托叶筒状，膜质，下部绿色，上部褐色，顶端偏斜，开裂至中部，无缘毛。总状花序呈穗状，顶生，长 4~9cm，紧密；苞片卵形，顶端渐尖，膜质，淡褐色，中脉明显，每苞片内含 3~4 朵花；花梗细弱，开展，比苞片长；花被 5 深裂，白色或淡红色，花被片椭圆形；雄蕊 8，花柱 3，柱头头状。瘦果椭圆形，两端尖，褐色，有光泽，稍长于宿存的花被。花期 6~7 月，果期 8~9 月。

生境分布 多散生于山地草甸和林缘。分布于我国东北、华北及陕西、宁夏、甘肃、山东、河南、江苏、浙江、江西、湖南、湖北、安徽。内蒙古大兴安岭扎兰屯市、扎赉特旗、科尔沁右翼前旗、阿鲁科尔沁旗、巴林右旗、巴林左旗、林西县、克什克腾旗、西乌珠穆沁旗有分布。

药用部位 中药：根茎。蒙药：根茎（莫和日）。

采收加工 秋季采挖，洗净泥土，晒干。

性味归经 中药：苦、涩，微寒。归肺、肝、大肠经。蒙药：辛、涩，凉。效钝、燥、柔。

功能主治 中药：清热解毒，凉血止血，镇静收敛。用于肝炎，细菌性痢疾，肠炎，慢性支气管炎，痔疮出血，异常子宫出血，惊痫等；外用于口腔炎，牙龈炎，痈疖肿毒。蒙药：清肺热，止泻，消肿，解毒，燥祛协日乌素。用于感冒，肺热，瘟疫，脉热，肠刺痛，中毒，关节肿痛。

用法用量 中药：4.5~9g，煎汤；外用适量。蒙药：煮散剂，3~5g，或入丸、散剂。

资源状况 资源一般。

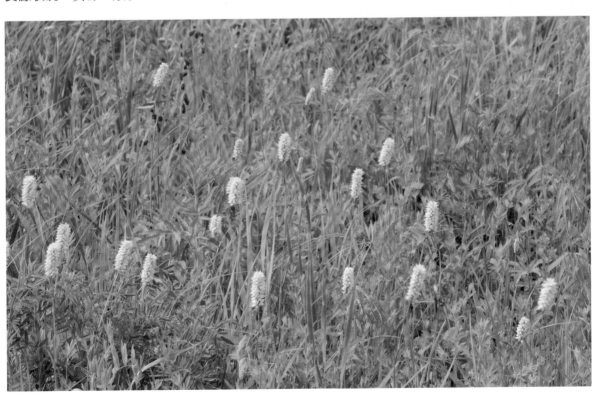

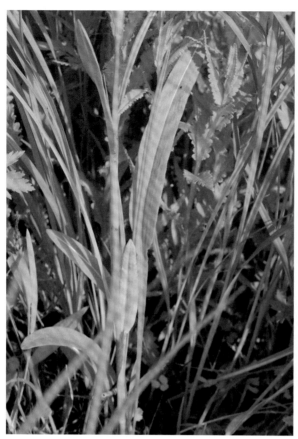
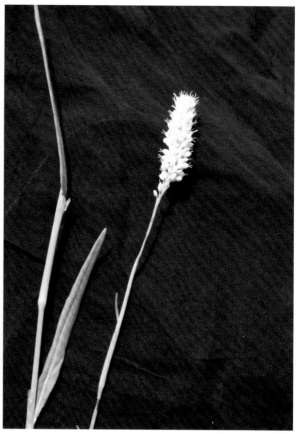

柳叶刺蓼

本氏蓼
Polygonum bungeanum Turcz.

形态特征 一年生草本。茎直立或上升，高30~90cm，分枝，具纵棱，被稀疏的倒生短皮刺，皮刺长1~1.5mm。叶披针形或狭椭圆形，顶端通常急尖，基部楔形，上面沿叶脉具短硬伏毛，下面被短硬伏毛，边缘具短缘毛；叶柄长，密生短硬伏毛；托叶鞘筒状，膜质，具硬伏毛，顶端截形，具长缘毛。总状花序呈穗状，顶生或腋生，长5~9cm，通常分枝，下部间断，花序梗密被腺毛；苞片漏斗状，包围花序轴，无毛，有时具腺毛，无缘毛，绿色或淡红色，每苞内具3~4花；花梗粗壮，比苞片稍长，花被5深裂，白色或淡红色，花被片椭圆形；雄蕊7~8，比花被短；花柱2，中下部合生，柱头头状。瘦果近圆形，双凸镜状，黑色，无光泽，包于宿存的花被内。花期7~8月，果期8~9月。

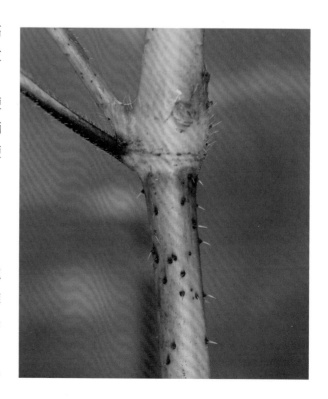

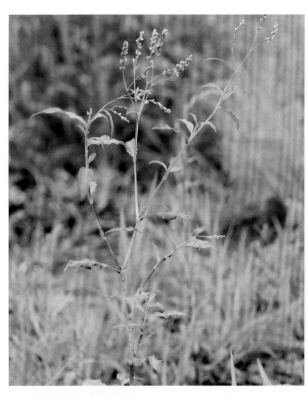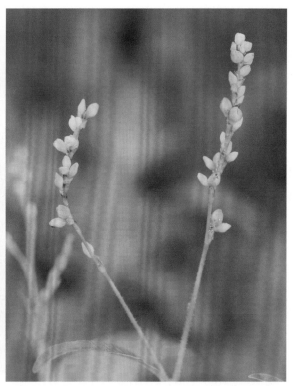

生境分布 常散生于夏绿阔叶林带和草原带的沙质地、山谷草地、田边、路旁湿地。分布于我国东北、华北及甘肃、宁夏、江苏。内蒙古大兴安岭鄂温克族自治旗、鄂伦春自治旗、莫力达瓦达斡尔族自治旗、阿荣旗、扎兰屯市、扎赉特旗、西乌珠穆沁旗、阿鲁科尔沁旗有分布。

药用部位 中药：根。

采收加工 春、秋二季采挖，洗净泥土，切片，晒干。

功能主治 中药：清热解毒，利尿。

资源状况 资源一般。

绵毛酸模叶蓼 *Polygonum lapathifolium* L. var. *salicifolium* Sibth.

形态特征 一年生草本，高 40~90cm。茎直立，具分枝，无毛，节部膨大。叶披针形或宽披针形，顶端渐尖或急尖，基部楔形，上面绿色，常有一个大的黑褐色新月形斑点，叶下面密生白色绵毛，全缘，边缘具粗缘毛；叶柄短，具短硬伏毛；托叶鞘筒状，膜质，淡褐色，无毛，具多数脉，顶端截形，无缘毛，稀具短缘毛。总状花序呈穗状，顶生或腋生，近直立，花紧密，通常由数个花穗再组成圆锥状，花序梗被腺体；苞片漏斗状，边缘具稀疏短缘毛；花被淡红色或白色，4（~5）深裂，花被片椭圆形，外面两面较大，脉粗壮，顶端叉分，外弯；雄蕊通常 6。瘦果宽卵形，双凹，黑褐色，有光泽，包于宿存花被内。花期 6~8 月，果期 7~9 月。

生境分布 多散生于阔叶林带、森林草原带、草原带的低湿草甸、河谷草甸和山地草甸，常为伴生种。分布于我国各省区。内蒙古大兴安岭各地均有分布。

药用部位 中药：果实（水红花子）、全草。

采收加工 秋季采收果实，晒干。夏季采收全草，洗净泥土，晒干。

性味归经 中药：果实咸，微寒。归肝、胃经。全草辛，温。

功能主治 中药：果实散血消癥，消积止痛。用于癥瘕痞块，瘿瘤，食积不消，胃脘胀痛，水肿腹水。全草祛风利湿，活血止痛。用于风湿性关节炎。

用法用量 中药：果实 15~30g，煎汤；外用适量，熬膏敷患处。全草 3~9g，煎汤；外用适量，捣敷。

资源状况 资源丰富。

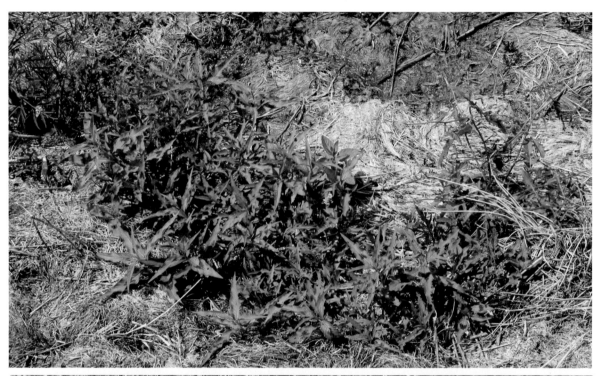

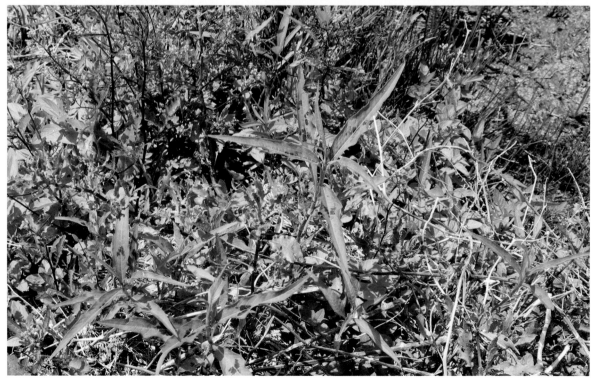

头序蓼

尼泊尔蓼
Polygonum nepalense Meisn.

形态特征　一年生草本。茎外倾或斜上，自基部多分枝，无毛或在节部疏生腺毛，高 20~40cm。茎下部叶卵形或三角状卵形，顶端急尖，基部宽楔形，沿叶柄下延成翅，两面无毛或疏被刺毛，疏生黄色透明腺点，茎上部较小；有柄，抱茎；托叶鞘筒状，膜质，淡褐色，顶端斜截形，无缘毛，基部具刺毛。花序头状，顶生或腋生，基部常具 1 叶状总苞片，花序梗细长，上部具腺毛；苞片卵状椭圆形，通常无毛，边缘膜质，每苞内具 1 花；花梗比苞片短；花被通常 4 裂，淡紫红色或白色，花被片长圆形，顶端圆钝；雄蕊 5~6，与花被近等长，花药暗紫色；花柱 2，下部合生，柱头头状。瘦果宽卵形，双凸镜状，黑色，密生洼点。无光泽，包于宿存花被内。花期 5~8 月，果期 7~10 月。

生境分布　多散生于河谷、溪旁。分布于我国除新疆外的各省区。内蒙古大兴安岭牙克石市巴林、突泉县、巴林左旗、巴林右旗、林西县有分布。

药用部位　**中药**：全草。

采收加工　夏、秋二季采收全草，洗净泥土，晒干。

功能主治　**中药**：收敛固肠，清热解毒，除湿通络。用于红白痢疾，大便失常，关节疼痛。

资源状况　资源少。

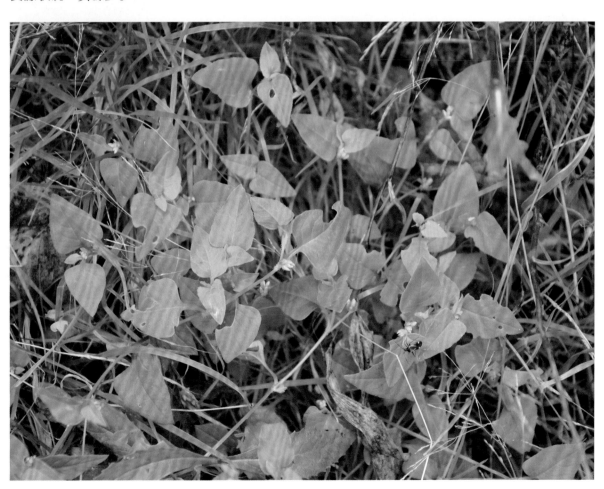

珠芽蓼 山高粱
Polygonum viviparum L.

形态特征 多年生草本。根状茎粗壮，弯曲，黑褐色。茎直立，高 15~60cm，不分枝，通常 2~4 条自根状茎发出。基生叶长圆形或卵状披针形，顶端尖或渐尖，基部圆形、近心形或楔形，两面无毛，边缘脉端增厚。外卷，具长叶柄；茎生叶较小披针形，近无柄；托叶鞘筒状，膜质，下部绿色，上部褐色，偏斜，开裂，无缘毛。总状花序呈穗状，顶生，紧密，下部生珠芽；苞片卵形，膜质，每苞内具 1~2 花；花梗细弱；花被 5 深裂，白色或淡红色。花被片椭圆形；雄蕊 8，花丝不等长；花柱 3，下部合生，柱头头状。瘦果卵形，具 3 棱，深褐色，有光泽，包于宿存花被内。花期 5~7 月，果期 7~9 月。

生境分布 多生于高山、亚高山带和海拔较高的山地顶部地势平缓的坡地。分布于我国东北、华北、西北及西南。内蒙古大兴安岭额尔古纳市、根河市、牙克石市、阿尔山市、鄂温克族自治旗、鄂伦春自治旗、扎兰屯市、东乌珠穆沁旗、西乌珠穆沁旗、科尔沁右翼前旗、巴林右旗、巴林左旗、林西县、克什克腾旗有分布。

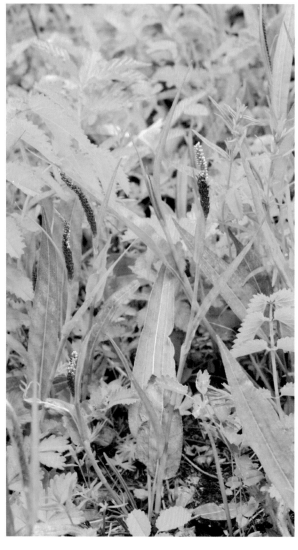
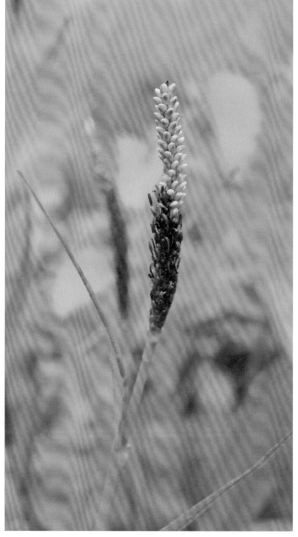

药用部位　**中药**：根茎。**蒙药**：根茎（胡日根－莫和日）。

采收加工　秋季采挖，洗净泥土，晒干。

性味归经　**中药**：苦、涩，凉。**蒙药**：涩、酸，温。

功能主治　**中药**：清热解毒，散瘀止血。用于扁桃体炎，咽喉炎，肠炎，痢疾，白带异常，崩漏，便血；外用于跌打损伤，痈疖肿毒，外伤出血。**蒙药**：止痛。用于寒性腹泻，消化不良，胃痛。

用法用量　**中药**：6~15g，煎汤；外用适量，研粉敷患处。**蒙药**：多配方用。

资源状况　资源一般。

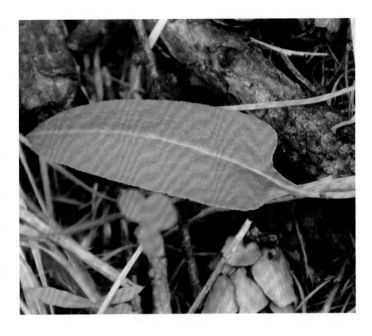

华北大黄

山大黄、土大黄
Rheum franzenbachii Munt.

形态特征　直立草本，高 50~90cm。直根粗壮，内部土黄色；茎具细沟纹，常粗糙。基生叶较大，叶片心状卵形到宽卵形，顶端钝急尖，基部心形，边缘具皱波，基出脉 5（~7）条，叶上面灰绿色或蓝绿色，通常光滑，下面暗紫红色，被稀疏短毛；叶柄半圆柱状，短于叶片，无毛或较粗糙，紫红色；基生叶较小，叶片三角状卵形；托叶鞘抱茎，棕褐色，外面被短硬毛。大型圆锥花序，具 2 次以上分枝，轴及分枝被短毛；苞小，肉质，通常破裂而不完全，内含 3~5 朵花；花梗细，关节位于中下部，花被片 6，外轮 3 片稍小，宽椭圆形，内轮 3 片稍大，极宽椭圆形到近圆形；雄蕊 9；子房呈三棱形，花柱 3，向下弯曲，极短，柱头略扩大，稍呈圆片形。果实宽椭圆形到矩圆状椭圆形，两端微凹，翅宽 1.5~2mm，纵脉在翅的中间部分。

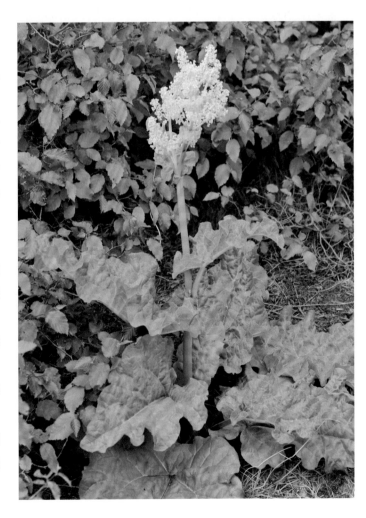

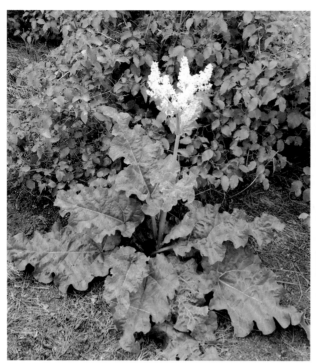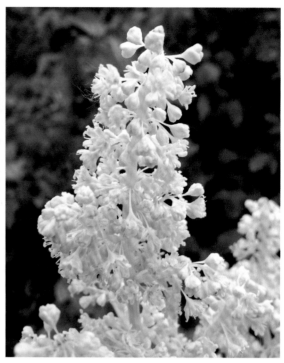

种子卵状椭圆形。花期 6 月，果期 6~7 月。

生境分布　多散生于阔叶林区和山地森林草原地区的石质山坡和砾石坡地。分布于我国河北、山西、河南等地。内蒙古大兴安岭西乌珠穆沁旗、科尔沁右翼前旗、科尔沁右翼中旗、突泉县、扎鲁特旗、阿鲁科尔沁旗、巴林左旗、巴林右旗、林西县、克什克腾旗有分布。

药用部位　中药：根。蒙药：根（敖林 – 给喜古纳）。

采收加工　春、秋二季采挖，洗净泥土，切片，晒干。

性味归经　中药：苦，寒。蒙药：苦、酸，凉。

功能主治　中药：泻热通便，行瘀破滞。用于大便热秘，经闭腹痛，湿热黄疸；外用于口疮糜烂，烫火伤。蒙药：清热，解毒，缓泻，消食，敛疮。用于腑热，协日热，便秘，经闭，消化不良，烫火伤，瘀疡疖肿。

用法用量　中药：6~12g，煎汤。蒙药：多入丸、散剂。

资源状况　资源少。

巴天酸模 | 瓜哒叶、山荞麦、羊蹄叶
Rumex patientia L.

形态特征　多年生草本。根肥厚，直径可达 3cm；茎直立，粗壮，高 90~150cm，上部分枝，具深沟槽。基生叶长圆形或长圆状披针形，顶端急尖，基部圆形或近心形，边缘波状；叶柄粗壮；茎上部叶披针形，较小，具短叶柄或近无柄；托叶鞘筒状，膜质。花序圆锥状，大型；花两性；花梗细弱，中下部具关节；关节果时稍膨大，外花被片长圆形，内花被片果时增大，宽心形，顶端圆钝，基部深心形，边缘近全缘，具网脉，全部或一部具小瘤；小瘤长卵形，通常不能全部发育。瘦果卵形，具 3 锐棱，顶端渐尖，褐色，有光泽。花期 5~6 月，果期 6~7 月。

生境分布 生于阔叶林区、草原区的河流两岸、低湿地、村边、路边等处。分布于我国东北、华北、西北及山东、河南、湖南、湖北、四川、西藏。内蒙古大兴安岭额尔古纳市、牙克石市、东乌珠穆沁旗宝格达山、克什克腾旗、林西县、巴林右旗、巴林左旗有分布。

药用部位 **中药**：根。**蒙药**：根（胡日干－其赫）。

采收加工 春、秋二季采挖，洗净泥土，切片晒干。

性味归经 **中药**：苦、酸，寒。**蒙药**：酸、苦、涩，平。效稀、和、涩、重、柔、锐。

功能主治 **中药**：凉血止血，清热解毒，杀虫。用于异常子宫出血，吐血，咯血，鼻衄，牙龈出血，胃、十二指肠出血，便血，紫癜，便秘，水肿；外用于疥癣，疮疖，脂溢性皮炎。**蒙药**：泻下，杀虫，消肿，愈伤。用于疫热，炭疽，痈肿，乳腺炎，骨折，恶疮，疥癣，烧伤，烫伤，利刃伤，丹毒。

用法用量 **中药**：6~9g，煎汤；外用适量，捣汁涂敷患处。**蒙药**：煮散剂，3~5g，或入丸、散剂。

资源状况 资源一般。

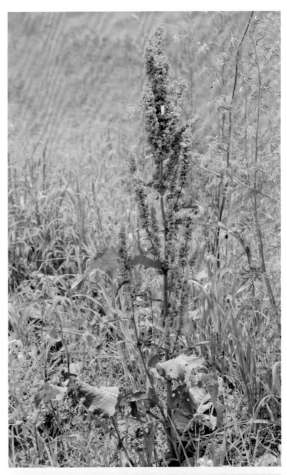

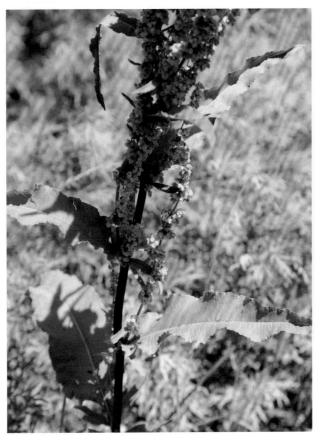

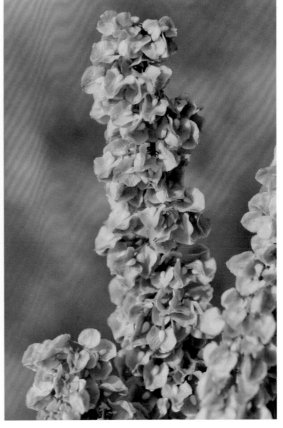

藜　科 Chenopodiaceae

沙　蓬
沙米
Agriophyllum squarrosum (L.) Moq.

形态特征　植株高 14~60cm。茎直立，坚硬，浅绿色，具不明显的条棱，幼时密被分枝毛，后脱落；由基部分枝，最下部的一层分枝通常对生或轮生，平卧，上部枝条互生，斜展。叶无柄，披针形、披针状条形或条形，先端（渐尖具小尖头）向基部渐狭，叶脉浮凸，纵行，3~9 条。穗状花序紧密，卵圆状或椭圆状，无梗，1（~3）腋生；苞片宽卵形，先端急缩，具小尖头，后期反折，背部密被分枝毛。花被片 1~3，膜质；雄蕊 2~3，花丝锥形，膜质，花药卵圆形。果实卵圆形或椭圆形，两面扁平或背部稍凸，幼时在背部被毛，后期秃净，上部边缘略具翅缘；果喙深裂成两个扁平的条状小喙，微向外弯，小喙先端外侧各具一小齿突。种子近圆形，光滑，有时具浅褐色的斑点。花、果期 8~10 月。

生境分布　生于沙地。分布于我国东北、华北、西北及西藏。内蒙古大兴安岭额尔古纳市、鄂温克族自治旗、扎赉特旗、东乌珠穆沁旗、西乌珠穆沁旗、科尔沁右翼前旗、乌兰浩特市、科尔沁右翼中旗、突泉县、霍林郭勒市、扎鲁特旗、阿鲁科尔沁旗、巴林左旗、巴林右旗、林西县、克什克腾旗有分布。

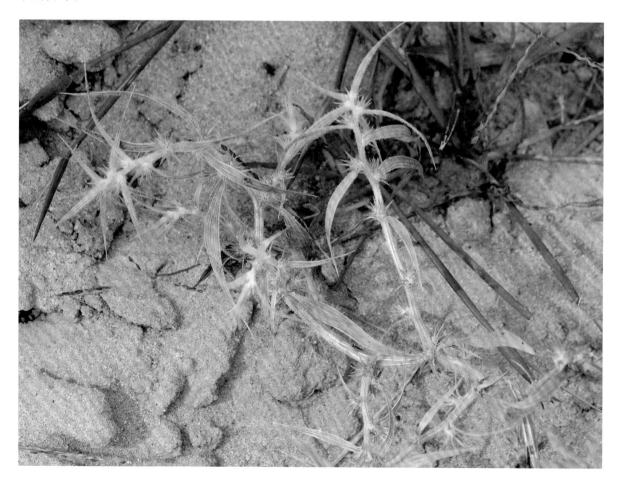

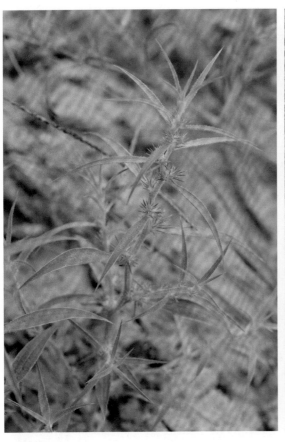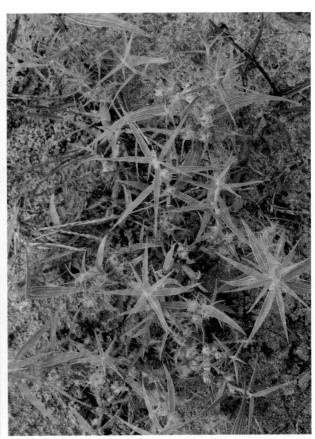

药用部位 **中药**：种子。**蒙药**：种子（楚力赫日）。

采收加工 秋季采收种子，晒干。

性味归经 **中药**：甘，凉。**蒙药**：苦、涩，平。效燥。

功能主治 **中药**：发表解热。用于感冒发热，肾炎。**蒙药**：祛疫，清热，解毒，利尿。用于疫热增盛，头痛，身目黄疸，口糜，牙龈溃烂，尿道灼痛，肾热等。

用法用量 **中药**：9~15g，配方用。**蒙药**：煮散剂，3~5g，或入丸、散剂。

资源状况 资源丰富。

西伯利亚滨藜 | *Atriplex sibirica* L.

形态特征 一年生草本，高 20~50cm。茎通常自基部分枝；枝外倾或斜伸，钝四棱形，无色条，有粉。叶片卵状三角形至菱状卵形，先端微钝，基部圆形或宽楔形，边缘具疏锯齿，近基部的 1 对齿较大而呈裂片状，或仅有 1 对浅裂片而其余部分全缘，上面灰绿色，无粉或稍有粉，下面灰白色，有密粉；叶柄长。团伞花序腋生；雄花花被 5 深裂，裂片宽卵形至卵形；雄蕊 5，花丝扁平，基部联合，花药宽卵形至短矩圆形；雌花的苞片联合成筒状，仅顶缘分离，果时膨胀，略呈倒卵形，长 5~6mm（包括柄），宽约 4mm，木质化，表面具多数不规则的棘状突起，顶缘薄，牙齿状，基部楔形。胞果扁平，卵形或近圆形；果皮膜质，白色，与种子贴伏。种子直立，红褐色或黄褐色。花期 6~7 月，果期 8~9 月。

生境分布　生于森林草原区盐化土壤上，也散见于路边及居民点附近。分布于我国黑龙江、吉林、辽宁、河北、陕西、宁夏、甘肃、青海、新疆。内蒙古大兴安岭牙克石市、科尔沁右翼中旗、阿鲁科尔沁旗、巴林右旗、克什克腾旗有分布。

药用部位　中药：果实（软蒺藜）。

采收加工　秋季果实成熟时采收，晒干。

功能主治　中药：清肝明目，祛风活血，消肿。用于头痛，皮肤瘙痒，乳汁不通等。

用法用量　中药：3~9g，煎汤；外用适量，煎汤洗患处。

资源状况　资源一般。

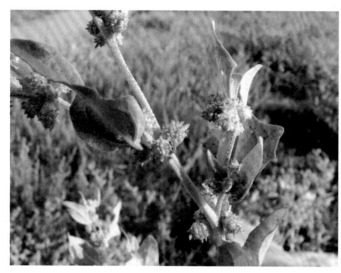
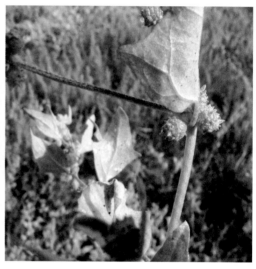

雾冰藜

五星蒿
Bassia dasyphylla (Fisch. et C. A. Mey.) Kuntze

形态特征　植株高 3~50cm，茎直立，密被水平伸展的长柔毛；分枝多，开展，与茎夹角通常大于 45 度，有的几成直角。叶互生，肉质，圆柱状或半圆柱状条形，密被长柔毛，长 3~15mm，宽 1~1.5mm，先端钝，基部渐狭。花两性，单生或两朵簇生，通常仅一花发育。花被筒密被长柔毛，裂齿不内弯，果时花被背部具 5 个钻状附属物，三棱状，平直，坚硬，形成一平展的五角星状；雄蕊 5，花丝条形，伸出花被外；子房卵状，具短的花柱和 2（~3）个长的柱头。果实卵圆状。种子近圆形，光滑。花、果期 7~9 月。

生境分布　散生或群生于森林草原区的沙质和沙砾质土壤上。内蒙古大兴安岭科尔沁右翼中旗、阿鲁科尔沁旗、巴林左旗、巴林右旗、林西县、克什克腾旗有分布。

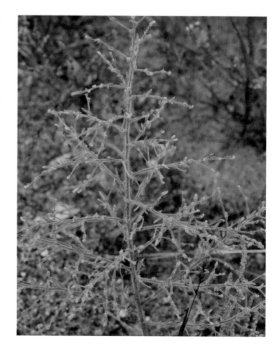

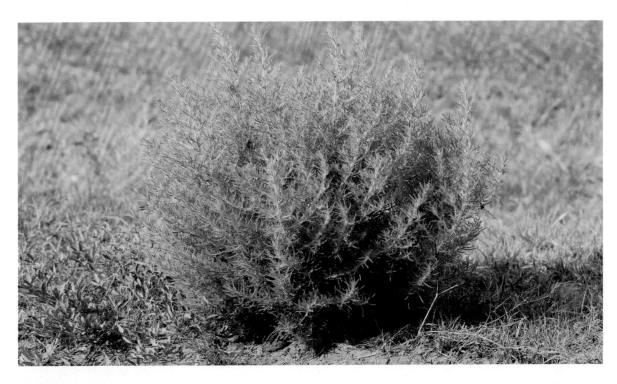

药用部位　**中药**：全草。

采收加工　夏季采收，洗净泥土，晒干。

功能主治　**中药**：祛风，清湿热。用于头屑过多。

用法用量　**中药**：外用适量，煎汤洗头。

资源状况　资源丰富。

甜　菜 　莙荙菜、糖萝卜
Beta vulgaris L. var. *altissima* Doll

形态特征　二年生草本，根纺锤形，白色，肥厚，多汁，富含糖分。茎直立，多少有分枝，具条棱及色条。基生叶矩圆形，长 20~30cm，宽 10~15cm，具长叶柄，上面皱缩不平，略有光泽，下面有粗壮凸出的叶脉，全缘或略呈波状，先端钝，基部楔形、截形或略呈心形；叶柄粗壮，下面凸，上面平或具槽；茎生叶互生，较小，卵形或披针状矩圆形，先端渐尖，基部渐狭入短柄。花 2~3 朵团集，果时花被基底部彼此合生；花被裂片条形或狭矩圆形，果时变为革质并向内拱曲。胞果下部陷在硬化的花被内，上部稍肉质。种子双凸镜形，红褐色，有光泽；胚环形，

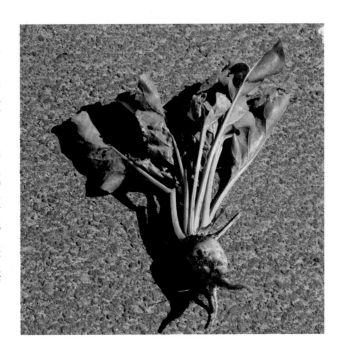

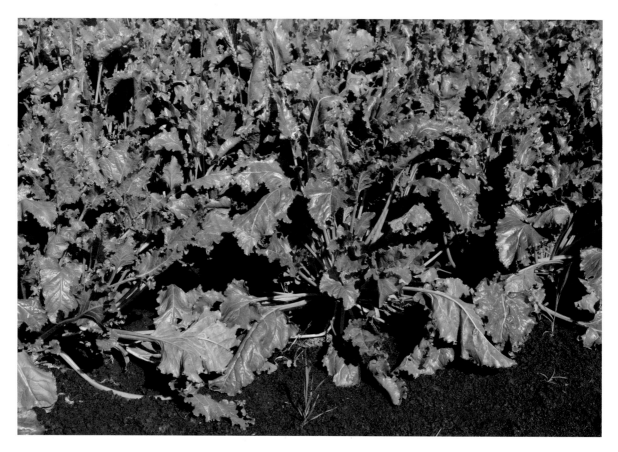

苍白色；胚乳粉状，白色。花期 5~6 月，果期 7 月。

生境分布　内蒙古大兴安岭有规模栽培。

药用部位　中药：根。

采收加工　秋季采挖，洗净泥土，鲜用或晒干。

性味归经　中药：根甘，平。

功能主治　中药：根通经脉，下气，开胸利膈。用于脘腹痞满，胸闷不舒。叶清热解毒，止血生肌。用于热毒痢疾，吐血，疮肿，禽兽咬伤。

用法用量　中药：根 15~30g，煎汤。叶 10~15g，煎汤，或捣汁服；外用适量，捣敷患处。

尖头叶藜　绿珠藜　*Chenopodium acuminatum* Willd.

形态特征　一年生草本，高 20~80cm。茎直立，具条棱及绿色色条，有时色条带紫红色，多分枝；枝斜升，较细瘦。叶片宽卵形至卵形，茎上部的叶片有时呈卵状披针形，长 2~4cm，宽 1~3cm，先端急尖或短渐尖，有短一尖头，基部宽楔形、圆形或近截形，上面无粉，浅绿色，下面多少有粉，灰白色，全缘并具半透明的环边；叶柄长。花两性，团伞花序于枝上部排列成紧密的或有间断的穗状或穗状圆锥状花序，花序轴（或仅在花间）具圆柱状毛束；花被被扁球形，5 深裂，裂片宽卵形，边缘膜质，并有红色或黄色粉粒，果时背面大多增厚并彼此合成五角星形；雄蕊 5。胞果顶基扁，圆形或卵形。种子横生，黑色，有光泽，表面略具点纹。花期 6~7 月，果期 8~9 月。

生境分布　生于盐碱地、河岸砂质地、撂荒地和居民点的砂壤质土壤上。分布于我国东北、西北及河南、浙江。内蒙古大兴安岭额尔古纳市、根河市、牙克石市、阿尔山市、鄂温克族自治旗、陈巴尔虎旗、西乌珠穆沁旗、鄂伦春自治旗、莫力达瓦达斡尔族自治旗、阿荣旗、扎兰屯市、扎赉特旗、科尔沁右翼前旗、科尔沁右翼中旗、突泉县、阿鲁科尔沁旗、巴林左旗、巴林右旗、林西县、克什克腾旗。

药用部位　中药：全草。

采收加工　春、夏二季采收全草，鲜用或晒干。

功能主治　中药：用于风寒头痛，四肢胀痛。

用法用量　中药：15~30g，煎汤；外用适量，煎汤漱口或熏洗，或捣涂。

资源状况　资源一般。

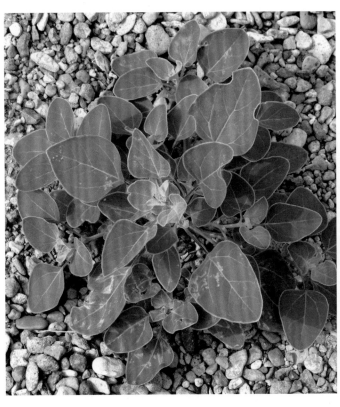
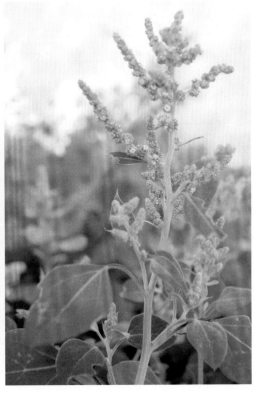

兴安虫实　*Corispermum chinganicum* Iljin

形态特征　植株高 10~50cm。茎直立，圆柱形，直径约 2.5mm，绿色或紫红色；由基部分枝，下部分枝较长，上升，上部分枝较短，斜展。叶条形，先端渐尖具小尖头，基部渐狭，1 脉。穗状花序顶生和侧生，细圆柱形，稍紧密；苞片由披针形（少数花序基部的）至卵形和卵圆形，先端渐尖或骤尖，（1~）3 脉，具较宽的膜质边缘。花被片 3，近轴花被片 1，宽椭圆形，顶端具不规则细齿，远轴 2，小，近三角形，稀不存在；雄蕊 5，稍超过花被片。果实矩圆状倒卵形或宽椭圆形，长 2~4mm，宽 1.5~2mm，顶端圆形，基部心形，背面凸起中央稍微压扁，腹面扁平，无毛；果核椭圆形，黄绿色或米黄色，光亮，有时具少数深褐色斑点；喙尖为喙长的 1/4~1/3，粗短；果翅明显，浅黄色，不透明，全缘。花、果期 6~8 月。

生境分布　生于森林草原的沙质土壤上。分布于我国黑龙江、吉林、辽宁、河北、宁夏、甘肃。内蒙古大兴安岭陈巴尔虎旗、鄂温族自治旗、科尔沁右翼中旗、阿鲁科尔沁旗、巴林右旗、巴林左旗、克什克腾旗、西乌珠穆沁旗有分布。

药用部位　中药：全草（虫实）。

采收加工　夏、秋二季采收，洗净泥土，晒干。

性味归经　中药：淡、微苦，凉。

功能主治　中药：清湿热，利小便。用于小便不利，热涩疼痛，黄疸。

用法用量　中药：9~12g，煎汤。

资源状况　资源丰富。

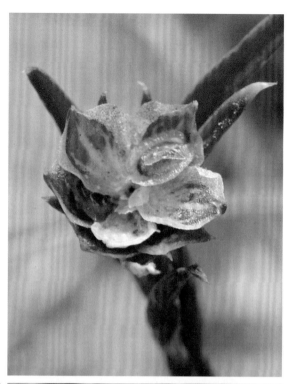

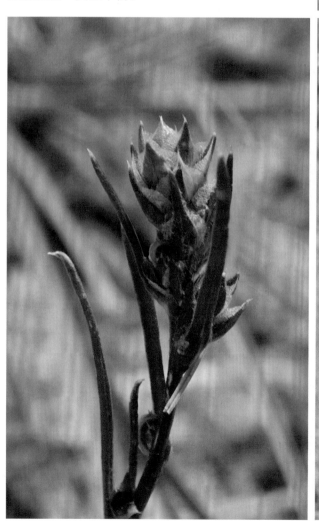

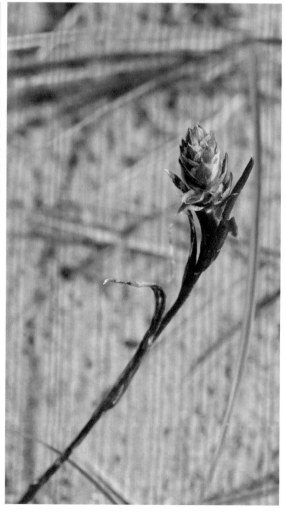

绳虫实 *Corispermum declinatum* Steph. ex Iljin

形态特征 一年生草本。茎直立，高 15~50cm，通常高约 35cm，圆柱状，直径 2.5~3mm；分枝较多，最下部者较长，上升，余者较短，斜展。叶条形，先端渐尖具小尖头，基部渐狭，1 脉。穗状花序顶生和侧生，细长，稀疏，圆柱形；苞片较狭，由条状披针形过渡成狭卵形，先端渐尖，基部圆楔形，1 脉，具白膜质边缘，除上部苞片较果稍宽外均较果窄。花被片 1，稀 3，近轴花被片宽椭圆形，先端全缘或齿啮状；雄蕊 1（~3），花丝为花被片长的 2 培。果实无毛，倒卵状矩圆形，长 3~4mm，宽约 2mm，顶端急尖，稀近圆形，基部圆楔形，背面凸出其中央稍扁平，腹面扁平或稍凹入；果核狭倒卵形，平滑或具瘤状突起；喙尖为喙长的 1/3，直立；果翅窄或几近于无翅，全缘或具不规则的细齿。花、果期 6~9 月。

生境分布 生于森林草原区砂质土壤上。分布于我国辽宁、河北、山西、河南、陕西、甘肃、青海、新疆。内蒙古大兴安岭西乌珠穆沁旗、阿鲁科尔沁旗、巴林左旗、巴林右旗、林西县、克什克腾旗有分布。

药用部位 中药：全草。

采收加工 夏、秋二季采收，洗净泥土，晒干。

功能主治 中药：清湿热，利小便。用于小便不利，热涩疼痛，黄疸。

用法用量 中药：9~12g，煎汤。

资源状况 资源一般。

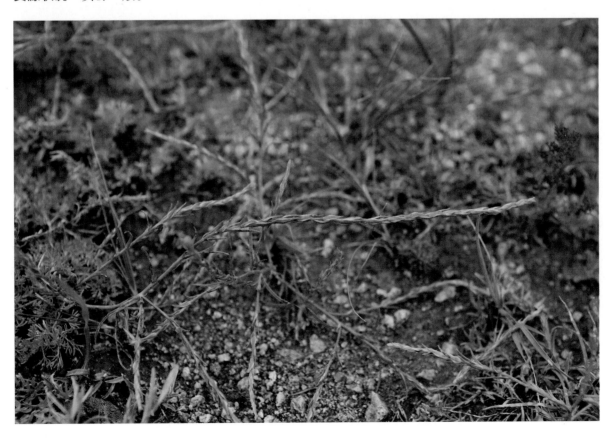

软毛虫实 | *Corispermum puberulum* Iljin

形态特征　植株高 15~35cm。茎直立，圆柱形，直径约 3mm，分枝多集中于茎基部，最下部分枝较长，上升，上部分枝较短，斜展。叶条形，先端渐尖具小尖头，基部渐狭，1 脉。穗状花序顶生和侧生，圆柱形或棍棒状，紧密，直立或略弯曲；苞片由披针形（少数近基部的）至卵圆形，先端渐尖或骤尖，基部圆形，1~3 脉，具白膜质边缘，掩盖果实。花被片 1~3，近轴花被片 1，宽椭圆形或近圆形，顶端弧形具不规则细齿；远轴 2，较小或不发育；雄蕊 1~5，较花被片长。果实宽椭圆形或倒卵状矩圆形，长 3.5~4mm，宽 3~3.5mm，顶端具明显的宽的缺刻，基部截形或心形，背部凸起中央扁平，腹面凹入，被毛；果核椭圆形，背部有时具少数瘤状突起或深色斑点；果喙明显，喙尖为喙长的 1/4~1/3，直立或叉分，果翅宽，为核宽的 1/2~2/3，薄，不透明，边缘具不规则细齿。花、果期 7~9 月。

生境分布　生于沙地、沙质撂荒地。分布于我国黑龙江西南部、辽宁北部、河北、山东东部。内蒙古大兴安岭科尔沁右翼中旗、巴林右旗、克什克腾旗有分布。

药用部位　中药：全草。

采收加工　夏、秋二季采收，洗净泥土，晒干。

功能主治　中药：清湿热，利小便。用于小便不利，热涩疼痛，黄疸。

用法用量　中药：9~12g，煎汤。

资源状况　资源一般。

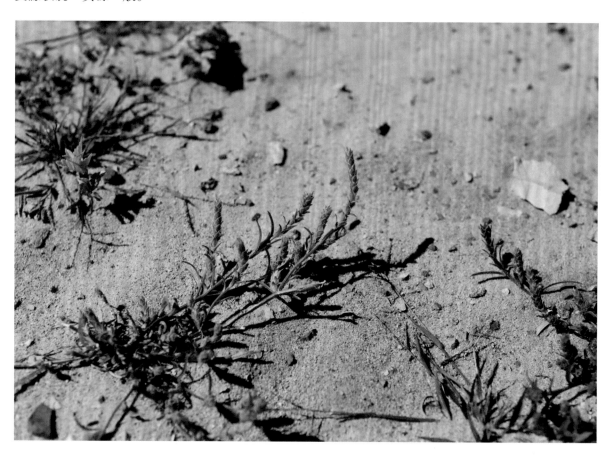

菊叶香藜

菊叶刺藜
Dysphania schraderiana (Roemer et Schultes) Mosyakin et Clemants

形态特征　一年生草本，高 20~60cm。有强烈气味，全株有具节的疏生短柔毛。茎直立，具绿色色条，通常有分枝。叶片矩圆形，边缘羽状浅裂至羽状深裂，先端钝或渐尖，有时具短尖头，基部渐狭，上面无毛或幼嫩时稍有毛，下面有具节的短柔毛并兼有黄色无柄的颗粒状腺体。复二歧聚伞花序腋生；花两性；花被 5 深裂；裂片卵形至狭卵形，有狭膜质边缘，背面通常有具刺状突起的纵隆脊并有短柔毛和颗粒状腺体，果时开展；雄蕊 5，花丝扁平，花药近球形。胞果扁球形，果皮膜质。种子横生，周边钝，红褐色或黑色，有光泽，具细网纹；胚半环形，围绕胚乳。花期 7~9 月，果期 9~10 月。

生境分布　生于撂荒地和居民点附近潮湿、疏松的土壤上。分布于我国辽宁、山西、陕西、甘肃、青海、四川、云南、西藏。内蒙古大兴安岭林西县、巴林右旗、巴林左旗、阿鲁科尔沁旗、克什克腾旗有分布。

药用部位　中药：全草。蒙药：全草（乌奴日图 – 诺益勒）。

采收加工　夏、秋二季采收全草，洗净泥土，晒干。

性味归经　蒙药：甘、微辛，平。

功能主治　中药：解毒，止痛。用于喘息，炎症，痉挛，偏头痛等。蒙药：解表，止痒，解毒，愈伤。

用法用量　中药：9~15g，煎汤。蒙药：多入丸、散剂。

资源状况　资源少。

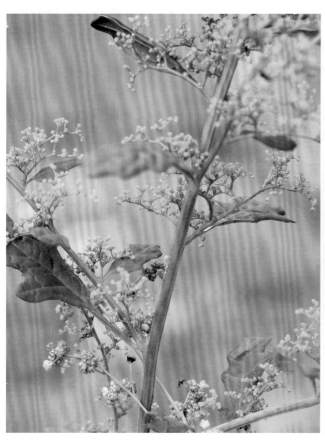
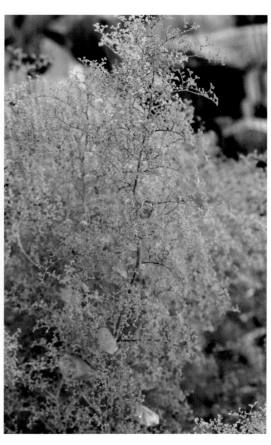

木地肤
伏地肤
Kochia prostrata (L.) Schrad.

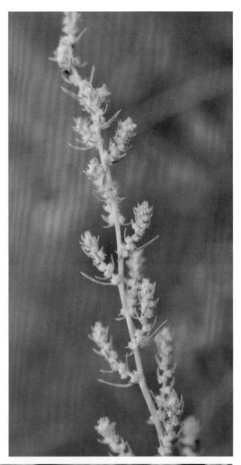

形态特征　半灌木，高 20~80cm。木质茎通常低矮，高不过 10cm，有分枝，黄褐色或带黑褐色；当年枝淡黄褐色或淡红色，有微条棱，无色条，有密柔毛或近于无毛，分枝或不分枝。叶互生，稍扁平，条形，常数片集聚于腋生短枝而呈簇生状，先端钝或急尖，基部稍狭，无柄，两面有稀疏的绢状毛，脉不明显。花两性兼有雌性，通常 2~3 个团集于叶腋，于当年枝的上部或分枝上集成穗状花序；花被球形，有密绢状毛，花被裂片卵形或矩圆形，先端钝，内弯；翅状附属物扇形或倒卵形，膜质，具紫红色或黑褐色脉，边缘有不整齐的圆锯齿或为啮蚀状；花丝丝状，稍伸出花被外；柱头 2，丝状，紫褐色。胞果扁球形，果皮厚膜质，灰褐色。种子近圆形，黑褐色。花期 7~8 月，果期 8~9 月。

生境分布　生于沙质草地上。分布于我国黑龙江、辽宁、河北、山西、陕西、宁夏、甘肃西部、新疆、西藏。内蒙古大兴安岭额尔古纳市、鄂温克族自治旗、牙克石市、乌兰浩特市、科尔沁右翼前旗、科尔沁右翼中旗、突泉县、扎鲁特旗、阿鲁科尔沁旗、巴林左旗、巴林右旗、克什克腾旗有分布。

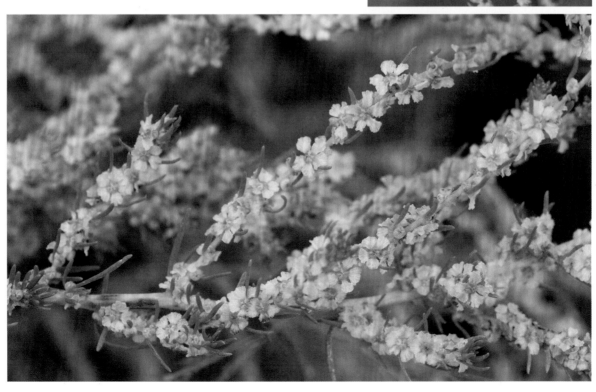

药用部位　中药：全草。

采收加工　夏、秋二季采收，洗净泥土，晒干。

功能主治　中药：解热。

资源状况　资源一般。

碱地肤

秃扫儿
Kochia sieversiana (Pall.) C. A. Mey.

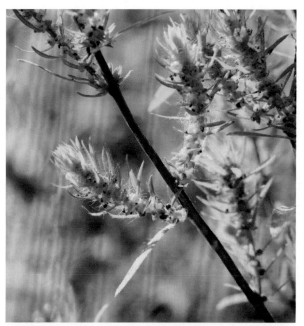

形态特征　一年生草本，高 20~100cm。根木质化。茎直立，由基部分枝，分枝斜升，带黄绿色或稍带红色，枝上端密被白色或黄褐色卷毛，枝的中下部光滑无毛。叶互生；下部茎生叶长圆状倒卵形或倒披针形，基部狭窄呈柄状，先端稍钝；上部茎生叶长圆形、披针形或线形，基部收缩，先端渐尖；全缘，扁平，通常质厚，两面有毛或无毛，但边缘有长茸毛。花排成较紧密的穗状，花序下方的花较稀疏以至于间断；花杂性，通常 1~2 朵集生于叶腋的长白毛束中，使整个花序通常呈绵毛状。花被于果期背部延长为 5 个短翅；翅厚短，圆形或椭圆形，有圆齿，并具明显脉纹。

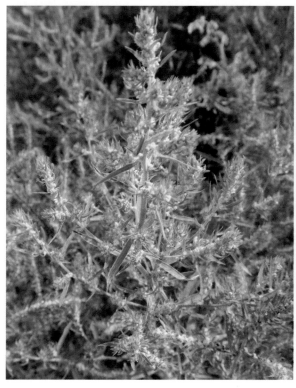

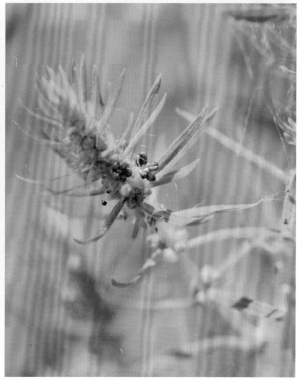

生境分布　多生长在盐碱化的低湿地和质地疏松的撂荒地上，亦为常见的农田杂草和居民点附近伴生植物。分布于我国黑龙江、吉林、辽宁、河北、山西、陕西、甘肃、宁夏、青海、新疆。内蒙古大兴安岭各地有分布。

药用部位　中药：果实（地肤子）及全草。

采收加工　秋季果实成熟时采收植株，晒干，打下果实，除去杂质。夏、秋二季采收全草，洗净泥土，晒干。

性味归经　中药：辛、苦，寒。归肾、膀胱经。

功能主治　中药：清热利湿，祛风止痒。用于小便涩痛，阴痒带下，风疹，湿疹，皮肤瘙痒；外用于皮癣及阴囊湿疹。

用法用量　中药：9~15g，煎汤；外用适量，煎汤熏洗。

资源状况　资源丰富。

华北驼绒藜 ｜ 驼绒蒿
Krascheninnikovia arborescens (Losina-Losinsk.) Czerep.

形态特征　植株高 1~2m。分枝多集中于上部，较长。叶较大，柄短；叶片披针形或矩圆状披针形，长 2~5（~7）cm，宽 7~10（~15）mm，向上渐狭，先端急尖或钝，基部圆楔形或圆形，通常具明显的羽状叶脉。雄花序细长而柔软，长可达 8cm。雌花管倒卵形，长约 3mm，花管裂片粗短，为管长的 1/5~1/4，先端钝，略向后弯；果时管外中上部具 4 束长毛，下部具短毛。果实狭倒卵形，被毛。花、果期 7~9 月。

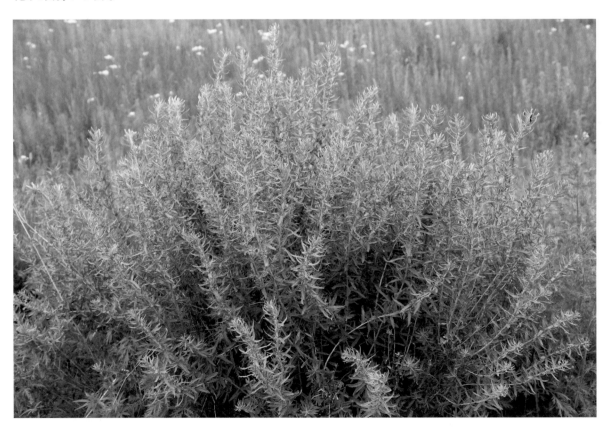

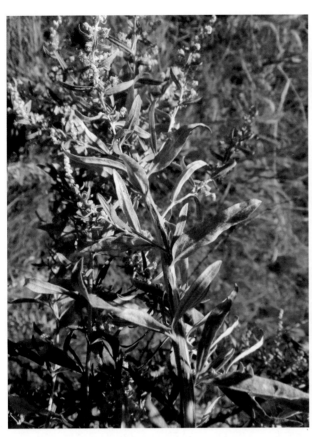
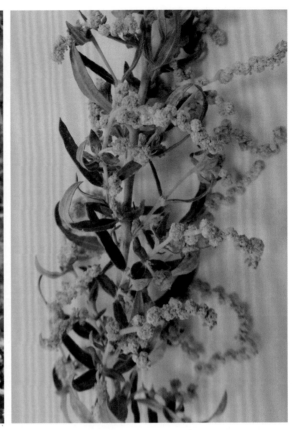

生境分布 散生于森林草原带的干燥山坡、干河床内。分布于我国吉林、辽宁、河北、山西、陕西、甘肃和四川。内蒙古大兴安岭科尔沁右翼中旗、阿鲁科尔沁旗、巴林左旗、巴林右旗、林西县、克什克腾旗有分布。

药用部位 中药：花。蒙药：花（特斯格）。

采收加工 夏、秋二季开花时采摘，阴干。

功能主治 中药：止咳化痰。用于肺热咳嗽，肺脓肿，肺结核，支气管炎。蒙药：清肺，止咳。用于肺热咳嗽，肺脓肿，肺结核，支气管炎。

用法用量 中药：6~10g，煎汤。蒙药：3~5g，研末冲服。

资源状况 资源一般。

刺沙蓬 | 沙蓬
Salsola tragus L.

形态特征 一年生草本，高 30~100cm。茎直立，自基部分枝，茎、枝生短硬毛或近于无毛，有白色或紫红色条纹。叶片半圆柱形或圆柱形，无毛或有短硬毛，顶端有刺状尖，基部扩展，扩展处的边缘为膜质。花序穗状，生于枝条的上部；苞片长卵形，顶端有刺状尖，基部边缘膜质，比小苞片长；小苞片卵形，顶端有刺状尖；花被片长卵形，膜质，无毛，背面有 1 条脉；花被片果时变硬，自背面中部生翅；翅 3 个较大，肾形或倒卵形，膜质，无色或淡紫红色，有数条粗壮而稀疏的脉，2 条较狭窄，花被果时（包括翅）直径 7~10mm；花被片在翅以上部分近革质，顶端为薄膜质，向中央聚集，包覆果实；柱头丝状，长为花柱的 3~4 倍。种子横生。花期 8~9 月，果期 9~10 月。

生境分布 生于砂质或砂砾质土壤上，也进入农田成为杂草。分布于我国东北、华北、西北及西藏、江苏。内蒙古大兴安岭陈巴尔虎旗、鄂温克族自治旗、乌兰浩特市、科尔沁右翼前旗、科尔沁右翼中旗、突泉县、扎鲁特旗、阿鲁科尔沁旗、巴林左旗、巴林右旗、克什克腾旗有分布。

药用部位 中药：全草。

采收加工 夏、秋二季采收全草，洗净泥土，晒干。

性味归经 中药：苦，凉。归肝经。

功能主治 中药：清热凉血，降血压。用于高血压，头痛，眩晕。

用法用量 中药：煎汤，15~30g，或经沸水烫后当菜吃。

资源状况 资源一般。

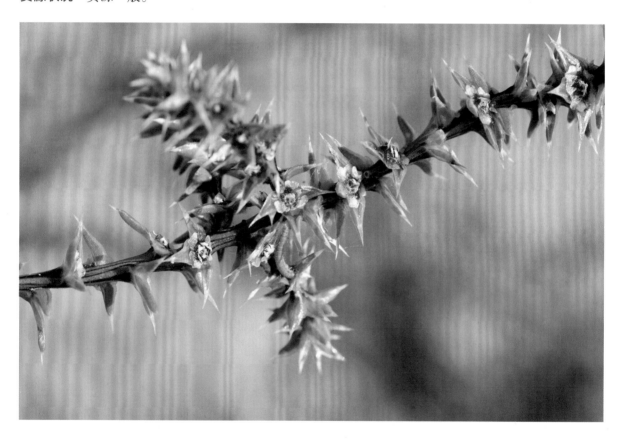

菠　菜 | 赤根菜 *Spinacia oleracea* L.

形态特征 植株高达 1m，无粉。根圆锥状，带红色，较少为白色。茎直立，中空，脆弱多汁，不分枝或有少数分枝。叶戟形至卵形，鲜绿色，柔嫩多汁，稍有光泽，全缘或有少数牙齿状裂片。雄花集成球形团伞花序，再于枝和茎的上部排列成有间断的穗状圆锥花序；花被片通常 4，花丝丝状，扁平，花药不具附属物；雌花团集于叶腋；小苞片两侧稍扁，顶端残留 2 小齿，背面通常各具 1 棘状附属物；子房球形，柱头 4 或 5，外伸。胞果卵形或近圆形，两侧扁；果皮褐色。

生境分布　原产于伊朗。内蒙古大兴安岭普遍栽培。

药用部位　**中药**：全草。

采收加工　夏、秋二季采收，洗净泥土，鲜用。

性味归经　**中药**：甘，平。

功能主治　**中药**：养血，止血，平肝，润燥。用于衄血，便血，头痛，目眩，目赤，夜盲症，消渴引饮，便闭，痔疮。

用法用量　**中药**：适量，煮食或捣汁。

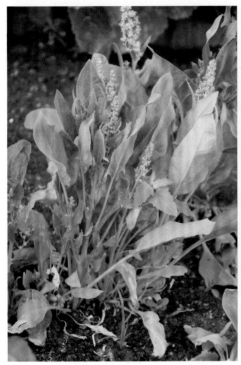 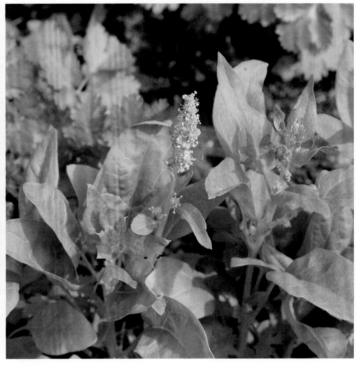

碱　蓬

猪尾巴草
Suaeda glauca (Bunge) Bunge

形态特征　一年生草本，高达 1m。茎直立，粗壮，圆柱状，浅绿色，有条棱，上部多分枝；枝细长，上升或斜伸。叶丝状条形，半圆柱状，通常长 1.5~5cm，宽约 1.5mm，灰绿色，光滑无毛，稍向上弯曲，先端微尖，基部稍收缩。花两性兼有雌性，单生或 2~5 朵团集，大多着生于叶的近基部；两性花花被杯状，黄绿色；雌花花被近球形，较肥厚，灰绿色；花被裂片卵状三角形，先端钝，果时增厚，使花被略呈五角星状，干后变黑色；雄蕊 5，花药宽卵形至矩圆形；柱头 2，黑褐色。胞果包在花被内，果皮膜质。种子横生或斜生，双凸镜形，黑色，周边钝或锐，表面具清晰的颗粒状点纹，稍有光泽；胚乳很少。花、果期 7~9 月。

生境分布　生于盐渍化和盐碱湿润的土壤上。分布于我国黑龙江、河北、山东、江苏、浙江、河南、山西、陕西、宁夏、甘肃、青海、新疆。内蒙古大兴安岭鄂温克族自治旗、科尔沁右翼中旗、阿鲁科尔沁旗有分布。

药用部位　中药：全草。

采收加工　夏、秋二季收割地上部分，晒干，亦可鲜用。

性味归经　中药：微咸，凉。归肾经。

功能主治　中药：清热，消积。用于积食腹胀，腹痛，身体发热。

用法用量　中药：6~9g，煎汤，鲜品 15~30g。

资源状况　资源丰富。

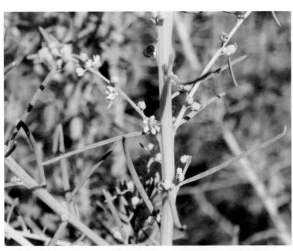
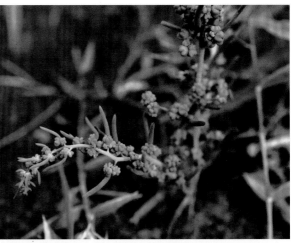
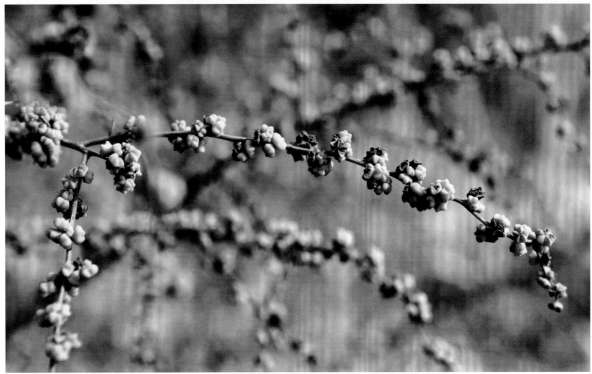

石竹科 Caryophyllaceae

麦仙翁

麦毒草
Agrostemma githago L.

形态特征 一年生草本，高 60~90cm，全株密被白色长硬毛。茎单生，直立，不分枝或上部分枝。叶片线形或线状披针形，基部微合生，抱茎，顶端渐尖，中脉明显。花单生，花梗极长；花萼长椭圆状卵形，后期微膨大，萼裂片线形，叶状；花瓣紫红色，比花萼短，爪狭楔形，白色，无毛，瓣片倒卵形，微凹缺；雄蕊微外露，花丝无毛；花柱外露，被长毛。蒴果卵形，微长于宿存萼，裂齿 5，外卷。种子呈不规则卵形或圆肾形，黑色，具棘凸。花期 6~8 月，果期 7~9 月。

生境分布 生于麦田、田间路旁、沟谷草地。原产于地中海地区，经欧洲、中亚传播至我国新疆、黑龙江、吉林。内蒙古大兴安岭额尔古纳市、鄂温克族自治旗、陈巴尔虎旗、鄂伦春自治旗、莫力达瓦达斡尔族自治旗有分布。

药用部位 **中药：** 全草。

采收加工 夏、秋二季采收全草，洗净泥土，晒干。

性味归经 **中药：** 甘、苦，温。归肺、肾经。

功能主治 **中药：** 止咳平喘，温经止血。用于新久咳嗽，百日咳，肺痨咳嗽，妇女崩漏，月经过多，以虚寒性出血尤为适宜。

资源状况 资源少。

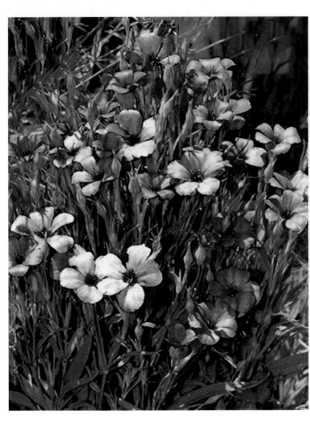
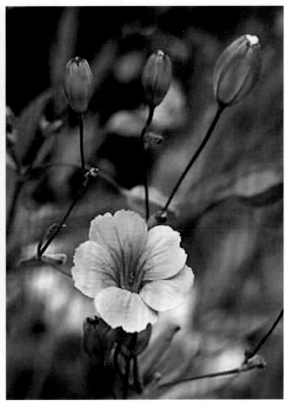

簇生卷耳 | *Cerastium fontanum* Baumg. subsp. *vulgare* (Hartman) Greuter et Burdet

形态特征 多年生或一年生、二年生草本，高 15~30cm。茎单生或丛生，近直立，被白色短柔毛和腺毛。基生叶叶片近匙形或倒卵状披针形，基部渐狭呈柄状，两面被短柔毛；茎生叶近无柄，叶片卵形、狭卵状长圆形或披针形，长 1~3（~4）cm，宽 3~l0（~12）mm，顶端急尖或钝尖，两面均被短柔毛，边缘具缘毛。聚伞花序顶生；苞片草质；花梗细，密被长腺毛，花后弯垂；萼片 5，长圆状披针形，外面密被长腺毛，边缘中部以上膜质；花瓣 5，白色，倒卵状长圆形，等长或微短于萼片，顶端 2 浅裂，基部渐狭，无毛；雄蕊短于花瓣，花丝扁线形，无毛；花柱 5，短线形。蒴果圆柱形，长为宿存萼的 2 倍，顶端 10 齿裂。种子褐色，具瘤状凸起。花期 5~6 月，果期 6~7 月。

生境分布 生于森林带和草原带的林缘、草甸。分布于我国各地。内蒙古大兴安岭牙克石市、鄂伦春自治旗、西乌珠穆沁旗、东乌珠穆沁旗宝格达山、科尔沁右翼前旗、巴林左旗、巴林右旗、克什克腾旗有分布。

药用部位 中药：全草。

采收加工 夏、秋二季采收全草，洗净泥土，晒干。

性味归经 中药：苦，微寒。

功能主治 中药：清热解毒，消肿止痛。用于感冒，乳痈初起，疔疽肿痛。

用法用量 中药：25~50g，煎汤；外用适量，鲜全草捣烂敷患处。

资源状况 资源少。

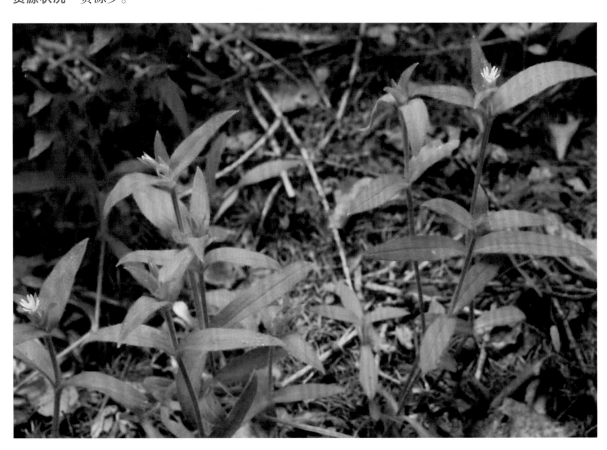

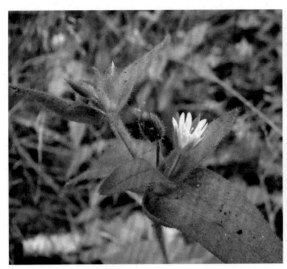
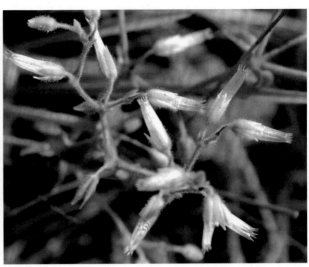

浅裂剪秋罗

毛缘剪秋罗
Lychnis cognata Maxim.

形态特征 多年生草本，高 35~90cm，全株被稀疏长柔毛。根簇生，纺锤形，稍肉质。茎直立，不分枝或上部分枝。叶片长圆状披针形或长圆形，基部宽楔形，不呈柄状，顶端渐尖，两面被疏长毛，沿脉较密，边缘具缘毛。二歧聚伞花序具数花，有时紧缩呈头状；花直径 3.5~5cm，花梗被短柔毛；苞片叶状；花萼筒状棒形，后期微膨大，沿脉疏生长柔毛，萼齿三角形，顶端渐尖；花瓣橙红色或淡红色，爪微露出花萼，狭楔形，无毛，瓣片轮廓宽倒卵形，叉状浅 2 裂或深凹缺，

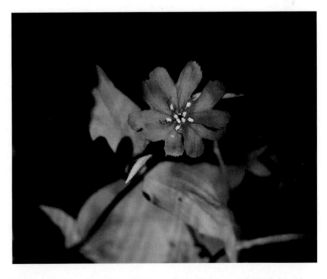

裂片倒卵形，全缘或具不明显的细齿，瓣片两侧中下部具一线形小裂片；副花冠片长圆状披针形，暗红色，顶端具齿；雄蕊微外露，花丝无毛；花柱微外露。蒴果长椭圆状卵形。种子圆肾形，肥厚，黑褐色，两侧微凹，具短条纹，脊圆，具乳凸。花期 6~7 月，果期 7~8 月。

生境分布 生于林下、林缘、灌丛中。分布于我国东北、华北及陕西东南部。内蒙古大兴安岭克什克腾旗有分布。

药用部位 **中药**：全草。

采收加工 夏季采收全草，洗净泥土，晒干。

性味归经 **中药**：甘，寒。

功能主治 **中药**：清热利尿，健脾，安神。用于小便不利，小儿疳积，盗汗，头痛，失眠。

用法用量 **中药**：10~30g，煎汤。

资源状况 资源少。

兴安女娄菜

准噶尔蝇子草
Melandrium brachypetalum (Horn.) Fenzl

形态特征　多年生草本，高 15~60cm，全株密被长柔毛。主根细长，稍木质。茎丛生，直立，不分枝。基生叶叶片狭披针形，长 3~9cm，宽 3~10mm，基部渐狭呈柄状，顶端渐尖，边缘具缘毛，中脉明显；茎生叶 3~5 对，叶片线状披针形，无柄。总状花序常具 2~6 花，稀更多；花直立或俯垂，花梗长；苞片线状披针形，草质；花萼狭钟形，密被短柔毛和稀疏腺毛，纵脉暗绿色，脉端不联结，萼齿三角形，顶端急尖，边缘膜质，白色，具缘毛；雌雄蕊柄被短柔毛；花瓣白色或淡红色，与花萼等长或微露出花萼，爪倒披针形，耳圆形，瓣片轮廓倒心形，浅 2 裂，裂片边缘有时具一不明显的齿，副花冠片小，近卵形；雄蕊内藏，花丝无毛；花柱内藏，线形。蒴果椭圆状卵形，10 齿裂，比宿存萼短。种子肾形，暗褐色，两侧耳状凹，脊厚，具小瘤。花期 6~7 月，果期 7~8 月。

生境分布　生于山地、林缘、草甸。分布于我国西北地区。内蒙古大兴安岭牙克石市、鄂伦春自治旗、阿尔山市、东乌珠穆沁旗宝格达山、阿荣旗、扎兰屯市、科尔沁右翼中旗、扎鲁特旗、阿鲁科尔沁旗、巴林左旗、巴林右旗、克什克腾旗、西乌珠穆沁旗有分布。

药用部位　中药：全草。

采收加工　夏季采收全草，洗净泥土，鲜用或晒干。

功能主治　中药：清热解毒，利湿，平肝。用于湿热黄疸，咽喉肿痛，中耳炎，眩晕耳鸣。

用法用量　中药：6~12g，煎汤；外用适量，鲜品绞汁滴耳。

资源状况　资源少。

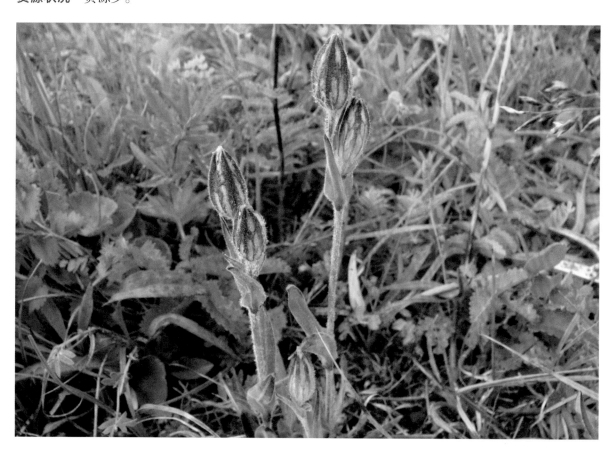

光萼女娄菜

坚硬女娄菜
Melandrium firmum (Sieb. et Zucc.) Rohrb. Monogr.

形态特征　一年生或二年生草本，高 40~100cm。茎直立，单一或分枝，无毛或疏被柔毛。叶卵状披针形至矩圆形，长 3~11cm，宽 8~30mm，基部渐狭呈柄状，先端急尖或渐尖，缘毛显著。花集生于茎顶及上部叶腋，形似轮生状；苞片狭披针形，长渐尖；花梗长短不一，直立，疏被柔毛或无毛；萼筒状，无毛，具 10 条脉，萼齿 5，三角形，渐尖，边缘膜质，具睫毛；花瓣白色，稍长于萼，倒披针形，顶端 2 浅裂；子房矩圆形，花柱 3。蒴果狭卵形，稍短于萼或近等长，6 齿裂。种子圆肾形，黑灰褐色，表面具尖疣状突起。花期 7~8 月，果期 8~9 月。

生境分布　生于林缘草甸、山地草甸及灌丛间。分布于我国除新疆外各地。内蒙古大兴安岭额尔古纳市、根河市、牙克石市、鄂伦春自治旗、阿尔山市、阿荣旗、莫力达瓦达斡尔族自治旗、扎兰屯市、扎赉特旗、科尔沁右翼前旗、巴林左旗、巴林右旗有分布。

药用部位　中药：全草（硬叶女娄菜）。

采收加工　夏季采收全草，洗净泥土，晒干。

性味归经　中药：甘、淡、凉。归小肠、胆、膀胱经。

功能主治　中药：清热解毒，除湿利尿。用于咽喉肿痛，中耳炎。

用法用量　中药：6~12g，煎汤。

资源状况　资源少。

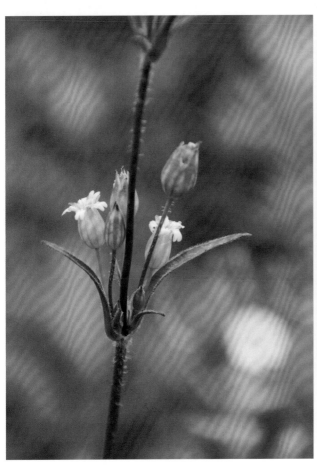
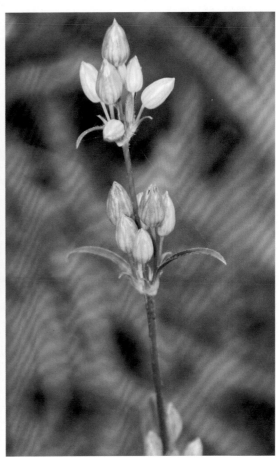

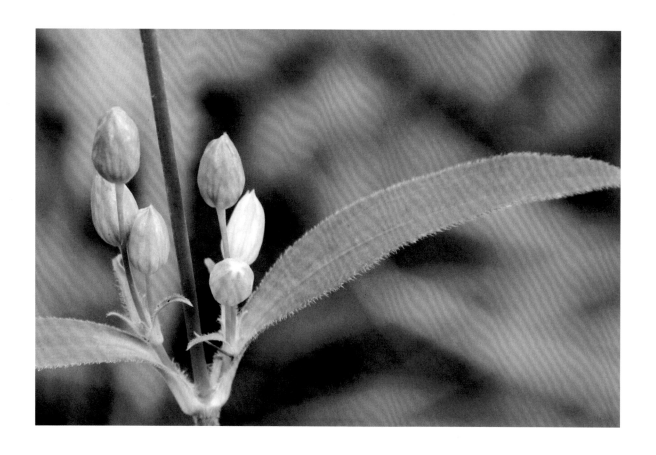

蔓孩儿参

蔓假繁缕
Pseudostellaria davidii (Franch.) Pax

形态特征　多年生草本。块根纺锤形。茎匍匐，细弱，长 60~80cm，稀疏分枝，被 2 列毛。叶片卵形或卵状披针形，长 2~3cm，宽 1.2~2cm，顶端急尖，基部圆形或宽楔形，具极短柄，边缘具缘毛。开花受精花单生于茎中部以上叶腋；花梗细，被 1 列毛；萼片 5，披针形，长约 3mm，外面沿中脉被柔毛；花瓣 5，白色，长倒卵形，全缘，比萼片长 1 倍；雄蕊 10，花药紫色，比花瓣短；花柱 3，稀 2。闭花受精花通常 1~2 朵，匍匐枝多时则花数 2 朵以上，腋生；花梗长约 1cm，被毛；萼片 4，狭披针形，被柔毛；雄蕊退化；花柱 2。蒴果宽卵圆形，稍长于宿存萼。种子圆肾形或近球形，表面具棘凸。花期 5~7 月，果期 7~8 月。

生境分布　生于山地林下及沟谷。分布于我国东北、华北、西南。内蒙古大兴安岭阿鲁科尔沁旗、巴林左旗、巴林右旗、林西县有分布。

药用部位　中药：块根（太子参）。

采收加工　夏季茎叶大部分枯萎时采挖，除去须根，洗净泥土，置沸水中略烫后晒干或直接晒干。

性味归经　中药：甘、微苦，平。归脾、肺经。

功能主治　中药：益气健脾，生津润肺。用于脾虚体倦，食欲不振，病后虚弱，气阴不足，自汗口渴，肺燥干咳。

用法用量　中药：9~30g，煎汤。

资源状况　资源一般。

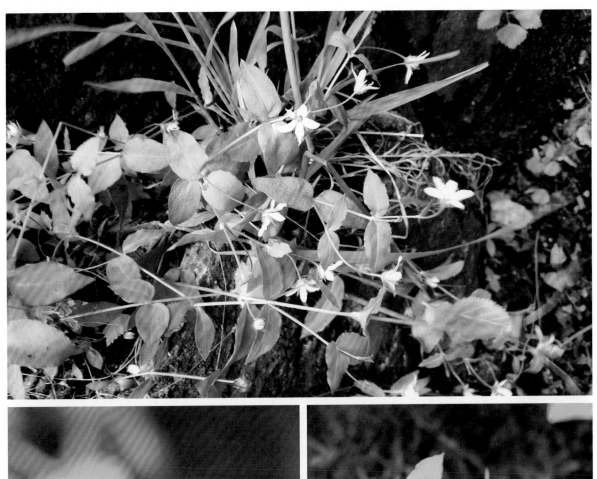

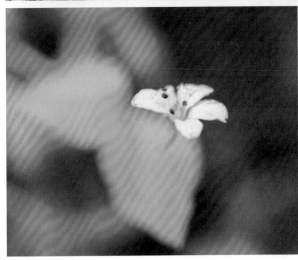
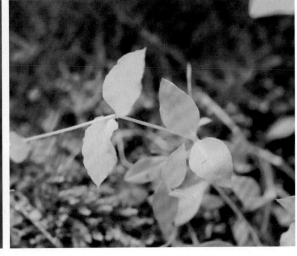

毛孩儿参

毛假繁缕
Pseudostellaria japonica (Korsh.) Pax

形态特征 多年生草本，高 15~20cm。块根纺锤形。茎直立，不分枝，被 2 列柔毛。基生叶 2~3 对，叶片披针形，长 1.5~2.5cm，宽 2~3mm；上部茎生叶约 4 对，叶片卵形或宽卵形，长 1.5~3cm，宽 1~2cm，顶端急尖，基部圆形，几无柄，边缘具缘毛，两面疏生短柔毛，下面沿脉较密。开花受精花单生或 2~3 朵呈聚伞花序；花梗纤细，被毛；萼片 5，披针形，外面中脉及边缘疏生长毛，边缘膜质，无毛；花瓣倒卵形或宽椭圆状倒卵形，白色，长约 5mm，顶端微缺，基部渐狭，比萼片长近 1 倍；雄蕊 10，短于花瓣，花药褐紫色，卵形。闭花受精花腋生，具细长花梗。蒴果广卵球形，比萼片长，3 瓣裂。种子卵圆形，稍扁，褐色，具棘凸。花期 5~6 月，果期 7~8 月。

生境分布 生于山地林下、林缘、灌丛下、山顶峭壁下。分布于我国东北及河北。内蒙古大兴安岭阿鲁科尔沁旗、巴林左旗、巴林右旗、林西县有分布。

药用部位 中药：块根（太子参）。

采收加工 夏季茎叶大部分枯萎时采挖，洗净，除去须根，置沸水中略烫后晒干或直接晒干。

性味归经 中药：甘、微苦，平。归脾、肺经。

功能主治 中药：益气健脾，生津润肺。用于脾虚体倦，食欲不振，病后虚弱，气阴不足，自汗口渴，肺燥干咳。

用法用量 中药：9~30g，煎汤。

资源状况 资源一般。

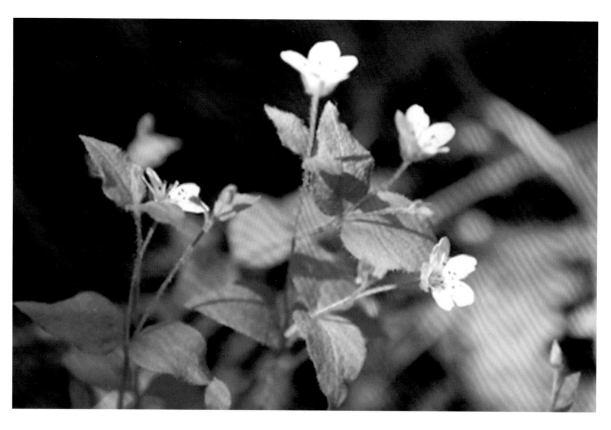

沙地繁缕 | 霞草状繁缕
Stellaria gypsophyloides Fenzl

形态特征 多年生草本，高 30~60cm，全株被腺毛或腺质柔毛。直根粗长，圆柱形，直径达 1.5cm，黄褐色。茎多数，丛生，从基部多次二歧式分枝，枝缠结交错，形成球形草丛。叶片条形、条状披针形或椭圆形，长 4~15mm，宽 2~5mm，先端锐尖，中脉明显，无柄。聚伞花序分枝繁多，开张，多花，呈大型圆锥状；苞片卵形，小；花梗细，直伸；萼片矩圆状披针形，先端稍钝，边缘膜质；花瓣白色，与萼片近等长，2 深裂，裂片条形。蒴果椭圆形，与宿存萼片等长，6 瓣裂，具种子 1~3；种子卵状肾形，黑色，表面具明显疣状凸起。花、果期 7~9 月。

生境分布　生于沙地上。分布于我国宁夏、陕西。内蒙古大兴安岭克什克腾旗有分布。

药用部位　中药：根（银柴胡）。蒙药：根（台日力格－阿吉干纳）。

采收加工　秋季采挖，洗净泥土，晒干。

性味归经　中药：甘，微寒。归肝、胃经。

功能主治　中药：清虚热，除疳热。用于阴虚发热，骨蒸劳热，小儿疳热。蒙药：止咳，愈伤，止血。用于肺热咳嗽，慢性支气管炎，肺脓肿。

用法用量　中药：3~9g，煎汤。蒙药：多配方用。

资源状况　资源少。

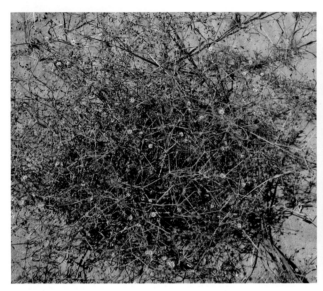
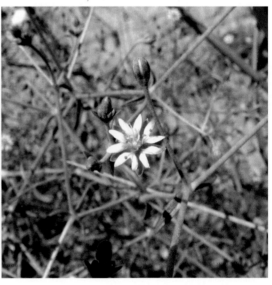

银柴胡

狭叶歧繁缕
Stellaria lanceolata (Bunge) Y. S. Lian

形态特征　多年生草本，高 15~40cm。主根粗长，圆柱状，直径达 1~2cm，外皮灰褐色，里面甘草黄色。茎丛生，圆柱形，多次二歧分枝，密被短糙毛。叶片披针形或条状披针形，长 13~40mm，密被短柔毛。聚伞花序顶生，二歧状，具多数花；花梗长短不等，密被短腺毛；苞片和小苞片叶状，较小；萼片 5，长圆状披针形，先端渐尖，边缘狭膜质，外面多少被腺毛或短柔毛，稀近无毛；花瓣 5，白色，比萼片稍长，二裂至 1/3 处或中部，裂片长圆形；雄蕊 10，长仅花瓣的 1/3~1/2，花丝向基部变扁，花药长圆形，褐色或褐黑色；子房宽卵形或宽椭圆状倒卵形，花柱 3，线状。蒴果宽卵形，比宿存萼短，6 齿裂，常含 1~3 粒种子。种子卵圆形，黑褐色，微扁，表面具不明显的瘤状凸起。花期 6~7 月，果期 7~8 月。

生境分布　生于森林草原带沙地、向阳石质山坡、山顶石缝间。分布于我国陕西、甘肃、宁夏。内蒙古大兴安岭牙克石市、额尔古纳市、根河市、阿尔山市、鄂伦春自治旗、西乌珠穆沁旗、科尔沁右翼前旗、阿鲁科尔沁旗、巴林右旗、巴林左旗、林西县、克什克腾旗有分布。

药用部位　中药：根。蒙药：根（图门－章给拉嘎）。

采收加工　春、秋二季采挖，洗净泥土，晒干。

性味归经　**中药：**甘，微寒。归肝、胃经。**蒙药：**甘，平。效稀、软、柔、轻。

功能主治　**中药：**清虚热，除疳热。用于阴虚发热，骨蒸劳热，小儿疳热。**蒙药：**止咳祛痰，止咳，滋补，清热，止吐，解毒。用于肺热，哮喘，咳嗽，肺脓肿，舌咽发干，口渴，咽喉干痛，恶心，呕吐，白脉病，身体虚弱。

用法用量　**中药：**3~9g，煎汤。**蒙药：**煮散剂，3~5g，或入丸、散剂。

资源状况　资源少。

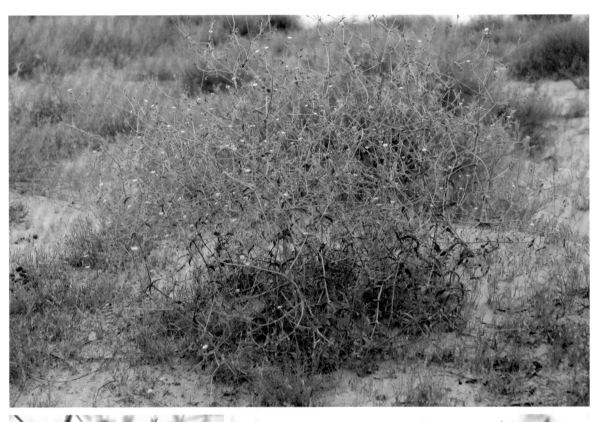

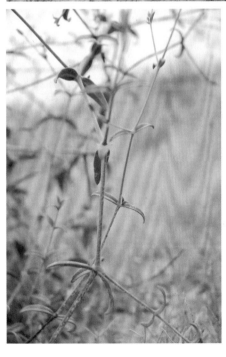
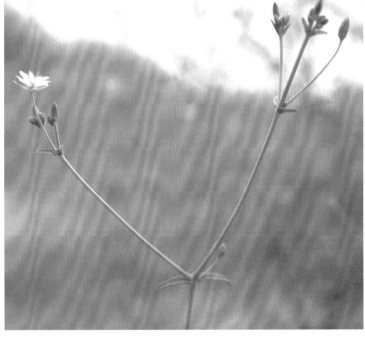

毛茛科 Ranunculaceae

西伯利亚乌头

牛扁、黄花乌头、黑大芄、瓣子芄
Aconitum barbatum Patrin ex Pers. var. *hispidum* (DC.) DC.

形态特征　多年生草本，高达 100cm。直根，扭曲，暗褐色。茎直立，中部以下被伸展的淡黄色长毛，上部被贴伏反曲的短柔毛，在花序之下分枝。基生叶 2~4，叶片近圆肾形，3 全裂，叶的全裂片分裂程度小，较宽而端钝，末回裂片披针形或狭卵形，上面被短毛，下面被长柔毛；叶柄具长柄，被白色至淡黄色伸展的长柔毛；总状花序，花多而密集；花序轴和花梗密被贴伏反曲的短柔毛；小苞片条形，着生于花梗中下部，密被反曲短柔毛；萼片黄色，外面密被反曲短柔毛；上萼片圆筒形，侧萼片宽倒卵形，里面上部有一簇长毛，边缘具长纤毛；下萼片矩圆形；花瓣无毛，唇长约 2.5m，距直或稍向后弯曲，比唇稍短；雄蕊无毛或有短毛，花丝全缘，中下部加宽；心皮 3，疏被毛。蓇葖果疏被短毛。种子倒卵球形，褐色，密生横狭翅。花期 7~8 月，果期 8~9 月。

生境分布　生于落叶阔叶林带和草原带的山地林下、林缘及中生灌丛。分布于我国黑龙江、吉林、河北、山西、河南西部、陕西、宁夏、甘肃、青海、新疆。内蒙古大兴安岭额尔古纳市有分布。

药用部位　中药：根（黑大芄）。蒙药：根（沙日–泵阿）。

采收加工　春、秋二季采挖，洗净泥土，晒干。

性味归经　中药：苦，温。有毒。归肝，肺经。蒙药：辛、甘，温。

功能主治　中药：祛风止痛，止咳化痰，平喘。用于风湿关节肿痛，腰腿痛，喘咳，瘰疬，疥癣。
蒙药：杀黏，止痛，燥协日乌素。用于瘟疫，肠刺痛，陈刺痛，丹毒，痧症，结喉，发症，痛风，游痛症，中风，牙痛。

用法用量　中药：3~6g，煎服；外用适量，煎汁洗。蒙药：多配方用。

资源状况　资源少。

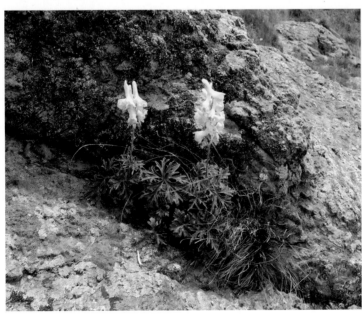
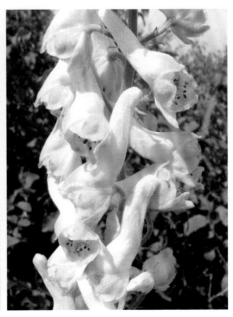

小花草玉梅
破牛膝
Anemone flore-minore (Maxim.) Y. Z. Zhao

形态特征　多年生草本，高 20~80cm。直根，粗壮，暗褐色。茎直立，无毛，基部具枯叶柄纤维。基生叶 3~5；具长柄，柄长 5~24cm，基部和上部被长柔毛，中部无毛。叶片肾状五角形，基部心形，3 全裂；中央全裂片菱形，基部楔形；上部 3 浅裂至中裂，具小裂片或牙齿；两侧全裂片较宽，歪倒卵形，不等 2 深裂，裂片再 2~3 深裂或浅裂，叶两面被柔毛。聚伞花序一至三回分枝；花梗疏被长柔毛；苞片通常 3，具鞘状柄，宽菱形，3 深裂，深裂片披针形，通常不分裂或 2~3 浅裂至中裂，两面被柔毛；花径约 1.5cm；萼片通常 5，矩圆形或倒卵状矩圆形，里面白色无毛，外面带紫色且沿中部及顶部密被柔毛，先端钝圆；无花瓣；雄蕊多数，花丝丝状；心皮多数（30~60），顶端具拳卷的花柱。聚合果近球形；瘦果狭卵球形，无毛，宿存花柱钩状弯曲，背腹稍扁。花期 6~7 月，果期 7 月。

生境分布　生于森林草原带的山地林缘及沟谷草甸。分布于我国辽宁西部、河北北部和西部、山西、陕西、河南东北部、宁夏、甘肃、四川北部、青海东部。内蒙古大兴安岭克什克腾旗有分布。

药用部位　中药：根或全草。

采收加工　夏、秋二季采收全草，洗净泥土，晒干。秋季采挖根，洗净泥土，晒干。

性味归经　中药：辛、微苦，平。

功能主治　中药：健胃消食，散瘀消结。用于肝炎，阴疽，痈肿作痛。

用法用量　中药：3g，煎汤；外用适量捣烂敷患处。本品对皮肤有刺激性，不宜直接敷患处，以隔凡士林或纱布为好。

资源状况　资源少。

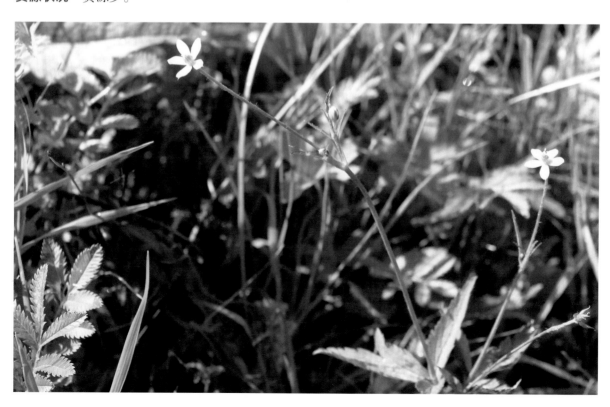

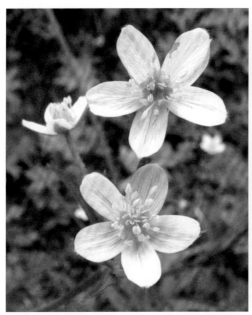
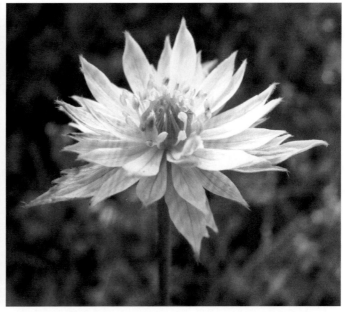

水毛茛 | *Batrachium bungei* (Steud.) L. Liou

形态特征 多年生沉水草本。茎长30cm以上，无毛或在节上被疏毛。叶片半圆形或扇状半圆形，长2.5~4cm，小裂片近丝形，在水外常收拢，无毛；叶具短或长柄，基部加宽成鞘状，近无毛或疏被毛。花梗无毛；花直径8~15mm；萼片卵状椭圆形，边缘膜质，无毛；花瓣白色，基部黄色，倒卵形；雄蕊多数；花托有毛。聚合果卵球形；瘦果20~40，狭倒卵形，有横皱纹。花、果期5~8月。

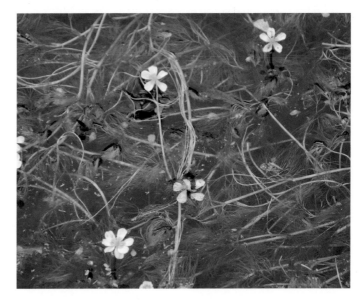

生境分布 生于森林带的湖泊、河流中。分布于我国辽宁西南部、河北、山东、山西东部、湖北西南部、江西、江苏、浙江、广西北部、甘肃西南部、青海东部、四川北部、云南西北部、西藏。内蒙古大兴安岭牙克石市、阿尔山市有分布。

药用部位 中药：全草。

采收加工 夏季采收，鲜用或切段，晒干。

功能主治 中药：拔毒，散结，截疟。用于痈疖肿毒，毒蛇咬伤，瘰疬，下肢溃疡，风湿性关节炎，疟疾。

用法用量 中药：外用适量，捣汁，或熬膏涂敷。

资源状况 资源少。

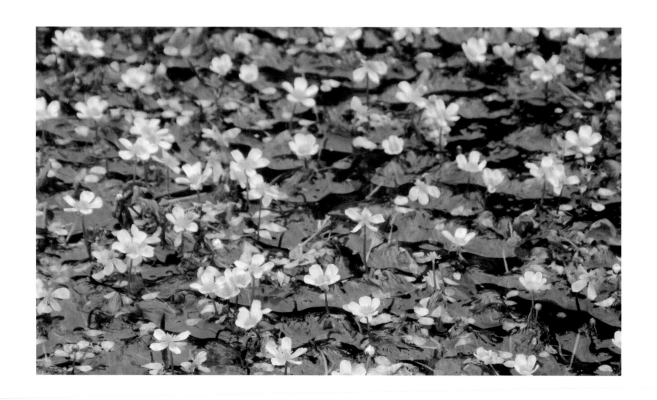

芹叶铁线莲
细叶铁线莲
Clematis aethusifolia Turcz.

形态特征 草质藤本。根细长。枝纤细，长达 200cm，直径约 2mm，具细纵棱，棕褐色，疏被短柔毛或近无毛。叶对生，三至四回羽状细裂，羽片 3~5 对，末回裂片披针状条形，两面稍有毛；叶柄疏被柔毛。聚伞花序腋生，具 1~3 花；花梗细长，疏被柔毛，顶端下弯；苞片叶状；花萼钟形，淡黄色；萼片 4，矩圆形或狭卵形，有 3 条明显的脉纹，外面疏被柔毛，沿边缘密生短柔毛，里面无毛，先端稍向外反卷；无花瓣；雄蕊多数，长约为萼片之半；花丝条状披针形，向基部逐渐加宽，疏被柔毛；花药无毛，长椭圆形，长约为花丝的 1/3；心皮多数，被柔毛。瘦果倒卵形，扁，红棕色，宿存花柱羽毛状。花期 7~8 月，果期 9 月。

生境分布 生于森林草原带的石质山坡、沙地灌丛。分布于我国河北北部、山西中部和北部、陕西北部、宁夏西北部、甘肃中部、青海东部和北部。内蒙古大兴安岭莫力达瓦达斡尔族自治旗、西乌珠穆沁旗、科尔沁右翼前旗、克什克腾旗有分布。

药用部位 中药：全草。蒙药：地上部分（查干－特木日－奥日秧古）。

采收加工 夏、秋二季采收，洗净泥土，晒干。

性味归经 中药：辛，温。有毒。蒙药：辛、微甘，热。效锐、燥、糙、轻。有毒。

功能主治 中药：祛风通络，止痛，健胃消食，杀虫。用于风湿痹痛，消化不良，呕吐，包囊虫病，阴囊湿疹，疮痈肿毒。蒙药：破痞，防腐，温中，消肿，燥协日乌素，止泻。用于胃胀，消化不良，寒性腹泻。

用法用量 中药：3~9g，煎汤；外用适量，煎汤洗或将药汁熬成膏敷。蒙药：入丸、散剂。

资源状况 资源少。

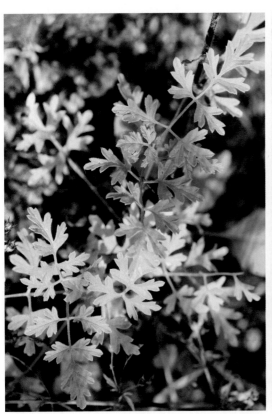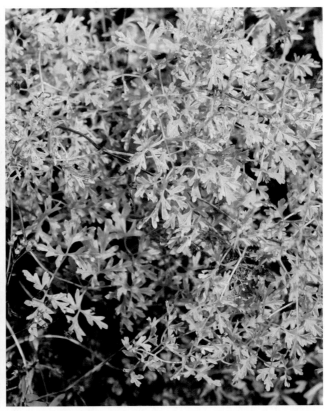

白头翁

毛姑朵花
Pulsatilla chinensis (Bunge) Regel

形态特征　多年生草本，高15~50cm。全株密被白色柔毛，早春时毛更密。根状茎粗壮，具直根数条。基生叶数枚；叶柄密被长柔毛。叶片宽卵形，3全裂；中全裂片有短柄或近无柄，宽卵形，3深裂；深裂片楔状倒卵形，全缘或有疏齿，上面变无毛，下面被长柔毛。花葶1~2，被长柔毛；总苞3深裂，裂片又2~3深裂，小裂片全缘或先端具2~3齿，条形或披针形，里面无毛，外面密被长柔毛；花梗长；花直立，钟状；萼片蓝紫色，矩圆状卵形，里面无毛，外面密被长伏毛；雄蕊长约为萼片之半。瘦果纺锤形，扁，被长柔毛；宿存花柱被开展的长柔毛，末端无毛。花期5~6月，果期6~7月。

生境分布　生于森林带、森林草原带的山地林缘和草甸。分布于我国黑龙江南部、吉林西部、辽宁、河北、河南西部和东南部、山东、山西南部、江苏西南部、安徽西部、湖北西南部、陕西、甘肃东南部、青海东部、四川中部。内蒙古大兴安岭鄂伦春自治旗毕拉河、莫力达瓦达斡尔族自治旗、阿荣旗、科尔沁右翼前旗、科尔沁右翼中旗、巴林左旗有分布。

药用部位　中药：根及根茎。

采收加工　春、秋二季采挖，洗净泥土，晒干。

性味归经　中药：苦，寒。归胃、大肠经。

功能主治　中药：清热解毒，凉血止痢。用于热毒血痢，阴痒带下，阿米巴痢疾。

用法用量　中药：9~15g。

资源状况　资源一般。

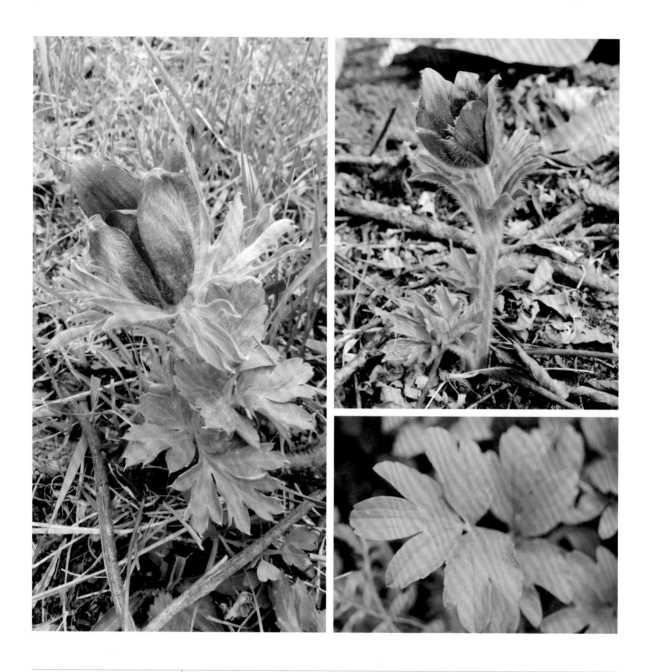

黄花白头翁 | *Pulsatilla sukaczevii* Juz.

形态特征　多年生草本，高约 15cm。植株基部密包被纤维状枯叶柄残余。根粗壮，垂直，暗褐色。基生叶多数，丛生状；叶片长椭圆形，二回羽状全裂，小裂片条形或狭披针状条形，边缘及两面疏被白色长柔毛；叶柄被白色长柔毛，基部稍加宽，密被稍开展的白色长柔毛。总苞叶 3 深裂，裂片的中下部两侧常各具一侧裂片，裂片又羽状分裂，小裂片狭条形，上面无毛，下面密被白色长柔毛；花葶在花期密被贴伏或稍开展的白色长柔毛，果期疏被毛；萼片 6 或较多，开展，黄色，有时白色，椭圆形或狭椭圆形，外面稍带紫色，密被伏毛，里面无毛；雄蕊多数，长约为萼片之半；心皮多数，密被柔毛。瘦果长椭圆形，先端具尾状的宿存花柱，下部被斜展的长柔毛，上部密被贴伏的短毛，顶端无毛。花、果期 5~7 月。

生境分布 生于森林草原区的石质山地及丘陵坡地和沟谷中。分布于我国黑龙江。内蒙古大兴安岭东乌珠穆沁旗、科尔沁右翼前旗、巴林左旗乌兰坝保护区、巴林右旗、克什克腾旗有分布。

药用部位 中药：根。蒙药：根（呼－锡高原）。

采收加工 春、夏二季采挖，洗净泥土，晒干。

性味归经 中药：苦，寒。归胃、大肠经。蒙药：苦，热。

功能主治 中药：清热解毒，凉血止痢，消肿。用于热毒血痢，鼻衄，血痔，阴痒带下，淋巴结结核，疮疡。蒙药：破痞，燥协日乌素，消食，排脓，祛腐。用于食积，寒痞，寒性协日乌素病，黄水疮，淋巴结结核。

用法用量 中药：9~15g，煎汤，或入丸、散服；外用适量，煎汤洗，或捣敷。蒙药：多配方用。

资源状况 资源少。

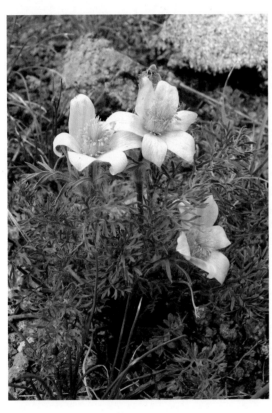 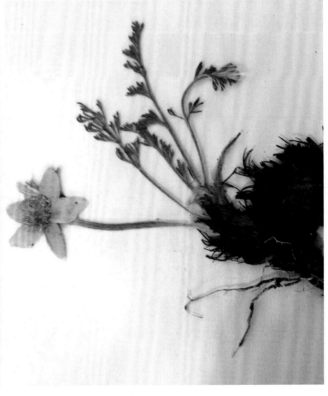

欧亚唐松草

小唐松草
Thalictrum minus L.

形态特征 多年生草本，高60~120cm。全株无毛。茎直立，具纵棱。下部叶为三至四回三出羽状复叶；有柄，柄长达4cm，基部有狭鞘；上部叶为二至三回三出羽状复叶，有短柄或无柄；小叶纸质或薄革质，楔状倒卵形、宽倒卵形或狭菱形，基部楔形至圆形，先端3浅裂或有疏牙齿，上面绿色，下面淡绿色，脉不明显隆起，脉网不明显。圆锥花序；花梗长3~8mm；萼片4，淡黄绿色，外面带紫色，狭椭圆形，边缘膜质；无花瓣。雄蕊多数；花药条形，顶端具短尖头；花丝丝状。心皮3~5，无柄，柱头正三角状箭头形。瘦果狭椭圆球形，稍扁，有8条纵棱。花期7~8月，果期8~9月。

生境分布 生于森林带的山地林下、林缘、灌丛、草甸。分布于我国山西、甘肃、青海、四川、新疆。内蒙古大兴安岭额尔古纳市、根河市、牙克石市、鄂伦春自治旗、阿尔山市、鄂温克族自治旗、西乌珠穆沁旗、扎赉特旗、科尔沁右翼前旗、科尔沁右翼中旗、阿鲁科尔沁旗、巴林左旗乌兰坝保护区、巴林右旗、克什克腾旗有分布。

药用部位 中药：根及根茎。蒙药：种子（阿兹亚－查森－其其格）。

采收加工 秋季采挖，洗净泥土，晒干。秋季果实成熟时采收，晒干。

性味归经 蒙药：微甘，平。

功能主治 中药：清热燥湿，凉血解毒。用于病毒性肝炎，痢疾，肠炎，感冒，麻疹。痈肿疮疖，目赤肿痛。蒙药：消食，开胃，清肺热，镇赫依。

用法用量 中药：3~10g，或入丸、散服；外用适量，研末调敷患处。蒙药：多入丸、散剂。

资源状况 资源一般。

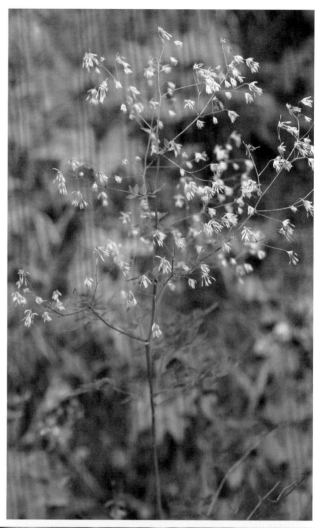

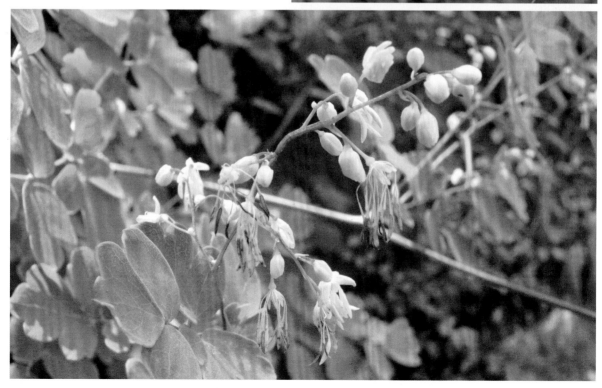

卷叶唐松草

蒙古唐松草、狭裂瓣蕊唐松草
Thalictrum petaloideum L. var. *supradecompositum* (Nakai) Kitag.

形态特征 多年生草本，高 20~60cm。全株无毛。根茎细直，外面被多数枯叶柄纤维，下端生多数须根，细长，暗褐色。茎直立，具纵细沟。基生叶通常 2~4，三至四回三出羽状复叶，有柄；小叶近圆形、宽倒卵形或肾状圆形，基部微心形、圆形或楔形，小叶全缘或 2~3 全裂或深裂，全缘小叶和裂片为条状披针形、披针形或卵状披针形，边缘全部反卷。茎生叶通常 2~4，上部者具短柄至近无柄，叶柄两侧加宽成翼状鞘；小叶片形状与基生叶同形，但较小。花多数，较密集，生于茎顶部，呈伞房状聚伞花序；萼片 4，白色，卵形，长 3~5mm，先端圆，早落；无花瓣；雄蕊多数，花丝中上部呈棍棒状狭倒披针形，花药黄色、椭圆形；心皮 4~13，无柄，花柱短，柱头狭椭圆形，稍外弯。瘦果无梗，卵状椭圆形，先端尖，呈喙状，稍弯曲，具 8 条纵肋棱。花期 6~7 月，果期 8 月。

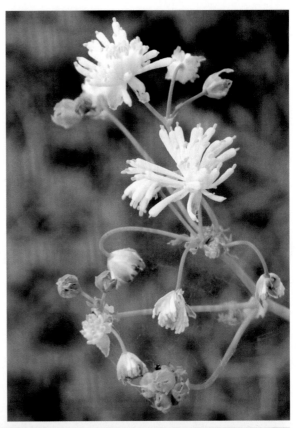

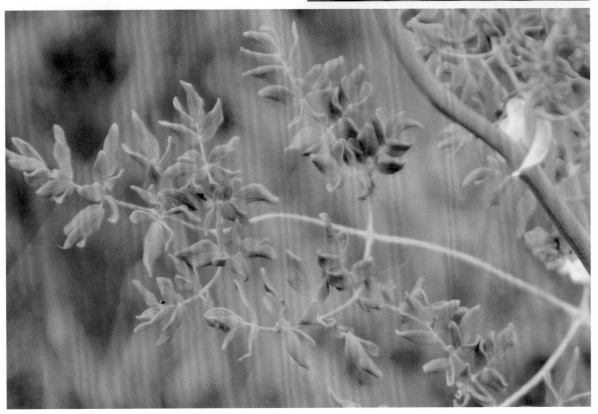

生境分布　生于森林草原带的林缘草地和沙地。分布于我国黑龙江、吉林、辽宁、河北。内蒙古大兴安岭扎赉特旗、科尔沁右翼前旗、乌兰浩特市、阿鲁科尔沁旗、巴林左旗乌兰坝保护区、巴林右旗、克什克腾旗有分布。

药用部位　中药：根及根茎（马尾黄连）。蒙药：根及根茎（查森 – 其其格）。

采收加工　秋季采挖，洗净泥土，晒干。

性味归经　中药：苦，寒。归肝、胃、大肠经。蒙药：微甘，平。

功能主治　中药：清热燥湿，解毒。用于痢疾，黄疸，肺热咳嗽，咯血，失眠，肺脓肿，消化不良，恶心。蒙药：消食，开胃，清肺，镇赫依。用于肺热咳嗽，咯血，失眠，肺脓肿，消化不良，恶心。

用法用量　中药：9~15g，煎汤，或入丸、散服；外用适量，研末撒，或鲜品捣敷。蒙药：多配方用。

资源状况　资源一般。

直梗唐松草

长柄唐松草、拟散花唐松草
Thalictrum przewalskii Maxim.

形态特征　多年生草本，高 50~120cm。茎直立，粗壮，具纵条纹，光滑无毛。茎下部叶为二至三回三出羽状复叶，具长柄；顶部叶具短柄或近无柄，叶柄基部加宽成叶鞘，抱茎，膜质，淡褐色。小叶卵形、倒卵形，楔状圆形或近圆形，基部近圆形、微心形或歪形，上部 3 浅裂，全缘或具疏齿，上面绿色，近无毛，下面灰绿色，疏生柔毛和腺点；叶柄略弯曲，密被短柔毛。圆锥花序，分枝多，花多数，较紧密；萼片 4，白色或稍带黄色，狭卵形；无花瓣；雄蕊多数，比萼片长，花丝上部狭倒披针形，花药矩圆形；心皮 4~9，子房具细柄，花柱短。瘦果达 9 个，散生，歪倒卵形，两面扁，中部稍凸起，具 3~4 条明显的纵脉纹，基部楔形，先端具细长的直立或稍弯的喙，具细而弯曲的小果梗，果梗直立。花期 7~8 月，果期 8~9 月。

生境分布　生于夏绿阔叶林带和森林草原带的山地林缘、灌丛及山地草原。分布于我国河北、山西、河南西部、湖北西部、陕西南部、甘肃东部、青海东部

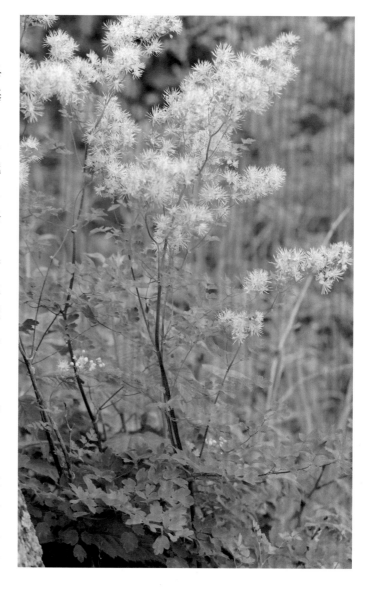

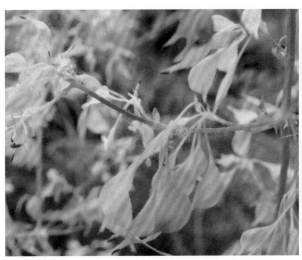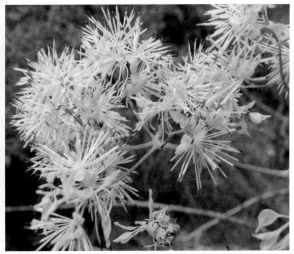

和东南部、四川西北部、西藏东北部。内蒙古大兴安岭南部有分布。

药用部位　**中药**：花和果、根。

采收加工　秋季采收果实，晒干。花期采收花，阴干。

功能主治　**中药**：用于肝炎、肝肿大等；根祛风。

资源状况　资源少。

短梗箭头唐松草
 水黄连
 Thalictrum simplex L. var. *brevipes* H. Hara

形态特征　多年生草本，高50~100m。全株无毛。茎直立，通常不分枝，具纵条棱。基生叶为二至三回三出羽状复叶；叶柄半抱茎。小叶多为楔形，具短柄或无柄，基部楔形至近圆形，先端通常3浅裂或全缘，小裂片狭三角形，顶端锐尖小。下部茎生叶为二回三出羽状复叶，柄长2~5cm；小叶倒卵状楔形、椭圆状楔形或矩圆形，基部楔形，稀近圆形，先端通常2~3浅裂，小裂片先端钝、圆或锐尖。中部茎生叶为二回三出羽状复叶；无柄或具短柄，叶柄两侧加宽成棕褐色的膜质鞘，上部边缘有细齿。小叶椭圆状楔形或宽披针形，基部楔形或近圆形，先端通常有2~3个大牙齿，牙齿先端锐尖。上部茎生叶为一回三出羽状复叶；叶披针形至条状披针形，基部楔形，全缘或先端具2~3个大牙齿，牙齿尖锐，叶质厚，边缘稍反卷，上面深绿色，下面灰绿色，叶脉隆起。圆锥花序生于茎顶，

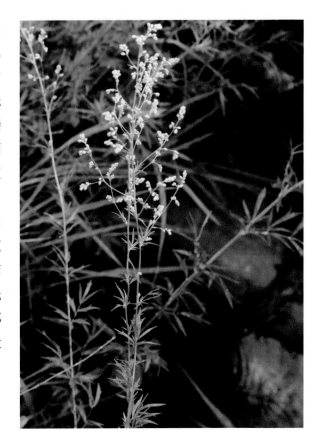

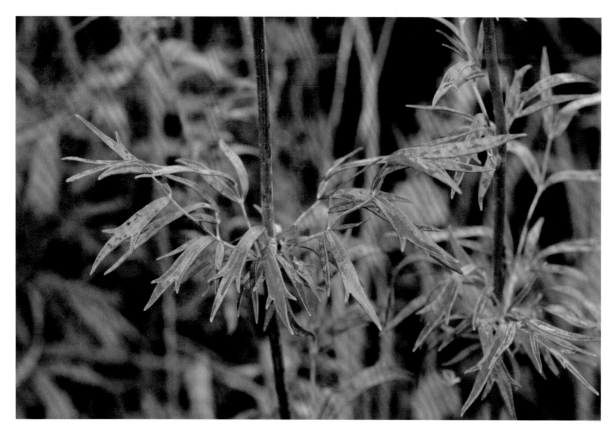

分枝向上直展；花多数；萼片 4，淡黄绿色，卵形或椭圆形，边缘膜质；无花瓣；雄蕊多数，花丝丝状；花药黄色，比花丝粗，先端具短尖。心皮 4~12，柱头箭头状，宿存。瘦果椭圆形或狭卵形，果梗短，与瘦果近等长或较长。花期 7~8 月，果期 8~9 月。

生境分布　生于森林带和草原带的沟谷或丘间草甸、山地林缘及灌丛。分布于我国黑龙江西北部、吉林东北部、辽宁中部、河北、河南西部、山东东部、山西、陕西北部和南部、甘肃东部、青海东部、江苏东部、湖北西南部、四川中部和东南部。内蒙古大兴安岭额尔古纳市、鄂伦春自治旗、鄂温克族自治旗、东乌珠穆沁旗宝格达山、科尔沁右翼前旗、克什克腾旗有分布。

药用部位　中药：全草（水黄连）。

采收加工　春、夏二季采收全草，洗净泥土，晒干。

性味归经　中药：苦，寒。

功能主治　中药：清湿热，解毒。用于黄疸，痢疾，哮喘，麻疹合并肺炎，鼻疳眉赤，热疮。

用法用量　中药：3~9g，煎汤；外用适量，研末调涂。

资源状况　资源一般。

小檗科 Berberidaceae

细叶小檗

针雀、泡小檗、波氏小檗
Berberis poiretii C. K. Schneid.

形态特征 落叶灌木，高 100~200cm。老枝灰黄色，表面密生黑色细小疣点；幼枝紫褐色，有黑色疣点；枝条开展，纤细，显具条棱。叶刺小，通常单一，有时具 3~5 叉。叶簇生于刺腋，叶片纸质，倒披针形至狭倒披针形，或披针状匙形，长 1.5~4cm，宽 5~10mm，先端锐尖，具小凸尖，基部渐狭成短柄，全缘或中上部边缘有齿，上面深绿色，下面淡绿色或灰绿色，网脉明显。总状花序下垂，具 5~8 朵花；花鲜黄色；苞片条形，长约为花梗的一半；小苞片 2，披针形；萼片 6，2 轮，外轮萼片矩圆形或倒卵形，内轮萼片矩圆形或宽倒卵形；花瓣 6，倒卵形，较萼片稍短，顶端具极浅缺刻，近基部具 1 对矩圆形的腺体；雄蕊 6，较花瓣短；子房圆柱形，花柱无，柱头头状扁平，中央微凹。浆果矩圆形，鲜红色，柱头宿存。种子 1~2。花期 5~6 月，果期 8~9 月。

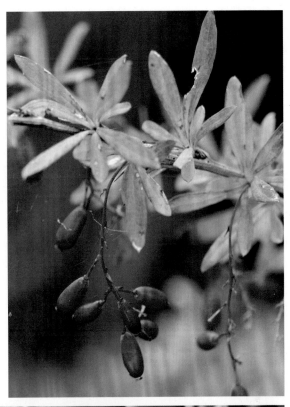

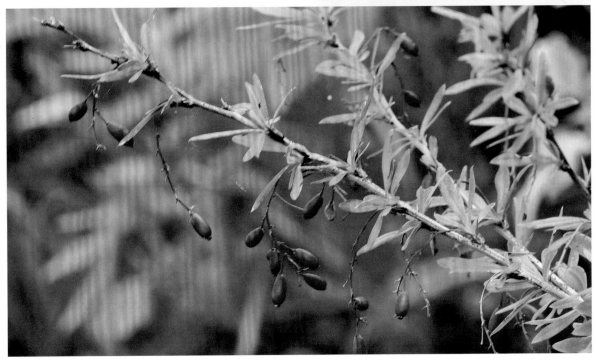

生境分布　生于森林草原带的山地灌丛和山麓砾石质地上。分布于我国吉林、辽宁、河北、山东、山西、陕西、青海。内蒙古大兴安岭西乌珠穆沁旗、巴林右旗、克什克腾旗有分布。

药用部位　中药：根皮和茎皮。蒙药：根皮和茎皮（乌日格斯图 – 沙日 – 毛都）。

采收加工　春、秋二季采挖，洗净泥土，将皮剥下，分别切片，晒干。

性味归经　中药：苦，寒。蒙药：苦，凉。

功能主治　中药：清热燥湿，泻火解毒。用于细菌性痢疾，胃肠炎，副伤寒，消化不良，黄疸，肝硬化腹水，尿路感染，急性肾炎，扁桃体炎，口腔炎，支气管炎；外用于中耳炎，目赤肿痛，外伤感染。蒙药：除协日乌素，明目，止血，清热，解毒。用于热性协日乌素病，秃疮，疖，皮肤瘙痒，疥，癣，风火眼，鼻衄，吐血，崩漏，便血，毒热，遗精，小便不利，尿道肿痛，肠热腹泻。

用法用量　中药：9~15g，煎汤；外用适量，研粉调敷。蒙药：多配方用；外用适量，研末调敷患处，或煎汤滴眼。

资源状况　资源少。

紫堇科 Fumariaceae

小黄紫堇 | *Corydalis raddeana* Regel

形态特征　一年生或二年生草本。全株无毛。茎高达40cm，茎直立，常自下部分枝，具纵棱。叶有长柄，叶片三角形，长宽近相等；二至三回羽状全裂；一回全裂片常具叶柄，卵状三角形，羽状全裂；二回全裂片具短柄或无柄，卵形，羽状深裂或浅裂，最终小裂片倒卵形、菱状倒卵形或卵形，先端钝圆，具短尖，上面绿色，下面粉绿色。总状花序生枝顶，有（5~）13~20花；苞片小，披针形，常全缘；花梗纤细。萼片鳞片状，近肾形，边缘具缺刻状齿；花瓣黄色；外轮上面1片连距长15~18mm，背部具龙骨状凸起，距细长，长7~10mm，向末端渐细，直或稍向下；外轮下面1片，背部有龙骨状凸起；内轮2片，顶端靠合，瓣片近矩圆形，爪细长。蒴果狭矩圆形或倒披针形，先端圆形，基部楔形，具宿存花柱；果梗纤细。种子1行，黑色，有光泽，种阜较长如舌状。花期7~8月。

生境分布　生于森林带的山地林缘、石崖下。分布于我国黑龙江、吉林东部、辽宁东部、河北、河南、山东西部、山西、甘肃、浙江、台湾。内蒙古大兴安岭鄂伦春自治旗、阿尔山市、科尔沁右翼中旗、阿鲁科尔沁旗、巴林左旗、巴林右旗有分布。

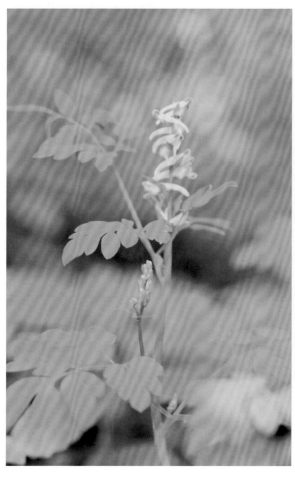
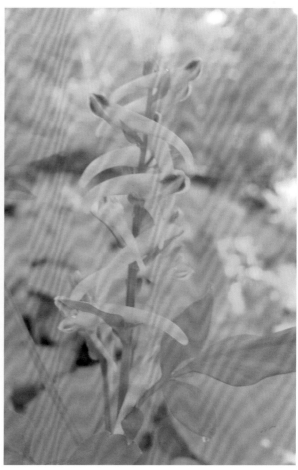

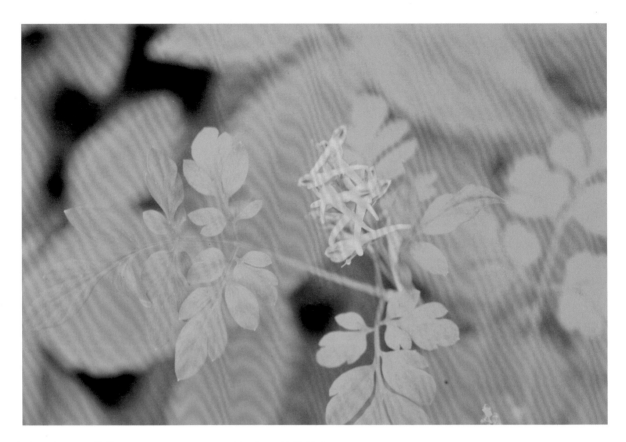

药用部位　蒙药：茎、叶（沙日 – 浩如海 – 其其格）。

采收加工　夏季采收全草，阴干。

功能主治　蒙药：清热，平协日，愈伤，消肿。用于隐伏热，协日热，血热，瘟症，烧伤。

用法用量　蒙药：多入丸、散剂。

资源状况　资源少。

十字花科 Cruciferae

芥 菜 *Brassica juncea* (L.) Czern.

形态特征 一年生或二年生草本，高 30~120cm。幼茎及叶具刺毛，带粉霜，有辣味。茎直立，上部分枝。基生叶大，叶片宽卵形或倒卵形，大头羽裂，常有 1~3 小裂片，边缘具不规则的缺刻或裂齿；茎下部叶较小，具长柄；茎上部叶最小，披针形，近全缘，有短柄。花黄色；萼片开展，淡黄绿色。长角果细圆柱形，顶端有细柱形的喙。种子近球形。花期 5~6 月，果期 7~8 月。

生境分布 原产于亚洲，内蒙古大兴安岭各地广泛栽培。

药用部位 中药：嫩茎叶、种子（芥子）。蒙药：种子（哲日力格 - 钙母）。

采收加工 嫩茎叶秋季采收，鲜用或晒干。种子夏末、秋初果实成熟时采收，将植株连根拔起，或将果实摘下，晒干后，打下种子，簸净果壳、枝、叶等杂质。

性味归经 中药：嫩茎叶辛，温。归肺、肝、胃、肾经。种子辛，热。归肺经。蒙药：辛，平。

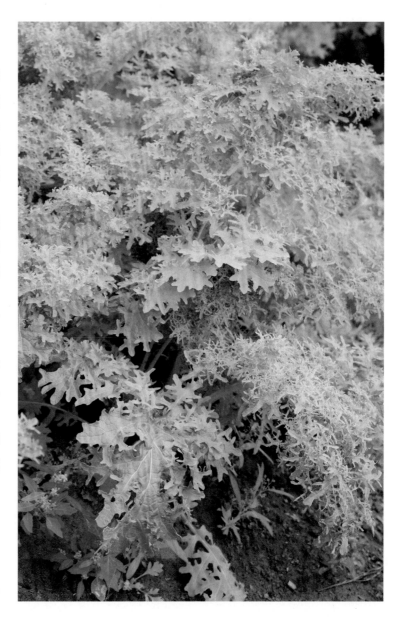

功能主治 中药：嫩茎叶利肺豁痰，消肿散结。用于寒饮咳嗽，痰滞气逆，胸膈满闷，石淋，牙龈肿烂，乳痈，痔肿，冻疮，漆疮。种子温中散寒，利气豁痰，通经络，消肿毒。用于胃寒吐食，心腹疼痛，肺寒咳嗽，痛痹，喉痹，阴疽，流痰，跌打损伤。蒙药：强身，祛协日乌素，解毒。用于身体虚弱，中毒症，协日乌素病，黏病。

用法用量 中药：嫩茎叶 12~15g，煎汤，或用鲜品捣汁；外用适量，煎汤熏洗或烧存性研末撒。种子 3~9g，煎汤，或入丸、散剂；外用适量，研末调敷。蒙药：煮散剂，3~5g，或入丸、散剂。

油芥菜
芥菜型油菜
Brassica juncea (L.) Czern. var. *gracilis* Tsen et Lee

形态特征 一年生或二年生草本，高30~120cm。幼茎及叶具刺毛，带粉霜，有辣味。茎直立，上部分枝。基生叶大，叶片矩圆形或倒卵形，大头羽裂，常有1~3小裂片，边缘有重锯齿或缺刻；茎下部叶较小，具长柄；茎上部叶最小，披针形，近全缘，有短柄。花黄色；萼片开展，淡黄绿色。长角果细圆柱形，顶端有细柱形的喙。种子近球形。花期5~6月，果期7~8月。

生境分布 原产于亚洲，内蒙古大兴安岭北部有栽培。

药用部位 中药：嫩茎叶、种子（芥子）。蒙药：种子（钙母）。

采收加工 嫩茎叶秋季采收，鲜用或晒干。种子夏末、秋初果实成熟时采收，将植株连根拔起，或将果实摘下，晒干后，打下种子，簸净果壳、枝、叶等杂质。

性味归经 中药：嫩茎叶辛，温。归肺、肝、胃、肾经。种子辛，热。归肺经。蒙药：辛，平。

功能主治 中药：嫩茎叶利肺豁痰，消肿散结。用于寒饮咳嗽，痰滞气逆，胸膈满闷，石淋，牙龈肿烂，乳痈，痔肿，冻疮，漆疮。种子温中散寒，利气豁痰，通经络，消肿毒。用于胃寒吐食，心腹疼痛，肺寒咳嗽，痛痹，喉痹，阴疽，流痰，跌打损伤。蒙药：强身，祛协日乌素，解毒。用于身体虚弱，中毒症，协日乌素病，黏病。

用法用量 中药：嫩茎叶12~15g，煎汤，或用鲜品捣汁；外用适量，煎汤熏洗或烧存性研末撒。种子3~9g，煎汤，或入丸、散剂；外用适量，研末调敷。蒙药：煮散剂，3~5g，或入丸、散剂。

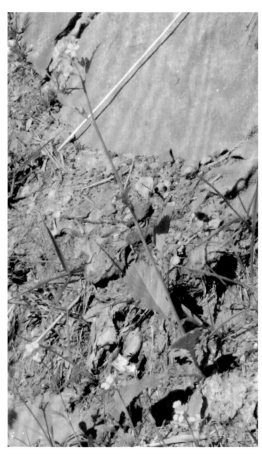
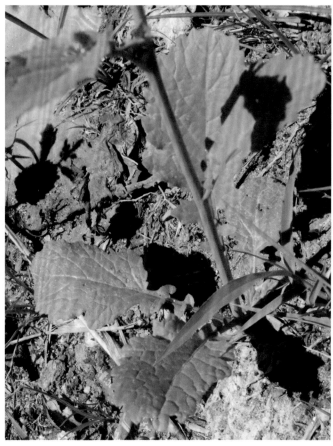

雪里蕻 雪里红
Brassica juncea (L.) Czern. var. *multiceps* Tsen et Lee

形态特征　一年生或二年生草本,高30~120cm。幼茎及叶具刺毛,带粉霜,有辣味。茎直立,上部分枝。基生叶大,倒披针形或矩圆状倒披针形,长20~40cm,宽10~15cm,不分裂,边缘有不整齐锯齿或重锯齿;茎下部叶较小,具长柄;茎上部叶最小,披针形,近全缘,有短柄。花黄色;萼片开展,淡黄绿色。长角果细圆柱形,顶端有细柱形的喙。种子近球形。花期5~6月,果期7~8月。

生境分布　原产于亚洲,内蒙古大兴安岭有少量栽培。

药用部位　中药:嫩茎叶。

性味归经　中药:甘,平。无毒。归肺、肝、胃、肾经。

功能主治　中药:解毒消肿,开胃消食,温中利气,明目利膈。用于疮痈肿痛,胸膈满闷,咳嗽痰多,耳目失聪,牙龈肿烂,便秘等症。

用法用量　中药:12~15g,煎汤,或用鲜品捣汁。

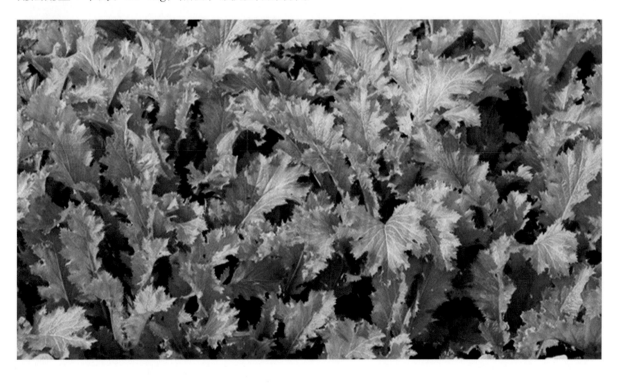

根用芥 芥菜疙瘩、辣疙瘩
Brassica juncea (L.) Czern. var. *napiformis* (Pailleux et Bois) Kitam.

形态特征　一年生或二年生草本,高30~120cm。根部肉质肥大,圆锥形,淡褐白色,有辛辣味。幼茎及叶具刺毛,带粉霜,有辣味。茎直立,上部分枝。基生叶大,倒披针形或矩圆状倒披针形,不分裂,边缘有不整齐锯齿或重锯齿;茎下部叶较小,具长柄;茎上部叶最小,披针形,近全缘,有短柄。花黄色;萼片开展,淡黄绿色。长角果细圆柱形,顶端有细柱形的喙。种子近球形。花期5~6月,果期7~8月。

生境分布　原产于欧洲，内蒙古大兴安岭有少量栽培。

药用部位　中药：块根（芥菜）、种子（芥子）。

性味归经　中药：块根辛，温。归肺、肝、肾、胃经。种子辛，温。归肺经。

功能主治　中药：块根利肺豁痰，消肿散结。用于寒饮咳嗽，痰滞气逆，胸膈满闷，石淋，牙龈肿烂，乳痈，痔肿，冻疮，漆疮。种子温肺豁痰利气，散结通络止痛。用于寒痰，咳痰，胸胁胀痛，痰滞经络，关节麻木、疼痛，痰湿流注，阴疽肿痛。

用法用量　中药：块根 10~15g，或鲜品捣汁饮；外用适量，煎汤熏洗，或烧存性研末。种子 3~9g，煎汤，或入丸、散服；外用适量，研末调敷。

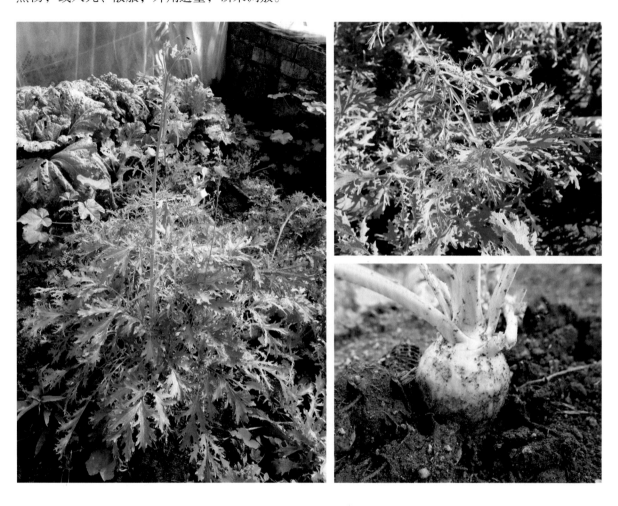

芜菁甘蓝
布留克、蔓菁甘蓝
Brassica napus L. var. *napobrassica* (L.) Reich.

形态特征　二年生草本。被蜡粉。块根淡紫色、淡绿色或淡灰黄色，近球形，直径 10~15cm，于冬初以前形成，通常上半部露出地面，淡紫色，下半部埋土中，淡黄色，有时全埋土中，在中部以下两侧有 2 行须根。茎于次年春抽出，直立，有分枝。基生叶大头羽裂，顶端圆钝，边缘有不规则的钝波状齿，下面叶脉和叶缘有疏毛，具柄；茎生叶向上渐小，上部叶矩圆状披针形，近全缘，无柄，略抱茎。花黄色。长角果具喙。种子近球形，褐色。花期 5~6 月，果期 7~8 月。

生境分布　我国东北以及江苏等地有栽培。内蒙古大兴安岭普遍栽培。

药用部位　中药：种子。

采收加工　于 7~8 月果实成熟时，割取全株，晒干，打下种子，簸去杂质即得。

性味归经　中药：辛、甘、苦，平。归肝、脾经。

功能主治　中药：清湿热，散热毒，消食下气。用于湿热黄疸，便秘腹胀，热毒乳痈，小儿头疮，无名肿毒，骨疽。

用法用量　中药：6~9g，研末或入丸剂。

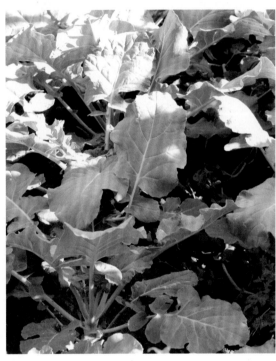
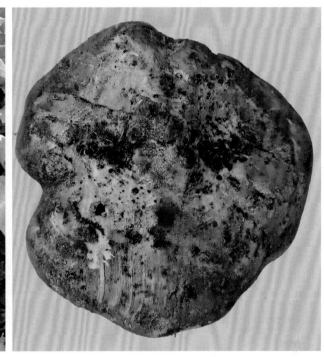

花椰菜

菜花
Brassica oleracea L. var. *botrytis* L.

形态特征　二年生草本。被蜡粉。第一年茎（短缩茎）矮而粗壮，肉质而肥厚，绿色、深绿色或蓝绿色。基生叶多数，层层包裹成球体，叶矩圆状倒卵形至圆形，长和宽 15~40（~80）cm，初生叶具柄，叶柄较长，其叶不卷心，较狭长，乳白色（中、晚熟品种）、淡绿色或黄绿色（早熟品种）；第二年生出分枝的茎与茎生叶，茎上部叶无柄，基部近抱茎，边缘有细齿或锯齿。肥厚的花序轴、花枝和花序变成肉质的花球状的头状体；花乳黄色。长角果圆柱形，顶端有短喙。

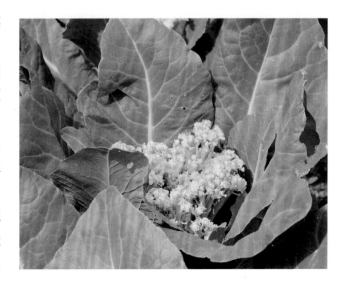

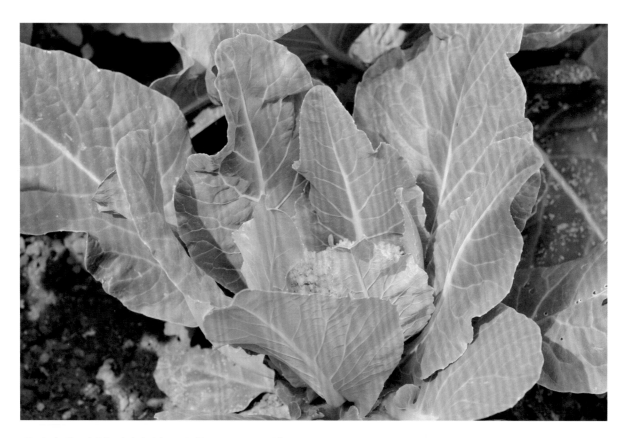

种子球形，褐色或灰褐色。花期5~6月，果期7~8月。

生境分布　原产于欧洲，内蒙古大兴安岭有少量栽培。

药用部位　中药：花序。

采收加工　秋季采收，鲜用或晒干。

功能主治　中药：可增强肝脏解毒能力，并能提高机体的免疫力，可预防感冒和维生素 C 缺乏症的发生。

用法用量　中药：10~15g，煎汤，或鲜品捣汁。

甘 蓝	圆白菜、疙瘩白 *Brassica oleracea* L. var. *capitata* L.

形态特征　二年生草本。被蜡粉。第一年茎（短缩茎）矮而粗壮，肉质而肥厚，绿色、深绿色或蓝绿色。基生叶多数，层层包裹成球体，叶矩圆状倒卵形至圆形，长和宽 15~40（~80）cm，初生叶具柄，球叶无柄，其中心的互相紧密包叠成球形、扁球形或牛心形，乳白色（中、晚熟品种）、淡绿色或黄绿色（早熟品种）；第二年生出分枝的茎与茎生叶，茎上部叶无柄，基部近抱茎，边缘有细齿或锯齿。花乳黄色。长角果圆柱形，顶端有短喙。种子球形，褐色或灰褐色。花期5~6月，果期7~8月。

生境分布　原产于欧洲，内蒙古大兴安岭有栽培。

药用部位　中药：茎叶。

采收加工　夏、秋二季采收，鲜用。

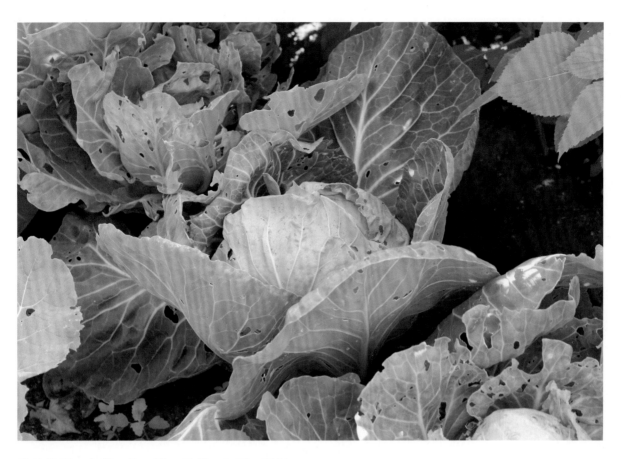

性味归经 **中药：**甘，平。无毒。归胃、肾经。

功能主治 **中药：**清利湿热，散结止痛，益肾补虚。用于湿热黄疸，消化道溃疡疼痛，关节不利，虚损。

用法用量 **中药：**绞汁饮，200~300ml，或适量拌食、煮食。

擘 蓝 | 茎蓝
Brassica oleracea L. var. *gongylodes* L.

形态特征 二年生草本，高 30~60cm，全体无毛，带粉霜。茎短，在离地面 2~4cm 处膨大成 1 个实心长圆球体或扁球体，绿色，其上生叶。叶略厚，宽卵形至长圆形，基部在两侧各有 1 裂片，或仅在一侧有 1 裂片，边缘有不规则裂齿；叶柄常有少数小裂片；茎生叶长圆形至线状长圆形，边缘具浅波状齿。总状花序顶生；花直径 1.5~2.5cm。花及长角果和甘蓝的相似，但喙常很短，且基部膨大。种子有棱角。花期 5~6 月，果期 7~8 月。

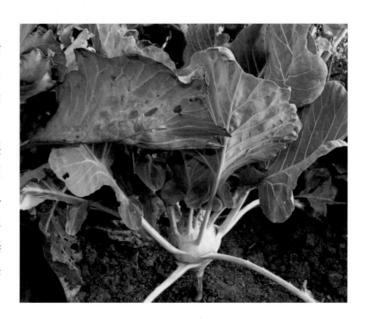

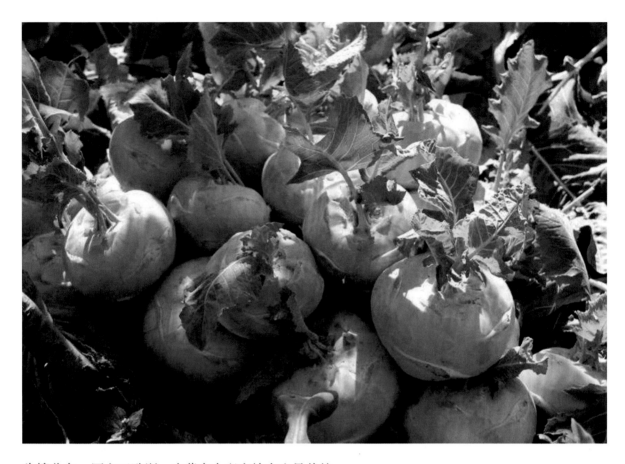

生境分布　原产于欧洲，内蒙古大兴安岭有少量栽培。

药用部位　中药：球茎、叶片和种子。

采收加工　夏、秋二季采收，鲜用。

性味归经　中药：甘、辛，凉。

功能主治　中药：健脾利湿，解毒。用于脾虚水肿，小便淋浊，大肠下血，湿热疮毒。

用法用量　中药：30~60g，煎汤、生食或烧存性研末；外用适量，捣敷，或研末吹鼻。

芜　菁　蔓菁甘蓝、蔓菁、大头菜、地蔓菁
Brassica rapa L.

形态特征　二年生草本。肉质块根短圆锥形或扁球形，表面光滑，肉质，柔软致密，白色，在顶端无颈部，根只生在下面纤细的直根上。茎单一，直立，上部分枝，高达90cm，圆柱形，淡绿色。基生叶大型，长40~60cm，簇生，大头羽状分裂或不分裂，被疏刺毛；茎生叶倒披针形或披针形，比基生叶小，基部耳状抱茎。伞房状总状花序顶生，开花时花常超过花蕾；萼片长椭圆形，稍开展；花瓣浅黄色，倒卵形，下部具爪。长角果具细喙。种子近球形，褐色或红褐色。花期5~6月，果期7~8月。

生境分布　原产于欧洲，内蒙古大兴安岭有少量栽培。

药用部位　中药：根或叶。蒙药：根（蔓菁）。

采收加工　夏、秋二季采挖根，洗净泥土，晒干。夏季采收叶，晒干或鲜用。

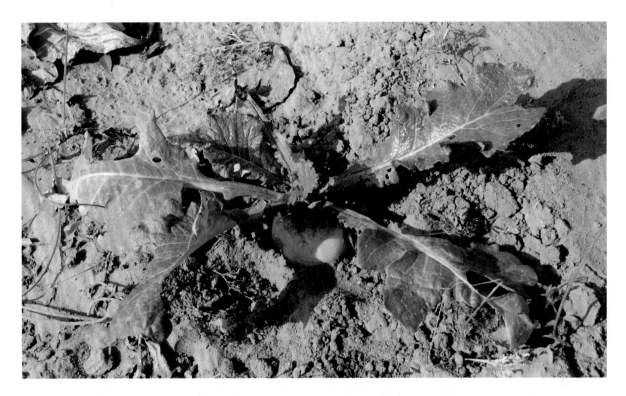

性味归经 **中药**：苦、辛、甘，温。归心、肺、脾、胃经。**蒙药**：苦、辛、甘，温。

功能主治 **中药**：消食下气，解毒消肿。用于宿食不化，心腹冷痛，咳嗽，疔疮痈肿。**蒙药**：祛巴达干赫依，消食，解毒。用于赫依症，肉类中毒症。

用法用量 **中药**：煮食或捣汁饮；外用适量，捣敷。**蒙药**：多配方用。

青 菜 小油菜、小白菜、小青菜
Brassica rapa L. var. *chinensis* (L.) Kitam.

形态特征 一年生或二年生草本。无毛。茎直立，高 30~60cm，上部有分枝。基生叶深绿色，有光泽，直立或近开展，倒卵形、宽匙形或矩圆状倒卵形，长 15~30cm，全缘或有不明显的锯齿或波状齿；叶柄长，肥厚，浅绿色或白色；茎生叶卵形或披针形，基部两侧有垂耳，抱茎，全缘。花淡黄色。长角果细，圆柱形，喙细瘦。种子球形，紫褐色。

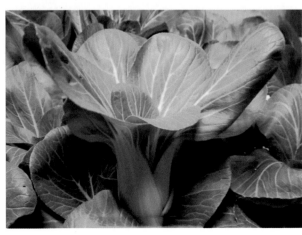
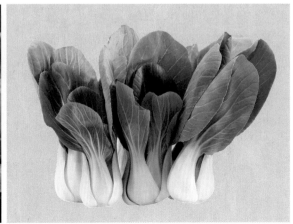

生境分布 原产于亚洲，内蒙古大兴安岭广泛栽培。

药用部位 中药：嫩茎叶（菘菜）、种子（菘菜子）。

采收加工 春季采收嫩茎叶，洗净，鲜用。果实成熟时采收种子，晒干。

性味归经 中药：嫩茎叶甘，凉。归大肠、胃经。种子甘，平。归肺、胃经。

功能主治 中药：嫩茎叶解热除烦，生津止渴，清肺消痰，通利肠胃。用于肺热咳嗽，便秘，消渴，食积，丹毒，漆疮。种子清肺化痰，消食醒酒。用于痰热咳嗽，食积，醉酒。

用法用量 中药：嫩茎叶内服适量，煮熟或捣汁饮；外用适量，捣敷。种子 5~10g，煎汤，或入丸、散剂。

白 菜

大白菜、京白菜、长白菜
Brassica rapa L. var. *glabra* Regel

形态特征 一年生或二年生草本。无毛，有时叶下面中脉有疏刺毛。基生叶多数，密集，大型，外叶矩圆形至倒卵形，长 30~50cm，宽 10~20cm，先端圆钝，叶面皱缩或平展，边缘波状，常下延于叶柄上呈翅状，心叶逐渐紧卷成圆筒或头状，白色或淡黄色，中脉宽展肥厚，白色而扁平；茎生叶长圆状披针形或披针形，先端圆钝，基部耳状抱茎，全缘或具疏微牙齿。花黄色；萼片直立，淡黄绿色，卵状披针形；花瓣椭圆形，基部具爪。长角果长圆柱形，稍扁；喙短剑状。种子近球形，棕色。花期 5~6 月，果期 6~7 月。

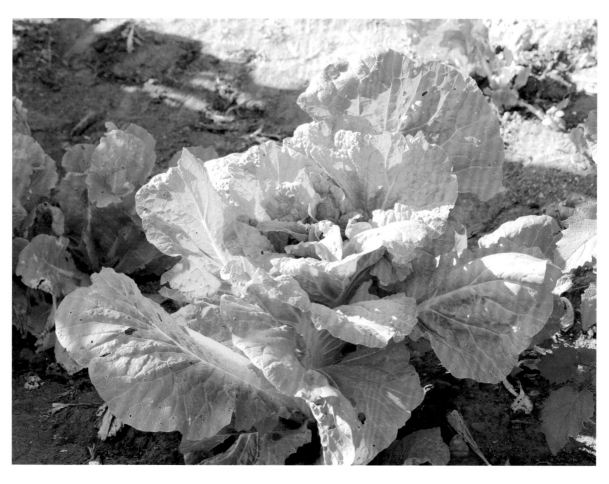

生境分布 原产于我国华北，内蒙古大兴安岭普遍栽培。

药用部位 中药：叶和根（黄芽白菜）。

采收加工 夏、秋二季采挖根，洗净泥土，晒干；夏、秋二季采收叶，鲜用。

性味归经 中药：甘，平。归胃、膀胱经。

功能主治 中药：通利肠胃，除胸中烦热，消食下气，利尿。用于胃病，脘腹胀满，胸中烦热，小便不利；外用于两腮红肿。根疗疮毒，用于漆疮。

用法用量 中药：叶适量，捣汁，或煮食；外用适量，捣敷患处。根 10~15g，煎汤；外用适量，煎汤洗患处。

芸 苔
油菜
Brassica rapa L. var. *oleifera* DC.

形态特征 二年生草本，高 30~90cm；茎粗壮，直立，分枝或不分枝，无毛或近无毛，稍带粉霜。基生叶大头羽裂，顶裂片圆形或卵形，边缘有不整齐弯缺牙齿，侧裂片 1 至数对，卵形；叶柄宽，基部抱茎；下部茎生叶羽状半裂，基部扩展且抱茎，两面有硬毛及缘毛；上部茎生叶长圆状倒卵形、长圆形或长圆状披针形，基部心形，抱茎，两侧有垂耳，全缘或有波状细齿。总状花序在花期呈伞房状，以后伸长；花鲜黄色；萼片长圆形，直立开展，顶端圆形，边缘透明，稍有毛；花瓣倒卵形，顶端近微缺，基部有爪。长角果线形，果瓣有中脉及网纹，萼直立；果梗长 5~15mm。种子球形，紫褐色。花期 7 月，果期 8~9 月。

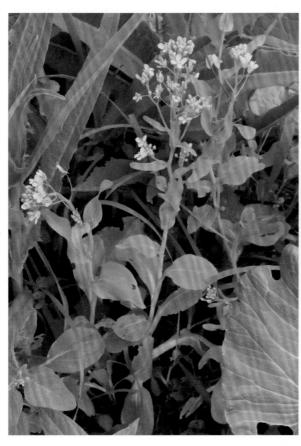
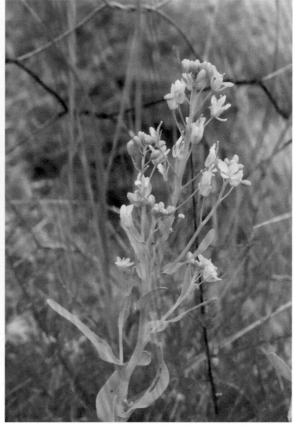

生境分布 原产于欧洲，内蒙古大兴安岭有大面积栽培。

药用部位 **中药**：种子（芸苔子）、嫩茎叶。

采收加工 秋季种子成熟时，将地上部分割下，晒干，打落种子，除去杂质，再晒干。夏季采收嫩茎叶，鲜用。

性味归经 **中药**：种子辛，温。嫩茎叶辛，凉。

功能主治 **中药**：种子活血化瘀，消肿散结，润肠通便。用于产后恶露不净，瘀血腹痛，痛经，肠风下血，血痢，风湿关节痛，痈肿丹毒，乳痈，便秘，粘连性肠梗阻。嫩茎叶散血，消肿。用于劳伤吐血，血痢，丹毒，热毒疮，乳痈。

用法用量 **中药**：种子 5~10g，煎汤，或入丸、散；外用适量，研末调敷。嫩茎叶煮熟或捣汁；外用适量，煎汤洗或捣敷。

糖 芥　　*Erysimum amurense* Kitag.

形态特征 多年生草本，较少为一年生或二年生草本。全株伏生二叉状"丁"字毛。茎直立，通常不分枝，高 20~50cm。叶条状披针形或条形，先端渐尖，基部渐狭，全缘或有波状齿，中脉于下面明显隆起。总状花序顶生；外萼片披针形，基部呈囊状，内萼片条形，顶部兜状，背面伏生"丁"字毛；花瓣橙黄色，稀黄色，瓣片倒卵形或近圆形。长角果略呈四棱形；果瓣中央有 1 凸起的中肋；顶端宿存花柱，柱头 2 裂。种子 1 行，矩圆形，侧扁，黄褐色，子叶背倚。花、果期 6~9 月。

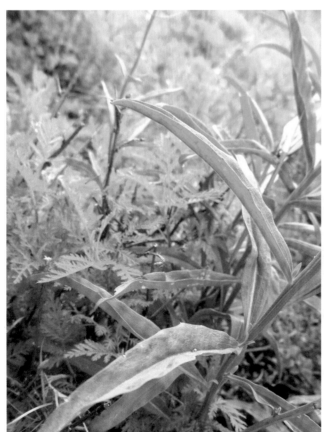
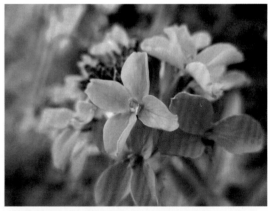
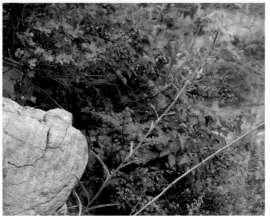

生境分布 生于山地林缘、草甸、沟谷。分布于我国辽宁西南部、河北、山西、陕西西南部、江苏。内蒙古大兴安岭克什克腾旗有分布。

药用部位 中药：全草或种子。蒙药：全草或种子（希和日－格齐）。

采收加工 春、夏采收全草，洗净泥土，晒干。7~9月采收成熟果实，晒干，打下种子。

性味归经 中药：苦、辛，寒。归肺、胃经。蒙药：辛、苦，凉。

功能主治 中药：健脾和胃，利尿强心。用于脾胃不和，食积不化，心力衰竭之浮肿。蒙药：清热，解毒，止咳，化痰，平喘。用于毒热，咳嗽气喘，血热。

用法用量 中药：6~9g，煎汤；研末服，0.3~1g。蒙药：多配方用。

资源状况 资源少。

萝 卜
菜菔
Raphanus sativus L.

形态特征 二年生草本。根肉质，形状、大小和颜色多变化，一般为圆锥形、球形或圆柱形等，白色、绿色或红色等。茎直立，常分枝，多少被蜡粉。基生叶和茎下部叶大头羽状分裂，连叶柄长达30cm，顶生裂片卵形，侧生裂片2~6对，向基部渐小，常矩圆形，边缘具锯齿或缺刻，稀全缘，疏生单毛或无毛；茎上部叶矩圆形、披针形或倒披针形，边缘具锯齿或缺刻，稀近全缘。萼片直立，条状矩圆形，长约8mm，淡黄绿色；花瓣粉红色或白色，瓣片宽倒卵形，开展；爪条形。长角果肉质，圆柱形，在种子间缢缩，具海绵质横隔，先端有长尾状的喙。种子近球形，稍扁，红褐色，表面有细网纹。花、果期5~7月。

生境分布 原产于地中海地区，内蒙古大兴安岭各地广泛栽培。

药用部位 中药：种子（莱菔子）、鲜根（莱菔）、基生叶（莱菔叶）。蒙药：根（老泵）。

采收加工 夏季果实成熟时采割植株，晒干，搓出种子，除去杂质，再晒干。夏季采收鲜根，洗净泥土。秋季采挖枯根，洗净泥土，晒干。秋季采收种子，晒干。

性味归经 中药：种子辛、甘，平。归肺、脾、胃经。鲜根辛、甘，凉。归脾、胃、肺、大肠经。基生叶辛、苦，平。归脾、胃、肺经。蒙药：微辛、甘，温。效轻、腻。

功能主治 中药：种子消食除胀，降气化痰。用于饮食停滞，脘腹胀痛，大便秘结，积滞泻痢，痰壅喘咳。鲜根消积滞，化痰热，下气，宽中，解毒。用于食积胀满，痰嗽失音，吐血，衄血，消渴，痢疾，偏正头痛。基生叶消食理气，清肺利咽，散瘀消肿。用于食积气滞，脘腹痞满，呃逆，吐酸，泄泻，痢疾，咳痰，音哑，咽喉肿痛，妇女乳房肿痛，乳汁不通；外治损伤瘀肿。蒙药：除巴达干、赫依，调胃火，平喘，润肠，祛痰，愈伤破痞，燥协日乌素。用于胸闷胁痛，赫依病，便秘，痞病，耳脓等。

用法用量 中药：种子5~12g，煎汤。鲜根50~150g，捣汁饮，或煎汤、煮食；外用适量，捣敷或捣汁滴鼻。基生叶10~15g，煎汤、研末或鲜叶捣汁；外用适量，鲜叶捣敷，或干叶研末调敷。蒙药：煮散剂，3~5g，或入丸、散剂；外用适量，研末，取适量煎汤，滴耳。

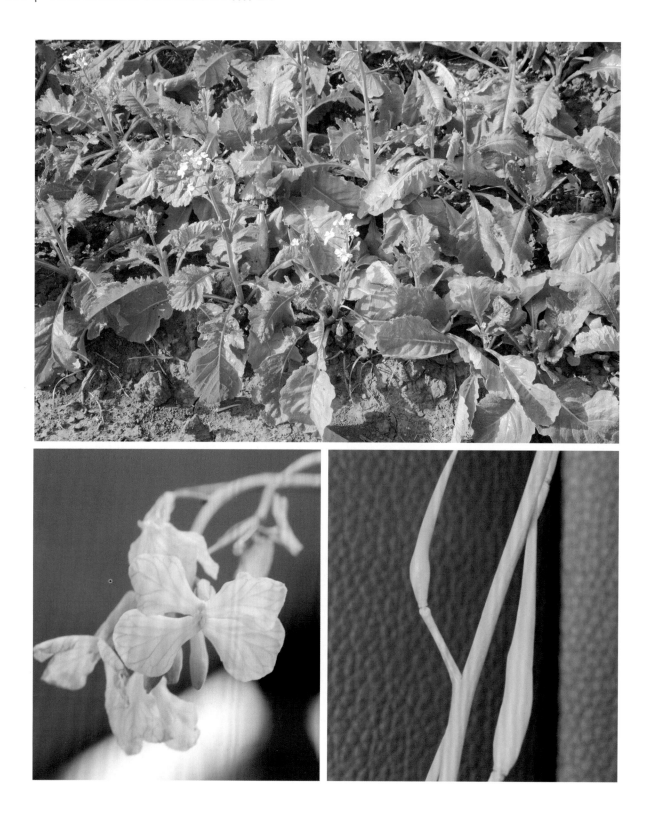

垂果大蒜芥 垂果蒜芥
Sisymbrium heteromallum C. A. Mey.

形态特征 一年生或二年生草本。茎直立，无毛或基部稍具硬单毛，不分枝或上部分枝，高 30~80cm。基生叶和茎下部叶矩圆形或矩圆状披针形，大头羽状深裂，顶生裂片较宽大，侧生裂片

2~5 对，裂片披针形、矩圆形或条形，先端锐尖，全缘或具疏齿，两面无毛。茎上部叶羽状浅裂或不裂，披针形或条形。总状花序开花时伞房状；花梗纤细，上举；萼片近直立，披针状条形；花瓣淡黄色，矩圆状倒披针形，先端圆形，具爪。长角果纤细，细长圆柱形；宿存花柱极短，柱头压扁头状；果瓣膜质，具 3 脉；果梗纤细。种子 1 行，多数，矩圆状椭圆形，棕色，具颗粒状纹。花、果期 6~9 月。

生境分布　生于山地林缘、草甸、沟谷溪边。分布于我国吉林西部、辽宁中部、河北、河南西部、山西、陕西、宁夏、甘肃东部、青海、四川西部、云南西北部、西藏、江苏、新疆中部。内蒙古大兴安岭牙克石市、扎兰屯市、东乌珠穆沁旗、西乌珠穆沁旗、科尔沁右翼中旗、扎鲁特旗、阿鲁科尔沁旗、巴林左旗乌兰坝保护区、克什克腾旗有分布。

药用部位　中药：全草和种子。

采收加工　8~9 月果实成熟时采收，晒干。秋季采收全草，洗净泥土，晒干。

性味归经　中药：甘，凉。归肺经。

功能主治　中药：种子止咳化痰，清热，解毒。用于急慢性支气管炎，百日咳。全草可治淋巴结结核；外敷可治肉瘤。

用法用量　中药：10~15g，煎汤；外用适量，鲜草适量，捣敷。

资源状况　资源少。

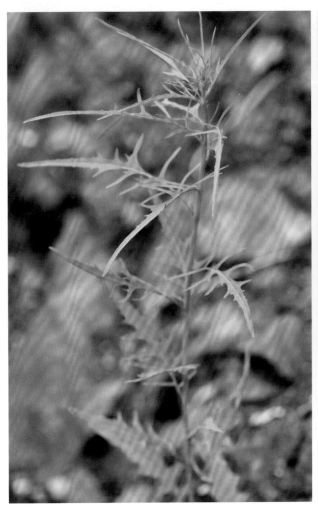
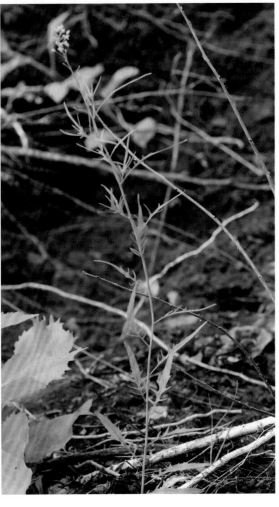

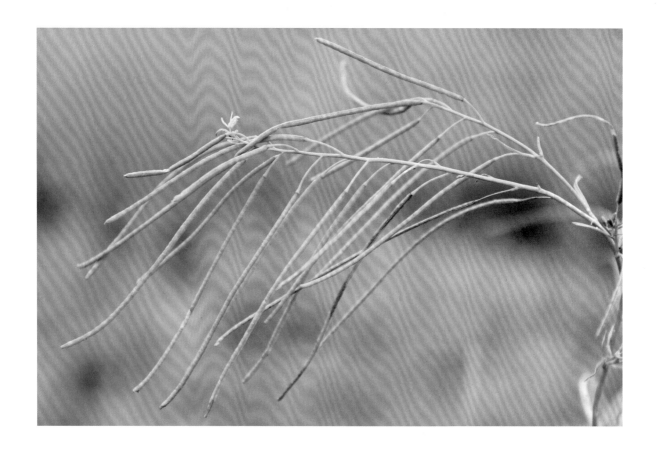

菥 蓂

遏蓝菜
Thlaspi arvense L.

形态特征　一年生草本。全株无毛。茎直立，高 15~40cm，不分枝或稍分枝，无毛。基生叶早枯萎，倒卵状矩圆形，有柄；茎生叶倒披针形或矩圆状披针形，先端圆钝，基部箭形，抱茎，边缘具疏齿或近全缘，两面无毛。总状花序顶生或腋生，有时组成圆锥花序；花小，白色；花梗纤细；萼片近椭圆形，具膜质边缘；花瓣片矩圆形，下部渐狭成爪。短角果近圆形或倒宽卵形，长 8~16mm，扁平，周围有宽翅，顶端深凹缺，开裂。种子每室 2~8，宽卵形，稍扁平，棕褐色，表面有果粒状环纹。花、果期 5~7 月。

生境分布　生于山地草甸、沟边、村庄附近。我国各地均有分布。内蒙古大兴安岭额尔古纳市、牙克石市、阿尔山市白狼、莫力达瓦达斡尔族自治旗、阿荣旗、扎兰屯市、科尔沁右翼前旗、阿鲁科尔沁旗、克什克腾旗有分布。

药用部位　中药：地上部分（菥蓂）、种子（菥蓂子）。蒙药：种子（恒日格 – 额布斯）。

采收加工　夏季采收地上部分，洗净泥土，晒干。5~6 月果实成熟时采取全株，打下种子，晒干，扬净。

性味归经　中药：地上部分辛，微寒。归肝、胃、大肠经。种子辛，微温。归肝、脾、肾经。蒙药：辛、苦，微温。效腻、轻、软。

功能主治　中药：地上部分清肝明目，和中利湿，解毒消肿。用于目赤肿痛，脘腹胀痛，胁痛，肠痛，水肿，带下，疔疮痈肿。种子明目，祛风湿。用于目赤肿痛，障翳胬肉，迎风流泪，风湿痹痛。
蒙药：清热，滋补，开胃，利尿，消肿。用于肺热，肝热，肾热，肾脉损伤，睾丸肿坠，遗精，阳痿，腰腿痛，恶心等。

用法用量　**中药**：地上部分 9~15g，煎汤。种子 5~15g，煎汤。**蒙药**：煮散剂，3~5g，或入丸、散剂。

资源状况　资源少。

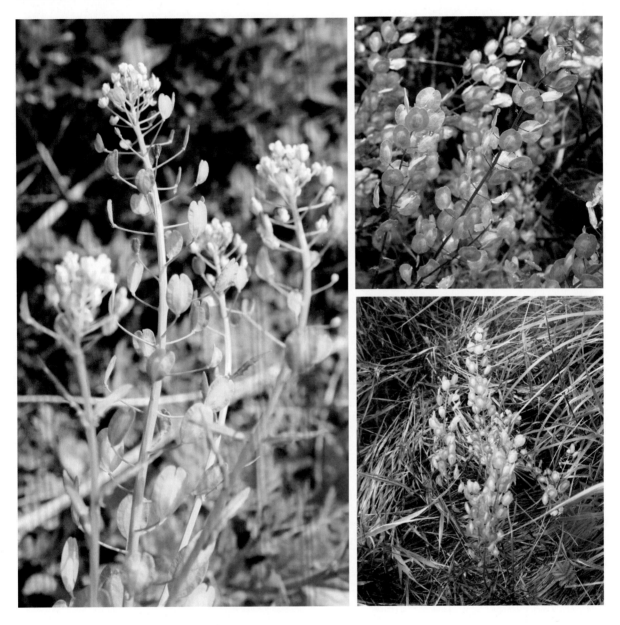

景天科 Crassulaceae

长药八宝
长药景天、石头菜
Hylotelephium spectabile (Bor.) H. Ohba

形态特征　多年生草本。茎直立，高 30~70cm。叶对生，或 3 叶轮生，卵形至宽卵形，或长圆状卵形，先端急尖，钝，基部渐狭，全缘或多少有波状牙齿。花序大型，伞房状，顶生；花密生，萼片 5，线状披针形至宽披针形，渐尖；花瓣 5，淡紫红色至紫红色，披针形至宽披针形；雄蕊 10，花药紫色；鳞片 5，长方形，先端有微缺；心皮 5，狭椭圆形，花柱长 1.2mm 在内。蓇葖果直立。花期 8~9 月，果期 9~10 月。

生境分布　生于阔叶林带的山地山坡及路边。分布于我国吉林东部、辽宁、河北部和西南部、山东、河南东部、安徽北部、陕西南部。内蒙古大兴安岭阿荣旗有分布。

药用部位　中药：叶（石头菜）。

采收加工　夏、秋二季采收叶，鲜用或晒干。

功能主治　中药：清热解毒，消肿止痛。用于疔疮，痈肿，烫火伤，蜂蜇。

用法用量　中药：3~9g，煎汤；外用适量，鲜嫩叶捣汁敷。

资源状况　资源少。

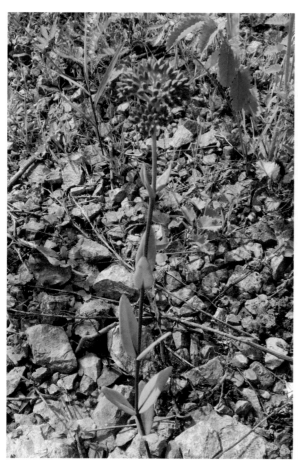 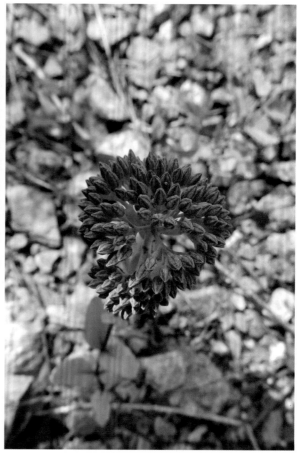

瓦 松

酸溜溜、酸窝窝
Orostachys fimbriata (Turcz.) A. Berger

形态特征 二年生草本，高 10~30cm，全株粉绿色，密生紫红色斑点。第一年生莲座状叶短，叶匙状条形，先端有一个半圆形软骨质的附属物，边缘有流苏状牙齿，中央具 1 刺尖；第二年抽出花茎。茎生叶散生，无柄，条形至倒披针形，先端具刺尖头，基部叶早枯。花序顶生，总状或圆锥状，有时下部分枝，呈塔形；花梗长达 1cm；萼片 5，狭卵形，先端尖，绿色；花瓣 5，红色，干后常呈蓝紫色；花药紫色；鳞片 5，近四方形；心皮 5。蓇葖果矩圆形。花期 8~9 月，果期 10 月。

生境分布 生于石质山坡、石质丘陵，在一些石质丘顶可形成小群落片段。分布于我国黑龙江东南部、吉林东部、辽宁、河北、河南西部和东南部、山东、山西、安徽西部和南部、江苏、浙江、湖北东北部、陕西、宁夏、甘肃、青海。内蒙古大兴安岭额尔古纳市、阿尔山市、鄂温克族自治旗、科尔沁右翼前旗、科尔沁右翼中旗、突泉县、扎鲁特旗、阿鲁科尔沁旗、巴林左旗乌兰坝保护区、巴林右旗赛罕乌拉保护区、林西县、克什克腾旗有分布。

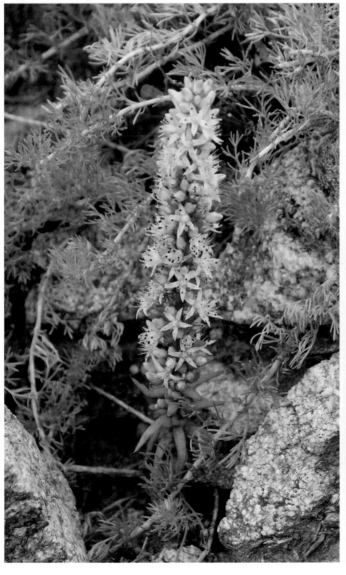
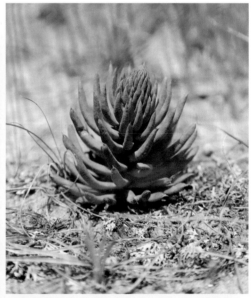
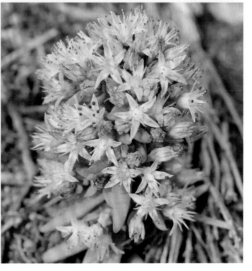

药用部位 **中药**：全草。**蒙药**：全草（斯琴－额布斯）。

采收加工 夏、秋二季采收，洗净泥土，用开水泡后晒干或鲜用。

性味归经 **中药**：酸、苦，凉。有毒。归肝、肺经。**蒙药**：酸，凉。

功能主治 **中药**：凉血止血，清热解毒，收湿敛疮。用于吐血，鼻衄，便血，血痢，热淋，月经不调，疔疮痈肿，痔疮，湿疹，烫伤，肺炎，肝炎，宫颈柱状上皮异位，乳糜尿。**蒙药**：清热，解毒，止泻。用于血热，毒热，热性泻下，便血。

用法用量 **中药**：5~15g，煎汤、捣汁，或入丸剂；外用适量，捣敷，或煎汤熏洗，或研末调敷。**蒙药**：多配方用。

资源状况 资源丰富。

乳毛费菜 *Phedimus aizoon* (Linnaeus) ′t Hart. var. *scabrus* (Maxim.) H. Ohba et al.

形态特征 多年生草本。全株无毛。根状茎短而粗。茎高 20~50cm，1~3 条，少数丛生，直立，植株被乳头状微毛。叶互生，椭圆状披针形至倒披针形，先端钝，基部楔形，边缘有不整齐的锯齿，几无梗。聚伞花序顶生，分枝平展，多花，下托以苞叶；花近无梗；萼片 5，条形，肉质，不等长，先端钝；花瓣 5，黄色，矩圆形至椭圆状披针形，有短尖；雄蕊 10，较花瓣短；鳞片 5，近正方形；心皮 5，卵状矩圆形，基部合生，腹面有囊状凸起。蓇葖果呈星芒状排列，有直喙。种子椭圆形。花期 6~8 月，果期 8~10 月。

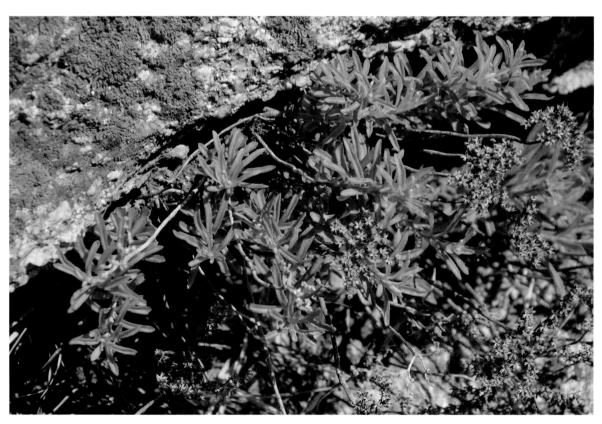

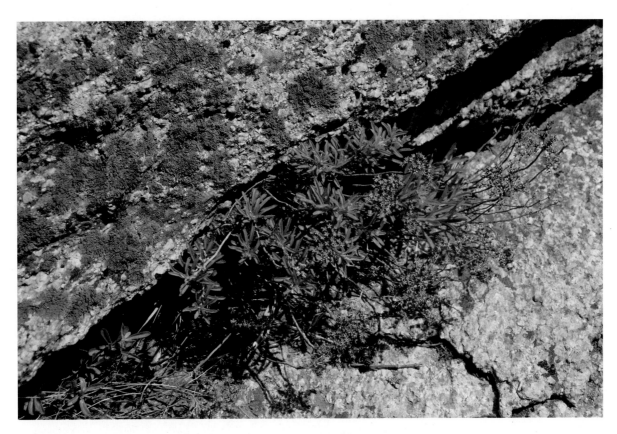

生境分布 生于森林带和草原带的山地林下、林缘、石质山坡、山坡草地、山顶砾石地、沟谷草甸。分布于我国吉林、辽宁、河北、山西、陕西、宁夏、甘肃、青海。内蒙古大兴安岭扎鲁特旗、巴林左旗乌兰坝保护区、巴林右旗赛罕乌拉保护区、林西县、克什克腾旗有分布。

药用部位 中药：全草。

采收加工 夏、秋二季采收，洗净泥土，鲜用或晒干。

性味归经 中药：酸，平。归心、肝、脾经。

功能主治 中药：活血，止血，宁心，利湿，消肿，解毒。用于跌打损伤，咯血，吐血，便血，心悸，痈肿。

用法用量 中药：4.5~9g（鲜者50~100g），煎汤；外用适量，捣敷。

资源状况 资源少。

小丛红景天
雾灵景天、凤尾七
Rhodiola dumulosa (Franch.) S. H. Fu

形态特征 多年生草本，高5~15cm，全体无毛。主轴粗壮，多分枝，地上部分常有残存的老枝。一年生花枝簇生于轴顶端，直立或斜升，基部常为褐色鳞片状叶所包被。叶互生，条形，先端锐尖或稍钝，全缘，绿色，无柄。花序顶生，聚伞状，着生4~7花；花具短梗；萼片5，条状披针形，先端具长尖头；花瓣5，白色或淡红色，披针形，近直立，上部向外弯曲，先端具长凸尖头，边缘折皱；雄蕊10，2轮，均较花瓣短，花药褐色；鳞片扁长；心皮5，卵状矩圆形，顶端渐尖成花柱。蓇葖果直立或上部稍开展。种子少数，狭倒卵形，褐色。花期7~8月，果期9~10月。

生境分布　生于山地阳坡及山脊岩石缝中。分布于我国吉林西部、河北、山西、陕西南部、甘肃东部、青海东部、四川西北部、湖北西部、云南西北部。内蒙古大兴安岭阿尔山市、科尔沁右翼前旗、巴林右旗赛罕乌拉保护区有分布。

药用部位　**中药**：全草（凤尾七）。**蒙药**：全草（宝特 – 刚奴日 – 额布斯）。

采收加工　夏、秋二季采收全草，洗净泥土，晒干。

性味归经　**中药**：甘，微苦，平。归肾、肝经。**蒙药**：甘、苦、涩，凉。

功能主治　**中药**：益肾养肝，调经活血。用于劳热骨蒸，干血痨，头晕目眩，月经不调。**蒙药**：清热，滋补，润肺。用于肺热，咳嗽，气喘，感冒发热。

用法用量　**中药**：6~12g，煎汤。**蒙药**：多配方用。

资源状况　资源稀少。

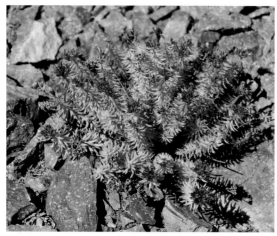
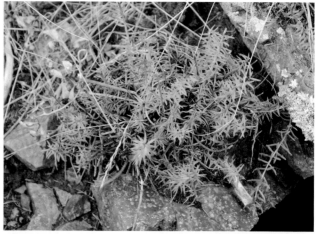
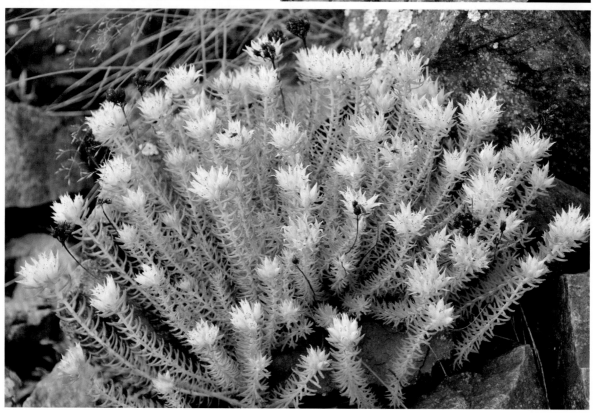

虎耳草科 Saxifragaceae

红升麻
落新妇、虎麻
Astilbe chinensis (Maxim.) Franch. et Savat.

形态特征 多年生草本，高 40~100cm。根状茎肥厚，着生多数须根。基生叶为二至三回三出复叶，稀顶生，羽状复叶具 5 小叶，小叶卵形，椭圆形或卵状矩圆形，先端渐尖，基部圆形或宽楔形，边缘有重锯齿，两面无毛或沿脉有疏毛，有长叶柄，其基部密生棕色长毛；茎生叶 2~3，较小，托叶膜质，棕褐色，卵状披针形，长约 1cm。圆锥花序狭长，密生褐色卷曲柔毛；花密集，小形，苞片卵形，较花萼短；萼片 5，椭圆形，长约 1.2mm，宿存，花瓣 5，狭条形，紫色，早落；雄蕊 10，心皮 2，离生，子房上位。蓇葖果 2，椭圆状卵形，沿腹缝线开裂，含多数种子。种子狭纺锤形，棕色，具狭翅。花期 7 月，果期 9 月。

生境分布 生于林缘草甸、山谷溪边。分布于我国黑龙江、吉林中东部、辽宁、河北、山东、山西、河南、安徽西部和东南部、江西北部、浙江、湖北西南部、湖南、广东北部、广西北部、贵州、四川、云南西北部、陕西中部和南部、甘肃东部、青海东部。内蒙古大兴安岭东乌珠穆沁旗宝格达山有分布。

药用部位 中药：根茎或全草。

采收加工 秋季采挖根状茎，除去须根，洗净泥土，切片，晒干，或连根挖取，晒干。

性味归经 中药：辛、苦，温。

功能主治 中药：散瘀止痛，祛风除湿。用于跌打损伤，手术后疼痛，风湿关节痛，毒蛇咬伤。

用法用量 中药：6~9g，煎汤。

资源状况 资源少。

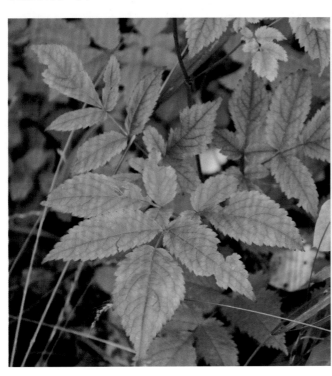
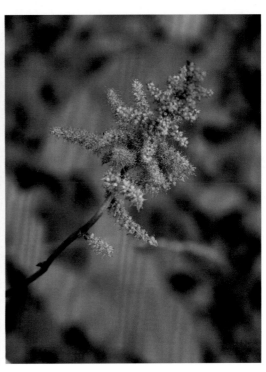

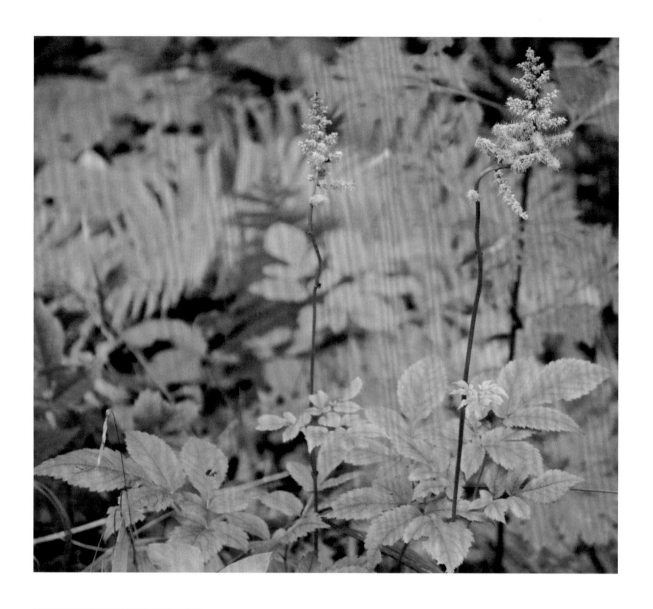

扯根菜
赶黄草
Penthorum chinense Pursh

形态特征　多年生草本，高20~60cm。根状茎长，横走，节部着生多数不定根。茎直立，下部常红紫色，无毛，通常不分枝，上部淡绿色，被紫色腺毛。叶条状披针形或披针形，先端长渐尖，基部渐狭，边缘具细锯齿，两面无毛，花序顶生，蝎尾状；总花梗、花梗与萼片均被腺毛；苞片小，卵形或狭卵形，花萼黄绿色，宽钟状，5深裂，裂片三角形，无花瓣；雄蕊10，稍伸出花萼外，心皮5（~6），下部合生，子房5（~6）室，花柱短粗；柱头扁球形。蒴果红紫色，有5（~6）短喙，呈星状斜展。花、果期7~9月。

生境分布　生于溪边湿地、沟渠旁。分布于我国黑龙江、吉林、辽宁、河北、河南、山东、山西南部、安徽、江苏、湖北、湖南、广东、广西、贵州、四川、云南、陕西、甘肃。内蒙古大兴安岭扎兰屯市、扎赉特旗、乌兰浩特市有分布。

药用部位　中药：全草（赶黄草）。

采收加工 秋季采收，洗净泥土，晒干或鲜用。

性味归经 **中药**：苦、微辛，寒。归肝、肾经。

功能主治 **中药**：利水除湿，活血散瘀，止血，解毒。用于水肿、小便不利，黄疸，带下，痢疾，闭经，跌打损伤，尿血，崩漏，疮痈肿毒，毒蛇咬伤。

用法用量 **中药**：15~30g，煎汤；外用适量，捣烂敷患处。

资源状况 资源少。

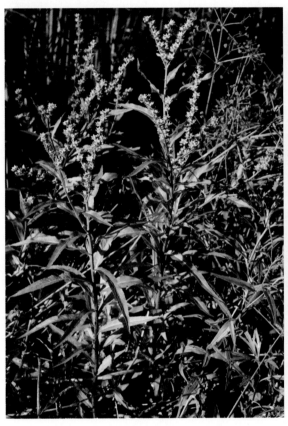 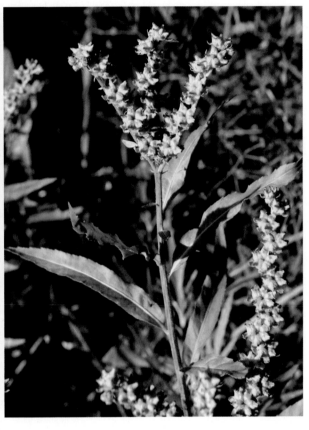

堇叶山梅花 薄叶山梅花
Philadelphus tenuifolius Rupr. ex Maxim.

形态特征 灌木，高 1~3m。二年生小枝灰棕色，当年生小枝浅褐色，被毛。叶卵形，先端急尖，基部近圆形或阔楔形，边缘具疏离锯齿，花枝上叶卵形或卵状椭圆形，先端急尖或渐尖，基部圆形或钝，边近全缘或具疏离锯齿，上面疏被长柔毛，下面沿叶脉疏被长柔毛，常紫堇色；叶脉离基出3~5 条；叶柄被毛。总状花序有花 3~7（~9）朵；花序轴黄绿色；花梗疏被短毛；花萼黄绿色，外面疏被微柔毛；裂片卵形，先端急尖，干后脉纹明显，无白粉；花冠盘状；花瓣白色，卵状长圆形，顶端圆，稍 2 裂，无毛；雄蕊 25~30；花盘无毛；花柱纤细，先端稍分裂，无毛，柱头槌形，较花药小。蒴果倒圆锥形。种子具短尾。花期 6~7 月，果期 8~9 月。

生境分布 生于阔叶杂木林中。分布于我国辽宁、吉林和黑龙江。内蒙古大兴安岭林西县、巴林左旗有分布。

药用部位　中药：根。

采收加工　夏、秋二季采挖，洗净泥土，切片晒干。

性味归经　中药：甘，平。归肝、肾经。

功能主治　中药：清热凉血，利尿。用于痔疮，小便不利。

用法用量　中药：6~15g，煎汤。

资源状况　资源少。

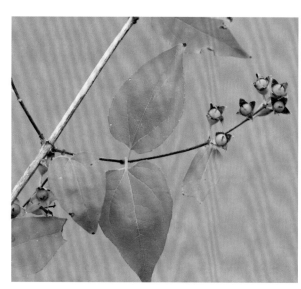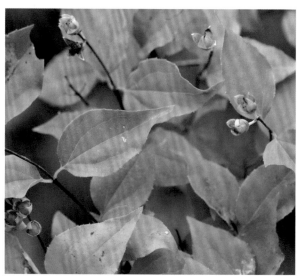

东北茶藨子

山麻子、狗葡萄
Ribes mandshuricum (Maxim.) Kom.

形态特征　灌木，高 1~2m。枝灰褐色，剥裂。叶掌状 3 裂，基部心形，中央裂片常较侧裂片长，裂片先端锐尖，边缘有锐尖牙齿，上面绿色，有短柔毛，下面淡绿色，密生白绒毛；叶柄有短柔毛。总状花序，初直立后下垂，有多数花；花梗长 1~2mm；花托宽钟状；萼片 5，倒卵形，反卷，带绿色或带黄色；花瓣 5，楔形，绿色。浆果球形，直径 7~9mm，红色。花、果期 6~8 月。

生境分布　生于落叶松林下、河岸林及灌丛中。分布于我国黑龙江、吉林东部、辽宁东部和北部、河北、河南西部和北部、山东、山西、陕西南部、甘肃东部。内蒙古大兴安岭科尔沁右翼前旗、科尔沁右翼中旗、阿鲁科尔沁旗、巴林左旗乌兰坝保护区、巴林右旗、克什克腾旗有分布。

药用部位　中药：茎枝的内层皮或果实。

采收加工　夏季割取茎枝，刮去外层皮，剥取内层皮，晒干。秋季采收果实，晒干。

功能主治　中药：解毒。用于肝炎。

用法用量　中药：3~9g，煎汤。

资源状况　资源一般。

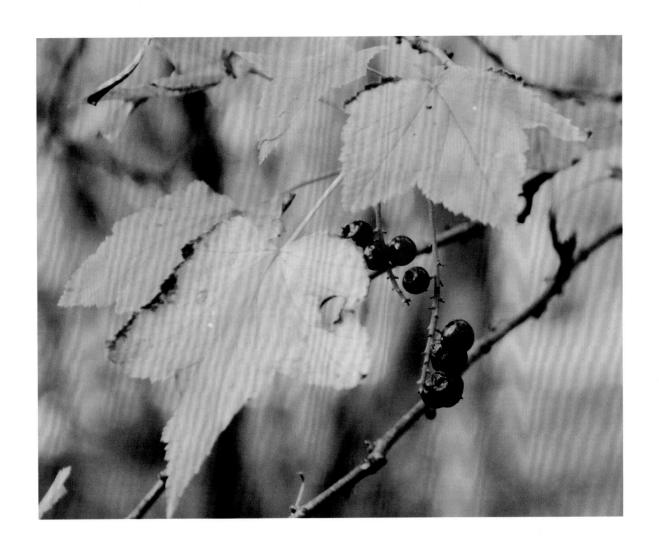

点头虎耳草

珠芽虎耳草、零余虎耳草
Saxifraga cernua L.

形态特征 多年生草本。基部具小球茎，白色，肉质，长 2~4mm，全株被腺毛。茎直立或斜升，高 10~20cm。单叶互生，基生叶与茎下部叶有长叶柄，叶片肾形，先端圆形，基部心形，边缘有大钝齿或浅裂，齿尖常有小尖头，两面都被腺毛；茎中部叶有短柄，叶片与基生叶相似但较小；茎上部叶柄极短，叶片卵形，掌状 3~5 浅裂；顶生叶披针形或条形，无柄；叶腋间常有珠芽，有几个鳞片，鳞片近卵形，顶端有小尖头，肉质，紫色，被腺毛。花常单生枝顶，偶有 2~3 花成聚伞花序；萼片披针状卵形，顶端钝，外面密被腺毛；花瓣白色，狭卵形或倒披针形；雄蕊 10，比花瓣短。蒴果宽卵形或矩圆形，果皮膜质，褐色，顶部 2 瓣开裂，裂瓣先端具喙。花、果期 6~9 月。

生境分布 生于高山岩石缝间。分布于我国吉林东部、河北西北部、山西东北部、陕西南部、宁夏西北部、青海东半部、四川西南部、云南西北部、西藏北部和西部、新疆。内蒙古大兴安岭额尔古纳市、根河市、牙克石市、鄂伦春自治旗、阿尔山市有分布。

药用部位 中药：全草。

采收加工 春、夏二季采收，洗净泥土，晒干。

功能主治　中药：清热解毒，排脓。

用法用量　中药：10~15g, 煎汤；外用适量，捣汁滴，或煎汤熏洗。

资源状况　资源少。

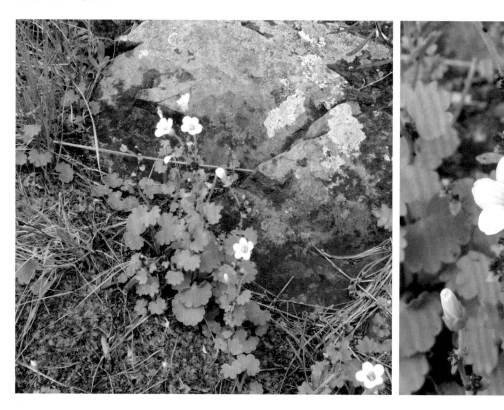

蔷薇科 Rosaceae

山 桃
野桃、山毛桃、普通桃
Amygdalus davidiana (Carriére) de Vos ex L. Henry

形态特征 乔木，高 4~6m。树皮光滑，暗红紫色，有光泽，嫩枝红紫色，无毛；腋芽 3 个并生。单叶，互生，叶片披针形或椭圆状披针形，先端长渐尖，基部宽楔形，边缘有细锐锯齿，两面平滑无毛；叶柄纤细，无毛，稀具腺。花单生，直径 2~3cm，先叶开放，花梗极短，无毛；花萼无毛，萼筒钟形，暗紫红色；萼片矩圆状卵形，先端钝或稍尖，外面无毛；花瓣淡红色或白色，倒卵形或近圆形，先端圆钝或微凹，基部有短爪；雄蕊多数，长短不等，长者与花瓣近等长；子房密被柔毛，花柱顶生，细长。核果球形，直径 2~2.5cm，先端有小尖头，密被短柔毛；果肉薄，干燥；果核矩圆状椭圆形，先端圆形，有弯曲沟槽。花期 4~5 月，果期 7 月。

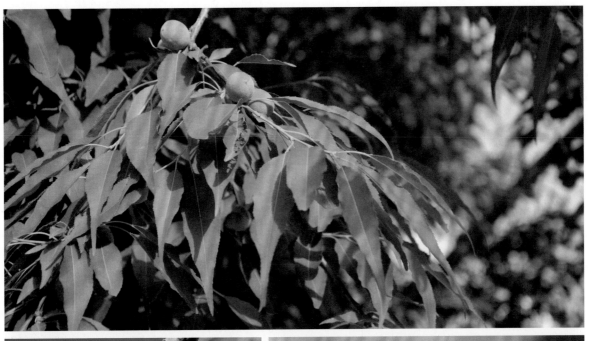

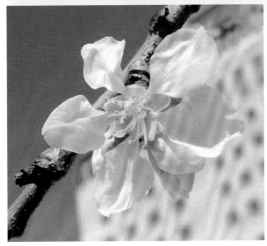

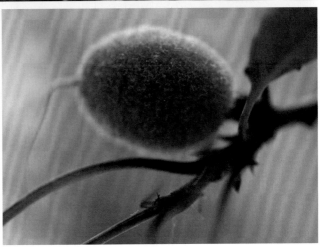

生境分布　生于山坡、山谷沟底或疏林及灌丛内。分布于我国黑龙江南部、辽宁中部、河北、河南西北部、山东东部、山西、陕西、宁夏、甘肃东部、青海东部、四川西部、云南西北部。内蒙古大兴安岭乌兰浩特市、突泉县、科尔沁右翼中旗、阿鲁科尔沁旗、巴林左旗、巴林右旗、林西县、克什克腾旗有栽培。

药用部位　中药：种子（桃仁）、果实（桃子）、根（桃树根）。**蒙药**：种子（哲日勒格–陶古日）。

采收加工　秋季采收成熟果实，除去果肉及核壳，取出种子，晒干。果实成熟时采摘。根全年可采挖，洗净泥土，切成段，晒干。

性味归经　种子苦、甘，平。归心、肝、大肠经。果实甘、酸，温。归肺、大肠经。根苦，平。

功能主治　中药：种子活血祛瘀，润肠通便，止咳平喘。用于经闭痛经，癥瘕痞块，肺痈肠痈，跌打损伤，肠燥便秘，咳嗽气喘。果实生津，润肠，活血，消积。用于津少口渴，肠燥便秘，闭经，积聚。根行血活络。用于黄疸，吐血，衄血，经闭，风湿，痈肿，痔疮。**蒙药**：镇协日，燥脓，止咳。用于经闭，痛经，腹部肿块，跌扑损伤，肠燥便秘。

用法用量　中药：种子 5~10g，煎汤。果实内服适量，鲜食或作脯食；外用适量，捣敷。根 60~90g，煎汤；外用适量。**蒙药**：多入丸、散剂。

柄扁桃　长梗扁桃、长柄扁桃、山樱桃
Amygdalus pedunculata Pall.

形态特征　灌木，高 1~1.5m。多分枝，枝开展；树皮灰褐色，稍纵向剥裂；嫩枝浅褐色，常被短柔毛；在短枝上常 3 个芽并生，中间是叶芽，两侧是花芽。单叶互生或簇生于短枝上，叶片倒卵形、椭圆形、近圆形或倒披针形，先端锐尖或圆钝，基部宽楔形，边缘有锯齿，上面绿色，被短柔毛，下面淡绿色，被短柔毛，叶柄被短柔毛，托叶条裂，边缘有腺体，基部与叶柄合生，被短柔毛。花单生于短枝上，直径 1~1.5cm；花梗被短柔毛；萼筒宽钟状，外面近无毛，里面被长柔毛；萼片三角状卵形，比萼筒稍短，先端钝，边缘有疏齿，近无毛，花后反折；花瓣粉红色，圆形，先端圆形，基部有短爪；雄蕊多数，子房密被长柔毛，花柱细长，与雄蕊近等长。核果近球形，稍扁，直径 10~13mm，成熟时暗紫红色，顶端有小尖头，被毡毛，果肉薄、干燥、离核；核宽卵形，稍扁，平滑或稍有皱纹。核仁（种子）近宽卵形，稍扁，棕黄色，直径 4~6mm。花期 5 月，果期 7~8 月。

生境分布　多见于丘陵向阳石质斜坡及坡麓。分布于我国宁夏北部。内蒙古大兴安岭巴林右旗赛罕乌拉保护区有分布。

药用部位　中药：种子（郁李仁）。

采收加工　夏、秋二季采收成熟果实，除去果肉及核壳，取出种子，干燥。

性味归经　中药：辛、苦、甘，平。归脾、大肠、小肠经。

功能主治　中药：润肠通便，下气利水。用于津枯肠燥，食积气滞，腹胀便秘，水肿，脚气，小便不利。

用法用量　中药：6~10g，煎汤。

资源状况　资源稀少。

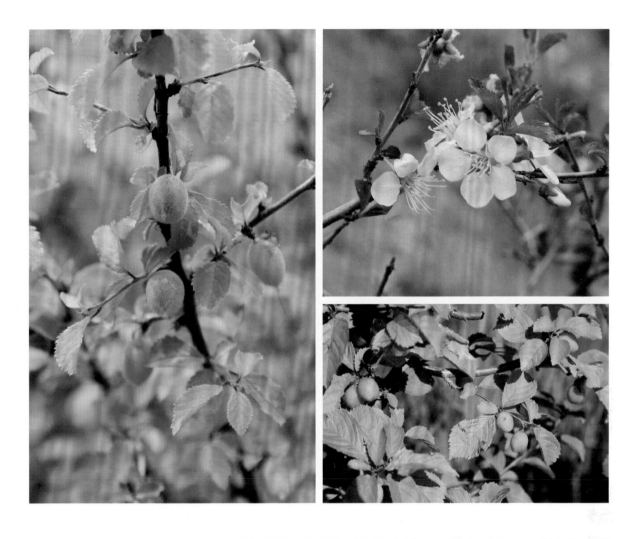

杏 | 普通杏
Armeniaca vulgaris Lam.

形态特征　乔木，高可达 10m。树皮黑褐色，不规则纵裂；小枝红褐色，有光泽，无毛。单叶互生，叶片宽卵形至近圆形，先端短尾状渐尖，基部近圆形或近心形，边缘有细钝锯齿，上面无毛，下面沿脉与脉腋有短柔毛或无毛；叶柄中部以上有 2 腺体，无毛。花单生，先叶开放，花梗极短，花直径 2.5~3cm，萼筒钟状，带紫红色，被稀疏短柔毛；萼片椭圆形至卵形，先端圆钝或稍尖，两面常被短柔毛，比萼筒稍短，带紫红色；花瓣白色或淡红色，宽倒卵形至椭圆形，顶端圆形，基部有短爪，雄蕊多数，比花瓣短；子房被短柔毛，花柱下半部被短柔毛。核果近球形，直径 3~4cm，黄白色至黄红色，常带红晕，有沟，被短柔毛或近无毛；果肉多汁；果核扁球形，表面平滑，边缘增厚而有锐棱，沿腹缝有纵沟。种子（杏仁）扁球形，顶端尖。花期 5 月，果期 7 月。

生境分布　原产于我国新疆天山东部和西部。内蒙古大兴安岭有栽培。

药用部位　**中药**：种子（杏仁）。**蒙药**：种子（归勒斯）。

采收加工　夏季果实成熟时采摘，除去果肉及核壳，取种仁，晾干。

性味归经　**中药**：苦，微温。有小毒。归肺、大肠经。**蒙药**：苦，平。有小毒。

功能主治　**中药**：降气止咳平喘，润肠通便。用于咳嗽气喘，胸满痰多，肠燥便秘。**蒙药**：燥协日乌素，透疹，止咳，平喘，生发。用于麻疹，协日乌素病，肺热咳嗽，气喘，脱发。

用法用量 中药：5~10g，煎汤，生品入煎剂后下；外用适量，捣敷。**蒙药**：煮散剂，2~3g，或入丸、散剂。

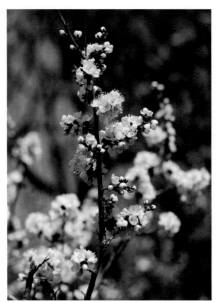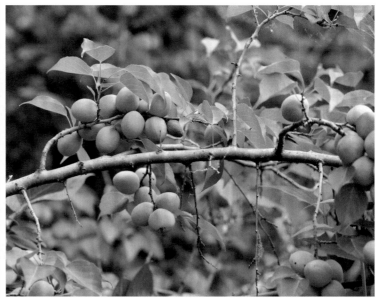

欧 李 *Cerasus humilis* (Bunge) Sok.

形态特征 小灌木，高 20~40cm。树皮灰褐色，小枝被短柔毛；腋芽 3 个并生，中间是叶芽，两侧是花芽。单叶互生，叶片矩圆状披针形至条状椭圆形，先端锐尖，基部楔形，边缘有细锯齿，两面均光滑无毛，有时下面沿叶脉被短柔毛；叶柄短，托叶条形，边缘有腺齿。花单生或 2 朵簇生，直径约 15mm，与叶同时开放；花梗常被稀疏柔毛；花萼无毛或被疏柔毛，萼筒钟状，萼片卵形三角形，与萼筒近等长，先端锐尖，花后反折；花瓣白色或粉红色，倒卵形或椭圆形；雄蕊多数，比花瓣短，长短不一；花柱与子房均无毛。核果近球形，直径 10~15mm（小果型）或 15~22mm（大果型），鲜红色，味酸；果核近卵形，顶端有尖头，表面平滑，有 1~3 条沟纹。花期 5 月，果期 7~8 月。

生境分布 分布于我国黑龙江中部、吉林西部、辽宁、河北、河南北部、山东、山西、江苏、四川。内蒙古大兴安岭科尔沁右翼前旗、科尔沁右翼中旗、突泉县、扎鲁特旗罕山保护区、阿鲁科尔沁旗、巴林左旗乌兰坝保护区、巴林右旗赛罕乌拉保护区、林西县、克什克腾旗有分布。

药用部位 中药：种子（郁李仁）。

采收加工 夏、秋二季采收成熟果实，除去果肉及核壳，取出种子，干燥。

性味归经 中药：辛、苦、甘，平。归脾、大肠、小肠经。

功能主治 中药：润燥滑肠，下气利水。用于津枯肠燥，食积气滞，腹胀便秘，水肿，小便不利等。

用法用量 中药：6~10g，煎汤，或入丸、散剂。

资源状况 资源一般。

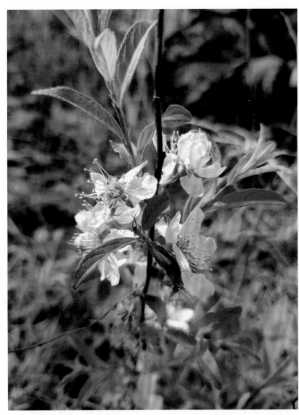
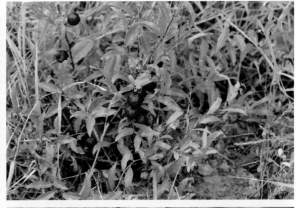
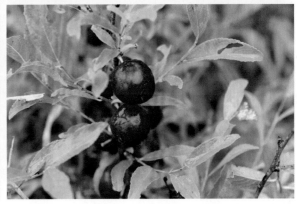

灰栒子

尖叶栒子
Cotoneaster acutifolius Turcz.

形态特征　灌木,高1.5~2m。枝褐色或紫褐色,老枝灰黑色,嫩枝被长柔毛,以后脱落无毛。叶片卵形,稀椭圆形,先端锐尖、渐尖,稀钝,基部宽楔形或圆形,上面绿色,被稀疏长柔毛,下面淡绿色,被长柔毛,幼时较密,逐渐脱落变稀疏;叶柄被柔毛;托叶披针形,紫色,被毛。聚伞花序,有花2~5朵;花梗被柔毛;花直径约7mm,萼筒外面被柔毛,萼片近三角形,边缘有白色绒毛;花瓣直立,近圆形,粉红色,基部有短爪;雄蕊18~20,花丝下部加宽呈披针形,与花瓣近等长或稍短;花柱2(~3),比雄蕊短;子房先端密被柔毛。果实倒卵形或椭圆形,暗紫黑色,被稀疏柔毛,有2小核。花期6~7月,果期8~9月。

生境分布　散生于森林草原带的山地石质坡地及沟谷,常见于林缘及一些杂木林中。分布于我国河北西部和西北部、河南西部、山西、陕西、湖北西部、湖南西北部、宁夏、甘肃东部、青海东部、四川西部、云南西北部、西藏东部和南部。内蒙古大兴安岭巴林左旗乌兰坝保护区、巴林右旗赛罕乌拉保护区有分布。

药用部位　中药:枝、叶及果实。蒙药:果实(哈日－伊日盖)。

采收加工　6~8月采收枝、叶。秋季采收果实,晒干。

性味归经　中药:苦、涩,平。归肝经。蒙药:酸,温。

功能主治　中药:凉血,止血。用于鼻衄,牙龈出血,月经过多。蒙药:止血,收敛扩散毒,燥协日乌素。用于鼻衄,吐血,月经过多,关节散毒症,关节协日乌素病。

用法用量 中药：3~9g，煎汤。蒙药：多入丸、散剂。
资源状况 资源少。

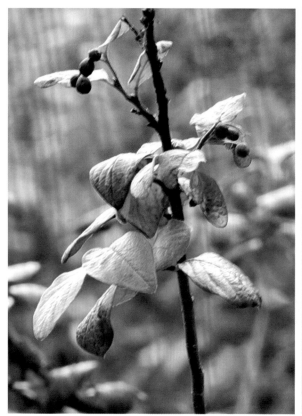
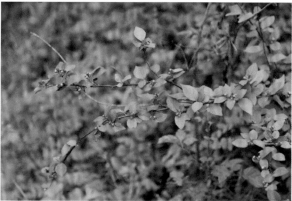
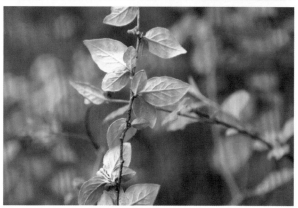

水枸子 枸子木、多花枸子
Cotoneaster multiflorus Bunge

形态特征 灌木，高达 2m。枝开展，褐色或暗灰色，无毛，嫩枝紫色或紫褐色，被毛。叶片卵形、菱状卵形或椭圆形，先端圆钝，有时微凹，或有短尖头，稀锐尖，基部宽楔形或圆形，上面绿色，无毛，下面淡绿色；叶柄紫色或绿色；托叶披针形，紫褐色，被毛，早落。聚伞花序，疏松，生于叶腋，有花 3~10 朵，花梗无毛；苞片披针形，稍被毛，早落；花直径 8~10mm；萼片近三角形，仅先端边缘稍被毛；花瓣近圆形，白色，开展，长宽近相等，基部有 1 簇柔毛；雄蕊 20，稍短于花瓣；花柱 2，比雄蕊短；子房顶端有柔毛。果实近球形或宽卵形，鲜红色，有 1 小核。花期 6 月，果期 9 月。

生境分布 零星生于草原带的山地灌丛、林缘、沟谷。分布于我国黑龙江西部、辽宁西部、河北北部和西部、河南西部、山西、陕西、宁夏、甘肃东部、青海东部和南部、湖北西部、四川西部、云南西北部、西藏东部和南部、新疆北部。内蒙古大兴安岭巴林右旗、克什克腾旗有分布。

药用部位 中药：枝叶。

采收加工 春季至初夏采摘，洗净，多鲜用。

功能主治 中药：用于烫伤，烧伤。

用法用量 中药：外用适量，捣敷患处。

资源状况 资源少。

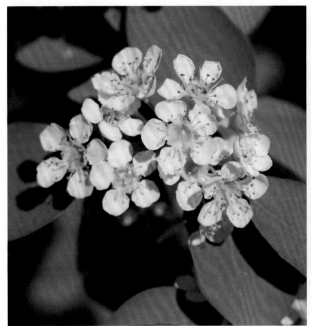 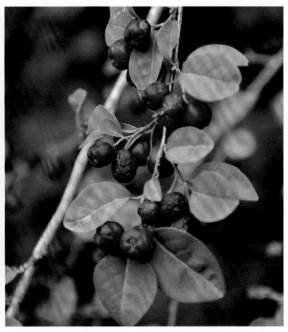

山里红

大山楂、红果
Crataegus pinnatifida Bge. var. *major* N. E. Br.

形态特征 乔木，高达 6m。树皮暗灰色，小枝淡褐色，枝刺长 1~2cm，稀无刺；芽宽卵形，先端圆钝，无毛。叶宽卵形、三角状卵形或菱状卵形，叶片大，先端锐尖或渐尖，基部宽楔形或楔形，边缘有 3~4 对浅裂，裂片披针形、卵状披针形或条状披针形，边缘有不规则的锯齿，上面暗绿色，有光泽，下面淡绿色，沿叶脉疏生长柔毛；叶柄长 1~3cm；托叶大，镰状，边缘有锯齿。伞房花序，有多花；花梗及总花梗均被毛，花梗长 5~10mm；花直径 8~12mm；萼片披针形，先端渐尖，全缘，里面先端有毛；花瓣倒卵形或近圆形，白色；雄蕊 20，短于花瓣，花药粉红色；花柱 3~5，子房顶端有毛。果实近球形或宽卵形，果实大，其直径可达 2cm 以上，深亮红色。花期 6 月，果熟期 9~10 月。

生境分布 内蒙古大兴安岭南部山地有栽培。

药用部位 中药：果实（山楂）、叶（山楂叶）、根（山楂根）。蒙药：果实（道老纳）。

采收加工 秋季果实成熟时采收，切片，干燥。夏季采收叶晒干。春秋采挖根，洗净泥土，晒干。

性味归经 中药：果实酸、甘，微温。归脾、胃、肝经。叶酸，平。归肝经。根甘，平。无毒。归胃、肝经。蒙药：酸，凉。

功能主治 中药：果实消食健胃，行气散瘀。用于肉食积滞，胃脘胀满，泻痢腹痛，瘀血经闭，产后瘀阻，心腹刺痛，疝气疼痛，高脂血症。焦山楂消食导滞作用增强。用于肉食积滞，泻痢不爽。叶活血化瘀，理气通脉，化浊降脂。用于气滞血瘀，胸痹心痛，胸闷憋气，心悸健忘，眩晕耳鸣，高脂血症。根消积和胃，止血，祛风，消肿。用于食积，痢疾，反胃，风湿痹痛，咯血，痔漏，水肿。

蒙药：清血热，清巴达干、协日，滋补强壮。用于血热，黄疸，腑协日症，发热烦渴，瘟疫，尿涩，新、陈热。

用法用量　**中药：**果实 9~12g，煎汤。叶 3~10g，煎汤，或泡茶饮。根 10~20g，煎汤；外用适量，煎汤熏洗。**蒙药：**3~6g，或入丸、散剂。

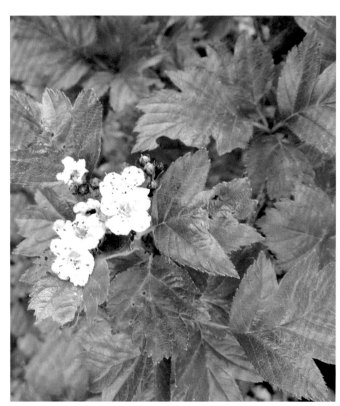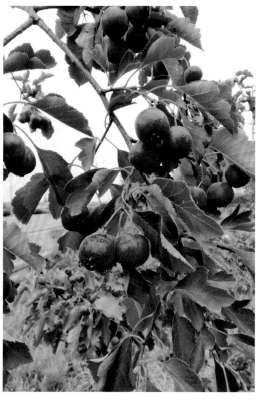

草 莓 | 凤梨草莓
Fragaria × *ananassa* (Weston) Duch.

形态特征　多年生草本，高 10~30cm，全株有柔毛。茎匍匐地面，被开展长柔毛。掌状三出复叶。于基部丛生，具长柄，小叶具短柄，小叶片近革质，倒卵状菱形。先端圆形，基部宽楔形，边缘有粗大牙齿，上面散生长柔毛，有光泽，下面淡绿色，沿脉被长柔毛。聚伞花序，有花 5~15 朵，生于一总花梗上；花直径约 2cm，有长梗；副萼片披针形，先端锐尖；萼片卵状披针形，先端尖，与副萼片近等长；花瓣白色，椭圆形或近圆形。聚合果肉质，球形卵形，直径 2~3cm，红色或淡红色；多数瘦果生于肉质花托上。花期 6~7 月，果期 7~8 月。

生境分布　原产于南美，内蒙古大兴安岭城镇有栽培。

药用部位　**中药：**果实。

采收加工　6~8 月采收，鲜用或晒干。

性味归经　**中药：**甘、酸，凉。无毒。

功能主治　**中药：**清凉止咳，健胃消食。用于口渴，食欲不振，消化不良。

用法用量　**中药：**内服适量，作食品。

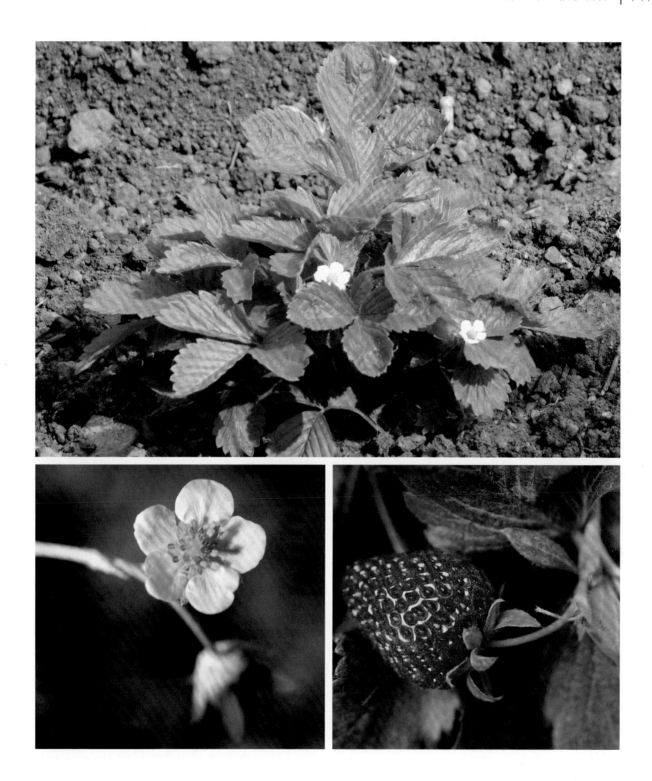

花 红 沙果
Malus asiatica Nakai

形态特征 小乔木，高4~6m。嫩枝密被柔毛，老时暗褐色，无毛；芽卵形，幼时密被柔毛，逐渐脱落，暗紫红色。叶片卵形或椭圆形，先端锐尖或渐尖，基部圆形或宽楔形，边缘有细锐锯齿，上面被短柔毛，逐渐脱落，下面密被短柔毛；叶柄被毛；托叶披针形，早落。伞房花序，有花4~7朵；花梗密被柔毛；花直径 3.5~4.5cm；萼筒外面密被柔毛；萼片三角状披针形或卵状披针形，与萼筒近等长或稍长，两面密被柔毛；花瓣卵形、倒卵形或椭圆形，粉红色；雄蕊 17~20，花丝长短不齐，比花瓣短一半；花柱 4（~5），比雄蕊稍长，基部合生，密被柔毛。果实宽卵形或近圆形，直径 3.5~5cm，黄色或红色，顶端有冠状宿存花萼，萼洼微凸，有几个不规则凸起，梗洼下陷，表面微被白粉；果梗比果径短。花期 5 月，果期 9~10 月。

生境分布　生于山坡阳处、平原砂地。分布于我国华北地区。内蒙古大兴安岭有栽培。

药用部位　中药：果实（林檎）、叶（花红叶）、根（林檎根）。

采收加工　夏、秋二季果实成熟时采摘。夏季采叶，鲜用或晒干。全年采挖根，切片，晒干。

性味归经　中药：果实酸、甘，温。无毒。归心、肝、肺经。叶辛，微温。归肺经。根苦，平。归胃、大肠经。

功能主治　中药：果实下气宽胸，生津止渴，和中止痛。用于痰饮积食，胸膈痞塞，消渴，霍乱，吐泻腹痛，痢疾。叶泻火明目，杀虫解毒。用于眼目青盲，翳膜遮睛，小儿疥疮。根杀虫，止渴。用于蛔虫病，绦虫病，消渴。

用法用量　中药：果实 30~90g，煎汤，或捣汁服；外用适量，研末调敷。叶 3~9g，煎汤；外用适量，煎汤洗。根 15~30g，煎汤。

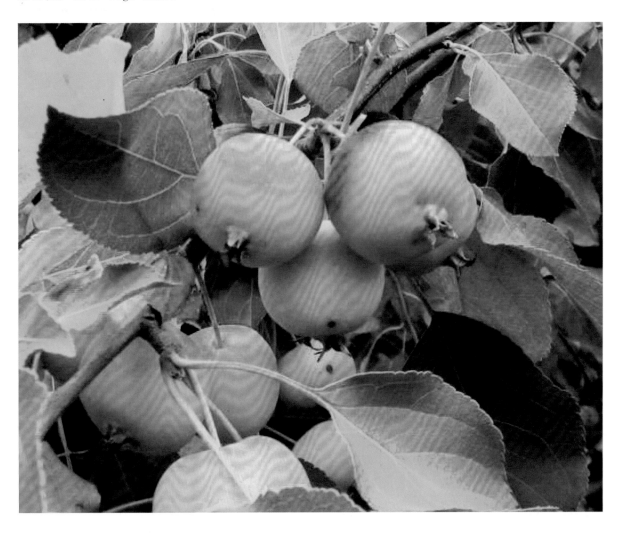

楸 子
海棠果、海红
Malus prunifolia (Willd.) Borkh.

形态特征 小乔木，高 3~8m。小枝幼时密被短绒毛，老时灰褐色，近无毛，芽卵形，有数鳞片，微被柔毛，边缘较密，紫褐色。叶片卵形，椭圆形或长椭圆形；先端渐尖或锐尖，基部宽楔形或近圆形，边缘有细锐锯齿，下面沿叶脉稍有短柔毛或近无毛；托叶条形或条状披针形。黄褐色，稍被毛，早落。伞房花序，有花 5~8 朵；花梗被短柔毛；花直径 3~4cm；萼筒外面密被长柔毛，萼片披针形或三角状披针形，两面均被柔毛；花瓣倒卵形或椭圆形，基部有短爪，白色，花蕾时粉红；雄蕊 20，花丝长短不齐，长约为花瓣 1/3；花柱 4（~5），基部合生，有毛，比雄蕊长。果实卵形或近球形，直径 2~3cm，红色或黄色，顶端有冠状宿存花萼，萼洼微凸，稍隆起，有几个不规则凸起，梗洼稍下陷；果梗比果实长。花期 5 月，果期 9~10 月。

生境分布 原产于我国河北西北部、河南西部、山东东部、山西南部和西北部、陕西南部、宁夏南部、甘肃中部、青海东部。内蒙古大兴安岭有栽培。

药用部位 **中药**：果实。

采收加工 8~9 月果熟时采摘，鲜用。

性味归经 **中药**：酸、甘，平。

功能主治 **中药**：生津，消食。用于口渴，食积。

用法用量 **中药**：15~30g，煎汤。

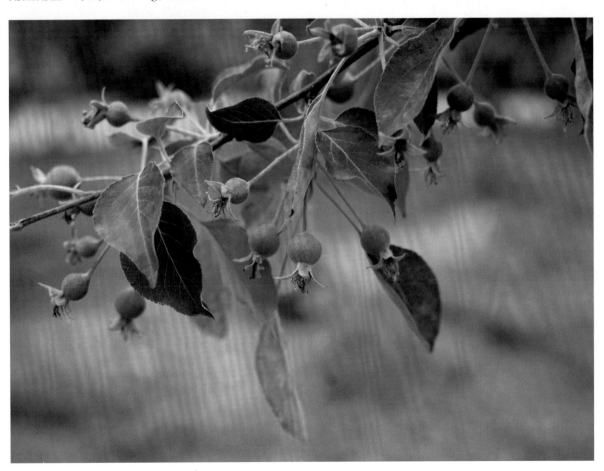

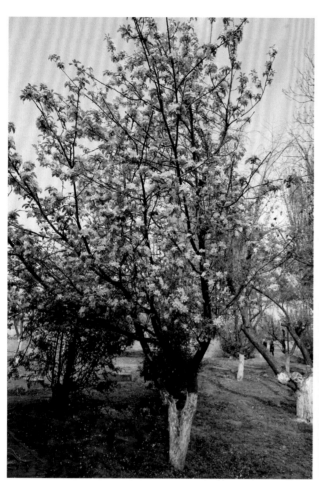
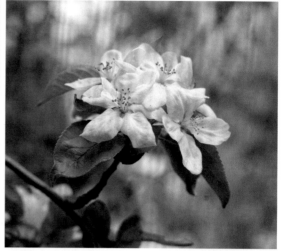
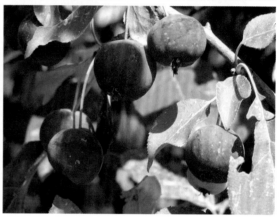

苹 果

西洋苹果
Malus pumila Mill.

形态特征 乔木，高达 15m。幼枝密被绒毛，老枝紫褐色而无毛。芽卵形，密被短柔毛。叶片椭圆形、卵形或宽椭圆形，先端锐尖，基部宽楔形或圆形，边缘有圆钝锯齿或重锯齿，幼时上下两面密被短柔毛，成长后表面无毛或稍被毛，托叶披针形或卵状倒披针形，密被短柔毛，早落。伞房花序，有花 3~7 朵；花梗密被绒毛；花直径 3~4cm；萼筒外面密被绒毛；萼片三角状披针形，与萼筒等长或稍长，两面密被灰白色绒毛；花瓣宽侧卵形、宽卵形或椭圆形，白色；雄蕊约 20，花丝长短不齐，比花瓣约短一半；花柱 5，比雄蕊稍长，基部合生，下部密被灰白色绒毛。果实扁圆形、圆形、宽卵形或圆锥形，形状、颜色、香味、品质常随栽培品种不同而异，直径在 2cm 以上，萼洼与梗洼均下陷，萼片宿存；果梗粗短。花期 5 月，果期 8~10 月。

生境分布 原产于欧洲和中亚地区。我国辽宁、河北、河南、山东、山西、陕西、甘肃、四川等广泛栽培。内蒙古大兴安岭南部山地有栽培。

药用部位 中药：果实（苹果）、果皮（苹果皮）、叶（苹果叶）。

采收加工 9~10 月间，果熟时采收果实。夏、秋二季采收叶，鲜用。

性味归经 中药：果实甘、酸，凉。无毒。果皮甘，凉。归胃经。叶苦，寒。归肝、肾经。

功能主治 **中药**：果实益胃，生津，除烦，醒酒。用于津少口渴，脾虚泄泻，食后腹胀，饮酒过度。果皮降逆和胃。用于反胃。叶凉血解毒。用于产后血晕，月经不调，发热，热毒疮疡，烫伤。

用法用量 **中药**：果实适量，生食、捣汁或熬膏服；外用适量，捣汁涂。果皮 15~30g，煎汤或沸汤泡饮。叶 30~60g，煎汤；外用适量，鲜叶贴敷。

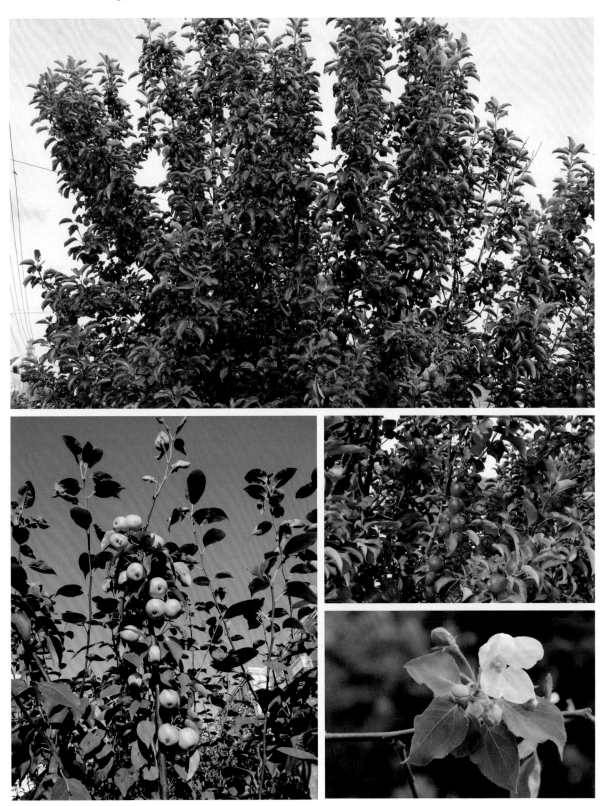

斑叶稠李 | 山桃稠李 *Padus maackii* (Rupr.) Kom.

形态特征　落叶小乔木，高 4~10m。树皮光滑成片状剥落；老枝黑褐色或黄褐色，无毛；小枝带红色；冬芽卵圆形，无毛或在鳞片边缘被短柔毛。叶片椭圆形、菱状卵形，稀长圆状倒卵形，先端尾状渐尖或短渐尖，基部圆形或宽楔形，叶边有不规则带腺锐锯齿，上面深绿色，仅沿叶脉被短柔毛，其余部分无毛或近无毛，下面淡绿色，沿中脉被短柔毛，被紫褐色腺体；叶柄被短柔毛。总状花序多花密集，基部无叶；花梗长 4~6mm，总花梗和花梗均被稀疏短柔毛；花直径 8~10mm；萼筒钟状，比萼片长近 1 倍，萼片三角状披针形或卵状披针形，先端长渐尖，边有不规则带腺细齿，萼筒和萼片内外两面均被疏柔毛；花瓣白色，长圆状倒卵形，为萼片长的 2 倍；雄蕊 25~30，花丝长短不等；雌蕊 1，心皮无毛，柱头盘状或半圆形。核果近球形，直径 5~7mm，紫褐色，无毛；果梗无毛；萼片脱落；核有皱纹。花期 5~6 月，果期 7~9 月。

生境分布　生于阳坡疏林中、林边或阳坡潮湿地以及松林下或溪边和路旁等处，海拔 950~2000m。分布于我国黑龙江、吉林和辽宁。内蒙古大兴安岭城镇有栽培。

药用部位　中药：叶。

功能主治　中药：止咳化痰。

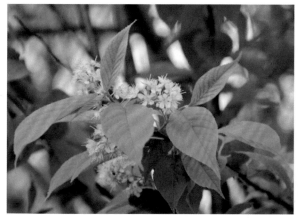 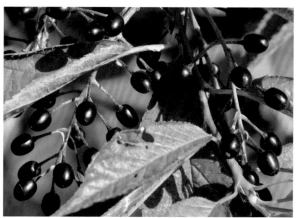

大萼委陵菜 | 白毛委陵菜、大头委陵菜 *Potentilla conferta* Bunge

形态特征　多年生草本，高 10~45cm。直根圆柱形，木质化，粗壮；根茎短，木质，包被褐色残叶柄与托叶。茎直立、斜升或斜倚，茎、叶柄、总花梗密被开展的白色长柔毛和短柔毛。单数羽状复叶，基生叶和茎下部叶有长柄，连叶柄长 5~15（~20）cm，有小叶 9~13，小叶长椭圆形或椭圆形，羽状中裂或深裂，裂片三角状矩圆形、三角状披针形或条状矩圆形，上面绿色，被短柔毛或近无毛，下面被灰白色毡毛，沿脉被绢状长柔毛；茎上部叶与下部者同形，但小叶较少，叶柄较短；基生叶托叶膜质，外面被柔毛，有时脱落，茎生叶托叶草质，边缘常有齿状分裂，顶端渐尖。伞房状聚伞花序紧密，花梗密生短柔毛和稀疏长柔毛；花黄色，花萼两面都密生短柔毛和疏生长柔毛，副萼片条状披针形，果期增大；萼片卵状披针形，与副萼片等长，也一样增大，并直立；花瓣倒卵形，先端微凹；花柱近顶生。瘦果卵状肾形，表面有皱纹。花期6~7月，果期7~8月。

生境分布 生于森林带和森林草原带的干旱荒山坡。分布于我国黑龙江南部、河北西北部、山西东北部、甘肃东部、四川西北部、云南西北部、西藏、新疆中部和北部。内蒙古大兴安岭额尔古纳市、牙克石市、鄂伦春自治旗、阿尔山市、陈巴尔虎旗、鄂温克族自治旗、扎兰屯市、科尔沁右翼前旗、科尔沁右翼中旗、阿鲁科尔沁旗、巴林左旗、巴林右旗、克什克腾旗有分布。

药用部位 **中药**：根（白毛委陵菜）。**蒙药**：全草（都如特－陶来音－汤乃）。

采收加工 秋季采挖根，洗净泥土，晒干。夏、秋二季采收全草，洗净泥土，晒干。

性味归经 **中药**：苦、酸，凉。归肝、肾经。

功能主治 **中药**：清热，凉血，止血。用于异常子宫出血，鼻衄。**蒙药**：凉血，止泻。用于宝日热，博热，脉热，热泻。

用法用量 **中药**：10~15g，煎汤；或3~6g，研末。**蒙药**：多入丸、散剂。

资源状况 资源丰富。

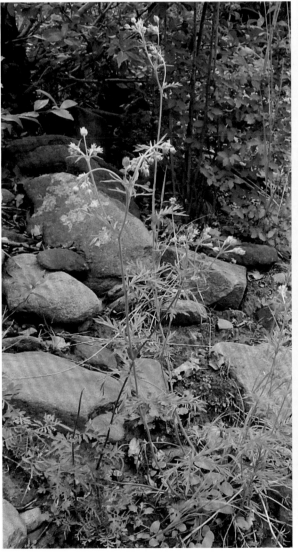

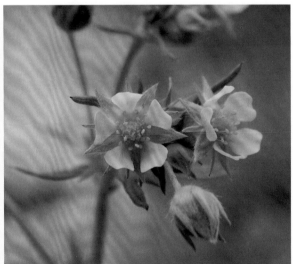

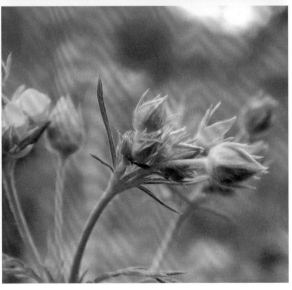

毛樱桃 山樱桃
Cerasus tomentosa (Thunb.) Wall. ex T. T. Yu et C. L. Li

形态特征 灌木，高 1.5~3m。树皮片状剥裂，嫩枝密被短柔毛；腋芽常 3 个并生，中间是叶芽，两侧是花芽。单叶互生或簇生于短枝上，叶片倒卵形至椭圆形先端锐尖或渐尖，基部宽楔形，边缘有不整齐锯齿，上面有皱纹，被短柔毛，下面被毡毛；叶柄被短柔毛；托叶条状披针形，条状分裂，边缘有腺锯齿。花单生或 2 朵并生，直径 1.5~2cm，与叶同时开放，花梗甚短，被短柔毛；花萼被短柔毛，萼筒钟状管形，萼片卵状三角形，边缘有细锯齿；花瓣白色或粉红色，宽倒卵形，先端圆形或微凹，基部有爪；雄蕊长 6~7mm；子房密被短柔毛。核果近球形，直径约 1cm，红色，稀白色；核近球形，稍扁，顶端有小尖头，表面平滑。花期 5 月，果期 7~8 月。

生境分布 生于山坡林中、林缘、灌丛中或草地。分布于我国黑龙江南部、吉林东南部、辽宁、河北、河南西部、山东、山西、陕西、宁夏南部、甘肃东部、青海、四川西部、贵州、云南、西藏东部。内蒙古大兴安岭城镇有栽培。

药用部位 中药：种仁（郁李仁）。

采收加工 夏、秋二季采收成熟果实，除去果肉及核壳，取出种子，干燥。

性味归经 中药：辛、苦、甘，平。

功能主治 中药：润燥滑肠，下气，利水。用于津枯肠燥，食积气滞，腹胀便秘，水肿，脚气，小便不利。

用法用量 6~9g，煎汤。

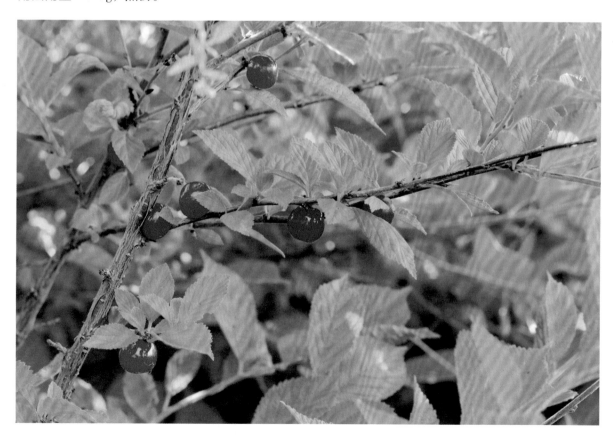

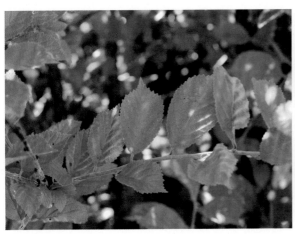
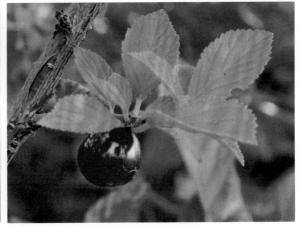

榆叶梅
小桃红
Cerasus triloba (Lindl.) Bar. et Liou

形态特征　灌木，稀小乔木，高 2~5m。枝紫褐色或褐色，幼时无毛或微有细毛。叶片宽椭圆形或倒卵形，先端渐尖，常 3 裂，基部宽楔形，边缘具粗重锯齿，上面被疏柔毛或近无毛，下面被短柔毛；叶柄长 5~8mm，被短柔毛。花 1~2 朵，腋生，直径 2~3cm，先于叶开放，花梗短或几无梗；萼筒钟状，无毛或微被毛；萼片卵形或卵状三角形，具细锯齿，花瓣粉红色，宽倒卵形或近圆形；雄蕊约 30，短于花瓣；心皮 1，稀 2，密被短柔毛。核果近球形，直径 1~1.5cm，红色，具沟，有毛，果肉薄，成熟时开裂；核具厚硬壳，表面有皱纹。花期 5 月，果期 6~7 月。

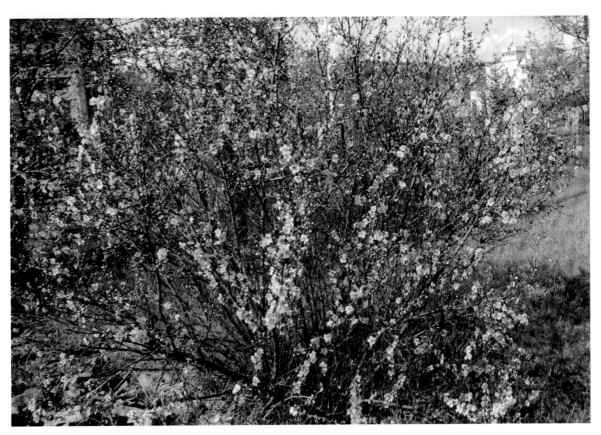

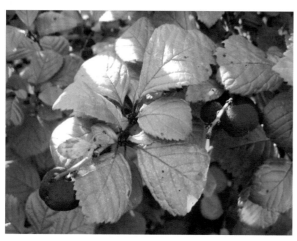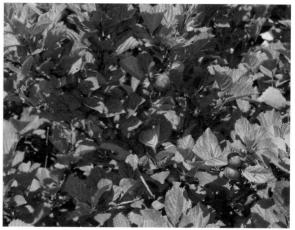

生境分布 生于山坡林下或林缘。分布于我国黑龙江南部、吉林中部、辽宁、河北、河南、山东、山西、陕西、甘肃东部、江西北部、浙江等省区。内蒙古大兴安岭城镇普遍栽培。

药用部位 中药：种子。

采收加工 秋季果实成熟时采收，晒干。

性味归经 中药：辛、苦、甘，平。无毒。归脾、肝、胆、大肠、小肠经。

功能主治 中药：润燥滑肠，下气利水。用于大肠气滞，肠燥便秘，水肿腹满，脚气病，小便不利等。

用法用量 中药：3~10g，煎汤，或入丸、散服。

小叶金露梅 小叶金老梅
Pentaphylloides parvifolia (Fisch. ex Lehm.) Sojak.

形态特征 灌木，高 20~80cm，多分枝。树皮灰褐色，条状剥裂，小枝棕褐色，被绢状柔毛。单数羽状复叶，小叶 5~7，近革质，下部 2 对常密集似掌状或轮状排列，小叶片条状披针形或条形，先端渐尖，基部楔形，全缘，边缘强烈反卷，两面密被绢毛，银灰绿色，顶生 3 小叶基部常下延与叶轴汇合；托叶膜质，淡棕色，披针形，先端尖或钝，基部与叶柄合生并抱茎。花单生叶腋或数朵成伞房状花序，花萼与花梗均被绢毛，副萼片条状披针形，先端渐尖；萼片近卵形，比副萼片稍短或等长，先端渐尖；花瓣黄色，宽倒卵形，长与宽各约 1cm；子房近卵形，被绢毛；花柱侧生，棍棒状，向下渐细；柱头头状。瘦果近卵形，被绢毛，褐棕色。花期 6~8 月，果期 8~10 月。

生境分布 生于森林带和森林草原带的山地与丘陵砾石质坡地。分布于我国甘肃、青海、四川、云南西北部、西藏、新疆北部。内蒙古大兴安岭鄂伦春自治旗、鄂温克族自治旗、科尔沁右翼前旗、阿鲁科尔沁旗、巴林左旗乌兰坝保护区、巴林右旗、克什克腾旗。

药用部位 中药：叶和花。蒙药：茎枝（吉吉格－乌日阿拉格）。

采收加工 7~9 月采叶，晒干或鲜用。6~8 月采摘花，阴干。夏、秋二季采收带花茎枝，阴干。

性味归经 中药：叶和花甘，寒。归肾、膀胱经。蒙药：甘、涩，平。

功能主治 中药：叶和花利湿，止痒，解毒。用于寒湿脚气，痒疹，乳腺炎。蒙药：消食，止咳，消肿，燥协日乌素。用于消化不良，咳嗽，水肿，协日乌素病，乳腺炎。

用法用量 中药：叶和花 6~15g，煎汤；外用适量，鲜品捣敷。蒙药：多入丸、散剂。

资源状况 资源丰富。

评　　述 据国外文献报道，国外金露梅在临床应用：①枝作收敛剂，用于治疗腹泻和痢疾。②全草浸剂治疗腹绞痛。③根浸剂治疗子宫出血，含漱剂治疗口腔及和喉炎。④叶、根或花浸剂和煮剂对肺结核有效。叶可代茶长期饮用。

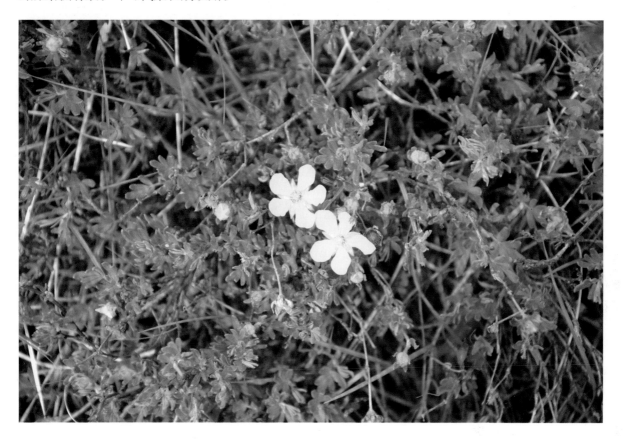

李 | 李子、中国李
Prunus salicina Lindl.

形态特征 乔木，高达 10m。树皮灰黑色，粗糙，纵裂，小枝幼嫩时带灰绿色，后变红褐色，有光泽，无毛。单叶互生，椭圆状倒卵形、矩圆状倒卵形或倒披针形，先端渐尖，基部宽楔形或近圆形，边缘有细钝锯齿，上面绿色，有光泽，无毛，下面淡绿色，仅脉腋间有柔毛或无毛，叶柄，有几个腺体，无毛。花通常 3 朵簇生，直径 10~15mm，先叶开放；花梗无毛；萼筒杯状，无毛；萼片矩圆状卵形，与萼筒近等长，先端钝圆，两面无毛；花瓣白色，倒卵形或椭圆形，长 6~7mm，先端圆钝或微凹，基部有短爪；雄蕊多数，长短不一，比花瓣短；花柱与雄蕊等长或稍长，无毛，子房平滑无毛。核果近球形，直径 2~4cm，有 1 纵沟，黄色、血红色或绿色，有光泽，被蜡粉，顶端稍尖或钝圆，柄洼下陷；核卵球形，表面稍有皱纹。花期 5 月，果期 7~8 月。

生境分布 生于山坡灌丛、山谷疏林或水边、沟底、路旁等处。分布于我国东北、华北以及河南、山东、陕西、宁夏、甘肃、四川、江苏、江西、安徽、浙江、福建、台湾、湖北、湖南、广东、广西、贵州、云南。内蒙古大兴安岭南部和东部有栽培。

药用部位 中药：果实（李子）、种子（李核仁）、叶（李树叶）、根（李根）。

采收加工 7~8月果实成熟时采摘果实，鲜用。7~8月果实成熟时采摘，除去果肉收果核，洗净，破核取仁，晒干。夏、秋二季采摘叶，鲜用或晒干。春、秋二季采挖根，洗净泥土，晒干。

性味归经 中药：果实甘、酸，平。归肝、脾、肾经。种子苦，平。归肝、肺、大肠经。叶甘、酸，平。根苦，寒。

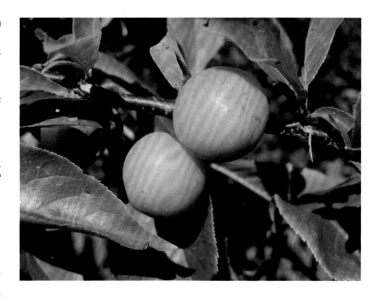

功能主治 中药：果实清热，生津，消积。用于虚劳骨蒸，消渴，食积。根清热解毒，利湿，止痛。用于牙痛，消渴，痢疾，白带异常。种子祛痰，利水，润肠。用于血瘀疼痛，跌打损伤，水肿臌胀，肠燥便秘。叶清热解毒。用于壮热惊痫，肿毒溃烂。根清热解毒，利湿。用于疮疡肿毒，热淋，痢疾，白带异常。

用法用量 中药：果实10~15g，煎汤。种子3~9g，煎汤；外用适量，研末调敷。叶10~15g，煎汤，或捣汁服；外用适量，煎汤洗浴，或捣敷。根6~15g，煎汤；外用适量，烧存性研末调敷。

玫 瑰 *Rosa rugosa* Thunb.

形态特征 直立灌木，高1~2m，老枝灰褐色或棕褐色，密生皮刺和刺毛，小枝淡灰棕色，密生绒毛和成对的皮刺，皮刺淡黄色，密生长柔毛。羽状复叶，小叶5~9，小叶片椭圆形或椭圆状倒卵形，先端锐尖，基部近圆形，边缘有锯齿，上面绿色，沿叶脉凹陷，多皱纹，无毛，下面灰绿色，被柔毛和腺毛；小叶柄和叶柄密生绒毛，有稀疏小皮刺；托叶下部合生于叶柄上，先端分离成卵状三角形的裂片，边缘有腺锯齿。花单生或几朵簇生，直径5~7cm；花梗有绒毛和腺毛；萼片近披针形，先端长尾尖，外面有柔毛和腺毛，里面有绒毛；花瓣紫红色，宽倒卵形，单瓣或重瓣，芳香。蔷薇果扁球形，红色，平滑无毛，顶端有宿存萼片。花期6~8月，果期8~9月。

生境分布 生于山坡林、林缘，分布于我国华北。内蒙古大兴安岭城镇有栽培。

药用部位 中药：花。蒙药：花（扎木日 – 其其格）。

采收加工 春末夏初花将开放时分批采收，及时低温干燥。

性味归经 中药：甘、微苦，温。归肝、脾经。蒙药：甘、微苦，平。效钝、重、燥。

功能主治 中药：行气解郁，和血，止痛。用于肝胃气痛，食少呕恶，月经不调，跌扑伤痛。蒙药：清协日，祛赫依。用于寒性协日病，热性协日病，灰白宝日巴达病，协日巴达干病。

用法用量 中药：3~6g，煎汤。蒙药：煮散剂，3~5g，或入丸、散剂。

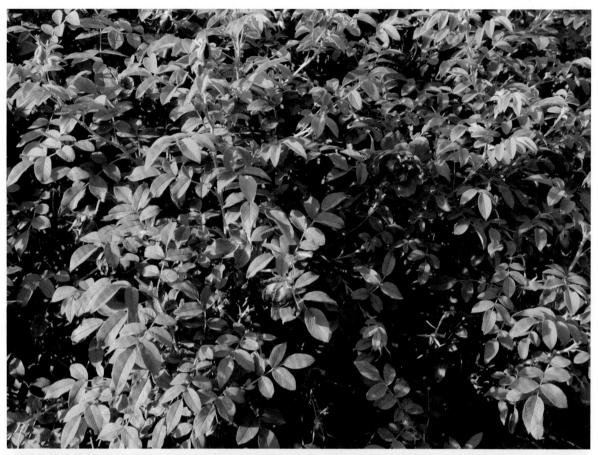

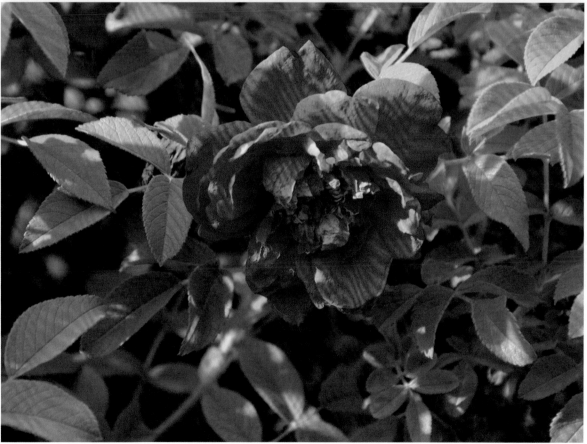

黄刺玫 | *Rosa xanthina* Lindl.

形态特征　直立灌木，高 1~2m。表皮深褐色，小枝紫褐色，分枝稠密，有多数皮刺；皮刺直伸，坚硬，基部扩大，无毛。单数羽状复叶，有小叶 7~13，小叶片近圆形、椭圆形或倒卵形，先端圆形，基部圆形或宽楔形，边缘有钝锯齿，上面绿色，无毛，下面淡绿色，沿脉有柔毛，后脱落，主脉明显隆起；小叶柄与叶柄有稀疏小皮刺；托叶小，下部和叶柄合生，先端有披针形裂片，边缘腺毛。花单生，黄色，直径 3~5cm；萼片矩圆状披针形，先端渐尖，全缘，花后反折；花瓣多数，宽倒卵形，先端微凹。蔷薇果红黄色，近球形，直径约 1cm，先端有宿存反折的萼片。花期 5~6 月，果期 7~8 月。

生境分布　生于向阳山坡或灌木丛中。分布于我国东北以及河北、山东、山西、陕西、甘肃、青海。内蒙古大兴安岭城镇有栽培。

药用部位　**中药**：花、果。**蒙药**：果实（高优 – 菖荟）。

采收加工　夏季采收果实，晒干。花期采摘花，阴干。

功能主治　**中药**：花理气活血，调经健脾，消肿。用于消化不良，脾胃不和，月经不调，气滞腹痛，乳痈，跌打损伤。果实养血活血，固精涩肠，缩尿，止泻。用于滑精，小便频数，脾虚泻痢，脉管炎，高血压，头晕。**蒙药**：解毒，祛协日乌素，清热。用于毒热，热性协日乌素病，肝热，巴木病。

用法用量　**中药**：花 3~6g，煎汤。果实 9~15g，煎汤。**蒙药**：多配方用。

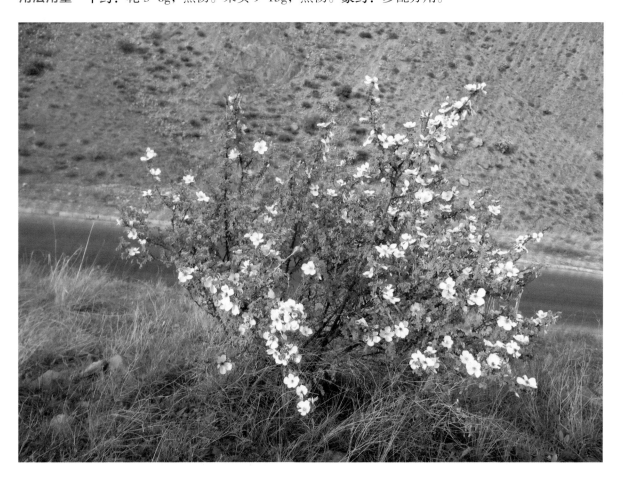

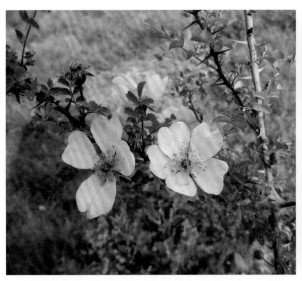
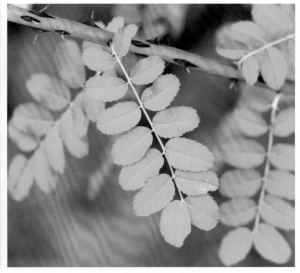

牛叠肚

托盘、蓬蘽、马林果
Rubus crataegifolius Bunge

形态特征 灌木，高 1~2m。小枝红褐色，幼时被细柔毛，有微弯皮刺。单叶，卵形至长卵形，先端锐尖或渐尖，基部心形或近截形，上面近无毛，下面脉上有柔毛和小皮刺，边缘 3~5 掌状分裂，裂片卵形，有不规则重锯齿；叶柄疏生柔毛和小皮刺，托叶条形。花 2~6 朵簇生或短总状花序，花梗长 5~10mm；苞片条形；花直径 1~1.5cm；萼片 5，卵状三角形，先端长渐尖；花瓣椭圆形，白色。聚合果近球形，直径约 1cm，暗红色；核具皱纹。花、果期 6~8 月。

生境分布 生于阔叶林带的山坡灌丛或林缘。分布于我国黑龙江、吉林东部、辽宁、河北、河南中西部、山东、山西。内蒙古大兴安岭扎兰屯市、突泉县有分布。

药用部位 中药：根、果实。

采收加工 春、秋二季采挖根，洗净泥土，晒干。8 月采收果实，晒干。

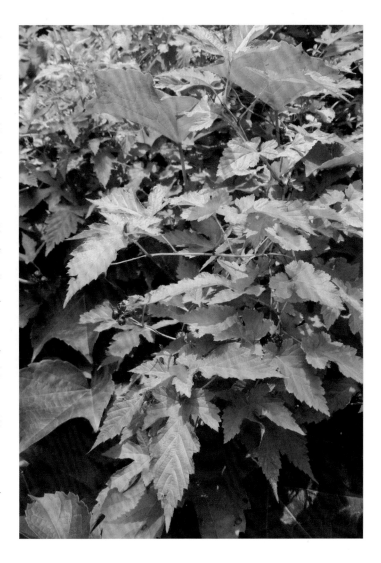

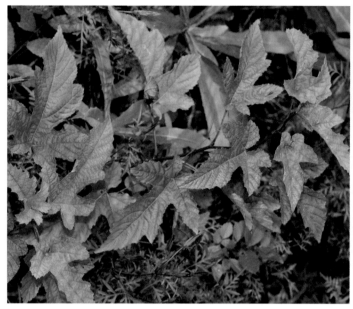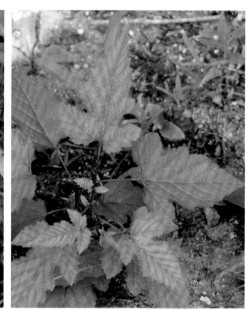

性味归经 中药：根苦、涩，平。果实酸、甘，温。

功能主治 中药：根祛风利湿。用于风湿性关节炎，痛风，肝炎等。果实补肾固涩，止渴。用于遗精，遗尿，尿频，阳痿等。

用法用量 中药：根 15~30g，煎汤。果实 6~9g，煎汤。

资源状况 资源少。

华北覆盆子 *Rubus idaeus* L. var. *borealisinensis* T. T. Yu et L. T. Lu

形态特征 灌木，高约 1m。枝紫红色或红褐色，幼时被短柔毛，疏生皮刺。羽状复叶，小叶 3~5，卵形或宽卵形，先端渐尖，基部圆形或近心形，边缘有不规则锯齿或重锯齿，上面无毛或疏生柔毛，下面密被灰白色绒毛，顶生小叶较大，侧生小叶较小，基部偏斜；叶柄有皮刺；托叶狭条形，被短柔毛。伞房状花序顶生或腋生；总花梗、花梗和花萼均密被绒毛状短柔毛、腺毛和疏密不等的针刺；花白色，直径约 1.5cm；萼片卵状披针形，先端尾尖；花瓣匙形，基部具爪。聚合果近球形，多汁液，直径 1~1.5cm，红色。花、果期 7~9 月。

生境分布 生于山地林缘、灌丛、草甸。分布于我国河北、山西。内蒙古大兴安岭扎兰屯市有栽培。

药用部位 中药：全草。蒙药：全草（古力格日－布格日勒哲）

采收加工 7~8 月采收，洗净泥土，晒干。

功能主治 中药：祛风湿。用于风湿性腰腿痛。蒙药：解表，止咳，调元。用于瘟疫。

用法用量 中药：15~30g，煎汤。蒙药：多入丸、散剂服。

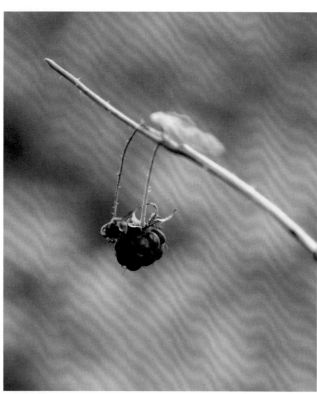
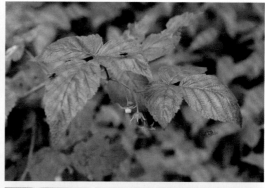
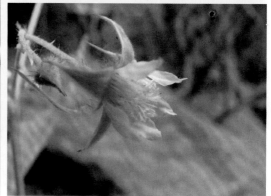

西伯利亚花楸 | *Sorbus sibirica* Hedl.

形态特征 小乔木，高 4~8m，嫩枝被绒毛，单数羽状复叶。有小叶 5~10 对，长圆状披针形。复伞房花序，花稠密，花轴与小花梗无毛或有疏毛。果实球形，直径 5~7mm，鲜红色，无蜡粉。花期 5 月，果期 8~9 月。

生境分布 生于山坡林下。原产于俄罗斯。内蒙古大兴安岭有栽培。

药用部位 中药：果实（花楸果）、茎和茎皮（花楸茎皮）。

采收加工 秋季采收果实，鲜用或晒干。四季均可采取茎和茎皮，晒干。

性味归经 中药：果实甘、苦，平。归脾、胃经。茎和茎皮苦，寒。归肺、大肠经。

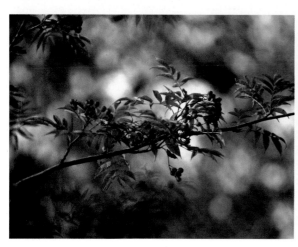
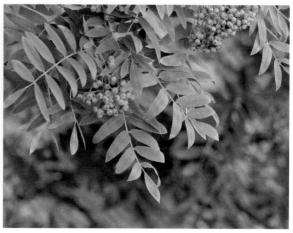

功能主治 **中药**：果实镇咳祛痰，健脾利水。用于咳嗽，哮喘，脾虚浮肿，胃炎。茎和茎皮清肺止咳，解毒止痢。用于慢性支气管炎，肺痨，痢疾。

用法用量 **中药**：果实 50~100g，煎汤。茎和茎皮 9~15g，煎汤。

三裂绣线菊
三桠绣线菊、三裂叶绣线菊
Spiraea trilobata L.

形态特征 灌木，高 1~1.5m。枝黄褐色，暗灰色，无毛。芽卵形，有数鳞片，褐色，无毛。对叶近圆形或倒卵形，先端常 3 裂，或中部以上有与钝圆锯齿，基部楔形、宽楔形或圆形，两面无毛；基部有 3~5 脉；叶柄长 1~5mm。伞房花序有总花梗，有花（10~）15~20 朵；花梗无毛；花直径 5~7mm；萼片三角形，里面被柔毛；花瓣宽倒卵形或圆形，先端微凹，长与宽近相等；雄蕊约 20，比花瓣短；花盘杯状，10 深裂；子房沿腹缝线被柔毛；花柱顶生，短于雄蕊。蓇葖果沿开裂的腹缝线稍有毛，萼片直立，宿存。花期 5~7 月，果期 7~9 月。

生境分布 生于石质山坡、山沟，为山地灌丛的建群种。分布于我国辽宁、河北、山东、山西、河南（卢氏县）、陕西、甘肃东部、宁夏、新疆。内蒙古大兴安岭阿鲁科尔沁旗、巴林右旗、克什克腾旗有分布。

药用部位 **蒙药**：叶（塔比勒干纳）。

采收加工 夏、秋二季采收，阴干。

功能主治 **蒙药**：活血祛瘀，消肿止痛。

用法用量 **蒙药**：多入丸、散剂。

资源状况 资源少。

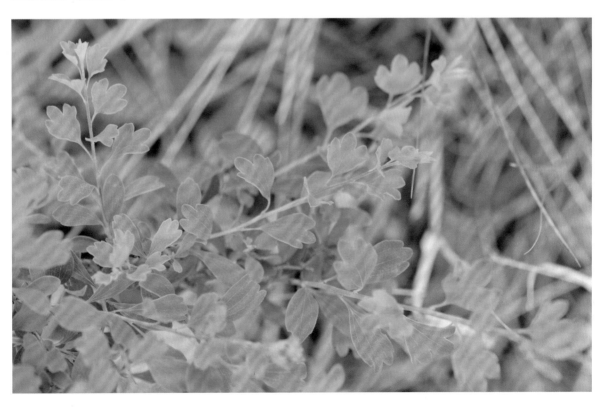

豆 科 Leguminosae

紫穗槐 | 棉槐、椒条
Amorpha fruticosa L.

形态特征 灌木，高1~2m，丛生，枝叶繁密。树皮暗灰色，平滑。小枝灰褐色，有凸起的锈色皮孔，嫩枝密被短柔毛。叶互生，单数羽状复叶，具小叶11~25；托叶条形，先端渐尖；叶柄基部稍膨大，密被短柔毛；小叶卵状矩圆形、矩圆形或椭圆形，先端钝尖、圆形或微凹，具短刺尖，基部宽楔形或圆形，全缘，上面绿色，有短柔毛或近无毛，下面淡绿色，有长柔毛，沿中脉较密，并有黑褐色腺点。花序集生于枝条上部，呈密集的圆锥状总状花序，花梗纤细、有毛；花萼钟状，密被短柔毛并有腺点，萼齿三角形，顶端钝或尖，有睫毛；花冠蓝紫色，旗瓣倒心形，包住雌、雄蕊，无翼瓣和龙骨瓣。荚果弯曲，棕褐色，有瘤状腺点，顶端有小尖。花期6~7月，果期8~9月。

生境分布 原产于北美。内蒙古大兴安岭阿荣旗、科尔沁右翼前旗、乌兰浩特市、霍林郭勒市有栽培。

药用部位 中药：叶。

采收加工 春、夏二季采收叶，鲜用或晒干。

功能主治 中药：祛湿消肿。用于痈肿，湿疹，烧烫伤。

用法用量 中药：外用适量，捣烂敷，或煎汤洗。

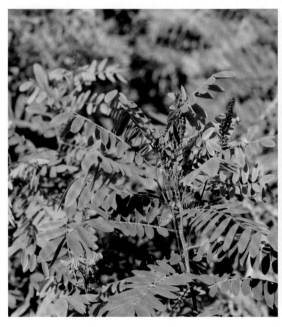
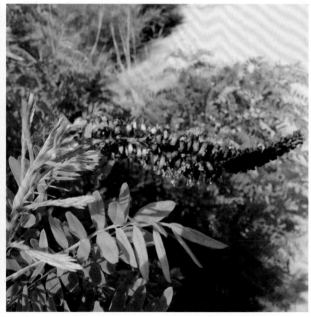

落花生 花生
Arachis hypogaea L.

形态特征 一年生草本。根部有丰富的根瘤。茎直立或匍匐，高 20~30cm，有棕色长柔毛。双数羽状复叶，具小叶 4；托叶大，条状披针形，下部与叶柄联合；小叶倒卵形、倒卵状椭圆形或倒卵状矩圆形，先端圆形，具小刺尖，基部宽楔形或近圆形，两面无毛，边缘疏生长柔毛。花单生或少数簇生于叶腋；开花期无花梗；花萼筒管状细长，上方的 4 枚萼裂片彼此几乎愈合到先端，下方 1 裂片细长，均疏生长毛；花冠及雄蕊着生于萼管喉部，旗瓣宽大，近圆形或扁圆形，顶端微凹，翼瓣倒卵形，具有短的耳和爪，龙骨瓣向后弯曲，顶端渐狭尖成喙状，较翼瓣短；雄蕊 9 枚合生，1 枚退化，花药 2 型，5 枚为圆形，4 枚为矩圆状卵形；子房藏于萼管中，有 1 至数粒胚珠，花柱上部有须毛；受精后花瓣及雄蕊脱落。荚果矩圆形，膨胀，果皮厚，具明显的网纹，种子间通常缢缩，具 1~3 粒种子。

生境分布 原产于巴西。内蒙古大兴安岭有栽培。

药用部位 中药：种仁。

采收加工 秋末挖取果实，剥去果壳，取种子晒干，俗称"花生米"。

性味归经 中药：甘，平。归脾、肺经。

功能主治 中药：润肺，和胃。用于燥咳，反胃，脚气病，乳妇奶少。

用法用量 中药：生研冲汤或煎汤。

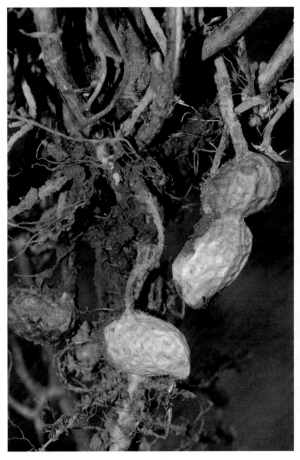
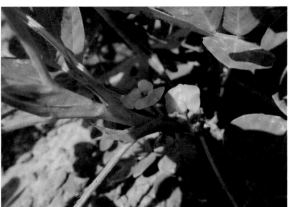
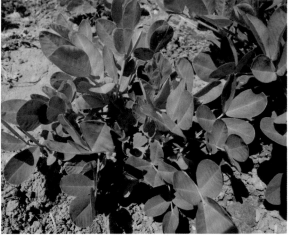

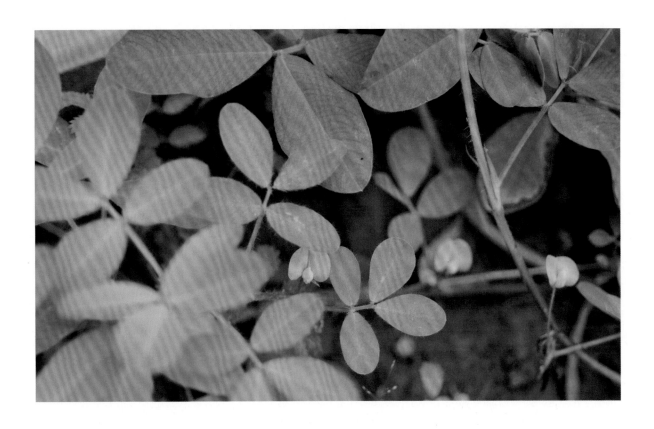

华黄耆

地黄耆
Astragalus chinensis L. f.

形态特征　多年生草本，高 20~90cm。茎直立，通常单一，无毛，有条棱。单数羽状复叶，具小叶 13~27；托叶条状披针形，与叶柄分离，基部彼此稍联合，无毛或稍有毛；小叶椭圆形至矩圆形，长 1.2~2.5cm，宽 4~9mm，先端圆形或稍截形，有小尖头，基部近圆形或宽楔形，上面无毛，下面疏生短柔毛。总状花序于茎上部腋生，比叶短，具花 10 余朵，黄色；苞片狭披针形；花萼钟状，无毛，萼齿披针形，长为萼筒的 1/2；旗瓣宽椭圆形至近圆形，开展，长 12~17mm，顶端微凹。基部具短爪，翼瓣长 9~12mm，龙骨瓣与旗瓣近等长或稍短；子房无毛，有长柄。荚果椭圆形或倒卵形，革质，膨胀，密布横皱纹，无毛，顶部有喙。种子略呈圆形而一侧凹陷，呈缺刻状，黄棕色至灰棕色。花期 6~7 月，果期 7~8 月。

生境分布　生于森林草原带轻度盐碱地、沙砾地。分布于我国黑龙江、吉林西南部、辽宁北部、河北、山东、山西东北部、青海。内蒙古大兴安岭新巴尔虎左旗、科尔沁右翼前旗、乌兰浩特市有分布。

药用部位　**中药**：种子（沙苑子）。

采收加工　秋末冬初，果实成熟而尚未开裂时连茎割下，晒干后打下种子，去净杂质，再晒干。

性味归经　**中药**：甘，温。归肝、肾经。

功能主治　**中药**：补肝，益肾，明目，固精。用于肝肾不足，腰膝酸痛，目昏，遗精早泄，小便频数，遗尿，尿血，白带异常。

用法用量　**中药**：6~9g，煎汤，或入丸、散剂。

资源状况　资源少。

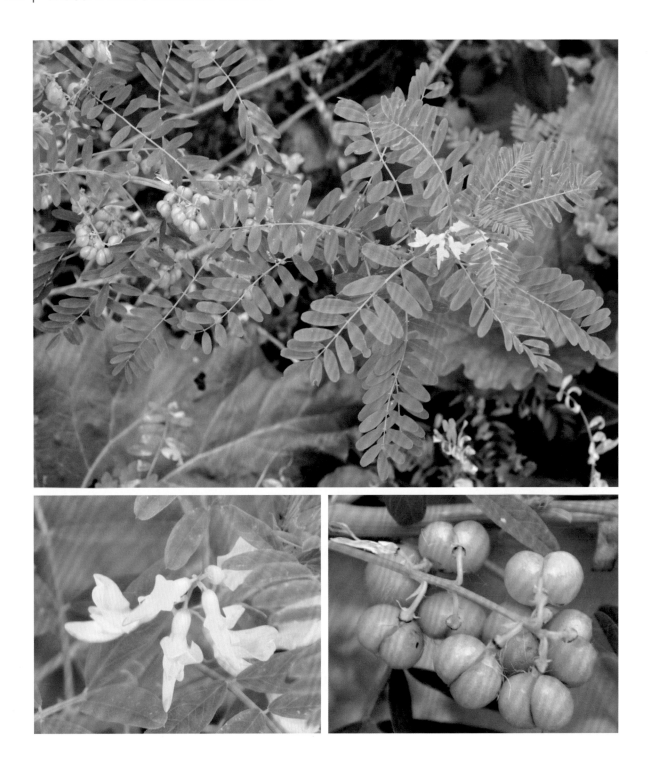

扁茎黄耆 夏黄耆、沙苑子、蔓黄耆
Astragalus complanatus R. Br. ex Bunge

形态特征 多年生草本，主根粗长，全株疏生短毛。茎数个至多数，有棱，略扁，通常平卧，长可达 1m，不分枝或稍分枝。单数羽状复叶，具小叶 9~21；托叶离生，狭披针形，长 2~3.5mm，有毛；小叶椭圆形或卵状椭圆形，长 5~15mm，宽 3~7mm，先端钝圆或微凹，有小细尖，基部圆形，具短柄，全缘，上面通常无毛，下面有短伏毛。总状花序腋生，比叶长，具花 3~9 朵，疏生，白色或带紫色；

苞片锥形，比花梗稍长或稍短；花萼钟状，被黑色和白色短硬毛，萼齿披针形或近锥形，与萼筒等长或比萼筒稍短，在萼的下方常有小苞片2；旗瓣近圆形，顶端深凹，基部有短爪，龙骨瓣比旗瓣稍短或有时近等长，翼瓣比龙骨瓣短且狭窄；子房圆柱状，密被毛，有柄，花柱弯曲，柱头有簇状毛。荚果纺锤状矩圆形，稍膨胀，腹背压扁，顶端有尖喙，基部有短柄，表面被黑色短硬毛，含种子20~30粒。种子圆肾形，灰棕色至深棕色，光滑。花期（7~）8~9月，果期（8~）9~10月。

生境分布 生于森林草原带的微碱化草甸、山地阳坡或灌丛中。分布于我国黑龙江西南部、吉林西部、辽宁中部和西部、河北北部、河南北部、山西、陕西、宁夏、甘肃东部、青海东部、四川西部、云南北部。内蒙古大兴安岭科尔沁右翼前旗、科尔沁右翼中旗、巴林左旗乌兰坝保护区、巴林右旗、阿鲁科尔沁旗有分布。

药用部位 中药：种子（沙苑子）。

采收加工 秋末冬初果实成熟尚未开裂时采割植株，晒干，打下种子，除去杂质，晒干。

性味归经 中药：甘，温。归肝、肾经。

功能主治 中药：温补肝肾，固精，缩尿，明目。用于肾虚腰痛，遗精早泄，白浊带下，小便余沥，眩晕目昏。

用法用量 中药：9~15g，煎汤。

资源状况 资源少。

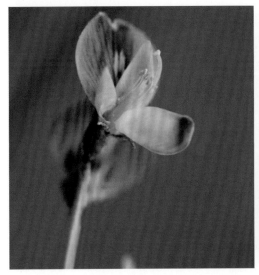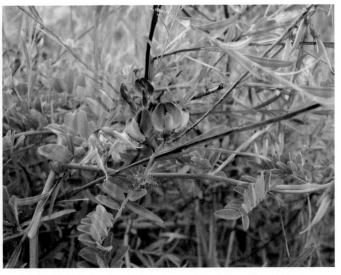

糙叶黄耆
春黄耆、掐不齐
Astragalus scaberrimus Bunge

形态特征 多年生草本。地下具短缩而分枝的、木质化的茎或具横走的木质化根状茎，无地上茎或有极短的地上茎，叶密集于地表，呈莲座状，全株密被白色"丁"字毛，呈灰白色或灰绿色。单数羽状复叶，具小叶7~15；托叶与叶柄联合达1/3~1/2，分离部分为狭三角形至披针形，渐尖；小叶椭圆形或近矩圆形，长5~15mm，宽2~7mm，先端锐尖或钝，常有小突尖，基部宽楔形或近圆形，全缘，两面密被白色平伏的"丁"字毛。总状花序由基部腋生，具花3~5朵；花白色或淡黄色；苞片披针形，比花梗长；花萼筒状，外面密被"丁"字毛，萼齿条状披针形，长为萼筒的 1/3~1/2；旗瓣倒卵状椭圆形，顶端微凹，中部以下渐狭，具短爪，翼瓣和龙骨瓣较短，翼瓣顶端微缺；子房有短毛。荚果矩圆形，稍弯，喙不明显，背缝线凹入成浅沟，果皮革质，密被白色"丁"字毛。花期 5~8 月，果期 7~9 月。

生境分布　生于山坡草地和沙质地，也见于草甸草原、山地、林缘。分布于我国黑龙江西北部、吉林西部、辽宁西北部、河北、河南西部、山东西部、山西、陕西、宁夏、甘肃、青海东部、四川北部、湖北中部、新疆东部。内蒙古大兴安岭额尔古纳市、陈巴尔虎旗、鄂温克族自治旗、新巴尔虎左旗、东乌珠穆沁旗、扎赉特旗、科尔沁右翼前旗、科尔沁右翼中旗、乌兰浩特市、巴林右旗、巴林左旗、克什克腾旗有分布。

药用部位　中药：根。

采收加工　春、秋二季采挖根，洗净泥土，晒干。

功能主治　中药：健脾利水。用于水肿，胀满，也用于抗肿瘤。

用法用量　中药：9~20g，煎汤。

资源状况　资源丰富。

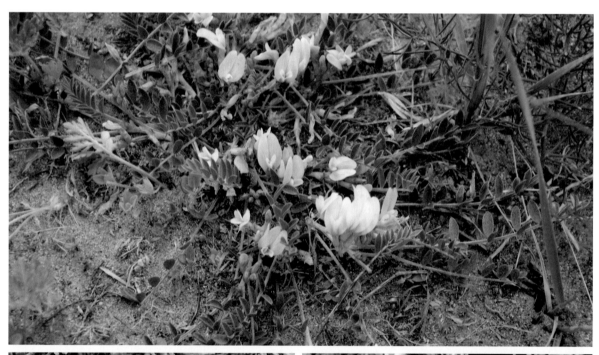

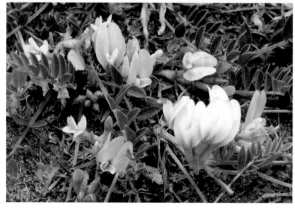

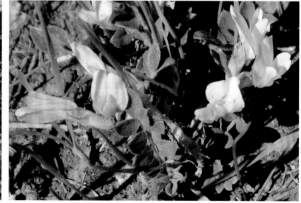

细叶黄耆 | *Astragalus tenuis* Turcz.

形态特征 多年生草本，高 20~45cm。根深长，较粗壮。茎多数由基部丛生，直立或稍斜升，多分枝，呈扫帚状，有棱，疏生短柔毛或近无毛。单数羽状复叶，具小叶 3~5；托叶三角形至披针形，基部彼此联合；叶柄有短柔毛；小叶有短柄，狭条形或丝状，长 10~15mm，宽约 0.5~1mm，先端尖，全缘，两面疏生白色短柔毛。总状花序腋生，比叶显著长；花小，粉红色或白色，多数，疏生，苞片甚小，锥形，比花梗短；花萼钟状，疏生短柔毛，萼齿三角形，比萼筒显著短；旗瓣近圆形或宽椭圆形，基部具短爪，顶端微凹，翼瓣比旗瓣稍短，顶端成不均等的 2 裂，基部具耳和爪，龙骨瓣比翼瓣短；子房无毛，无柄。荚果近圆形或椭圆形，顶端微凹，具短喙，表面有横纹，无毛，背部具稍深的沟，2 室。花期 7~8 月，果期 8~9 月。

生境分布 生于森林草原带的山坡草地上。分布于我国河北北部。内蒙古大兴安岭根河市、牙克石市、鄂伦春自治旗、阿尔山市、额尔古纳市、鄂温克族自治旗、牙克石市、阿荣旗、莫力达瓦达斡尔族自治旗、扎兰屯市、科尔沁右翼前旗、巴林右旗、克什克腾旗有分布。

药用部位 中药：全草。

采收加工 夏、秋二季采收全草，洗净泥土，晒干。

功能主治 中药：用于风湿痹痛，四肢麻木。

用法用量 中药：9~15g，煎汤。

资源状况 资源一般。

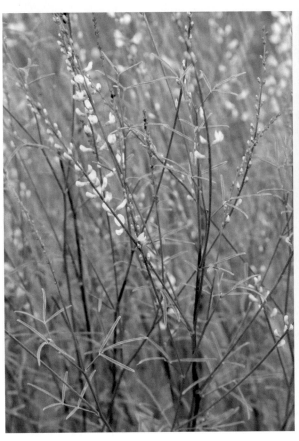
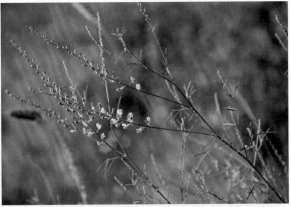
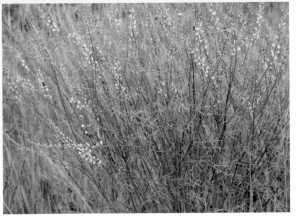

树锦鸡儿 蒙古锦鸡儿、骨担草
Caragana arborescens Lam.

形态特征　灌木或小乔木，高 1~3m，有时可达 6~7m。树皮灰绿色，平滑而有光泽。小枝细弱，暗绿褐色，有棱，幼枝被伏柔毛；托叶三角状披针形，脱落，长枝上的托叶有时宿存并硬化成粗壮的针刺；小叶 8~14，羽状排列，矩圆状卵形、矩圆状倒卵形、宽椭圆形或长椭圆形，长 10~25mm，宽 5~12mm，先端圆，有刺尖，基部圆形或宽楔形，幼时两面均有毛，后无毛或近无毛。花 1 朵或偶有 2 朵生于一花梗上，花梗簇生或单生，近上部具关节；花黄色；花萼钟形，无毛，基部偏斜，萼齿三角形，边缘有睫毛；旗瓣宽卵形，顶端钝，具短爪，与翼瓣及龙骨瓣近等长，翼瓣长椭圆形，爪长为瓣片的 3/4，耳距状，龙骨瓣较旗瓣稍短，钝头，爪较瓣片稍短，耳三角状；子房圆筒形，无毛或被短柔毛。荚果圆筒形，稍扁，无毛。种子扁椭圆形，栗褐色至紫褐色，光亮。花期 5~6 月，果期 7~8 月。

生境分布　分布于我国黑龙江东部、辽宁西北部、河北北部和西部、河南西部、山西、陕西南部、甘肃东南部、新疆北部。内蒙古大兴安岭各地城镇均有栽培。

药用部位　中药：根。

采收加工　秋季采挖根，洗净泥土，切丝晒干。

性味归经　中药：甘、微辛，平。

功能主治　中药：通乳，利湿。用于乳汁不通，白带异常，脚气病，麻木水肿。

用法用量　中药：25~50g，煎汤。

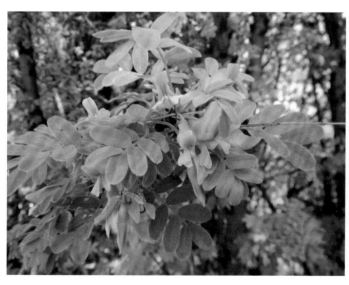 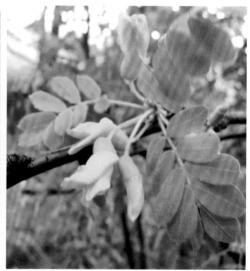

柠条锦鸡儿 柠条、白柠条、毛条
Caragana korshinskii Kom.

形态特征　灌木，高 1.5~5（~8）m，树干基部直径 3~4cm。树皮金黄色，有光泽；枝条细长，小枝灰黄色，具条棱，密被绢状柔毛。长枝上的托叶宿存并硬化成针刺状，有毛；叶轴密被绢状柔毛，脱落；小叶 12~16，羽状排列，倒披针形或矩圆状倒披针形，长 7~13mm，宽 3~6mm，先端钝或锐尖，有刺尖，基部宽楔形，两面密生绢毛。花单生，花梗密被短柔毛，中部以上有关节；花萼钟状或筒状钟形，密被短柔毛，萼齿三角形或狭三角形；花冠黄色，旗瓣扁圆形宽卵形，顶端圆，基部有短爪，翼瓣爪长为瓣片的 1/2，耳短，牙齿状，龙骨瓣矩圆形，爪约与瓣片近等长。子房密生短柔毛。荚果披针形或矩圆状披针形，略扁，革质，深红褐色，顶端短渐尖，近无毛。花期 5~6 月，果期 6~7 月。

生境分布　生于沙地。分布于我国甘肃（河西走廊东段北部）、宁夏北部。内蒙古大兴安岭科尔沁右翼中旗、突泉县、巴林左旗、巴林右旗、阿鲁科尔沁旗、林西县、克什克腾旗有栽培。

药用部位　中药：花、根、全草。

采收加工　夏季采摘花，阴干。秋季采收全草，洗净泥土，切碎，鲜用或晒干。夏、秋二季采挖根，洗净泥土，晒干。

功能主治　中药：花滋阴养颜。根通经，镇痛，止痒。全草调经。用于月经不调。

用法用量　中药：花 9~15g，鲜品 20~30g。根 0.8~1g。全草 15~25g。

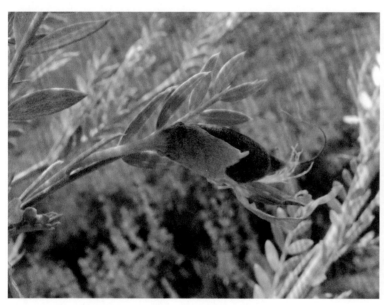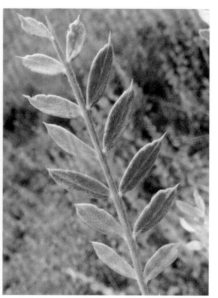

小叶锦鸡儿

柠条、连针
Caragana microphylla Lam.

形态特征　灌木，高 40~70cm，最高可达 1.5m。树皮灰黄色或黄白色；小枝黄白色至黄褐色，直伸或弯曲，具条棱，幼时被短柔毛。长枝上的托叶宿存硬化成针刺状，长 5~8mm，常稍弯曲。小叶 10~20，羽状排列，倒卵形或倒卵状矩圆形，近革质，绿色，长 3~10mm，宽 2~5mm，先端微凹或圆形，少近截形，有刺尖，基部近圆形或宽楔形，幼时两面密被绢状短柔毛，后仅被极疏短柔毛。花单生，花梗密被绢状短柔毛，近中部有关节；花萼钟形或管状钟形，基部偏斜，密被短柔毛，萼齿宽三角形，边缘密生短柔毛；花冠黄色，旗瓣近圆形，顶端微凹，基部有短爪，翼瓣爪长为瓣片的 1/2，耳短，圆齿状，长约为爪的 1/5，龙骨瓣顶端钝，爪约与瓣片等长，耳不明显；子房无毛或被毛。荚果圆筒形，深红褐色，无毛或被毛，顶端斜长渐尖。花期 5~6 月，果期 8~9 月。

生境分布　生于森林草原区的山地阳坡。分布于我国河北北部和西部、河南西北部、山东、江苏西北部、山西、陕西北部和东南部、宁夏北部。内蒙古大兴安岭鄂温克族自治旗、扎赉特旗、科尔沁右翼前旗、科尔沁右翼中旗、突泉县、阿鲁科尔沁旗、巴林左旗、巴林右旗、林西县、克什克腾旗有分布。

药用部位　中药：果实、花、根。蒙药：根（阿拉坦－哈日）。

采收加工　果实将成熟时采收，阴干。花期采摘花，阴干。春、秋二季采挖根，洗净泥土，晒干。

性味归经　中药：果实苦，寒。蒙药：苦，凉。效淡、轻。

功能主治　中药：果实清热解毒。用于咽喉肿痛。花养血安神。用于头昏，眩晕。根祛风止痛，祛痰止咳。用于眩晕头痛，风湿痹痛，咳嗽痰喘等。蒙药：清热，收敛。用于高血压，头痛，头晕，咽喉痛，毒热症。

用法用量　中药：根 9~30g，煎汤。果实 5~12g，煎汤。花 5~10g，煎汤。蒙药：煮散剂，3~5g，或入丸、散剂。

资源状况　资源丰富。

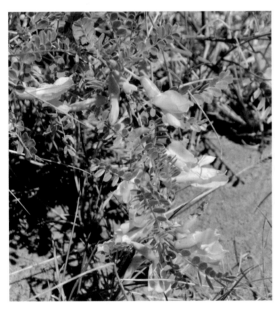
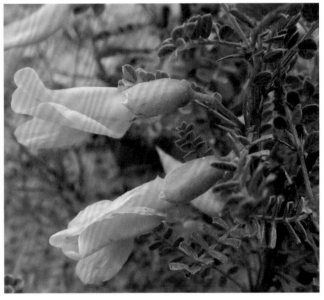

狭叶锦鸡儿
红柠条、羊柠角、红刺、柠角
Caragana stenophylla Pojark.

形态特征　矮灌木，高 15~70cm。树皮灰绿色、灰黄色、黄褐色或深褐色，有光泽；小枝纤细，褐色、黄褐色或灰黄色，具条棱，幼时疏生柔毛。长枝上的托叶宿存并硬化成针刺状；叶轴在长枝上者亦宿存而硬化成针刺状，直伸或稍弯曲，短枝上的叶无叶轴；小叶 4，假掌状排列，条状倒披针形，长 4~12mm，宽 1~2mm，先端锐尖或钝，有刺尖，基部渐狭，绿色，或多或少纵向折叠，两面疏生柔毛或近无毛。花单生，花梗较叶短，有毛，中下部有关节；花萼钟形或钟状筒形，基部稍偏斜，无毛或疏生柔毛，萼齿三角形，有针尖，长为萼筒的 1/4，边缘有短柔毛；花冠黄色；旗瓣圆形或宽倒卵形，有短爪，长为瓣片的 1/5，翼瓣上端较宽成斜截形，瓣片约为爪长的 1.5 倍，爪为耳长的 2~2.5 倍，龙骨瓣比翼瓣稍短，具较长的爪（与瓣片等长或为瓣片的 1/2 以下），耳短而钝；子房无毛或被毛。荚果圆筒形，无毛或被毛，两端渐尖。花期 5~9 月，果期 6~10 月。

生境分布　喜生于沙质土壤、覆沙地及砾石质坡地。分布于我国河北西北部、山西北部、陕西东北部、宁夏、甘肃北部、青海东北部。内蒙古大兴安岭阿鲁科尔沁旗、克什克腾旗有分布。

药用部位　**中药**：花。

采收加工　花期采摘花，阴干。

功能主治　**中药**：祛风，平肝，止咳。

资源状况　资源一般。

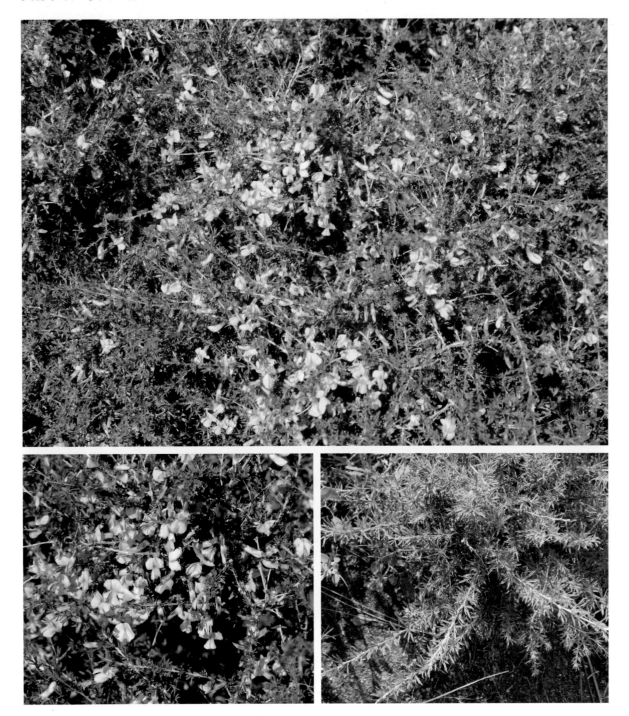

山竹子 | 山竹岩黄耆
Corethrodendron fruticosum (Pall.) B. H. Choi et H. Ohashi

形态特征　半灌木，高 60~120cm。根粗壮，红褐色。茎直立，多分枝。树皮灰黄色或灰褐色，常呈纤维状剥落。小枝黄绿色或带紫褐色，嫩枝灰绿色，密被平伏的短柔毛，具纵沟。单数羽状复叶，具小叶 9~12；托叶卵形或卵状披针形，膜质，褐色，外面有平伏柔毛，中部以下彼此联合，早落；叶轴被毛；小叶具短柄；小叶多互生，矩圆形、椭圆形或条状矩圆形，先端圆形或钝尖，有小凸尖，基部近圆形或宽楔形，全缘，上面密布红褐色腺点并疏生平伏短柔毛，下面被稍密的短伏毛。总状花序腋生，与叶近等长，具 4~10 朵花，疏散，花梗短，被毛，苞片小，三角状卵形，膜质，褐色，被毛；花紫红色；花萼筒状钟形，被短柔毛，萼齿三角形，近等长，渐尖，长约为萼筒的 1/2，边缘被长柔毛；旗瓣宽倒卵形，顶端微凹，基部渐狭，翼瓣小，长约为旗瓣的 1/3，具较长的耳，龙骨瓣稍短于旗瓣；子房条形，密被短柔毛，花柱长而屈曲。荚果通常具 2~3 荚节，荚节矩圆状椭圆形，两面稍凸，具网状脉纹。花期 7~8（~9）月，果期 9~10 月。

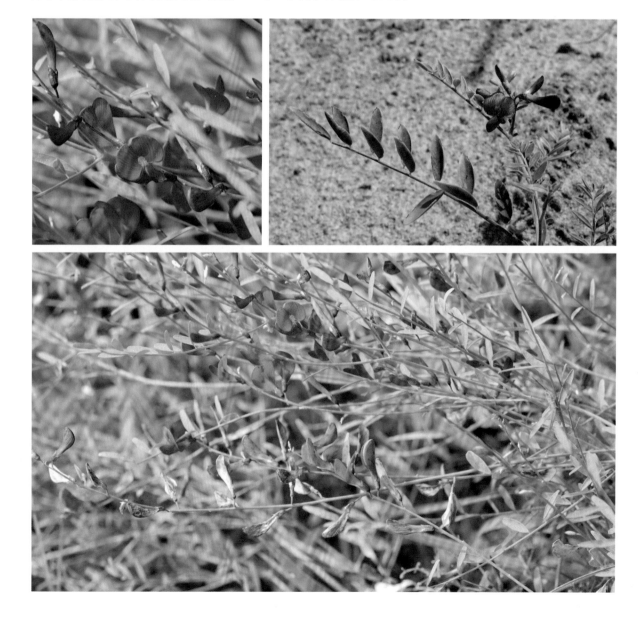

生境分布 生于森林草原带沙质地和石质地。分布于我国吉林西部、辽宁北部、河北北部、宁夏北部、陕西北部。内蒙古大兴安岭陈巴尔虎旗、鄂温克族自治旗、巴林右旗、巴林左旗、克什克腾旗有分布。

药用部位 中药：全草。

采收加工 夏、秋二季采收全草，洗净泥土，晒干或鲜用。

功能主治 中药：用于腹痛。

资源状况 资源丰富。

山皂荚 *Gleditsia japonica* Miq.

形态特征 落叶乔木或小乔木，高达 25m。小枝紫褐色或脱皮后呈灰绿色，微有棱，具分散的白色皮孔，光滑无毛；刺略扁，粗壮，紫褐色至棕黑色，常分枝。叶为一回或二回羽状复叶（具羽片 2~6 对）；小叶 3~10 对，纸质至厚纸质，卵状长圆形或卵状披针形至长圆形，先端圆钝，有时微凹，基部阔楔形或圆形，微偏斜，全缘或具波状疏圆齿，上面被短柔毛或无毛，微粗糙；网脉不明显；小叶柄极短。花黄绿色，组成穗状花序；花序腋生或顶生，被短柔毛，雄花序长 8~20cm，雌花序长 5~16cm；雄花直径 5~6mm，花托长 1.5mm，深棕色，外面密被褐色短柔毛，萼片 3~4，三角状披针形，两面均被柔毛，花瓣 4，椭圆形，被柔毛；雄蕊 6~8（~9）；雌花直径 5~6mm，花托长约 2mm；萼片和花瓣均为 4~5，形状与雄花的相似，两面密被柔毛；不育雄蕊 4~8；子房无毛，花柱短，下弯，柱头膨大，2 裂。荚果带形，扁平，不规则旋扭或弯曲作镰刀状，先端具喙。种子多数，椭圆形，深棕色，光滑。花期 5~6 月，果期 6~10 月。

生境分布 原产于我国辽宁、河北、山东、河南、安徽、江苏、浙江、江西、湖南。内蒙古大兴安岭巴林左旗、巴林右旗、林西县、阿鲁科尔沁旗、科尔沁右翼中旗有栽培。

药用部位 中药：果实。

采收加工 秋季果实成熟后采摘，晒干。

功能主治 中药：祛痰开窍。用于中风或癫痫，痰涎雍盛，痰多咳嗽。

用法用量 中药：0.9~3g，煎汤。

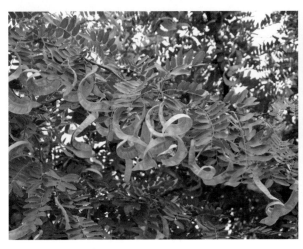
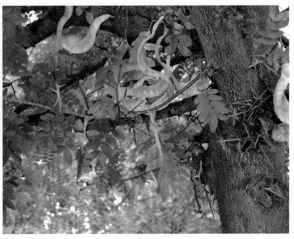

大 豆 | 毛豆、黄豆、黑豆
Glycine max (L.) Merr.

形态特征 一年生草本，高60~90cm。茎粗壮，通常直立，具条棱，密被黄褐色长硬毛。叶为羽状三出复叶；托叶披针形，渐尖，小托叶条状披针形；托叶、小托叶、叶轴及小叶柄均密被黄色长硬毛；小叶卵形或菱状卵形，先端尖锐或钝圆，有时渐尖，基部宽楔形或圆形，两面均被白色长柔毛，侧生小叶较小，斜卵形。总状花序腋生，苞片及小苞片披针形，有毛；花小，白色至淡紫色；花萼钟状，密被黄色长硬毛，萼齿披针形，下面1萼齿最长；旗瓣近圆形，顶端微凹，基部具短爪，翼瓣矩圆形，具爪和耳，龙骨瓣斜倒卵形，具短爪；子房有毛，荚果矩圆形，略弯，下垂，在种子间缢缩，密被黄褐色长硬毛。种子椭圆形、近球形、宽卵形或近矩圆形等，黄色、黑色、淡绿色等。花期6~7月，果期7~8（~9）月。

生境分布 原产于中国。内蒙古大兴安岭除根河市、额尔古纳市外均有栽培。

药用部位 中药：种子。

采收加工 秋季果实成熟而未开裂时拔取全株，晒干，打下种子，除去杂质，再晒干。

性味归经 中药：甘，平。归脾、大肠经。

功能主治 中药：健脾宽中，润燥消水。用于疳积泻痢，腹胀鼠疫，妊娠中毒，疮痈肿毒，外伤出血。

用法用量 中药：50~150g，煎汤，或研末；外用适量，捣敷或炒焦研末调敷。

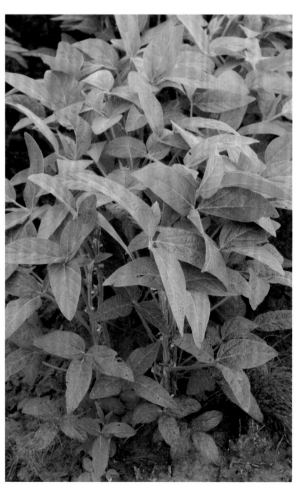
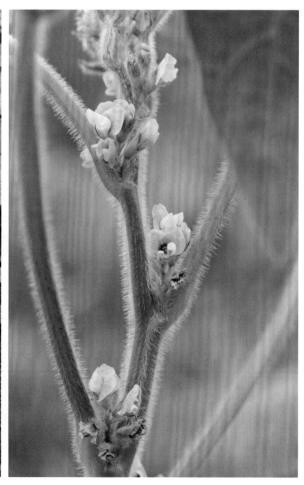

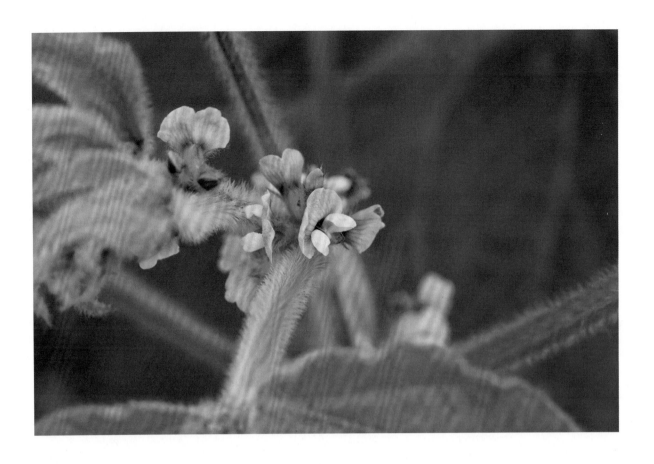

刺果甘草

头序甘草、山大料
Glycyrrhiza pallidiflora Maxim.

形态特征　多年生草本，高 1m 左右。茎直立，基部木质化，枝具棱，有鳞片状腺体。单数羽状复叶，具小叶 9~15；托叶披针形或长三角形，渐尖；小叶椭圆形、菱状椭圆形或椭圆状披针形，先端渐尖，基部近楔形，全缘，两面密被小腺点。总状花序腋生，花多数，密集成矩圆形，花淡蓝紫色；花萼钟状，萼齿 5，其中 2 萼齿较短；旗瓣矩圆状卵形或近椭圆形，长约 8mm，翼瓣稍呈半月形弯曲，具耳和爪，龙骨瓣近椭圆形，亦具耳及爪；子房有毛。荚果卵形或椭圆形，黄褐色，密被细长刺，刺长 3~5mm，通常含种子 2 粒；荚果密集成椭圆形或矩圆状果序。花期 7~8 月，果期8~9 月。

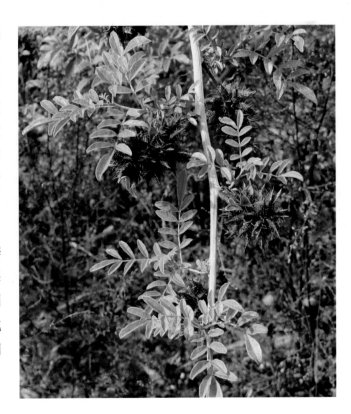

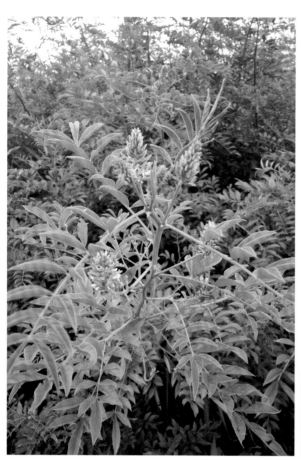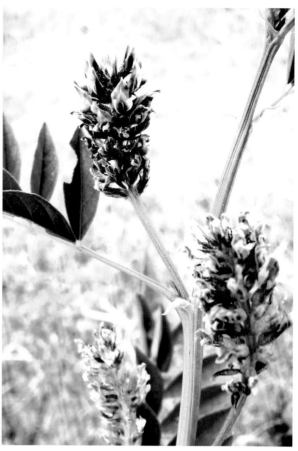

生境分布　散生于森林草原带的田野、路旁和河边草地。分布于我国黑龙江、辽宁、河北、河南北部、山东中北部、江苏中部、陕西西南部、四川、云南。内蒙古大兴安岭阿尔山市五岔沟、科尔沁右翼前旗、科尔沁右翼中旗、阿鲁科尔沁旗、巴林右旗有分布。

药用部位　中药：果实、根。

采收加工　春、秋二季采挖根，洗净泥土，晒干。秋、冬二季果实成熟后采收，晒干。

性味归经　中药：甘、辛，温。

功能主治　中药：果实催乳。用于乳汁缺少。根杀虫。外用于阴道滴虫病。

用法用量　中药：果序 6~9g，煎汤。根外用适量，煎汤熏洗。

资源状况　资源少。

甘　草
甜草苗
Glycyrrhiza uralensis Fisch. ex DC.

形态特征　多年生草本，高 30~70cm。具粗壮的根状茎，主根圆柱形，粗而长，根皮红褐色至暗褐色，有不规则的纵皱及沟纹，有甜味。茎直立，稍带木质，密被白色短毛及鳞片状、点状或小刺状腺体。单数羽状复叶，具小叶 7~17；叶轴被细短毛及腺体；托叶小，长三角形、披针形或披针状锥形，早落；小叶卵形、倒卵形、近圆形或椭圆形，先端锐尖、渐尖或近于钝，稀微凹，基部圆形或宽楔形，全缘，两面密被短毛及腺体。总状花序腋生，花密集；花淡蓝紫色或紫红色；花梗甚短；苞片披针形或条

状披针形；花萼筒状，密被短毛及腺点，裂片披针形，比萼筒稍长或近等长；旗瓣椭圆形或近矩圆形，顶端钝圆，基部渐狭成短爪，翼瓣比旗瓣短，而比龙骨瓣长，均具长爪；雄蕊长短不一；子房无柄，矩圆形，具腺状突起。荚果条状矩圆形、镰刀形或弯曲成环状，密被短毛及褐色刺状腺体；种子 2~8 粒，扁圆形或肾形，黑色，光滑。花期 6~7 月，果期 7~9 月。

生境分布　生于山坡草地、路旁、沙地、低地边缘及河岸轻度碱化的草甸。分布于我国黑龙江西南部、吉林西部、辽宁西北部、河北、山东北部、山西、陕西北部、宁夏、甘肃中部和东部、青海中部和东部、新疆。内蒙古大兴安岭阿尔山市五岔沟、科尔沁右翼前旗、巴林左旗、巴林右旗有分布。

药用部位　中药：根（甘草）。蒙药：根（希和日 – 额布斯）。

采收加工　春、秋二季采挖根，洗净泥土，去须根，晒干。

性味归经　中药：甘，平。归心、肺、脾、胃经。蒙药：甘，凉。

功能主治　中药：补脾益气，清热解毒，祛痰止咳，缓急止痛，调和诸药。用于脾胃虚弱，倦怠乏力，心悸气短，咳嗽痰多，脘腹、四肢挛急疼痛，痈肿疮毒，缓解药物毒性、烈性。蒙药：止咳，利肺，滋补，解毒，止吐，止咳。用于肺热咳嗽，肺痨，咽喉肿痛，口干呕吐，胃肠宝日，白脉病，血液病，食物中毒，药物中毒。

用法用量　中药：2~10g，煎汤。蒙药：1.5~3g，或入丸、散剂。

资源状况　资源少。

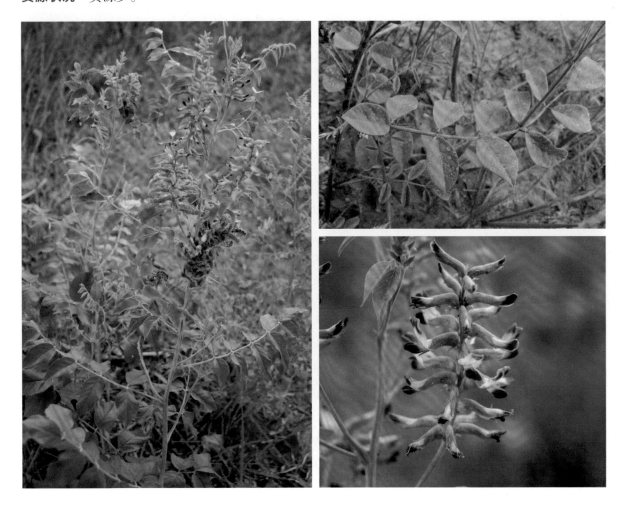

米口袋

米布袋、紫花地丁
Gueldenstaedtia multiflora Bunge

形态特征　多年生草本，高 10~20cm。主根圆锥形。茎短缩，在根颈上丛生，全株被白色长柔毛。单数羽状复叶，具小叶 11~21；托叶三角形，基部与叶柄合生，外面被长柔毛；小叶椭圆形、长椭圆形或卵形，长 4~20mm，宽 3~8mm，先端圆或稍尖，基部圆形或宽楔形，两面密被白色长柔毛，老时近无毛。总花梗自叶丛间抽出，伞形花序有花（2~）6~8 朵，花梗极短，苞片及小苞片披针形；花紫红色或蓝紫色；花萼钟状，被长柔毛，萼齿不等长，上面 2 萼齿较大；旗瓣宽卵形，顶端微凹，基部渐狭成爪，翼瓣矩圆形，上端稍宽，具斜截头，基部具短爪，龙骨瓣卵形；子房密被长柔毛。荚果圆筒状，被长柔毛。花期 5 月，果期 6~7 月。

生境分布　散生于森林带和森林草原带的山坡草地、路旁。分布于我国黑龙江、吉林、辽宁、河北、河南、山东、山西、陕西、甘肃、青海东部、四川、江苏、湖北、广西、云南。内蒙古大兴安岭巴林右旗、克什克腾旗有分布。

药用部位　中药：全草（地丁）。蒙药：全草（枭本 – 萨波日）。

采收加工　春、秋二季采挖全草，洗净泥土，晒干或鲜用。

性味归经　中药：苦，寒。归心、肝经。蒙药：苦，平。

功能主治　中药：清热利湿，解毒消肿。用于疔疮，痈肿，瘰疬，黄疸，痢疾，腹泻，目赤，喉痹，毒蛇咬伤。蒙药：清热解毒，散瘀消肿。用于痈疽疔疮，丹毒，目赤肿痛，黄疸，肠炎，痢疾，毒蛇咬伤。

用法用量　中药：25~50g，鲜品 100~150g，煎汤，捣汁或研末；外用适量，捣敷或熬膏摊贴。蒙药：多入丸、散剂。

资源状况　资源一般。

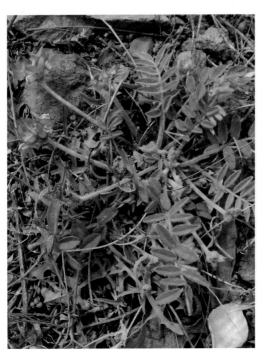
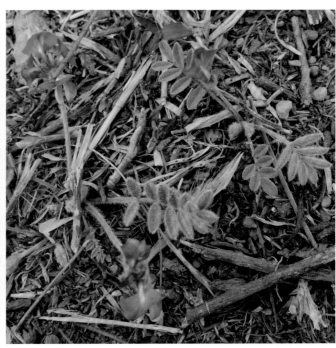

狭叶米口袋

甘肃米口袋、地丁
Gueldenstaedtia stenophylla Bunge

形态特征 多年生草本，高5~15cm，全株被长柔毛。主根圆柱状，较细长。茎短缩。单数羽状复叶，具小叶7~19；托叶三角形，基部与叶柄合生，外面被长柔毛；小叶片矩圆形至条形，或春季小叶常为近卵形（通常夏、秋二季的小叶变窄，成条状矩圆形或条形），长2~35mm，宽1~6mm，先端锐尖或钝尖，具小尖头，全缘，两面被白柔毛，花期毛较密，果期毛少或有时近无毛。总花梗数个自叶丛间抽出，顶端各具2~3（~4）朵花，排列成伞形；花梗极短或无梗；苞片及小苞片披针形；花粉紫色；花萼钟形，长4~5mm，密被长柔毛，上2萼齿较大；旗瓣近圆形，顶端微凹，基部渐狭成爪，翼瓣比旗瓣短，龙骨瓣长约4.5mm。荚果圆筒形，被灰白色长柔毛。花期5月，果期5~7月。

生境分布 生于森林草原带的河岸沙地、少量向东进入森林草原带。分布于我国黑龙江、辽宁、河北北部、河南、山东、山西、陕西、宁夏、甘肃东部、青海东部、江苏、安徽、浙江。内蒙古大兴安岭巴林右旗有分布。

药用部位 中药：全草（地丁）。蒙药：全草（那林–萨勒吉日）。

采收加工 春、秋二季采收全草，洗净泥土，晒干或鲜用。

性味归经 中药：苦，寒。归心、肝经。

功能主治 中药：清热利湿，解毒消肿。用于疔疮，痈肿，瘰疬，黄疸，痢疾，腹泻，目赤，喉痹，毒蛇咬伤。**蒙药**：清热解毒，散瘀消肿。用于痈疽疔疮，丹毒，目赤肿痛，黄疸，肠炎，痢疾，毒蛇咬伤。

用法用量 中药：25~50g，鲜品100~150g，煎汤，捣汁或研末；外用适量，捣敷或熬膏摊贴。**蒙药**：多入丸、散剂。

资源状况 资源一般。

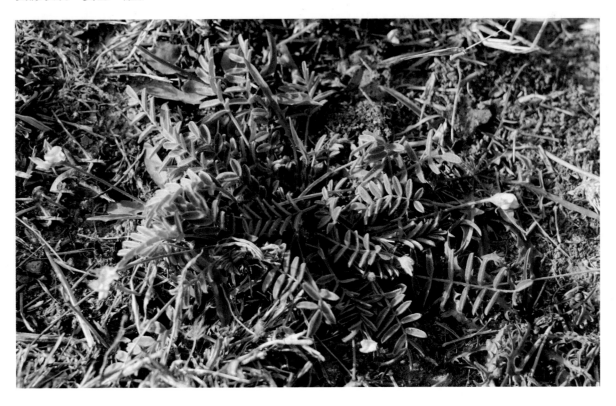

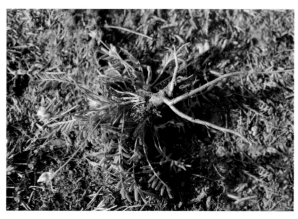 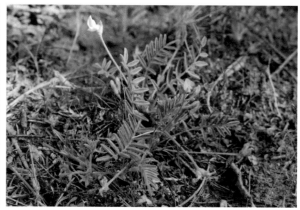

扁 豆

白扁豆
Lablab purpureus (L.) Sweet

形态特征 一年生草本，茎缠绕，疏生短毛或无毛。羽状三出复叶，托叶三角状卵形，小托叶披针形至条状披针形，小叶菱状宽卵形、卵状或近圆形，先端渐尖，基部宽楔形或近圆形、全缘，两面疏生毛。总状花序腋生，花数朵至 10 余朵，白色或淡紫红色，小苞片 2，脱落；花萼钟状，萼齿二唇形，上唇 2 齿稍宽，几完全合生，下唇 3 齿较狭，不合生；旗瓣近肾形，顶端微凹，基部两侧有 2 个附属体，并下延为 2 耳，具短爪，翼瓣歪倒卵形，有耳及内弯的长爪，龙骨瓣宽条形，由中部向内弯成直角；子房条形，有毛，基部具腺体，花柱近顶部有白色髯毛。荚果扁，镰刀状或半椭圆形，边缘弯曲，并稍有不整齐的细小锯齿，顶端有长而弯曲的喙。种子 3~5 粒，矩圆形，略扁，白色或黑色。花期 7~8 月，果期 9~10 月。

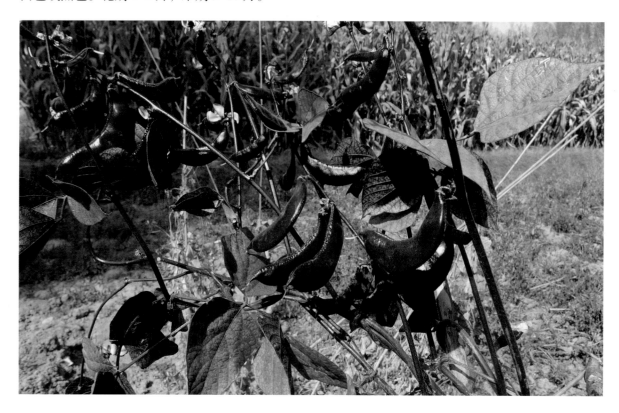

生境分布　原产于非洲。内蒙古大兴安岭有栽培。

药用部位　中药：种子（白扁豆）、叶（扁豆叶）、根（扁豆根）。**蒙药**：花（哈布他钙－宝日其格）。

采收加工　秋季果实成熟而未开裂时拔取全株，晒干，打下种子，除去杂质，再晒干。花期采摘花，阴干。秋季采收叶，鲜用或晒干。秋季采挖根，洗净泥土，晒干。

性味归经　中药：种子甘，平。归脾、胃经。叶辛、甘、甜，平。有小毒。归脾、胃、心经。根甘、涩，平。归大肠、膀胱经。

功能主治　中药：健脾和中，消暑化湿。用于暑湿吐泻，脾虚呕逆，食少久泄，水停消渴，赤白带下，小儿疳积。叶消暑利湿，解毒消肿。用于暑湿吐泻，疮疖肿毒，蛇虫咬伤。根消暑，化湿，止血。用于暑湿泄泻，痢疾，淋浊，带下病，便血，痔疮，漏管。**蒙药**：止血，止泻。用于吐血，咯血，月经过多，腰腿痛，腹泻。

用法用量　中药：种子9~15g，煎汤，或入丸、散剂。叶6~15g，煎汤，或捣汁；外用适量，捣敷，或烧存性研末调敷。根5~15g，煎汤。**蒙药**：多入丸、散剂。

毛山黧豆 柔毛山黧豆
Lathyrus palustris L. var. *pilosus* (Cham.) Ledeb.

形态特征　多年生草本，高30~50cm。根状茎细，横走地下。茎攀缘，常呈"之"字形屈曲，有翅，通常稍分枝，疏生长柔毛。双数羽状复叶，具小叶4~8（~10）；叶轴末端具分枝的卷须；托叶半箭头形；小叶披针形、条状披针形、条形或近矩圆形，先端钝，具短刺尖，基部宽楔形或近圆形，上面绿色，有柔毛，下面淡绿色，密或疏生长柔毛。总状花序腋生，通常比叶长，有时近等长，具花2~6朵，花蓝紫色，花梗比萼短或近等长；花萼钟形，有长柔毛，上萼齿较短，三角形至披针形，下萼齿较长，狭三角形；旗瓣宽倒卵形，于中部缢缩，顶端微凹，翼瓣比旗瓣短，比龙骨瓣长，具稍弯曲的瓣爪，龙骨瓣的瓣片半圆形，顶端稍尖，具细长爪；子房条形，有毛至近无毛。荚果矩圆状条形或条形，扁或稍膨胀，两端狭，顶端具短喙，被柔毛或近无毛。花期6~7月。果期8~9月。

生境分布　生于草甸、山地林缘和沟谷草甸。分布于我国黑龙江、吉林、辽宁、河北、山西北部、甘肃东南部、青海东部、四川、云南、江苏、浙江、湖北。内蒙古大兴安岭额尔古纳市、根河市、牙克石市、鄂伦春自治旗、阿尔山市、莫力达瓦达斡尔族自治旗、阿荣旗、扎兰屯市、扎赉特旗、科尔沁右翼前旗、阿鲁科尔沁旗、巴林右旗、巴林左旗、克什克腾旗有分布。

药用部位　中药：种子。

采收加工　秋季果实成熟后采收，晒干。

功能主治　中药：活血破瘀。用于跌打损伤，肿痛。

用法用量　中药：6~10g，煎汤。

资源状况　资源一般。

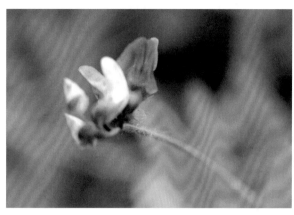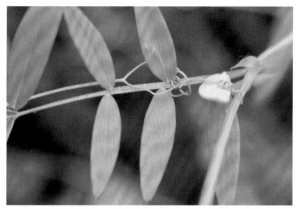

多花胡枝子 铁鞭草、米汤草
Lespedeza floribunda Bunge

形态特征　半灌木，高 30~50cm，多于茎的下部分枝，枝略斜升。枝灰褐色或暗褐色，有细棱并密被白色柔毛。羽状三出复叶，互生；托叶 2，条形，褐色，先端刺芒状，有毛；叶轴被毛；顶生小叶较大，纸质，倒卵形或倒卵状矩圆形，先端微凹，少截形，有短刺尖，基部宽楔形，上面初被平伏短柔毛，后变近无毛，下面密被白色柔毛，侧生小叶较小，具短柄。总状花序腋生，总花梗较叶为长，被毛；小苞片卵状披针形，与萼筒贴生，赤褐色，被毛；花萼杯状，密生绢毛，萼片披针形，先端渐尖，较萼筒长；花冠紫红色，旗瓣椭圆形，顶端圆形，基部有短爪，翼瓣略短，条状矩圆形，基部有爪及耳，龙骨瓣长于旗瓣，顶端钝，有爪；子房被毛。荚果卵形，顶端尖，有网状脉纹，密被柔毛。花期 6~9 月，果期 9~10 月。

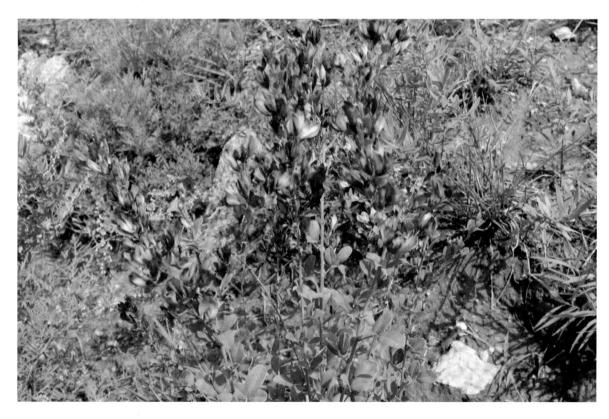

生境分布 生于森林草原带的山地石质山坡、林缘及灌丛中。分布于我国辽宁西部和南部、河北、河南、山东、山西、陕西、宁夏、甘肃东部、青海、四川、安徽、江苏西南部、江西北部、浙江、福建、湖北西部、湖南、广东北部、广西北部、贵州中部、云南西北部。内蒙古大兴安岭阿鲁科尔沁旗、巴林左旗有分布。

药用部位 中药：全草或根（铁鞭草）。

采收加工 夏、秋二季采收全草或挖根，洗净泥土，切片，晒干。

性味归经 中药：涩，凉。

功能主治 中药：消积散瘀，截疟。用于疳积，疟疾。

用法用量 中药：9~15g，煎汤。

资源状况 资源少。

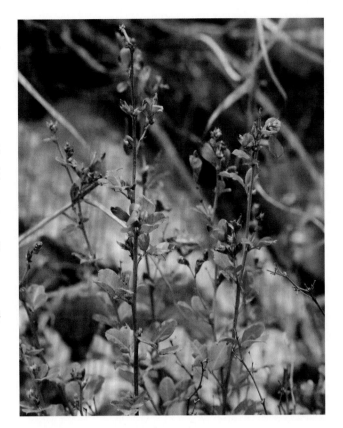

阴山胡枝子
白指甲花
Lespedeza inschanica (Maxim.) Schidl.

形态特征 草本状半灌木，高40~60cm。茎直立，多分枝，较疏散，具细棱，被伏短毛。羽状三出复叶；托叶钻状，宿存；顶生小叶较大，矩圆形或矩圆状倒卵形，长7~20mm，宽4~10mm，先端钝、圆形、截形或微凹，有短刺头，基部宽楔形，上面无毛，下面被短柔毛。总状花序腋生，总花梗短，花梗较粗短，无关节；小苞片卵形，贴生于萼筒下，比萼筒短；花萼近钟状，萼齿5，狭披针形，被柔毛；花冠白色，旗瓣椭圆形或倒卵状椭圆形，先端微凹，基部有紫斑，具短爪，反卷，翼瓣比旗瓣短，与龙骨瓣等长；无瓣花密生于叶腋。荚果扁椭圆形，包于萼内，被白色柔毛。花期8~9月，果期10月。

生境分布 生于森林草原带的山坡上。分布于我国辽宁、河北、河南、山东西部、山西、陕西、甘肃西南部、安徽中部、江苏南部、湖北西北部、湖南、四川西北部、云南。内蒙古大兴安岭克什克腾旗有分布。

药用部位 中药：全草、叶。

采收加工 夏、秋二季采收全草，洗净泥土，晒干或鲜用。夏季采收叶，鲜用。

功能主治 中药：全草止泻，利尿，止血。用于痢疾，遗精，吐血，子宫脱垂。叶用于黄水疮，皮肤湿疹，毒蛇咬伤，带状疱疹。

用法用量 中药：全草配方用，15~25g，煎汤。治吐血100g。

资源状况 资源少。

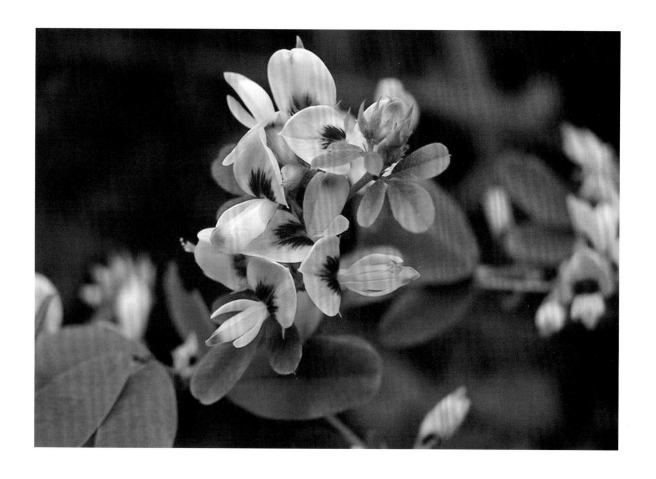

牛枝子 | *Lespedeza potaninii* V. N. Vassil.

形态特征 半灌木，高 20~60cm。茎斜升或平卧，基部多分枝，有细棱，被粗硬毛。托叶刺毛状；羽状复叶具 3 小叶，小叶距圆形或倒卵状距圆形，长 8~15（~22）mm，宽 3~5（~7）cm，先端钝圆或微凹，具小刺尖，基部稍偏斜，上面苍白绿色，无毛，下面被灰白色粗硬毛。总状花序腋生；总花梗长，明显超出叶；花疏生；小苞片锥形；花萼密被长柔毛，5 深裂，裂片披针形，先端长渐尖，呈刺芒状；花冠黄白色，稍超出萼裂片，旗瓣中央及龙骨瓣先端带紫色，翼瓣较短；闭锁花腋生，无梗或近无梗。荚果倒卵形，双凸镜状，密被粗硬毛，包于宿存萼内。花期 7~9 月，果期 9~10 月。

生境分布 稀疏地生长在砾石质丘陵坡地、干燥沙质地。分布于我国辽宁、河北、河南、山东、山西、陕西、江苏、宁夏、甘肃、青海、四川、西藏、云南。内蒙古大兴安岭阿鲁科尔沁旗有分布。

药用部位 中药：全草。

采收加工 夏、秋二季采收全草，洗净泥土，晒干。

功能主治 中药：解表散寒，止咳。用于风寒感冒，发热，咳嗽。

用法用量 中药：9~15g，煎汤。

资源状况 资源少。

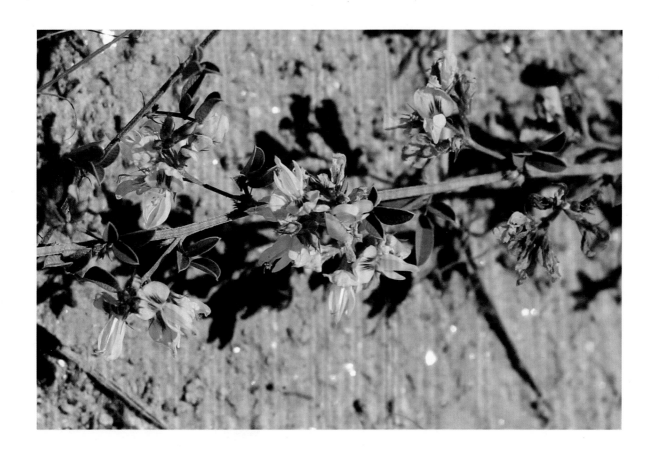

绒毛胡枝子

山豆花
Lespedeza tomentosa (Thunb.) Sieb. ex Maxim.

形态特征 草本状半灌木，高 50~100cm，全株被黄色或白色柔毛。枝具细棱。羽状三出复叶，互生；托叶 2，条形，被毛，宿存；顶生小叶较大，矩圆形或卵状椭圆形，长 3~6cm，宽 1.5~3cm，先端圆形或微凹，有短尖，基部圆形或微心形，上面被平伏短柔毛，下面密被长柔毛，叶脉明显，脉上密被黄褐色柔毛。总状花序顶生或腋生，花密集，花梗短，无关节；无瓣花腋生，呈头状花序；小苞片条状披针形；花萼杯状，萼齿 5，披针形，先端刺芒状，被柔毛；花冠淡黄白色，旗瓣椭圆形，有短爪，比翼瓣短或等长，翼瓣矩圆形，龙骨瓣与翼瓣等长；子房被绢毛。荚果倒卵形，上端具凸尖，密被短柔毛，网脉不明显。花期 7~8 月，果期 9~10 月。

生境分布 生于落叶阔叶林带的山地林缘、灌丛或草甸。分布于我国黑龙江中东部、吉林西南部和东部、辽宁、河北、河南、山东、山西南部、宁夏南部、陕西中部和南部、甘肃东南部、四川中部和南部、安徽、江西、江苏、浙江、福建、湖北、湖南、广东东部、广西、贵州、云南。内蒙古大兴安岭巴林右旗赛罕乌拉保护区有分布。

药用部位 中药：根。

采收加工 夏、秋二季采挖根，洗净泥土，晒干。

功能主治 中药：健脾补虚。用于虚劳，虚肿。

资源状况 资源少。

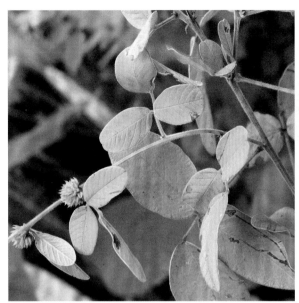 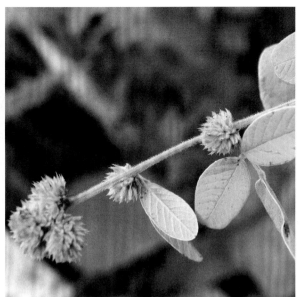

紫花苜蓿
紫苜蓿、苜蓿
Medicago sativa L.

形态特征　多年生草本，高 30~100cm。根系发达，主根粗而长，入土深度达 2m 余。茎直立或有时斜升，多分枝，无毛或疏生柔毛。羽状三出复叶，顶生小叶较大；托叶狭披针形或锥形，长渐尖，全缘或稍有齿，下部与叶柄合生；小叶矩圆状倒卵形、倒卵形或倒披针形，先端钝或圆，具小刺尖，基部楔形，叶缘上部有锯齿，中下部全缘，上面无毛或近无毛，下面疏生柔毛。短总状花序腋生，具花 5~20 余朵，通常较密集，总花梗超出于叶，有毛，花紫色，花梗短，有毛；苞片小，条状锥形；花萼筒状钟形，有毛，萼齿锥形或狭披针形，渐尖，比萼筒长或与萼筒等长；旗瓣倒卵形，先端微凹，基部渐狭，翼瓣比旗瓣短，基部具较长的耳及爪，龙骨瓣比翼瓣稍短；子房条形，有毛或近无毛，花柱稍向内弯，柱头头状。荚果螺旋形，通常卷曲 1~2.5 圈，密生伏毛，含种子 1~10 粒。种子小，肾形，黄褐色。花期 6~7 月，果期 7~8 月。

生境分布　原产于亚洲西南部的高原地区，在内蒙古大兴安岭为人工栽培种或逸生种。内蒙古大兴安岭各地均有分布。

药用部位　中药：全草。

采收加工　夏、秋二季采收全草，洗净泥土，晒干。

性味归经　中药：苦、微涩，平。

功能主治　中药：健胃，清热利尿。用于肠炎，尿路结石，夜盲症。

用法用量　中药：25~50g，煎汤，或鲜品 100~150g，捣汁服。

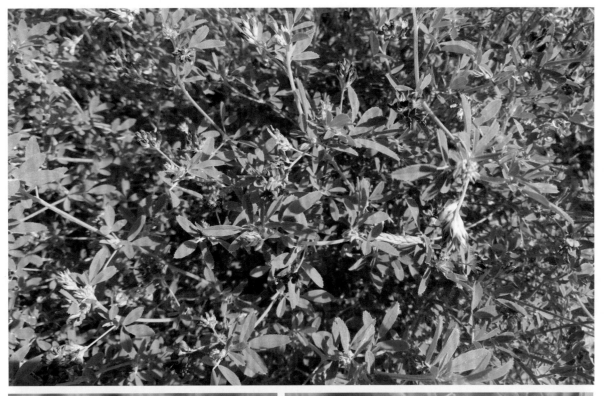

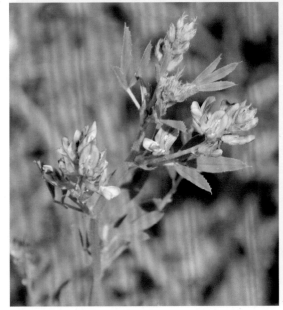
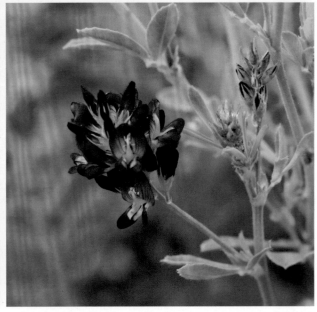

细齿草木樨

马层、臭苜蓿
Melilotus dentatus (Wald. et Kit.) Pers.

形态特征 二年生草本，高 20~50cm。茎直立；有分枝，无毛。叶为羽状三出复叶；托叶条形或条状披针形，先端长渐尖，基部两侧有齿裂；小叶倒卵状矩圆形，先端圆或钝，基部圆形或近楔形，边缘具密的细锯齿，上面无毛，下面沿脉稍有毛或近无毛。总状花序细长，腋生，花多而密，花黄色；花萼钟状，萼齿三角形，近等长，稍短于萼筒；旗瓣椭圆形，先端圆或微凹，无爪，翼瓣比旗瓣稍短，龙骨瓣比翼瓣稍短或近等长。子房条状矩圆形，无柄，花柱细长。荚果卵形或近球形，表面具网纹，成熟时黑褐色，含种子1~2粒。种子近圆形或椭圆形，稍扁。花期6~8月，果期7~9月。

生境分布 多生于低湿草甸、路旁、滩地。分布于我国黑龙江南部、吉林、辽宁、河北、河南西部和北部、山东西部、山西、陕西北部、宁夏北部、甘肃西南部、青海东部、新疆北部。内蒙古大兴安岭额尔古纳市、根河市、牙克石市、扎兰屯市、科尔沁右翼中旗、阿鲁科尔沁旗、巴林右旗、克什克腾旗有分布。

药用部位 中药：地上部分。

采收加工 夏、秋二季采收地上部分，晒干。

功能主治 中药：化湿，和中。用于暑湿胸闷，头痛头昏，恶心泛呕，舌腻，皮肤疮，风丹，赤白痢，淋病，口臭，头胀，疟疾，痢疾等。

用法用量 中药：9~30g，煎汤。

资源状况 资源一般。

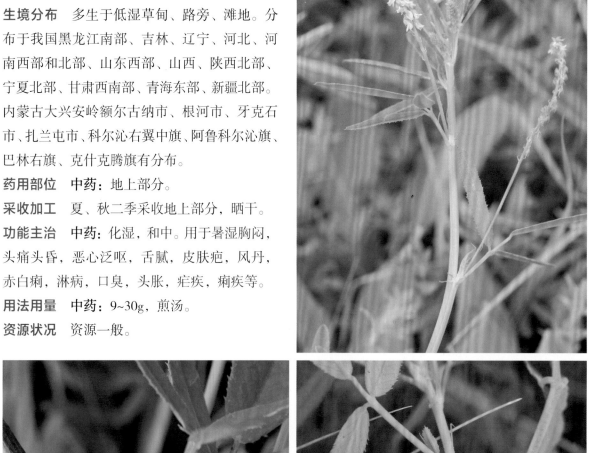

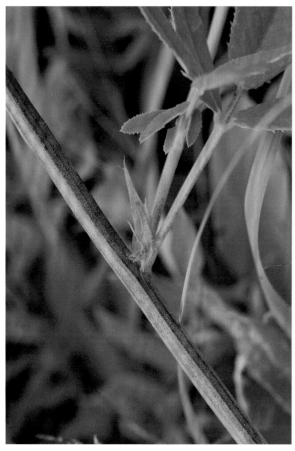

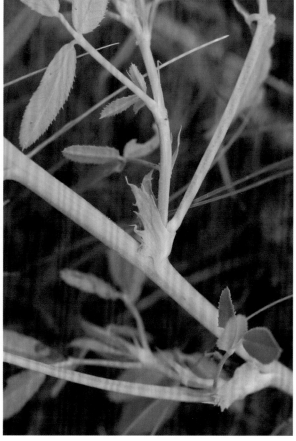

蓝花棘豆

东北棘豆
Oxytropis caerulea (Pall.) DC.

形态特征　多年生草本，高 20~30cm。主根粗壮，暗褐色。无地上茎或茎短缩；常于表土下分枝，形成密丛。单数羽状复叶，具小叶 21~33；托叶披针形，先端长渐尖，膜质，中部以下与叶柄联合，被柔毛；叶轴细弱，疏被长柔毛至近柔毛，小叶卵状披针形或矩圆状披针形，先端锐尖或钝，基部圆形，两面疏被平伏的长柔毛，或上面近无毛。总花梗细弱，比叶长，疏被平伏的长柔毛；总状花序，花多数，疏生，花紫红色或蓝紫色，稀白色；苞片条状披针形，先端渐尖；花萼钟状，被白色与黑色短柔毛，萼齿披针形；旗瓣片宽卵形，顶端钝圆，具小尖，翼瓣与旗瓣等长或稍短，龙骨瓣与翼瓣等长或稍短。荚果矩圆状卵形，膨胀，先端具喙，被白色平伏的短柔毛。花期 6~7 月，果期 7~8 月。

生境分布　生于森林带和森林草原带的林间草甸、河谷草甸、草原化草甸。分布于我国河北、河南、山西、陕西、甘肃。内蒙古大兴安岭东乌珠穆沁旗宝格达大山、科尔沁右翼前旗、巴林左旗、巴林右旗、阿鲁科尔沁旗、克什克腾旗有分布。

药用部位　**中药**：根。**蒙药**：全草（呼和－奥日都扎）。

采收加工　秋季采挖根，洗净泥土，晒干。夏、秋二季采收全草，洗净泥土，晒干。

性味归经　**中药**：苦，凉。归脾、肺经。**蒙药**：苦、涩，平。

功能主治　**中药**：利尿逐水。用于水肿，腹水。**蒙药**：清热，愈伤，消肿。用于创伤，全身水肿。

用法用量　**中药**：6~15g，煎汤。**蒙药**：多入丸、散剂。

资源状况　资源少。

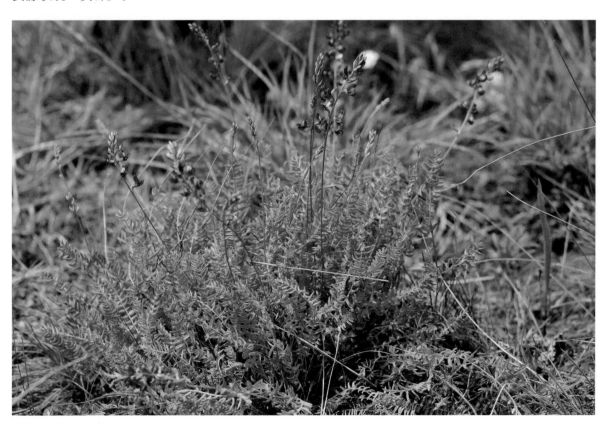

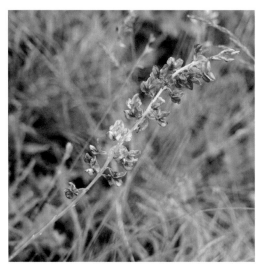
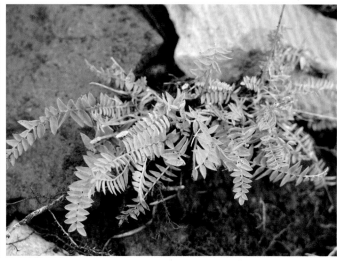

薄叶棘豆

山泡泡、光棘豆
Oxytropis leptophylla (Pall.) DC.

形态特征 多年生草本，无地上茎。根粗壮，通常呈圆柱状伸长。叶轴细弱；托叶小，披针形，与叶柄基部合生，密生长毛；单数羽状复叶，小叶 7~13，对生，条形，通常干后边缘反卷，两端渐尖，上面无毛，下面被平伏柔毛。总花梗稍倾斜，常弯曲，与叶略等长或稍短，密生长柔毛；花 2~5 朵集生于总花梗顶部构成短总状花序，花紫红色或蓝紫色；苞片椭圆状披针形；萼筒状，密被毛，萼齿条状披针形，长为萼筒的 1/4；旗瓣近椭圆形，顶端圆或微凹，基部渐狭成爪，翼瓣比旗瓣短，瓣片椭圆形，耳长为爪的 1/4，龙骨瓣稍短于翼瓣，顶端有喙；子房密被毛，花柱顶部弯曲。荚果宽卵形，膜质，膨胀，顶端具喙，表面密生短柔毛，内具窄的假隔膜。花期 5~6 月，果期 6 月。

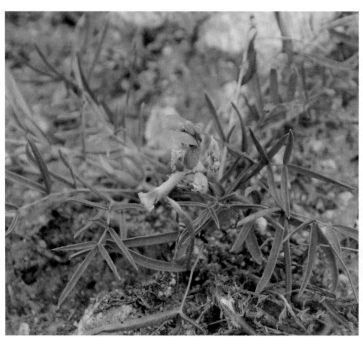
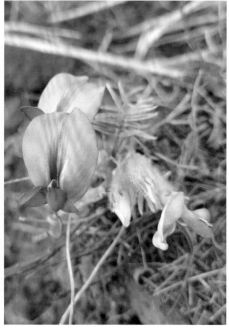

生境分布　生于森林草原带和典型草原带的砾石质和沙砾质草原群落。分布于我国黑龙江西南部、吉林西部、河北西部、山西、陕西北部、宁夏南部、甘肃东部。内蒙古大兴安岭陈巴尔虎旗、鄂温克族自治旗、新巴尔虎左旗、扎兰屯市、扎赉特旗、科尔沁右翼前旗、阿鲁科尔沁旗、巴林右旗、克什克腾旗有分布。

药用部位　中药：根。

采收加工　夏、秋二季采挖鲜根，洗净泥土，鲜用。

性味归经　中药：苦，凉。归肝经。

功能主治　中药：清热解毒。用于秃疮，瘰疬。

用法用量　中药：外用适量，捣敷。

资源状况　资源少。

尖叶棘豆　　海拉尔棘豆、山棘豆
Oxytropis oxyphylla (Pall.) DC.

形态特征　多年生草本，高 7~20cm。根深而长，黄褐色至黑褐色。茎短缩，基部多分枝。托叶宽卵形或三角状卵形，下部与叶柄基部联合，先端锐尖，膜质，具明显的中脉或有时为 2~3 脉，外面及边缘密生白色或黄色长柔毛；叶轴密被白色柔毛；小叶轮生或有时近轮生，3~9 轮，每轮有（2~）3~4（~6）枚小叶，条状披针形、矩圆状披针形或条形，长 10~20（~30）mm，宽 1~2.5（~3）mm，先端渐尖，全缘，边缘常反卷，两面密被绢状长柔毛。总花梗稍弯曲或直立，比叶长或近等长，被白色柔毛；短总状花序于总花梗顶端密集为头状，花红紫色、淡紫色或稀为白色；苞片披针形或狭披针形，渐尖，外面被长柔毛，通常比萼短而比花梗长；萼筒状，外面密被白色与黑色长柔毛，有时只生白色毛，萼齿条状披针形，比萼筒短，通常上方的 2 萼齿稍宽；旗瓣椭圆状卵形，顶端圆形，基部渐狭成爪，翼瓣比旗瓣短，具明显的耳部及长爪，龙骨瓣又比翼瓣短，顶端具喙；子房有毛。荚果宽卵形或卵形，膜质，膨大，被黑色或白色（有时混生）短柔毛，通常腹缝线向内凹形成很窄的假隔膜。花期 6~7 月，果期 7~8 月。

生境分布　稀疏生于森林草原带的石质丘陵坡地。内蒙古大兴安岭陈巴尔虎旗、鄂温克族自治旗、巴林左旗、巴林右旗、克什克腾旗有分布。

药用部位　中药：全草。**蒙药**：全草（纳布其日哈嘎－奥日图哲）

采收加工　夏、秋二季采收全草，洗净泥土，晒干。

性味归经　中药：辛，寒。归肝经。

功能主治　中药：清热解毒。用于感冒，咽喉痛，疮疖痈肿，瘰疬结核，急、慢性湿疹。**蒙药**：杀黏虫，清热，燥协日乌素，愈伤，生肌，止血，消肿，通便。用于瘟疫，发症，丹毒，腮腺炎，阵刺痛，肠刺痛，脑刺痛，麻疹，痛风，游痛症，创伤，抽筋，鼻出血，月经过多，吐血，咯血。

用法用量　中药：3~6g，煎汤，鲜品 15~30g，或研末；外用适量，煎汤洗，或研末调涂。**蒙药**：单用 1.3~3g，研末冲服，或入丸、散剂。

资源状况　资源一般。

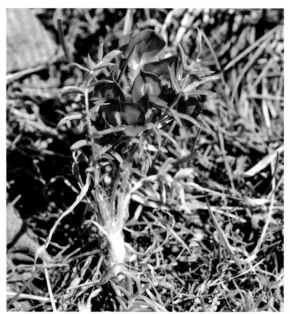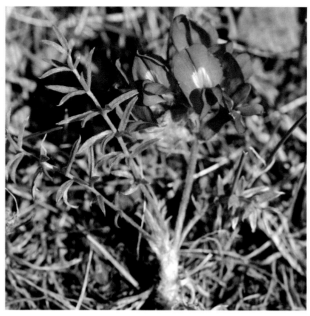

砂珍棘豆

泡泡草、砂棘豆
Oxytropis racemosa Turcz.

形态特征　多年生草本，高 5~15cm。根圆柱形，伸长，黄褐色。茎短缩或几乎无地上茎，叶丛生，多数。托叶卵形，先端尖，密披长柔毛，大都与叶柄联合；叶为具轮生小叶的复叶，叶轴细弱；密生长柔毛，每叶约有 6~12 轮，每轮有 4~6 小叶，均密被长柔毛，小叶条形、披针形或条状矩圆形，先端锐尖，基部楔形，边缘常内卷。总花梗比叶长或与叶近等长；总状花序近头状，生于总花梗顶端；花较小，粉红色或带紫色；苞片条形，比花梗稍短；萼钟状，密被长柔毛，萼齿条形，与萼筒近等长或为萼筒长的 1/3，密被长柔毛；旗瓣倒卵形，顶端圆或微凹，基部渐狭成短爪，翼瓣比旗瓣稍短，龙骨瓣比翼瓣稍短或近等长，顶端具喙；子房被短柔毛，花柱顶端稍弯曲。荚果宽卵形，膨胀，顶端具短喙，表面密被短柔毛，腹缝线向内凹形成 1 条狭窄的假隔膜，为不完全的 2 室。花期 5~7 月，果期（6~）7~8（~9）月。

生境分布　生于森林草原带的沙质草原。分布于我国辽宁西北部、河北西北部、山西北部和西部、陕西中部和北部、宁夏东部、甘肃东部。内蒙古大兴安岭陈巴尔虎旗、鄂温克族自治旗、阿鲁科尔沁旗、克什克腾旗有分布。

药用部位　中药：地上部分。蒙药：地上部分（那布其日克格 – 奥日都扎）。

采收加工　夏、秋二季采收地上部分，洗净泥土，晒干。

性味归经　中药：淡，平。

功能主治　中药：消食健脾。用于小儿消化不良。蒙药：杀黏虫，清热，燥协日乌素，愈伤，生肌，止血，消肿，通便。用于瘟疫，丹毒，发症，腮腺炎，肠刺痛，脑刺痛，阵刺痛，麻疹，痛风，游痛症，创伤，抽筋，鼻出血，月经过多，吐血，咯血。

用法用量　中药：25~50g，煎汤。蒙药：1.5~3g，研末冲服，或入丸、散剂。

资源状况　资源一般。

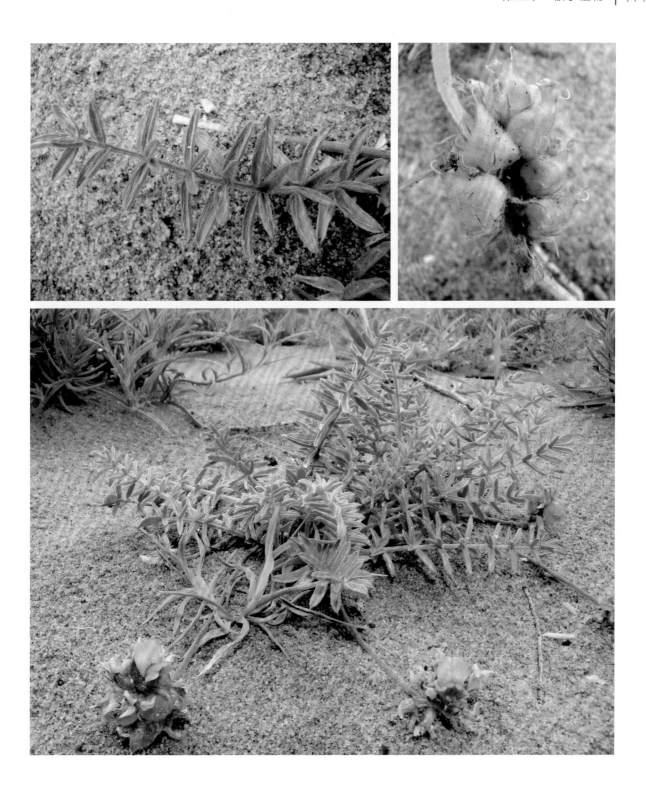

菜 豆

芸豆、豆角、四季豆、莲豆
Phaseolus vulgaris L.

形态特征 一年生草本，茎缠绕或直立，全株被短毛。羽状三出复叶；托叶小，卵状披针形或三角状披针形，基部着生；小托叶披针形或倒披针形小叶菱状卵形或宽卵形；先端短渐尖至渐尖，有时突尖，基部圆形或宽楔形，侧生小叶的基部偏斜，全缘，两面有毛。总状花序腋生，通常具花数朵，有时可多至 10 余朵，花白色、淡红色或淡紫色等；小苞片卵形，斜卵形或宽卵形，较萼长，花萼钟状，萼齿二唇形，下唇 3 齿，上唇 2 齿几乎全部愈合；旗瓣扁圆形或肾形，具短爪，翼瓣匙形，基部有截形的耳或不发达的耳，并具短爪，龙骨瓣上端卷曲 1 圈或 2 圈；子房条形，花柱及花丝随龙骨瓣卷曲。荚果条形，膨胀或略扁，顶端呈喙状，表面无毛，含种子数粒；种子矩圆形或肾形，白色或带红色或具花斑，或为其他颜色，光亮。花期 6~8 月，果期 8~9 月。

生境分布　原产于中美洲。内蒙古大兴安岭城镇有少量栽培。

药用部位　中药：种子。

采收加工　秋季果实成熟而未开裂时拔取全株，晒干，打下种子，除去杂质，再晒干。

功能主治　中药：清凉利尿，消肿。国外报道，其豆荚的煎剂和浸膏可治糖尿病，并用植株、种子、豆荚作抗肿瘤、疣等药。

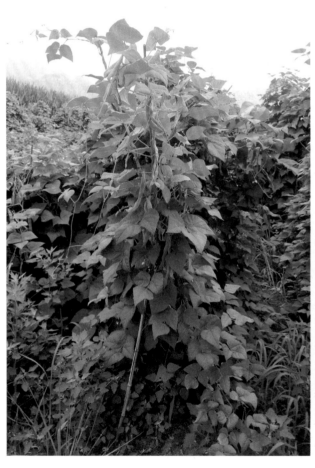
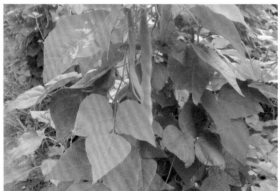
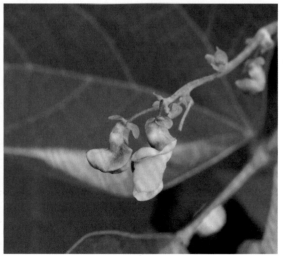

豌　豆　*Pisum sativum* L.

形态特征　一年生攀缘草本，高 30~50cm。全株光滑无毛，带白粉。双数羽状复叶，具小叶 2~6，叶轴末端有羽状分枝的卷须；托叶呈叶状，通常大于小叶，下缘具疏齿；小叶卵形、卵状椭圆形或倒卵形，先端钝圆或稍尖，具小刺尖，基部宽楔形或圆形，全缘，有时也有不规则的疏锯齿。花单生或 2~3 朵生于腋出的总花梗上，花白色或带紫红色；花萼钟状，萼齿披针形；旗瓣的瓣片近扁圆形，顶端微凹，基部具较宽的短爪，翼瓣的瓣片近宽卵形，长、宽约10mm，下部具耳和爪，龙骨瓣的瓣片近半圆形；子房条状矩圆形，花柱弯曲与子房成直角。荚果长圆筒状，稍压扁，长5~7（~10）cm，内含种子数粒。种子球形，青绿色，干后变为黄色。花期6~7月，果期7~9月。

生境分布　原产于欧洲。内蒙古大兴安岭部分城镇有栽培。

药用部位　中药：种子。蒙药：花（宝日其根－其其格）。

采收加工　7~8月种子成熟时采收，晒干。6~7月花期时采摘花，阴干。

性味归经　中药：甘，平。归脾、胃经。蒙药：甘、涩，凉。

功能主治　中药：和中下气，利小便，解疮毒。用于霍乱转筋，脚气病，痈肿。蒙药：止血，止泻。用于吐血，月经淋漓，便血，肠刺痛，腹痛下泻，赤白带下。

用法用量　中药：煎汤。蒙药：煮散剂，3~5g，或入丸、散剂。

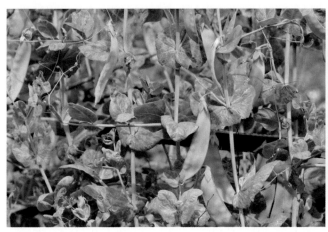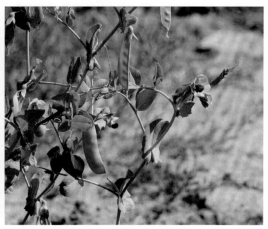

槐
槐树、国槐
Sophora japonica L.

形态特征　乔木，高约10m。树冠圆形，树皮灰色或暗灰色，粗糙纵裂，一年生小枝暗褐绿色，密生短毛或光滑。单数羽状复叶；叶轴有毛，基部膨大，小叶柄长约2mm，小叶片卵状披针形或卵状矩圆形，先端锐尖，有小尖头，基部圆形或宽楔形，全缘，上面深绿色，疏生短柔毛，下面灰绿色，疏生平伏的柔毛。圆锥花序顶生，花梗绿色，有毛；花萼钟状，萼齿浅三角形，疏生短柔毛；花冠黄白色，旗瓣宽心形，向外反卷，顶端微凹，具短爪，翼瓣及龙骨瓣均为矩形；雄蕊10，不等长；子房筒状，有毛。荚果肉质，下垂，串珠状，成熟时黄绿色，不开裂，含种子1~6粒。种子肾形，黑褐色。花期8~9月，果期9~10月。

生境分布　内蒙古大兴安岭乌兰浩特市、阿鲁科尔沁旗、巴林右旗有栽培。

药用部位　中药：花蕾、花、果、嫩枝、根、叶。

采收加工　花蕾夏季形成时采摘，阴干。果实冬季采收，除去杂质，干燥。嫩枝春季采收，晒干。根全年均可采挖，洗净，晒干。叶春、夏二季采收，晒干。

性味归经　中药：花蕾微苦，涩。果实苦，寒。归肝、大肠经。嫩枝苦，平。归心、肝经。根苦，平。归肺、大肠经。叶苦，平。归肝、胃经。

功能主治 **中药**：果实清热泻火，凉血止血。用于肠热便血，痔肿出血，肝热头痛，眩晕目赤。花蕾凉血止血，清肝泻火。用于便血、痔血、血痢、崩漏、吐血、衄血、肝热目赤、头痛眩晕。嫩枝散瘀止血，清热燥湿，祛风杀虫。用于崩漏，赤白带下，痔疮，阴囊湿痒，心痛，目赤，疥癣。根散瘀消肿，杀虫。用于痔疮，喉痹，蛔虫病。叶清肝泻火，凉血解毒，燥湿杀虫。用于小儿惊痫，壮热，肠风，尿血，痔疮，湿疹，疥癣，痈疮疔肿。

用法用量 **中药**：果实6~9g，煎汤。嫩枝25~50g，煎汤、浸酒或入散剂；外用适量，煎汤熏洗或烧沥涂。根30~60g，煎汤；外用适量，煎汤洗或含漱。叶105~15g，煎汤，或研末；外用适量，煎汤熏洗，或汁涂、捣敷。

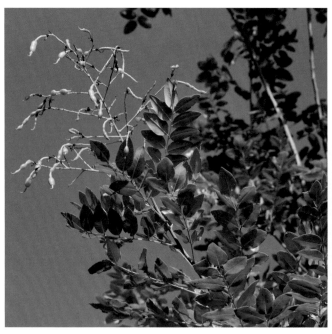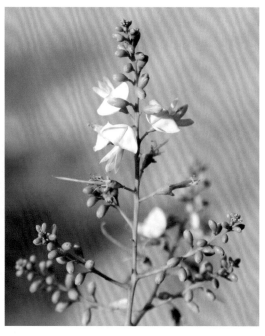

苦马豆
羊卵蛋、羊尿泡
Sphaerophysa salsula (Pall.) DC.

形态特征 多年生草本，高20~60cm。茎直立，具开展的分枝，全株被灰白色短伏毛。单数羽状复叶，小叶13~21；托叶披针形，长约3mm，先端锐尖或渐尖，有毛；小叶倒卵状椭圆形或椭圆形，先端圆钝或微凹，有时具1小刺尖，基部宽楔形或近圆形，两面均被平伏的短柔毛，有时上面毛较少或近无毛；小叶柄极短。总状花序腋生，比叶长；总花梗有毛；苞片披针形；花萼杯状，有白色短柔毛，萼齿三角形；花冠红色，旗瓣圆形，开展，两侧向外翻卷，顶端微凹，基部有短爪，翼瓣比旗瓣稍短，矩圆形，顶端圆，基部有爪及耳，龙骨瓣与翼瓣近等长；子房条状矩圆形，有柄，被柔毛，花柱稍弯，内侧具纵列须毛。荚果宽卵形或矩圆形，膜质，膀胱状，有柄。种子肾形，褐色。花期6~7月，果期7~8月。

生境分布 生于森林草原带的盐碱性荒地、河岸低湿地。分布于我国吉林西部、辽宁北部、河北西北部、山西北部、陕西北部、宁夏、甘肃中部和西部、青海、新疆。内蒙古大兴安岭科尔沁右翼中旗、扎鲁特旗、阿鲁科尔沁旗、巴林右旗、林西县、克什克腾旗有分布。

药用部位　中药：全草、根及果实。

采收加工　秋季果实成熟后采收，并挖取带根全草，洗净泥土，切段，晒干。

性味归经　中药：微苦，平。有小毒。

功能主治　中药：利尿，消肿。用于肾炎水肿，慢性肝炎，肝硬化腹水，血管神经性水肿。

用法用量　中药：9~12g，煎汤。

资源状况　资源一般。

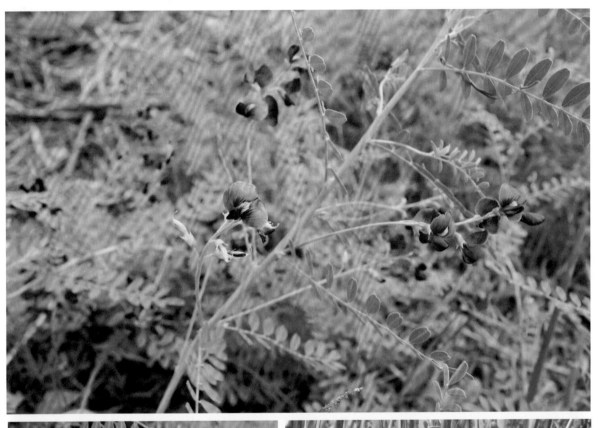

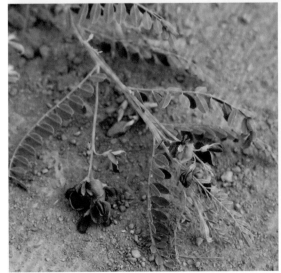

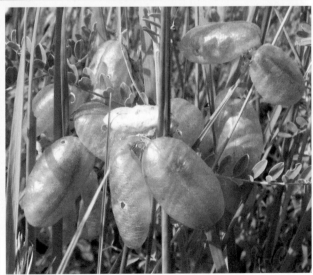

黑龙江野豌豆 | *Vicia amurensis* Oett.

形态特征 多年生草本。茎上升或攀缘，长 50~100cm，无毛或稍有毛。复叶具（6~）8~12 枚小叶；叶轴末端具分枝的卷须；托叶小，通常 3 裂，稀 2 裂呈半边箭头状；小叶卵状矩圆形或卵状椭圆形，长 16~33（~40）mm、宽（6~）10~16mm，基部近圆形，先端微缺，全缘、无毛或嫩叶背面稍有细毛，侧脉极密而明显凸出，与主脉近成直角。总状花序腋生，比叶长或近等长，具（10~）16~26（~36）朵花；花蓝紫色，稀紫色；萼钟形，上萼齿比下萼齿短；旗瓣矩圆状倒卵形或矩圆形，顶端微缺，翼瓣比旗瓣稍短或近等长，但比龙骨瓣长。荚果矩圆状菱形，具种子 1~3 粒。花期 7~8 月，果期 8~9 月。

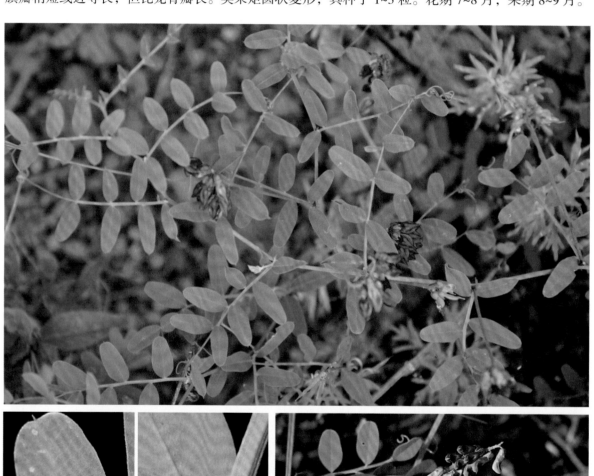

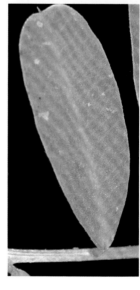
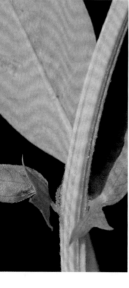
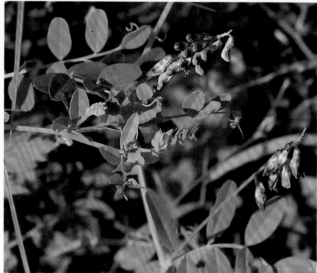

生境分布 生于森林带的林间草甸、林缘草甸、灌丛、河滩。分布于我国黑龙江、吉林、辽宁、河北东北部、山西。内蒙古大兴安岭额尔古纳市、根河市、牙克石市、鄂伦春自治旗、陈巴尔虎旗、鄂温克族自治旗、莫力达瓦达斡尔族自治旗、阿荣旗、扎兰屯市、阿鲁科尔沁旗有分布。

药用部位 中药：全草。

采收加工 夏、秋二季采收全草，洗净泥土，晒干。

性味归经 中药：甘、平。归肝、肾经。

功能主治 中药：祛风除湿，活血止痛。用于风湿疼痛，筋骨拘挛，无名肿毒，阴囊湿疹，跌打损伤。

用法用量 中药：6~12g，煎汤。

资源状况 资源一般。

赤 豆 | 小豆、赤小豆、红小豆
Vigna angularis (Willd.) Ohwi et H. Ohashi

形态特征 一年生直立草本，高 30~60cm，全株被倒生的短硬毛。羽状三出复叶；托叶箭形，基部稍延长，小托叶条形，顶生小叶菱状卵形，侧生小叶宽卵形，全缘或 3 浅裂，先端渐尖或突尖，基部宽楔形或近圆形，两侧小叶的基部通常偏斜，两面疏生短硬毛。总状花序腋生；花数朵，黄色；花萼钟状，萼齿三角形，钝，旗瓣扁圆形或近肾形，常稍歪斜，顶端凹，翼瓣比龙骨瓣宽，具短爪及耳，龙骨瓣上端弯曲近半圈，其中 1 片在中下部有 1 角状突起，基部有爪；子房条形，花柱弯曲，近先端有毛。荚果圆柱形，稍扁，具微毛或近无毛，成熟时种子间缢缩，含种子 6~10 粒。种子近矩圆形，微具棱，通常为暗红色，种脐白色。花期 7~8 月，果期 8~9 月。

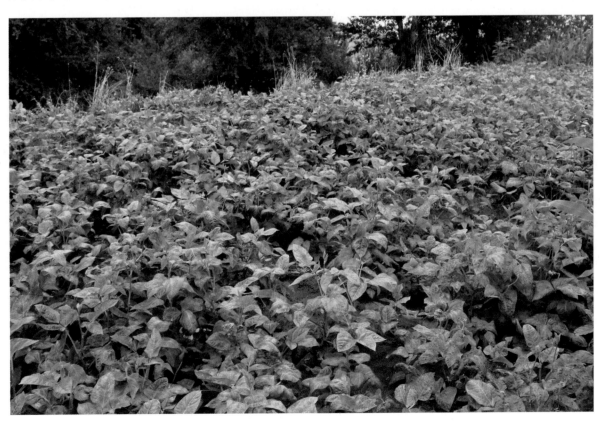

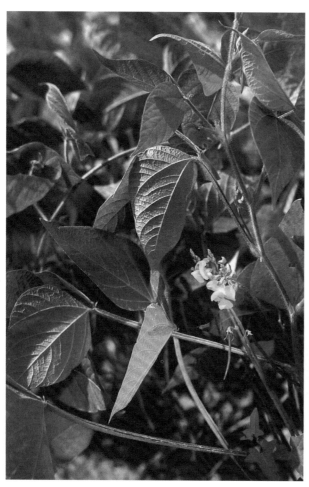
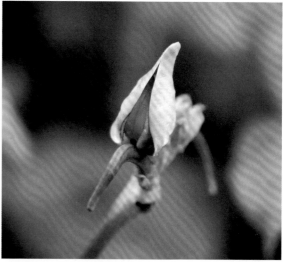
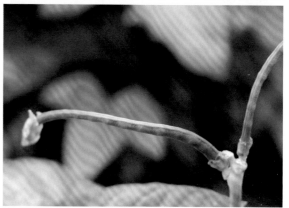

生境分布 原产于温带亚洲。内蒙古大兴安岭有栽培。

药用部位 中药：种子。

采收加工 秋季果实成熟而未开裂时拔取全株，晒干，打下种子，除去杂质，再晒干。

性味归经 中药：甘、酸，平。归心、小肠经。

功能主治 中药：利水消肿，解毒排脓。用于水肿胀满，脚气肢肿，黄疸尿赤，风湿热痹，痈肿疮毒，肠痈腹痛。

用法用量 中药：9~30g，煎汤；外用适量，研末调敷。

绿 豆 _Vigna radiata_ (L.) R. Wilczek

形态特征 一年生草本，高 30~50cm。茎直立，有时上部稍呈缠绕状，全株被淡褐色长硬毛。羽状三出复叶；托叶大，卵形或宽卵形，基部以上着生，边缘有长硬毛，小托叶条形；小叶卵形、宽卵形或菱状卵形；先端通常渐尖，基部宽楔形或近圆形，侧生小叶基部歪斜，全缘，两面疏生短硬毛。总状花序腋生，短于叶柄或近等长；苞片卵形或近矩圆形，小苞片条状披针形或矩圆形，边缘有长硬毛；花萼钟状，萼齿三角形；花冠淡绿黄色或淡黄色，旗瓣近肾形，顶端深凹，基部心形，翼瓣具较长的耳，与爪近等长，龙骨瓣与翼瓣近等长；子房条形，有毛。荚果条状圆筒状，初时平展，后渐下垂，成熟时近黑绿色，开裂，疏生短硬毛，含种子 10 余粒。种子椭圆形或近矩圆形，熟时暗绿色或绿褐色，有白色种脐。花期 7 月，果期 9 月。

生境分布　原产于热带。内蒙古大兴安岭东部和南部有栽培。

药用部位　**中药**：种子（绿豆）。**蒙药**：种子（淖干-宝日其格）。

采收加工　秋季果实成熟而未开裂时拔取全株，晒干，打下种子，除去杂质，再晒干。

性味归经　**中药**：甘，寒。归心、胃经。**蒙药**：甘，凉。

功能主治　**中药**：清热解毒，消暑。用于暑热烦渴，疮毒痈肿等症，可解附子、巴豆毒。**蒙药**：解毒，愈伤，表疹。用于毒热，麻疹，水痘，创伤，天花，暑热。

用法用量　**中药**：25~50g，煎汤，大剂量可用 200g，煎服。**蒙药**：单用 15-30g，或入汤、丸、散服。

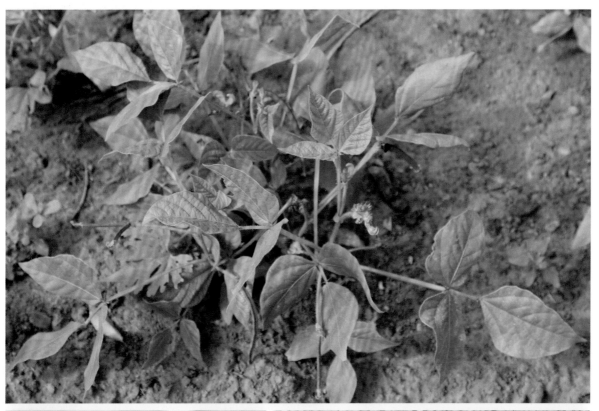

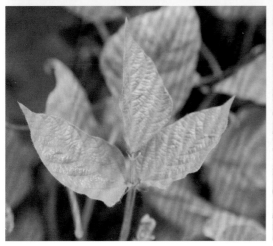

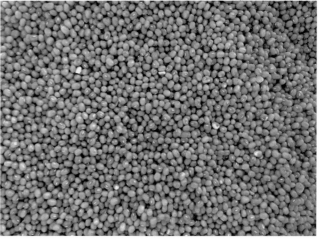

牻牛儿苗科 Geraniaceae

突节老鹳草 | Geranium krameri Franch. et Savat.

形态特征　多年生草本。根状茎短，具多数粗根。茎直立或稍斜升，高 40~100cm，被纵棱，具倒生白毛或伏毛，关节处略膨大。叶对生，肾状圆形或近圆形，掌状 5~7 深裂几达基部，上部叶 3~5 深裂，裂片倒卵状楔形或倒披针形，2~3 裂，锐尖头，边缘有较多缺刻或粗锯齿，上面疏被伏毛，下面沿脉被较密的伏毛；基生叶和下部茎生叶具长柄，上部叶具短柄，顶部叶无柄，叶柄均被伏生柔毛；托叶卵形。聚伞花序顶生或腋生，花序轴通常具 2 花，花梗果期下弯，花序轴及花梗均被白色伏毛；萼片矩圆形或椭圆状卵形，具 5~7 脉，背面疏被柔毛，顶端具短芒；花瓣宽倒卵形，淡红色或紫红色，具深色脉纹，基部宽楔形，密被白色须毛围着基部成环状；花丝基都扩大部分具缘毛；花柱合生部分长 2~3mm，花柱分枝部分长 5~6mm。蒴果，疏被短柔毛。种子褐色，具极细小点。花期 7~8 月，果期 8~9 月。

生境分布　生于林缘、灌丛、草甸、路边湿地。分布于我国黑龙江东部、吉林中部和东部、辽宁中部和东部。内蒙古大兴安岭鄂伦春自治旗、扎赉特旗、鄂温克族自治旗、科尔沁右翼前旗、科尔沁右翼中旗有分布。

药用部位　中药：地上部分。

采收加工　夏、秋二季果实近成熟时采割地上部分，捆成把，晒干。

性味归经　中药：辛、苦，平。归肝、肾、脾经。

功能主治　中药：祛风湿，通经络，止泻利。用于风湿痹痛，麻木拘挛，筋骨酸痛，泄泻痢疾。

用法用量　中药：9~15g，煎汤。

资源状况　资源一般。

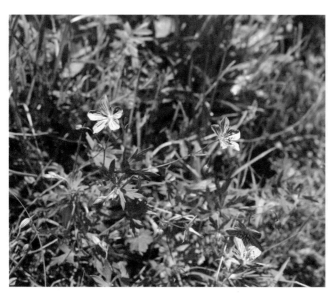
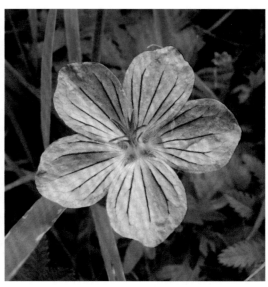

老鹳草
鸭脚草
Geranium wilfordii Maxim.

形态特征　多年生草本。根状茎短而直立，具很多略增粗的长根。茎细长，直立或匍匐，高30~80cm，被倒生微柔毛或卷曲平伏柔毛，具纵棱，中部以上多分枝。叶对生，肾状三角形或三角形，多为3深裂，下部叶亦有近5深裂者，基部心形，裂片卵状菱形或卵状椭圆形，先端尖，上部边缘有缺刻或粗锯齿，齿顶端有小凸尖，侧生裂片小于中央裂片，上面疏被伏毛，沿脉较密，下面仅沿脉被伏毛；叶均有柄，下部者的柄较长，上部者柄渐短，均被较密的倒生短毛；托叶狭披针形。聚伞花序腋生，花序轴具2花，花梗几等于或稍短于花序轴，果期下弯，花序轴和花梗均被较密的倒生短毛；萼片卵形或卵状矩圆形，具3~5脉，背面疏被伏毛；花瓣宽倒卵形，淡红色或近白色而具深色脉纹，稍长于萼片，内侧基部被稀疏短柔毛；花丝基部突然扩大，扩大部分的边缘膜质而具缘毛；花柱合生部分极短或不明显，花柱分枝长1.5~2.5mm。蒴果，被较密的伏生短毛。种子黑褐色，具微细网状突起。花期7~8月，果期8~9月。

生境分布　生于林缘、灌丛、河岸沙地。分布于我国东部各地（除广东、广西、海南、青海、西藏外）。内蒙古大兴安岭阿鲁科尔沁旗有分布。

药用部位　中药：地上部分。

采收加工　夏、秋二季果实近成熟时采割地上部分，捆成把，晒干。

性味归经　中药：辛、苦，平。归肝、肾、脾经。

功能主治　中药：祛风湿，通经络，止泻利。用于风湿痹痛，麻木拘挛，筋骨酸痛，泄泻痢疾。

用法用量　中药：9~15g，煎汤。

资源状况　资源少。

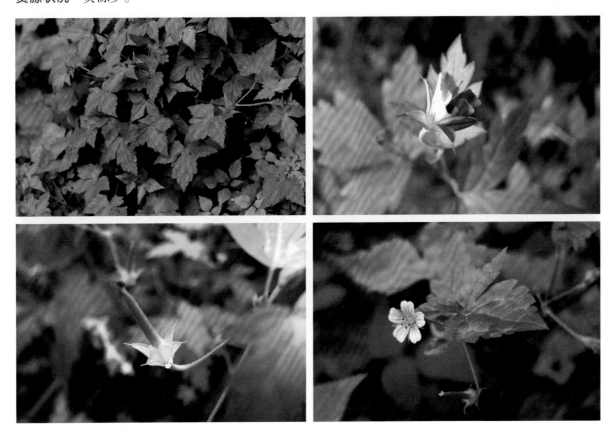

大戟科 Euphorbiaceae

铁苋菜 | *Acalypha australis* L.

形态特征　一年生草本，高 20~50cm，全株被短毛。茎直立，多分枝，具棱。叶卵状披针形、卵形或菱状卵形，基部楔形，先端尖，边缘有钝齿，两面脉上伏生短毛；叶有柄。花序腋生，有梗，具刚毛；雄花多数，细小，在花序上部排成穗状，带紫红色，苞片极小，边缘具长睫毛，萼于蕾期愈合，花期 4 裂，膜质，裂片卵形，背面稍有毛，雄蕊 8；雌花位于花序基部，通常 3 花着生于一大形叶状苞腋内，苞三角状卵形，绿色，边缘有锯齿，背面脉上伏生毛，萼 3 裂，裂片广卵形，边缘具长睫毛，子房球形，被毛，花柱 3，细分枝，带紫红色，通常在一苞内仅一果成熟。蒴果近球形，表面被粗毛，毛基部常为小瘤状，3 瓣裂，每瓣再 2 裂。种子卵形，灰褐色至黑褐色。花期 8~9 月，果期 9 月。

生境分布　生于田间、路旁、山坡。分布于我国除新疆外的南北各地。内蒙古大兴安岭莫力达瓦达斡尔族自治旗、扎兰屯市、林西县有分布。

药用部位　中药：全草。

采收加工　夏、秋二季采收全草，洗净泥土，晒干。

性味归经　中药：苦、涩，凉。归心、肺经。

功能主治　中药：清热解毒，消积，止痢，止血。用于肠炎，细菌性痢疾，阿米巴痢疾，小儿疳积，肝炎，疟疾，吐血，衄血，尿血，便血，子宫出血；外用于痈疖疮疡，外伤出血，湿疹，皮炎，毒蛇咬伤。

用法用量　中药：25~50g，煎汤；外用适量，鲜品捣烂敷患处。

资源状况　资源一般。

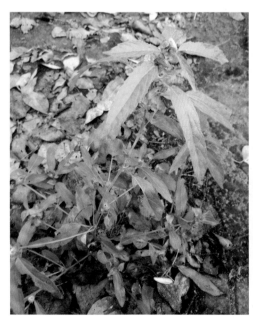
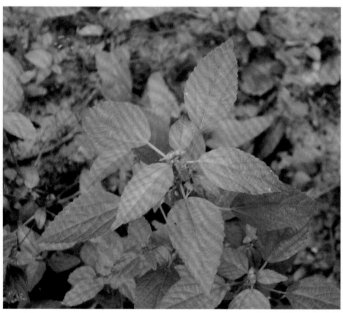

甘肃大戟
阴山大戟
Euphorbia kansuensis Prokh.

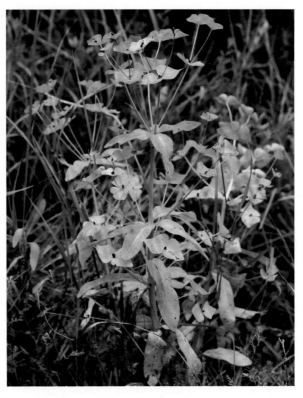

形态特征　多年生草本，体内有白色乳汁。根肥大肉质，近圆柱形，黄褐色。茎直立，高40~80cm，无毛或具疏柔毛。单叶互生，下部叶三角状卵形，较小，中部以上的叶条状矩圆形或倒披针状条形，先端微尖或钝，基部楔形，全缘，上面深绿色，光滑无毛，下面淡绿色，被稀疏柔毛，近无柄。花序顶生，伞梗4~5（有时从茎中部的叶腋抽出单梗），基部有4~5枚轮生苞叶，卵形呈阔卵形；先端渐尖，基部阔楔形或钝圆，每伞梗顶端常具1~2次叉状分出的小伞梗，基部具一对苞片，三角状阔卵形；杯状总苞倒圆锥形，光滑无毛，先端4裂，腺体4，肾形，黄褐色；子房近圆球形，具3棱，光滑无毛，花柱3，先端2浅裂。蒴果近圆球形，具三沟，光滑无毛。种子卵圆形，灰褐色。花期5月，果熟期6~7月。

生境分布　生于草原带的山地林缘、杂木林下。分布于我国河北西南部、河南西部、山东、山西、陕西、宁夏、甘肃东部、青海东南部和南部、四川西北部、湖北北部、江苏北部。内蒙古大兴安岭巴林左旗、巴林右旗有分布。

药用部位　**中药**：根。**蒙药**：根（冒尼音－塔日努）。

采收加工　春、秋二季采挖根，洗净泥土，晒干。

功能主治　**中药**：逐水通便，消肿散结。用于肾炎水肿，胸水，腹水，二便不通，痰饮结聚，瘰疬，痈疮肿毒。**蒙药**：泻下，消肿，消奇哈，杀虫，燥协日乌素。用于结喉，发症，疖肿，黄水疮，疥癣，水肿，痛风，游痛症，协日乌素病。

用法用量　**中药**：外用适量，熬膏外敷患处。**蒙药**：多入丸、散剂。

资源状况　资源少。

钩腺大戟
锥腺大戟
Euphorbia sieboldiana C. Morr. et Decaisne

形态特征　多年生草本，高30~50cm。根纤细，不肥大。茎单一或几条丛生，直立，光滑无毛。叶互生，倒卵形、倒卵状矩圆形或矩圆形，先端钝圆或微尖，基部楔形，边缘全缘，两面光滑无毛。总花序出自茎的顶部，伞梗5~6，基部有苞叶4~5，苞叶矩圆形或卵圆形，每伞梗顶端可再1~2次分叉，小伞梗基部有小苞片2，半圆形；杯状总苞倒圆锥形，先端4裂，裂片间有腺体4，半月形，两端各有一明显的角状突起，先端锐尖；子房具三纵沟，花柱3，先端分叉。蒴果扁球形，光滑无毛，熟时三瓣开裂。种子卵形，褐色或深褐色。花、果期5~9月。

生境分布　生于森林带的山地林下、林缘、路旁、荒山坡及杂灌木丛中。分布于我国黑龙江南部、吉林南部、辽宁东部、河北北部和西部、河南、山东中部、山西中部、陕西南部、宁夏南部、甘肃东南部、四川、云南、贵州、安徽南部、江苏西南部、江西北部、浙江、福建北部、湖北、湖南、广东北部、广西北部。内蒙古大兴安岭额尔古纳市、鄂伦春自治旗、东乌珠穆沁旗宝格达山、莫力达瓦达斡尔族自治旗、科尔沁右翼前旗、巴林左旗、巴林右旗有分布。

药用部位　中药：根茎。

采收加工　秋季采挖根茎，洗净泥土，晒干。

功能主治　中药：泻下，利尿。外用于疥疮。

资源状况　资源少。

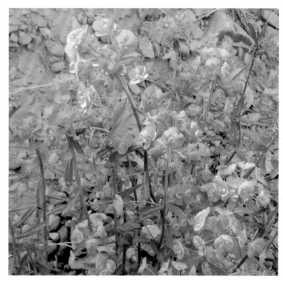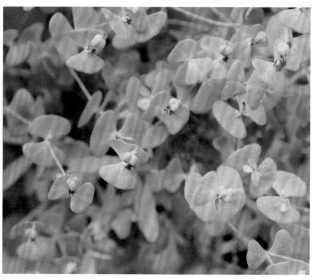

地构叶

透骨草、珍珠透骨草、海地透骨草
Speranskia tuberculata (Bunge) Baill.

形态特征　多年生草本。根粗壮，木质。茎直立，多由基部分枝，高20~50cm，密被短柔毛。叶互生，披针形或卵状披针形，先端渐尖或稍钝，基部钝圆，边缘疏生不整齐的牙齿，上面幼时被柔毛，后脱落，下面被较密短柔毛；叶无柄或近无柄。花单性，雌雄同株，总状花序顶生；花小形，淡绿色，常2~4花簇生；苞片披针形；雄花萼片5，卵状披针形，镊合状排列，外面及边缘被毛；花瓣5，膜质，倒卵状三角形，先端具睫毛，背部及边缘具毛，长不及花萼的一半，膜质；腺体5，小形；雄蕊10~15，花丝直立，被疏毛；雌花萼片被毛；子房3室，被短毛及小瘤状突起，花柱3，先端2深裂。蒴果扁球状三角形，具3条沟纹，外被瘤状突起，被短柔毛。种子卵圆形。花期6月，果期7月。

生境分布　生于落叶阔叶林带及森林草原带的石质山坡和草原带的山地。分布于我国吉林西南部、辽宁西北部、河北西部、河南、山东、山西、陕西、宁夏、甘肃东部、四川北部、安徽西部、江苏、湖北。内蒙古大兴安岭科尔沁右翼前旗、科尔沁右翼中旗、阿鲁科尔沁旗、扎鲁特旗、巴林左旗、巴林右旗有分布。

药用部位　　**中药**：全草（透骨草）。

采收加工　　夏、秋二季采收全草，洗净泥土，晒干。

性味归经　　**中药**：辛、苦，温。有小毒。归肝、肾经。

功能主治　　**中药**：祛风除湿，解毒止痛。用于风湿关节痛；外用于疮疡肿毒。

用法用量　　**中药**：6~9g，煎汤；外用适量，煎汤熏洗患处。

资源状况　　资源一般。

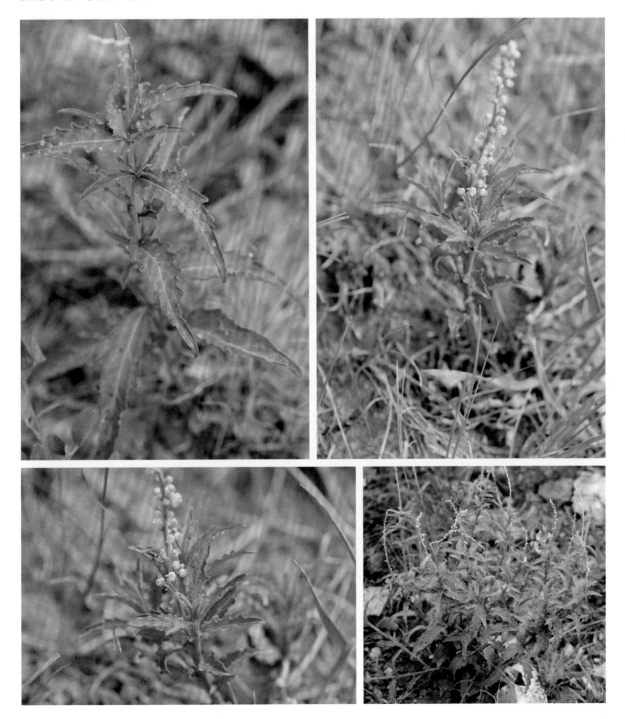

漆树科 Anacardiaceae

火炬树 | *Rhus typhina* L.

形态特征 灌木或小乔木，高可达 10m。小枝、叶轴、花序轴皆密被淡褐色茸毛和腺体。叶互生；单数羽状复叶，小叶 11~31，对生，叶片矩圆状披针形，先端渐尖或长渐尖，基部倒心形或近圆形，边缘具锯齿，有疏缘毛，上面无毛或仅沿中脉具极短疏毛，下面被疏毛，沿脉毛较密；无小叶柄；叶基覆盖叶轴，相对的 2 片小叶基互相遮盖。花单性，雌雄异株；圆锥花序密集，顶生，长 7~20cm，宽 4~8cm；苞片密被长柔毛；雌花序变为深红色，形如火炬；雄花萼片条状披针形，具毛；花瓣矩圆形，先端兜状，有退化雄蕊；雌花萼片条形或条状披针形，具深红色长柔毛，果期宿存；花瓣条状矩圆形，等长或稍短于萼片，先端兜状，早落；子房圆球形，被短毛；花柱 3，柱头头状，有退化雄蕊。核果球形，外面密被深红色长单毛和腺点，含种子 1 粒。花期 5~7 月，果期 8~9 月。

生境分布 原产于北美洲。内蒙古大兴安岭科尔沁右翼前旗、突泉县有栽培。

药用部位 中药：根皮。

采收加工 春季采收根皮，晒干。

功能主治 中药：止血。用于外伤出血。

用法用量 中药：外用适量，捣敷。

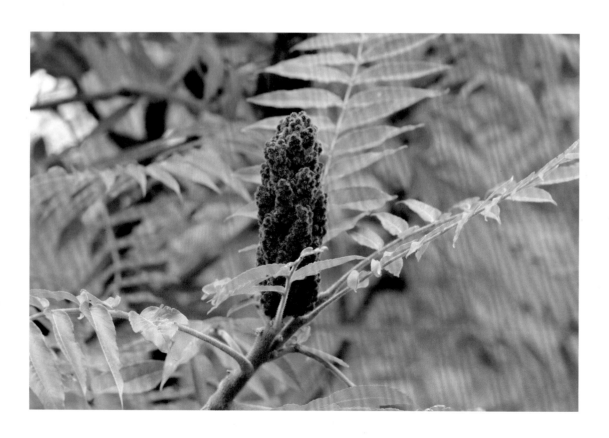

槭树科 Aceraceae

梣叶槭
复叶槭、糖槭
Acer negundo L.

形态特征 落叶乔木，高达 15m。树皮暗灰色，浅裂。小枝光滑，被蜡粉。单数羽状复叶，小叶 3~5，稀 7 或 9，卵形至披针状长椭圆形，先端锐尖或渐尖，基部宽楔形或近圆形，叶缘具不整齐疏锯齿，上面绿色，初时边缘及沿脉有柔毛，后渐脱落，下面黄绿色，具柔毛。花单性，雌雄异株，雄花成伞房花序，总花梗被柔毛，下垂；花萼钟状，顶部 5 裂，被柔毛；雄蕊 5，花丝细长，花药窄矩圆形，无花瓣；雌花为总状花序，总花梗下垂。翅果扁平无毛，翅长与小坚果几乎相等，两果开展角度为锐角或近直角。花期 5 月，果熟期 9 月。

生境分布 原产于北美。我国辽宁、河北、山东、河南、陕西、甘肃、新疆、江苏、浙江、江西、湖北等省区的各主要城市都有栽培。内蒙古大兴安岭各地城镇均有栽培。

药用部位 中药：果实。

采收加工 夏季采收果实，晒干。

功能主治 中药：用于腹泻。

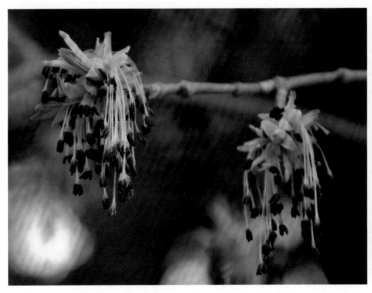
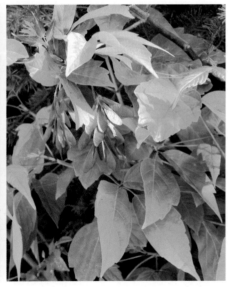

元宝槭
华北五角槭
Acer truncatum Bunge

形态特征 落叶小乔木，高达 8m。树皮灰棕色，深纵裂。小枝淡黄褐色。单叶对生，掌状 5 裂，有时 3 裂或中央裂片又分成 3 裂，裂片长三角形，最下两裂片有时向下开展；边缘全缘，基部截形，上面暗绿色，光滑，下面淡绿色；主脉 5 条，掌状，出自基部，近基脉腋簇生柔毛，叶柄光滑，上面有槽。花淡绿黄色，杂性同株，6~15 朵花排成伞房状的聚伞花序，顶生；萼片 5；花瓣 5，黄色或白色，长椭圆形，先端钝，下部狭细；雄蕊8，生于花盘外侧的裂孔中；花柱无毛，柱头2裂，向下卷曲。果翅与小坚果长度几乎相等，两果开展角度为钝角；小坚果扁平，光滑，果基部多为截形。花期6月上旬，果熟期9月。

生境分布　生于落叶阔叶林带的阴坡、半阴坡及沟谷底部。分布于我国黑龙江中部和东南部、吉林东部、辽宁、河北、河南西部和北部、山东西部、山西、陕西南部、宁夏南部、甘肃东南部、四川东北部、安徽北部、江苏西北部。内蒙古大兴安岭扎赉特旗、巴林左旗乌兰坝保护区、巴林右旗赛罕乌拉保护区、阿鲁科尔沁旗、科尔沁右翼中旗、扎鲁特旗有分布。

药用部位　中药：根皮。

采收加工　春、秋二季采挖根，洗净泥土，晒干。

性味归经　中药：辛、微苦，微温。

功能主治　中药：祛风除湿。用于腰背痛。

用法用量　中药：15~30g，煎汤，或9~15g，浸酒。

资源状况　资源一般。

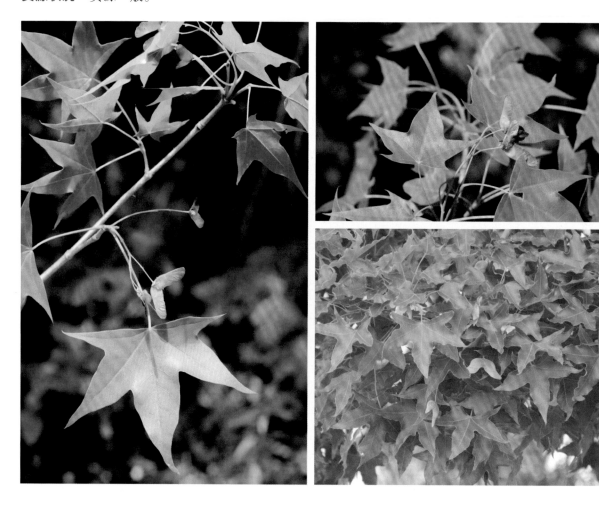

无患子科 Sapindaceae

文冠果
木瓜、文冠树
Xanthoceras sorbifolium Bunge

形态特征 灌木或小乔木，高可达 8m，胸径可达 90cm。树皮灰褐色。小枝粗壮，褐紫色，光滑或被短柔毛。单数羽状复叶，互生，小叶 9~19，无柄，窄椭圆形至披针形，边缘具锐锯齿。总状花序；萼片 5，花瓣 5，白色，内侧基部有由黄变紫红的斑纹；花盘 5 裂，裂片背面有 1 角状橙色的附属体，长为雄蕊之半；雄蕊 8，长为花瓣之半；子房矩圆形，具短而粗的花柱。蒴果 3~4 室，每室具种子 1~8 粒。种子球形，黑褐色，种脐白色，种仁（种皮内有一棕色膜包着的）乳白色。花期 5~6 月，果期 7~8 月。

生境分布 生于落叶阔叶林带和草原带的山坡。分布于我国河北北部、河南西部、山东西部、山西、宁夏西北部、甘肃东部、青海东部。内蒙古大兴安岭林西县、阿鲁科尔沁旗有分布。

药用部位 中药：木材及枝叶（文冠果）。蒙药：茎干或枝条的木质部（僧登）。

采收加工 春、夏二季采收茎枝，剥去外皮，将木材晒干。取鲜枝叶粉碎，熬膏用。

性味归经 中药：甘、微苦，平。归肝经。蒙药：甘、涩、微苦，凉。

功能主治 中药：祛风除湿，消肿止痛。用于风湿热痹，筋骨疼痛。蒙药：清热，燥协日乌素，消肿，止痛。用于热性协日乌素病，浊热，皮肤瘙痒，癣，脓疱疮，脱发，麻风病，游痛症，巴木病，关节痛，淋巴结肿大，风湿性心脏病。

用法用量 中药：煎汤，3~9g，或熬膏，每次 3g；外用适量，熬膏敷。蒙药：1.5~3g，或入丸剂、散剂、油剂或膏剂服。

资源状况 资源少。

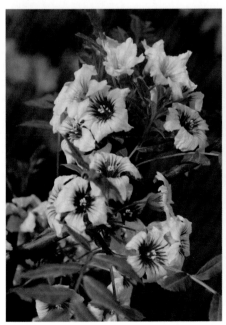
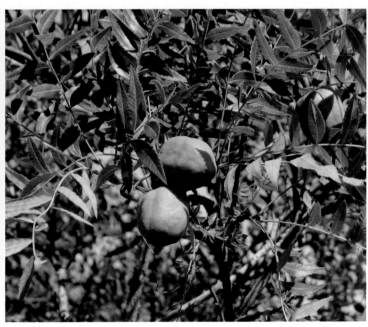

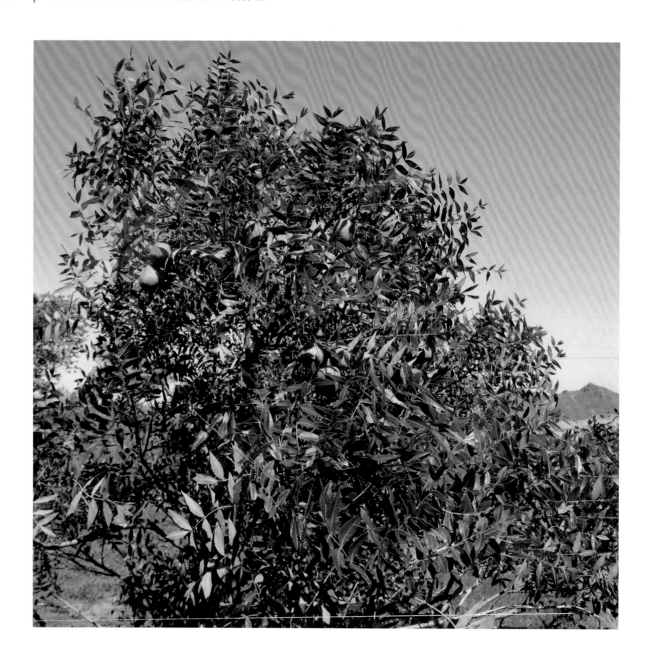

凤仙花科 Balsaminaceae

凤仙花
急性子、指甲草、指甲花
Impatiens balsamina L.

形态特征 一年生草本，高 40~60cm。茎直立，圆柱形，肉质，稍带红色，节部稍膨大。叶互生，披针形，先端长渐尖，基部渐狭，边缘具锐锯齿；叶柄两侧具数腺体。花单生与数朵簇生于叶腋，花大，粉红色、紫色、白色与杂色，单瓣与重瓣；花梗密被短柔毛；萼片 3，侧生 2，宽卵形，被疏短柔毛，下面 1 片，舟形，花瓣状，被短柔毛，基部延长成细而内弯的距，距长约 1.5cm；旗瓣近圆形，先端凹，具小尖头，翼瓣宽大，2 裂，基部裂片圆形，上部裂片倒心形，花药先端钝；子房纺锤形，绿色，密被柔毛。蒴果纺锤形与椭圆形，被茸毛，果皮成熟时 5 瓣裂而卷缩，并将种子弹出。种子多数，椭圆形或扁球形，深褐色或棕黄色。花期 7~8 月，果期 8~9 月。

生境分布 原产于东南亚。内蒙古大兴安岭普遍栽培。

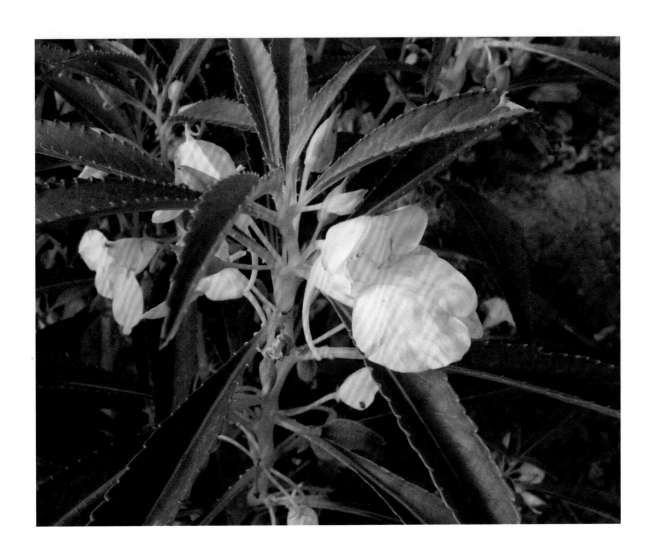

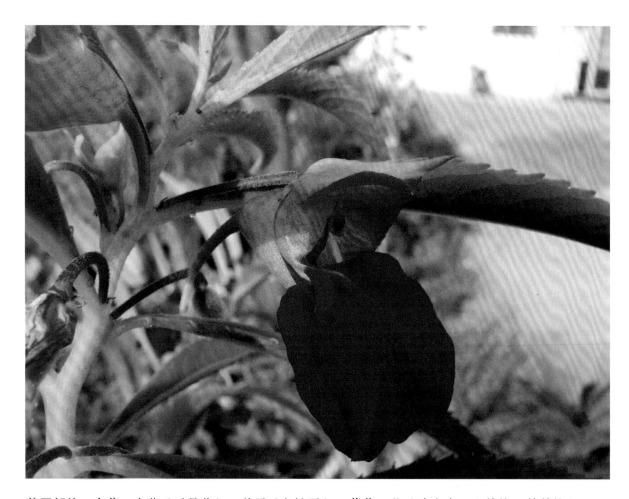

药用部位　中药：全草（透骨草）、种子（急性子）。**蒙药**：花（浩木森—宝德格—其其格）。

采收加工　夏、秋二季采收全草，洗净泥土，晒干。夏、秋二季果实成熟时采收，晒干，除去果皮及杂质。夏季采摘花，阴干。

性味归经　中药：全草辛、苦，温。有小毒。归肝、肾经。种子微苦、辛，温。有小毒。归肺、肝经。**蒙药**：甘，凉。

功能主治　中药：全草祛风除湿，解毒止痛。用于风湿关节痛；外用于疮疡肿毒。种子破血软坚，消积。用于癥瘕痞块，经闭，噎膈。**蒙药**：利尿，消肿，致伤，燥协日乌素。用于水肿，慢性肾炎，膀胱炎，关节疼痛等。

用法用量　中药：全草6~9g，煎服；外用适量，煎汤熏洗患处。种子3~5g，煎汤。**蒙药**：多配方用。

鼠李科 Rhamnaceae

薄叶鼠李 *Rhamnus leptophylla* Schneid.

形态特征　灌木或稀小乔木，高达5m。小枝对生或近对生，平滑无毛，具光泽，褐色或黄褐色。叶纸质，对生于长枝，丛生于短枝，倒卵形至倒卵状椭圆形，先端短突尖或锐尖，基部楔形，边缘具圆齿或钝锯齿，上面深绿色，无毛或沿中脉被疏毛，下面浅绿色，仅脉腋有簇毛，侧脉3~5对，具不明显的网脉，上面下陷，下面凸起；叶柄上面有小沟，无毛或被疏短毛，长0.8~2cm；托叶线形，早落。单性花，雌雄异株，雄花10~20朵丛生于短枝上，雌花数朵至10余朵丛生于短枝上或长枝下部叶腋；花梗无毛；退化雄蕊极小，花柱2半裂。核果球形，具2~3分核，基部有宿存的萼筒，成熟时黑色。种子宽倒卵圆形，背面具长为种子2/3~3/4的纵沟。花期5~6月，果期6~10月。

生境分布　分布于我国陕西、河南、山东、安徽、浙江、江西、福建、广东、广西、湖南、湖北、四川、云南、贵州等地。内蒙古大兴安岭乌兰浩特市有栽培。

药用部位　中药：根、果实、叶。

采收加工　秋末冬初采挖根，洗净泥土，晒干。秋季果实成熟后采摘，晒干。春、夏二季采收叶，鲜用或晒干。

性味归经　中药：果实苦、辛，平。叶涩，微苦，平。归脾、胃经。

功能主治　中药：果实消食顺气，活血祛瘀。用于食积腹胀，食欲不振，胃痛，嗳气，跌打损伤，痛经。叶消食通便；清热解毒。用于食积腹胀，小儿疳积，便秘，疮毒，跌打损伤。

用法用量　中药：根25~50g，煎汤。果实25~75g，煎汤。叶3~9g，煎汤；外用适量，捣敷。

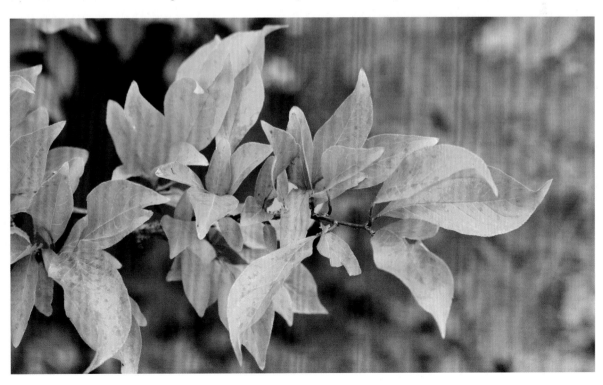

枣 | 无刺枣
Ziziphus jujuba Mill. var. *inermis* (Bunge) Rehd.

形态特征　灌木或小乔木，高达 4m。小枝弯曲呈"之"字形，紫褐色，具柔毛，枝无刺。单叶互生，长椭圆状卵形至卵状披针形，先端钝或微尖，基部偏斜，有三出脉，边缘有钝锯齿，齿端具腺点，上面暗绿色，无毛，下面浅绿色，沿脉被柔毛；叶柄被柔毛。花黄绿色，2~3 朵簇生于叶腋；花梗短；花萼 5 裂；花瓣 5；雄蕊 5，与花瓣对生，比花瓣稍长；具明显花盘。核果暗红色，后变黑色，卵形至长圆形，长 0.7~1.5cm，具短梗，核顶端尖。花期 5~6 月，果熟期 9~10 月。

生境分布　内蒙古大兴安岭阿鲁科尔沁旗天山镇有栽培。

药用部位　**中药**：果实（大枣）、根、树皮。**蒙药**：果实（查巴嘎）。

采收加工　秋季果实成熟时采收，晒干。根、树皮四季可采收，晒干。

性味归经　**中药**：果实甘，温。归脾、胃经。**蒙药**：甘，温。

功能主治　**中药**：果实补中益气，养血安神。用于脾虚食少，乏力便溏，妇人脏躁。树皮消炎，止血，止泻。用于支气管炎，肠炎，痢疾，崩漏；外用于外伤出血。根行气，活血，调经。用于月经不调，红崩，白带异常。**蒙药**：调和诸药，益气，养营。用于营养不良，体虚，失眠。

用法用量　**中药**：果实 6~15g，煎汤。**蒙药**：单用 6~15g，或入丸、散剂。

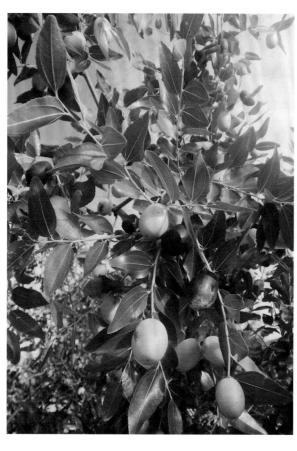
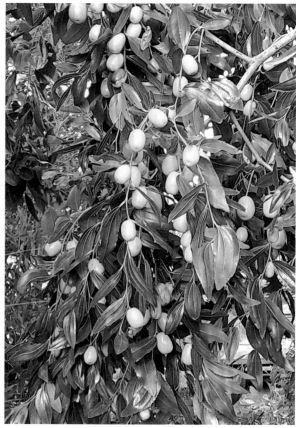

酸 枣 *Ziziphus jujuba* Mill. var. *spinosa* (Bunge) Hu ex H. F. Chow

形态特征 灌木或小乔木，高达4m。小枝弯曲呈"之"字形，紫褐色，具柔毛，有细长的刺。刺有两种：一种是狭长刺；另一种刺呈弯钩状。单叶互生，长椭圆状卵形至卵状披针形，先端钝或微尖，基部偏斜，有三出脉，边缘有钝锯齿，齿端具腺点，上面暗绿色，无毛，下面浅绿色，沿脉被柔毛；叶柄被柔毛。花黄绿色，2~3朵簇生于叶腋，花梗短；花萼5裂；花瓣5；雄蕊5，与花瓣对生，比花瓣稍长；具明显花盘。核果暗红色，后变黑色，卵形至长圆形，长0.7~1.5cm，具短梗，核顶端钝。花期5~6月，果熟期9~10月。

生境分布 常生于山坡草地。分布于我国辽宁、河北、河南、山西、陕西、宁夏、甘肃、青海（黄南藏族自治州同仁县）、安徽、江苏。内蒙古大兴安岭巴林左旗石房子有分布。

药用部位 中药：种子（酸枣仁）及树皮、根皮。蒙药：种子（哲日乐格—查巴嘎）。

采收加工 秋末冬初采收成熟果实，除去果肉及核壳，收集种子，晒干。

性味归经 中药：甘、酸，平。归肝、胆、心经。蒙药：甘、酸，平。

功能主治 中药：种子（酸枣仁）补肝，宁心，敛汗，生津。用于虚烦不眠，惊悸多梦，体虚多汗，津伤口渴。树皮、根皮收敛止血。用于便血，烧烫伤，月经不调，崩漏，白带过多，遗精，淋浊，高血压等。蒙药：安神，养心，敛汗，生津。用于失眠，神经衰弱，多梦，健忘，虚汗，心烦，心悸，易凉。

用法用量 中药：种子10~15g，煎汤。蒙药：单用9~15g，或入丸、散剂。

资源状况 资源少。

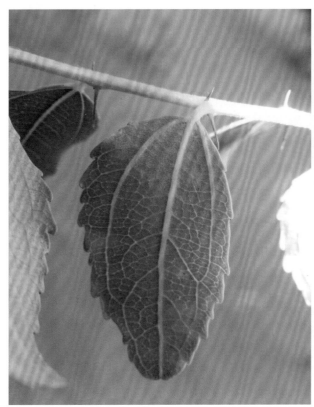
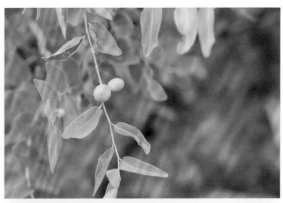
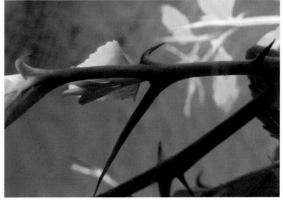

葡萄科 Vitaceae

掌裂蛇葡萄 *Ampelopsis delavayana* Planch. var. *glabra* (Diels et Gilg) C. L. Li

形态特征 木质藤本。小枝圆柱形，有纵棱纹，无毛；卷须 2~3 叉分枝，相隔 2 节间断与叶对生。叶为 3 小叶；中央小叶披针形或椭圆状披针形，顶端渐尖，基部近圆形；侧生小叶卵状椭圆形或卵状披针形，基部不对称，近截形，边缘有粗锯齿，齿端通常尖细，上面绿色，无毛，下面浅绿色；侧脉 5~7 对，网脉两面均不明显；中央小叶有柄或无柄，侧生小叶无柄，无毛。多歧聚伞花序与叶对生；花蕾卵形，顶端圆形；萼碟形，边缘呈波状浅裂，无毛；花瓣 5，卵椭圆形，外面无毛；雄蕊 5，花药卵圆形，长宽近相等；花盘明显，5 浅裂；子房下部与花盘合生，花柱明显，柱头不明显扩大。果实近球形，直径约 0.8cm，含种子 2~3 粒。种子倒卵圆形，顶端近圆形，基部有短喙，种脐在种子背面中部向上渐狭呈卵状椭圆形，顶端种脊凸出，腹部中棱脊凸出，两侧洼穴呈沟状楔形，上部宽，斜向上展达种子中部以上。花期 6~7 月，果期 7~9 月。

生境分布 生于干燥碎石坡。分布于我国吉林、辽宁、河北、河南、山东、山西、青海东部、江苏、湖北。内蒙古大兴安岭鄂伦春自治旗、莫力达瓦达斡尔族自治旗、阿荣旗、扎兰屯市、扎赉特旗、科尔沁右翼前旗、科尔沁右翼中旗、巴林左旗、巴林右旗、林西县有分布。

药用部位 中药：根皮（乌头叶蛇葡萄）。

采收加工 春、秋二季采挖根，剥取根皮，除去栓皮，洗净泥土，鲜用或晒干。

性味归经 中药：涩、微辛，平。

功能主治 中药：散瘀消肿，祛腐生肌，接骨止痛。用于骨折，跌打损伤，痈肿，风湿关节痛。

用法用量 中药：9~15g，煎汤；外用适量，捣烂敷患处。

资源状况 资源一般。

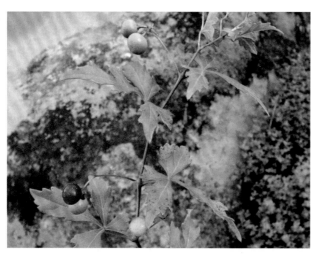
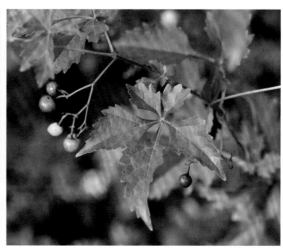

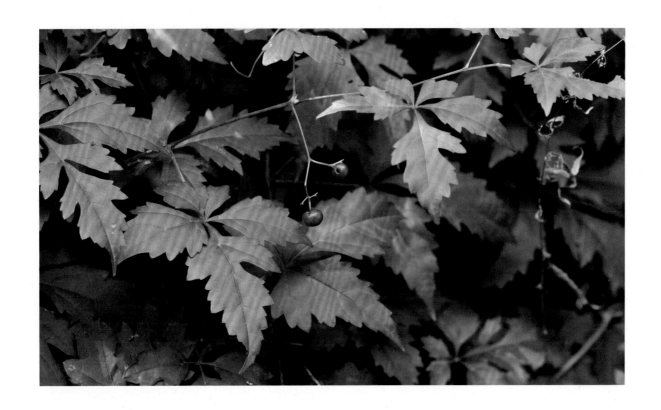

葎叶蛇葡萄

小接骨丹
Ampelopsis humulifolia Bunge

形态特征 木质藤本，长 3~4m。老枝皮红褐色，具纵条棱；嫩枝稍带绿褐色，稍具纵棱，无毛或被微柔毛；卷须与叶对生，具 2 分叉。叶宽卵形，长与宽近相等，掌状 3~5 浅裂或中裂，裂片间凹缺圆形，先端锐尖，基部心形，边缘具粗锯齿，上面光滑无毛，鲜绿色，有光泽，下面苍白色或淡绿色，无毛或沿叶脉被微柔毛。二歧聚伞花序与叶对顶生；总花轴与叶柄近等长；花小，淡黄绿色；花萼合生呈浅杯状；花瓣 5；雄蕊 5，比花瓣短；子房 2 室，与花盘合生。浆果球形，直径 6~8mm，淡黄色，含种子 1~2 粒。花期 6~7 月，果期 8~9 月。

生境分布 生于森林草原带的山坡、林下、山地林缘。分布于我国辽宁、河北、河南、山东西部和南部、山西、陕西南部、甘肃东部、青海东部。内蒙古大兴安岭科尔沁右翼中旗、巴林左旗、巴林右旗有分布。

药用部位 中药：根皮。

采收加工 秋季采挖根，洗净泥土，剥取根皮，晒干或鲜用。

性味归经 中药：辛，热。

功能主治 中药：活血散瘀，消炎解毒，生肌长骨，除风祛湿。用于跌打损伤，骨折，疮疖肿痛，风湿性关节炎。

用法用量 中药：9~15g，煎汤，或研末；外用适量，捣敷。

资源状况 资源少。

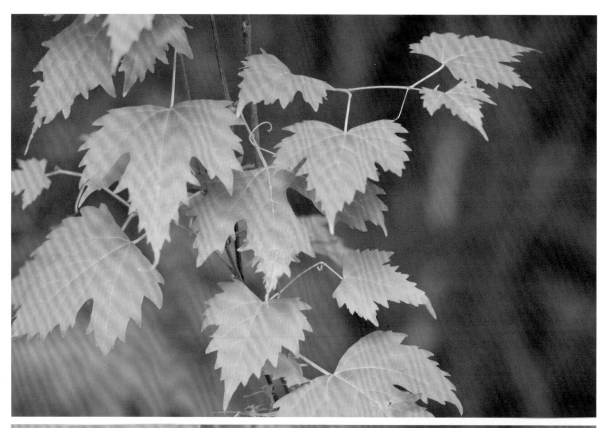

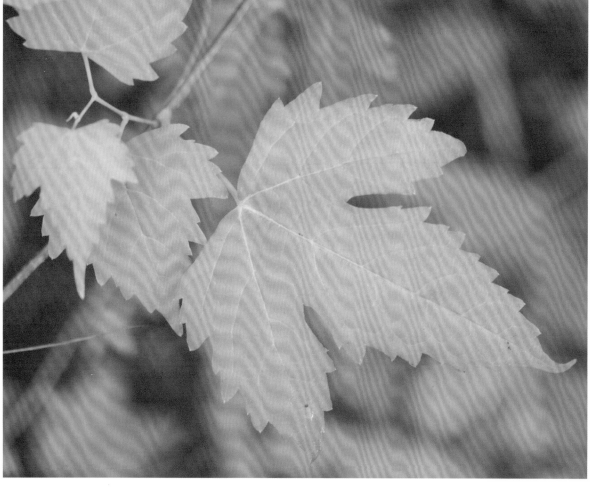

椴树科 Tiliaceae

蒙椴
小叶椴
Tilia mongolica Maxim.

形态特征　乔木，高达 10m，胸径 30cm。树皮灰褐色，光滑，有不规则薄片状脱落，老时纵裂；有皮孔。幼枝及芽淡红褐色，光滑无毛。叶近圆形或宽卵形，中上部 3 裂，中央裂片较长，先端常为长尾状，边缘具不规则粗大锯齿，齿尖具刺芒，基部截形或浅心形，下面浅绿色，仅脉腋间簇生褐色毛；叶柄无毛。聚伞花序，下垂；苞片舌状，两面网脉明显，基部有时偏斜；具花（2~）4~30朵；萼片披针形，腹面下半部与边缘具长柔毛，背面无毛；花瓣条状披针形，与萼片等长，黄色；退化雄蕊条形；雄蕊多数，成 5 束；子房球形，密被银灰色茸毛，花托无毛，柱头膨大 5 深裂。果实椭圆形或卵圆形，先端凸尖，具明显的 5 棱，并有黄褐色密柔毛。花期 7~8 月，果期 8~9 月。

生境分布　生于阔叶林带和森林草原带的林缘或山坡杂木林中。分布于我国辽宁南部、河北、山西、河南西部、山东东部。内蒙古大兴安岭阿尔山市五岔沟、科尔沁右翼前旗、科尔沁右翼中旗、突泉县、扎鲁特旗、巴林左旗、巴林右旗、林西县、克什克腾旗有分布。

药用部位　中药：花。

采收加工　夏季花未开放前采摘，阴干。

功能主治　中药：发汗，解热。用于感冒，淋病，口舌生疮，咽喉肿痛。

用法用量　中药：5~10g，煎汤。

资源状况　资源丰富。

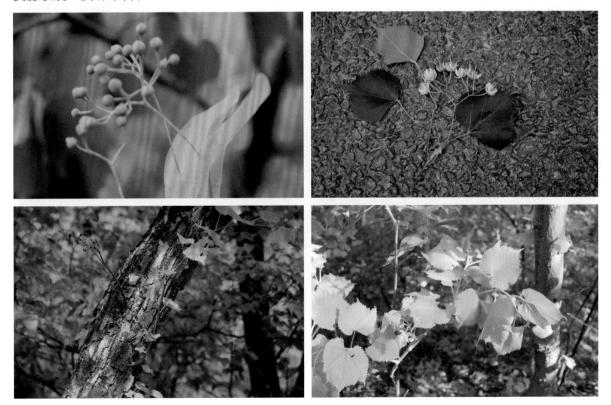

锦葵科 Malvaceae

锦 葵
荆葵、钱葵
Malva cathayensis M. G. Gilbert Y. Tang et Dorr

形态特征 一年生草本。茎直立，较粗壮，高80~100cm，上部分枝，疏被单毛，下部无毛。叶近圆形或近肾形，通常5浅裂；裂片三角形，顶端圆钝，边缘具圆钝重锯齿，基部近心形，上面近无毛，下面被稀疏单毛及星状毛；叶柄被单毛及星状毛；托叶披针形，边缘具单毛。花多数，簇生于叶腋；花梗长短不等，被单毛及星状毛；花萼5裂，裂片宽三角形；小苞片（副萼）3，近卵形，大小不相等，均被单毛及星状毛；花直径3.5~4cm，花瓣紫红色，具暗紫色脉纹，倒三角形，先端凹缺，基部具狭窄的瓣爪；雄蕊筒具倒生毛，基部与瓣爪相连；雌蕊由10~14个心皮组成。分果，果瓣背部具蜂窝状凸起网纹，侧面具辐射状皱纹，有稀疏的毛。种子肾形，棕黑色。

生境分布 原产于印度。内蒙古大兴安岭各地均有栽培，少有逸生。

药用部位 中药：花、叶、茎。蒙药：果实（萨日莫格—占巴）。

采收加工 花期采摘花，阴干。夏、秋二季采收叶、茎，晒干。秋季果实成熟时采摘，晒干。

性味归经 中药：咸，寒。蒙药：甘、涩，凉。效锐、重、干。

功能主治 中药：利尿通便，清热解毒。用于大小便不畅，带下病，淋巴结结核，咽喉肿痛。蒙药：开脉窍，利尿，燥脓，止泻，止渴。用于尿闭，膀胱结石。

用法用量 中药：3~9g，煎汤，或1~3g，研末，开水送服。蒙药：煮散剂，3~5g，或入丸、散剂。

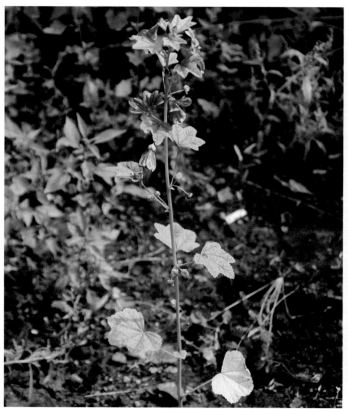
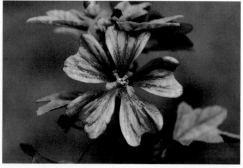
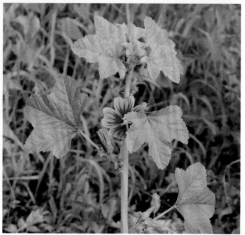

柽柳科 Tamaricaceae

柽 柳

中国柽柳、桧柽柳、华北柽柳
Tamarix chinensis Lour.

形态特征 灌木或小乔木，高 2~5m。老枝深紫色或紫红色。叶披针形或披针状卵形，先端锐尖，平贴于枝或稍开张。花由春季到秋季均可开放；春季的总状花序侧生于去年枝上，夏、秋二季总状花序生于当年枝上，常组成顶生圆锥花序，总状花序长 2~6cm，直径 3~5mm，具短的花序柄或近无柄，花小；苞片狭披针形或钻形，稍长于花梗；萼片 5，卵形，渐尖；花瓣 5，粉红色，矩圆形或倒卵状矩圆形，开张，宿存；雄蕊 5，长于花瓣；花柱 3；花盘 5 裂，裂片顶端微凹。蒴果圆锥形，熟时 3 裂。花期 5~9 月。

生境分布 生于草原带的湿润碱地、河岸冲积地、丘陵沟谷湿地、沙地。分布于我国辽宁、河北、河南北部、山东北部和东北部、山西、江苏、安徽、长江中下游及广东、广西、云南等省。内蒙古大兴安岭巴林左旗、巴林右旗、林西县有栽培。

药用部位 中药：嫩枝、叶（西河柳）。蒙药：嫩枝（苏亥）。

采收加工 夏季花未开时采收嫩枝和叶，阴干。

性味归经 中药：甘、辛，平。归心、肺、胃经。蒙药：涩、甘，凉。

功能主治 中药：散风，解表，透疹。用于麻疹不透，风湿痹痛。蒙药：解毒，清热，清协日乌素，透疹。用于协日乌素病，肉类中毒症，毒热，热短扩散，血热，陈热，伏热，麻疹，皮肤瘙痒。

用法用量 中药：3~6g，煎汤；外用适量，煎汤擦洗。蒙药：1.5~3g，或入丸、散剂。

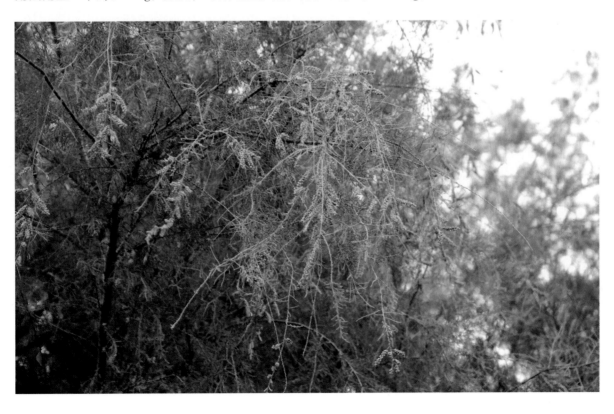

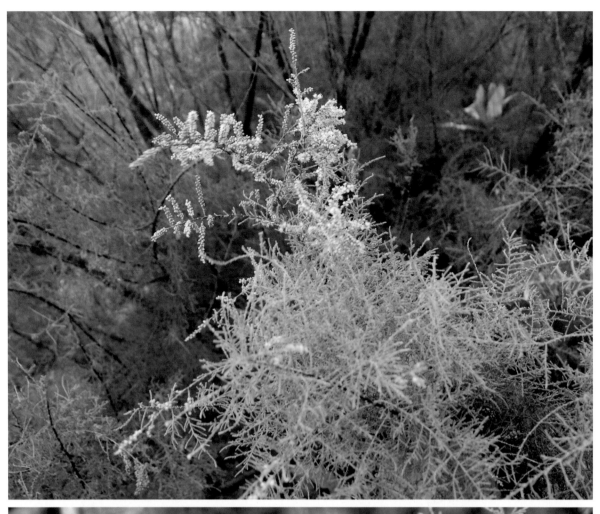

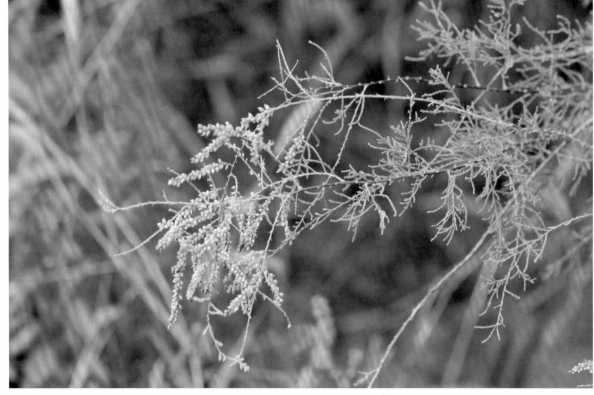

堇菜科 Violaceae

蒙古堇菜 | *Viola mongolica* Franch.

形态特征　多年生草本，无地上茎，高 5~9cm，花期通常宿存去年残叶。根状茎稍粗，长 1~4cm 或更长，垂直或倾斜。根白色。托叶披针形，边缘疏具细齿或睫毛，1/2 以上与叶柄合生；叶柄微具狭翅，被毛；叶片卵状心形、心形、椭圆状心形或宽卵形，先端钝或锐尖，基部浅心形或心形，边缘具钝锯齿，上面疏被毛，下面无毛或稍被毛。花白色；花梗通常超出于叶；苞片多生于花梗中下部；萼片椭圆状披针形或矩圆形，先端钝或尖，无毛，基部的附属物长 2~2.5cm，末端稍齿裂；侧瓣里面稍有须毛，下瓣连距长 1.4~2cm，中下部有时具紫条纹；距长 5~7mm，通常向上弯，末端钝；子房无毛，花柱基部微向前曲，柱头两侧具较宽的边缘，喙斜上，柱头孔向上。蒴果卵形，无毛。花、果期 5~8 月。

生境分布　生于森林带和草原带的山地林下、林缘草甸、砾石质地、岩缝。分布于我国黑龙江南部、吉林西部、辽宁、河北、河南、山东、山西、陕西南部、甘肃东部、青海、湖北北部。内蒙古大兴安岭牙克石市、鄂伦春自治旗、东乌珠穆沁旗、阿荣旗、扎兰屯市、科尔沁右翼前旗、科尔沁右翼中旗、乌兰浩特市、突泉县、阿鲁科尔沁旗、巴林左旗乌兰坝保护区、巴林右旗有分布。

药用部位　中药：全草。

采收加工　6~8 月间果实成熟时采收全草，洗净泥土，晒干。

功能主治　中药：清热解毒，凉血消肿。用于痈疽发背，疔疮瘰疬，无名肿毒，丹毒，乳腺炎，目赤肿毒，咽炎，黄疸性肝炎，肠炎，毒蛇咬伤。

用法用量　中药：15~30g，煎汤，或入丸、散服；外用适量，鲜品捣烂敷患处。

资源状况　资源少。

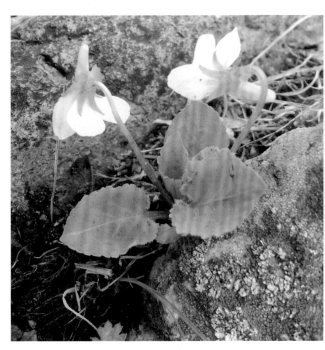
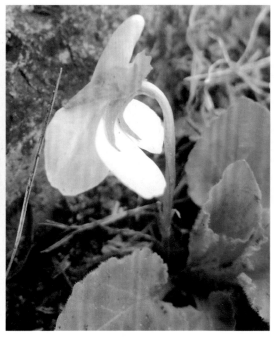

早开堇菜

尖瓣堇菜、早花地丁
Viola prionantha Bunge

形态特征 多年生草本，无地上茎，叶通常多数，花期高 4~10cm，果期可达 15cm。根状茎粗或稍粗。根细长或稍粗，黄白色，通常向下伸展。托叶淡绿色至苍白色，1/2~2/3 与叶柄合生，上端分离部分呈条状披针形或披针形，边缘疏具细齿；叶柄有翅，长 1~5cm，果期可达 10cm，被柔毛；叶矩圆状卵形或卵形，先端钝或稍尖，基部钝圆、截形，稀宽楔形、极稀近心形，边缘具钝锯齿，两面被柔毛，或仅脉上被毛，或近于无毛；果期叶大，卵状三角形或长三角形，先端尖或稍钝，基部截形或微心形，无毛或稍被毛；花梗 1 至多数，花期超出于叶，果期常比叶短；苞片生于花梗的中部附近；萼片披针形或卵状披针形，先端锐尖或渐尖，具膜质窄边，基部附属器长 1~2mm，边缘具不整齐的牙齿或全缘，有纤毛或无毛；花瓣堇色或淡紫色，上瓣倒卵形，侧瓣矩圆状倒卵形，里面有须毛或近于无毛，下瓣中下部为白色并具紫色脉纹，瓣片连距长 13~20mm；距长 4~9mm，末端较粗，微向上弯；子房无毛，花柱棍棒状，基部微曲，向上端渐粗，柱头顶端略平，两侧有薄边，前方具短喙。蒴果椭圆形至短圆形，无毛。花、果期 5~9 月。

生境分布 生于森林带和草原带的丘陵谷地、山坡、草地、荒地、路旁、沟边、庭院、林缘。分布于我国黑龙江西部、吉林西南部、辽宁、河北、河南、山东、山西、陕西、宁夏、甘肃东部、青海东部、四川、云南、江苏、湖北、湖南西部。内蒙古大兴安岭牙克石市、扎兰屯市、扎赉特旗、科尔沁右翼前旗、科尔沁右翼中旗、巴林左旗乌兰坝保护区、巴林右旗有分布。

药用部位 中药：全草（紫花地丁）。蒙药：全草（赫日车斯图—尼勒—其其格）。

采收加工 5~8 月果实成熟时采取带根全草，洗净泥土，晒干。

性味归经 中药：苦，寒。归心、肝经。蒙药：甘、苦，凉。

功能主治 中药：清热利湿，解毒消肿。用于疔疮，痈肿，瘰疬，黄疸，痢疾，腹泻，目赤，喉痹，毒蛇咬伤。蒙药：清热，解毒。用于协日病，黄疸，赫依热，肝火，胆热。

用法用量 中药：煎汤，25~50g，鲜品 100~150g，捣汁或研末；外用适量，捣敷或熬膏摊贴。蒙药：单用 1.5~3g，或入丸、散剂。

资源状况 资源一般。

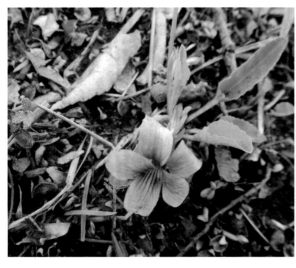
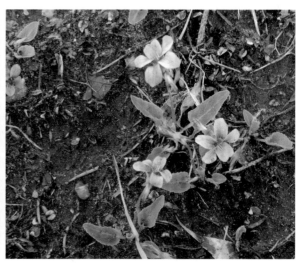

阴地堇菜 *Viola yezoensis* Maxim.

形态特征 多年生草本，无地上茎，高 9~18cm，全株被短毛。根状茎较粗，垂直或倾斜。根白色或淡褐色；托叶披针形先端锐尖，边缘疏生细齿，约 1/2 以上与叶柄合生；叶柄具狭翼，被短柔毛；叶片卵形、宽卵形或长卵形，先端钝或锐尖，基部深心形或浅心形，两面被短柔毛。花白色；苞片生于花梗中上部；萼片宽披针形或卵状披针形，先端锐尖或钝，有刚毛或近无毛，附属物较发达，末端有疏牙齿；侧瓣里面有须毛或无毛，下瓣连距长 1.8~2cm，中下部有紫色脉纹；距较长，长5~7mm，直或稍向上弯曲，末端圆或钝；子房无毛，花柱基部向前膝曲，柱头两侧有薄边，前方具短喙。蒴果椭圆形，无毛。花、果期 5~8 月。

生境分布 生于森林带和草原带的山地阔叶林下、林缘草甸。分布于我国辽宁中部、河北、山东、甘肃东部。内蒙古大兴安岭牙克石市、鄂伦春自治旗、扎兰屯市、扎鲁特旗、巴林左旗有分布。

药用部位 中药：全草。

采收加工 夏季采收全草，洗净泥土，晒干。

功能主治 中药：用于痈疖疔疮。

用法用量 中药：外用适量，捣敷。

资源状况 资源一般。

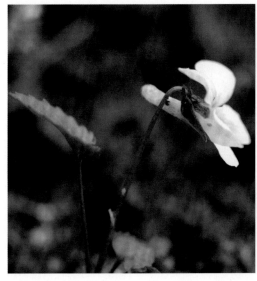
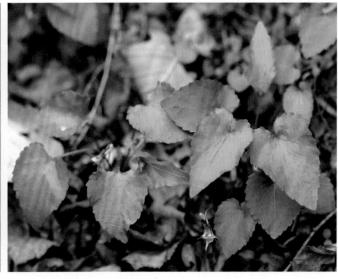

瑞香科 Thymelaeaceae

草瑞香
粟麻
Diarthron linifolium Turcz.

形态特征 一年生草本，高 20~35cm。全株光滑无毛。茎直立，细瘦，具多数分枝，基部带紫色。叶长 1~2cm，宽 1~3mm，先端钝或稍尖，基部渐狭，全缘，边缘向下反卷，并有极稀疏毛；有短柄或近无柄。总状花序顶生；花梗极短；花萼管下半部膨大部分浅绿色，上半部收缩部分绿色，裂片紫红色，矩圆状披针形；雄蕊 4，1 轮，着生于花萼筒中部以上，花丝极短，花药矩圆形；子房扁，长卵形，黄色，无毛，花柱细，上部弯曲，柱头稍膨大。小坚果长梨形，黑色，为残存的花萼筒下部所包藏。花期 7~8 月。

生境分布 生于森林草原带山坡、林缘、灌丛、干旱草地。分布于我国吉林中部、河北、山东、山西、陕西、甘肃东部、新疆、江苏。内蒙古大兴安岭科尔沁右翼前旗、科尔沁右翼中旗、阿鲁科尔沁旗、巴林左旗、巴林右旗、林西县、克什克腾旗有分布。

药用部位 中药：根皮及茎皮。

采收加工 秋季采挖根部，洗净泥土，晒干。四季可剥取茎皮，晒干。

功能主治 中药：活血止痛。外用于风湿痛。

用法用量 中药：外用适量。

资源状况 资源少。

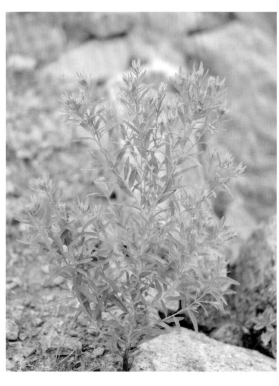
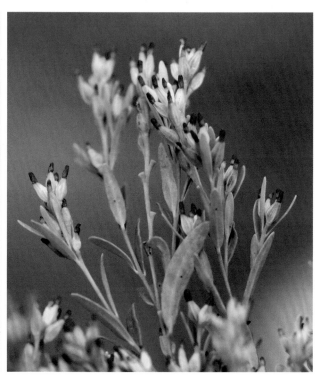

胡颓子科 Elaeagnaceae

沙 枣

桂香柳、金铃花、银柳、七里香
Elaeagnus angustifolia L.

形态特征 灌木或小乔木，高达 15m。幼枝密被灰白色鳞片及星状毛；老枝栗褐色，具枝刺。叶薄纸质，矩圆状披针形至条状披针形，先端钝尖或钝形，基部宽楔形或楔形，全缘，上面幼时具银白色圆形鳞片，成熟后部分脱落，带绿色，下面灰白色，密被白色鳞片，有光泽，侧脉不明显；叶柄纤细，银白色。花银白色，通常 1~3 朵，生于小枝下部叶腋；花萼筒钟形，内面黄色，外面银白色，有香味，顶端通常 4 裂；两性花的柱基部被花盘所包围。果实矩圆状椭圆形或近圆形，直径约 1cm，初密被银白色鳞片，后渐脱落，熟时橙黄色、黄色或红色。花期 5~6 月，果期 9 月。

生境分布 分布于我国河北西部、山西北部、陕西北部、宁夏、甘肃（河西走廊）、青海东部、新疆。内蒙古大兴安岭巴林右旗大板镇有栽培。

药用部位 中药：果实、树皮。

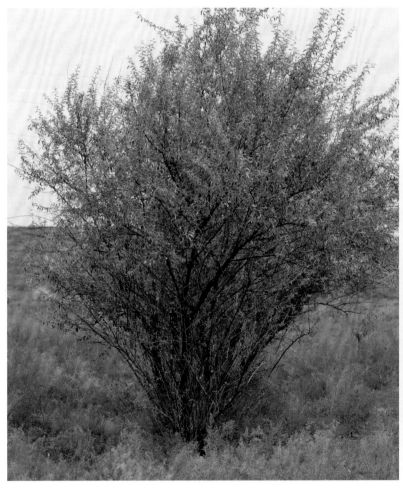
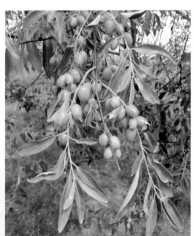
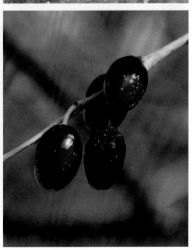

采收加工 树皮四季可采剥，刮去外层老皮，剥取内皮，晒干。果实成熟时分批采摘，鲜用或烘干。

性味归经 中药：果实酸、微甘，凉，归肺、肝、脾、胃、肾经。树皮酸、微苦，凉。

功能主治 中药：果实养肝益肾，健脾调经。用于肝虚目眩，肾虚腰痛，脾虚腹泻，消化不良，带下病，月经不调。树皮清热凉血，收敛止痛。用于慢性支气管炎，胃痛，肠炎，白带异常；外用于烧烫伤，止血。

用法用量 中药：果实 15~30g，煎汤。树皮 3~9g，煎汤；煎浓液涂患处。果实 25~50g，煎汤；外用适量。

中国沙棘 醋柳、酸刺、黑刺
Hippophae rhamnoides L. subsp. *sinensis* Rousi

形态特征 灌木或乔木，通常高 1m。枝灰色，通常具粗壮棘刺；幼枝具褐锈色鳞片。叶通常近对生，条形至条状披针形，两端钝尖，上面被银白色鳞片，后渐脱落呈绿色，下面密被淡白色鳞片，中脉明显隆起；叶柄极短。花先叶开放，淡黄色，花小；花萼 2 裂；雄花序轴常脱落，雄蕊 4；雌花比雄花后开放，具短梗，花萼筒囊状，顶端 2 浅裂。果实橙黄或橘红色，包于肉质花萼筒中，近球形，直径 5~10mm；种子卵形，种皮坚硬，黑褐色，有光泽。花期 5 月，果熟期 9~10 月。

生境分布 生于森林草原带的山地沟谷、山坡、沙丘间低湿地。分布于我国辽宁西部、河北西部、山西、陕西北部、甘肃东部、青海东部、四川西部。内蒙古大兴安岭牙克石市、鄂伦春自治旗、阿尔山市、科尔沁右翼前旗、科尔沁右翼中旗、突泉县、乌兰浩特市、巴林左旗、巴林右旗、克什克腾旗有栽培。

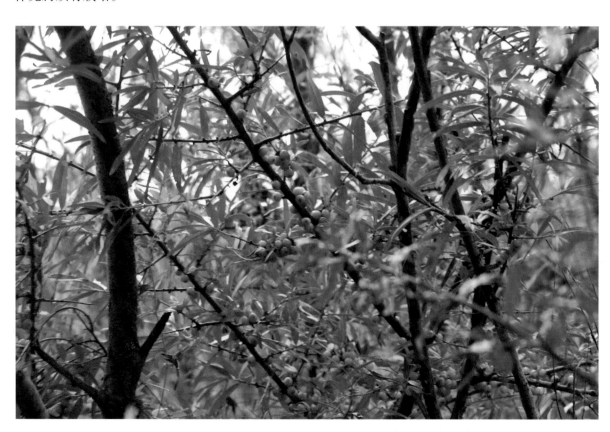

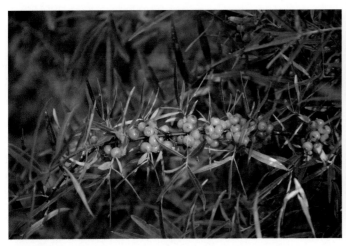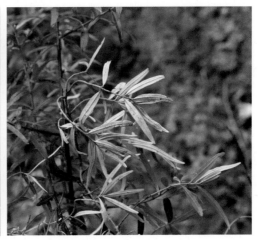

药用部位 中药：果实。蒙药：果实（撒其日甘）。

采收加工 秋、冬二季果实成熟或冻硬时采收，除去杂质，干燥或蒸后干燥。

性味归经 中药：酸、涩，温。归脾、胃、肺、心经。蒙药：酸、涩，温。效燥、腻、锐、固。

功能主治 中药：止咳祛痰，消食化滞，活血散瘀。用于咳嗽痰多，消化不良，食积腹痛，瘀血经闭，跌扑瘀肿。蒙药：止咳，祛痰，稀释血液，抑巴达干宝日，助消化。用于咳嗽，痰多，气喘，肺痨，肺脓疡，肺脉痞，妇血症，血痞，经闭，宝日病，消化不良。

用法用量 中药：3~10g，煎汤。蒙药：煮散剂，3~5g，或入丸、散剂。

柳叶菜科 Onagraceae

水珠草 | *Circaea quadrisulcata* (Maxim.) Franch. et Sav.

形态特征 多年生草本。植株高 40~60cm。根状茎具细长的地下匍匐枝。茎直立，常单一，或上部稍有分枝，无毛。叶狭卵形或长圆状卵形，先端渐尖呈尾状，基部圆形，边缘具稀疏浅锯齿及弯曲短毛，两面沿叶脉疏被短毛。总状花序顶生或腋生，花序轴被腺毛，果期伸长；无苞片，花柄疏被毛；花萼裂片紫红色，卵形，外面疏被腺毛；花瓣白色，倒卵状心形，顶端 2 深裂，稍短于萼裂片；雄蕊 2，花丝纤细，比花瓣长；子房倒卵形，2 室，密生白色钩状毛，花柱细长，伸出，柱头头状。果实宽倒卵形，有沟，密被黄褐色钩状毛，果柄比果实长，通常下垂，被腺毛。花、果期 7~8 月。

生境分布 生于灌丛、河边、林缘、针阔混交林下阴湿处。分布于我国黑龙江、吉林、辽宁、河北北部、山东。内蒙古大兴安岭扎兰屯市、扎赉特旗、科尔沁右翼前旗、科尔沁右翼中旗有分布。

药用部位 中药：全草。

采收加工 夏、秋二季采收全草，洗净泥土，鲜用或晒干。

性味归经 中药：辛、苦，平。

功能主治 中药：宣肺止咳，理气活血，利尿解毒。用于外感咳嗽，脘腹胀痛，月经不调，经闭，泄泻，水肿，淋痛，疮肿，瘰疬，癣痒，湿疣。

用法用量 中药：6~15g，煎汤；外用适量，捣敷或捣汁涂。

资源状况 资源一般。

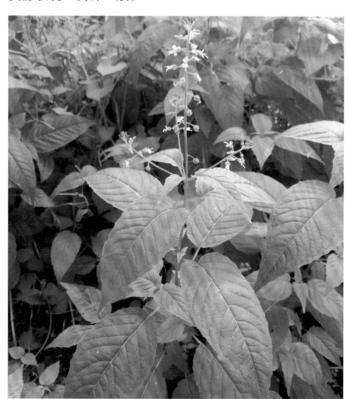
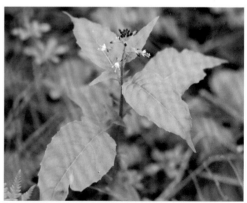
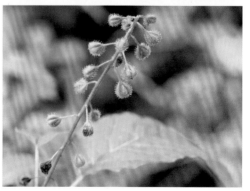

多枝柳叶菜 *Epilobium fastigiatoramosum* Nakai

形态特征 多年生草本，高 20~60cm。茎直立，基部无匍匐枝，通常多分枝，上部密被弯曲短毛，下部稀少或无毛。叶狭披针形、卵状披针形或狭长椭圆形，先端渐狭，基部楔形，上面被弯曲短毛，下面沿中脉及边缘被弯曲毛，全缘，无柄。花单生于上部叶腋，淡红色或白色；花萼裂片披针形，长 2.5~3mm，外面被弯曲短毛，花瓣倒卵形，顶端 2 裂；子房密被白色弯曲短毛；柱头短棍棒状。蒴果，沿棱被毛。种子近矩圆形，顶端圆形，无附属物，缨白色或污白色。花、果期 7~9 月。

生境分布 生于湿草地、沼泽草甸。分布于我国黑龙江、吉林、辽宁、河北、山东西部、山西、陕西、宁夏、甘肃东部、青海东部、四川西部。内蒙古大兴安岭额尔古纳市、鄂伦春自治旗、阿尔山市、科尔沁右翼前旗、科尔沁右翼中旗、扎鲁特旗、巴林左旗乌兰坝保护区有分布。

药用部位 中药：花、根、全草。

采收加工 夏季采摘花，阴干。秋季采挖根或带根全草，洗净泥土，切段，晒干。

性味归经 中药：淡，平。

功能主治 中药：花清热消炎，调经止带，止痛。用于牙痛，急性结膜炎，咽喉炎，月经不调，白带过多。根或带根全草理气活血，止血。用于经闭，胃痛，食滞饱胀，跌打损伤，疔疮痈肿，外伤出血。

用法用量 中药：花 6~9g，煎汤。根 9~15g，煎汤；外用适量，捣烂敷或研粉调敷患处。

资源状况 资源一般。

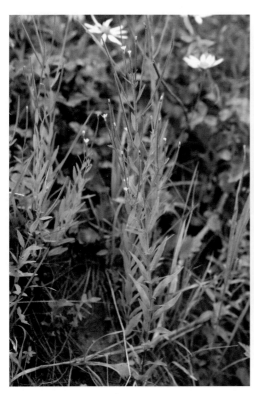
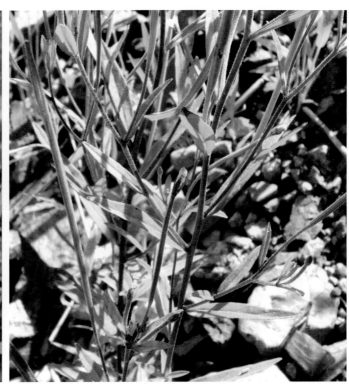

五加科 Araliaceae

楤 木

刺老芽、龙芽楤木、辽东楤木
Aralia elata (Miq.) Seem.

形态特征 灌木或小乔木，高 1.5~6m。树皮灰色，小枝灰棕色，疏生多数细刺；基部膨大。叶为二回或三回羽状复叶；叶柄无毛；托叶和叶柄基部合生，先端离生部分线形，边缘有纤毛；叶轴和羽片轴基部通常有短刺；羽片有小叶 7~11，基部有小叶 1 对；小叶片薄纸质或膜质，阔卵形、卵形至椭圆状卵形，先端渐尖，基部圆形至心形，稀阔楔形，上面绿色，下面灰绿色，无毛或两面脉上有短柔毛和细刺毛，边缘疏生锯齿，有时为粗大齿牙或细锯齿，稀为波状，侧脉 6~8 对，两面明显，网脉不明显；小叶柄长长达 3cm。圆锥花序，伞房状，直径 1~1.5cm，有花多数或少数，花黄白色；主轴短，分枝在主轴顶端指状排列，密生灰色短柔毛；总花梗和花梗均密生短柔毛；苞片和小苞片披针形，膜质，边缘有纤毛；萼无毛，边缘有 5 个卵状三角形小齿；花瓣 5，卵状三角形，开花时反曲；子房 5 室；花柱 5，离生或基部合生。果实球形，黑色，有 5 棱。花期 6~8 月，果期 9 月。

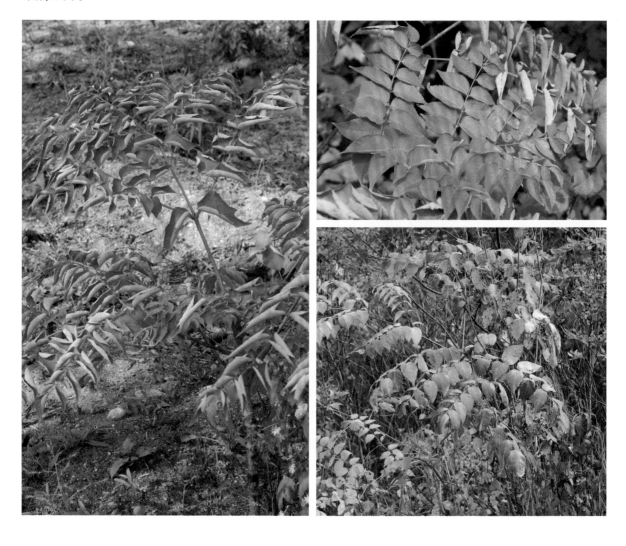

生境分布　分布于我国黑龙江、吉林、辽宁。内蒙古大兴安岭鄂伦春自治旗吉文、乌兰浩特市有栽培。

药用部位　中药：根皮和茎皮。

采收加工　全年可采收根皮和茎皮，切段，晒干。

性味归经　中药：甘、微苦，平。

功能主治　中药：祛风除湿，利尿消肿，活血止痛。用于肝炎，淋巴结肿大，肾炎水肿，糖尿病，白带异常，胃痛，风湿关节痛，腰腿痛，跌打损伤。

用法用量　中药：15~50g，煎汤。

伞形科 Umbelliferae

当 归

秦归
Angelica sinensis (Oliv.) Diels

形态特征 多年生草本，高 30~100m。主根粗短，肉质肥大，圆锥形，下部分生支根，黄棕色，具香气。茎直立，上部稍分枝，圆柱形，表面具纵细棱，无毛。基生叶具长柄与膨大的叶鞘，鞘紫褐色，抱茎；叶片为二至三回羽状全裂，三角状卵形，长与宽近相等；一回羽片 3~4 对，具柄，三角状卵形或卵形；二回羽片 1~3 对，具短柄或无柄，卵形或卵状披针形；最终裂片卵形或卵状披针形，边缘具不整齐齿状缺刻或粗牙齿，齿尖具小细尖，两面沿叶脉与边缘被微短硬毛。茎生叶与基生叶相似但简化且较小，叶柄全部成大型叶鞘。复伞形花序顶生或腋生；伞幅 10~14，长短不等，具条棱，内侧稍粗糙；无总苞片；小伞形花序具花 12~36 朵；花梗内侧稍粗糙；小总苞片 2~4，条形；萼齿狭卵形；花瓣白色或绿白色；花柱基垫状圆锥形，紫色。果矩圆形或椭圆形。花期 6~7 月，果期 8~9 月。

生境分布 原产于甘肃南部、四川、云南。内蒙古大兴安岭南部有栽培。

药用部位 中药：根（当归）。蒙药：根（当滚）。

采收加工 秋末采挖，除去须根及泥沙，待水分稍蒸发后，捆成小把，上棚，用烟火慢慢熏干。

性味归经 中药：甘、辛，温。归肝、心、脾经。蒙药：甘、辛，温。效钝、重、燥。

功能主治 中药：补血活血，调经止痛，润肠通便。用于血虚萎黄，眩晕心悸，月经不调，经闭痛经，虚寒腹痛，肠燥便秘，风湿痹痛，跌扑损伤，痈疽疮疡。酒当归活血通经。用于经闭痛经，风湿痹痛，跌扑损伤。蒙药：清心热，解毒，调经，止痛，平赫依。用于心痛炽盛刺痛，气血相搏胸胁作痛，气喘，失眠，神志模糊，烦躁不安，食欲不振，闭经，主脉赫依，心慌不安，头晕，心跳，腰胯酸痛，体虚等赫依性疾病。

用法用量 中药：6~12g，煎汤。蒙药：煮散剂，3~5g，或入丸、散剂。

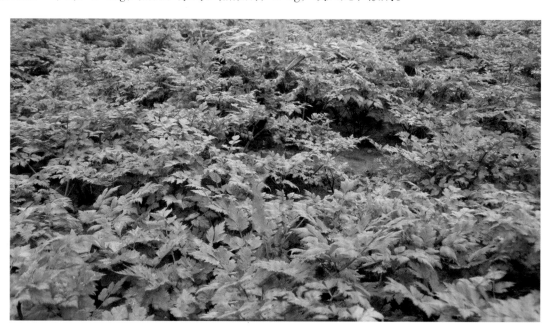

刺果峨参
东北峨参
Anthriscus nemorosa (Marschall von Bieb.) Spreng.

形态特征 多年生草本，高 50~100cm。直根肉质，胡萝卜状。茎直立，中空，具纵肋棱，近无毛，上部分枝。基生叶与茎下部叶具长柄，叶鞘抱茎，常被柔毛；叶片二至三回羽状分裂，三角形；最终裂片披针形或矩圆状卵形，先端锐尖或渐尖，下面沿叶脉与边缘具硬毛。茎中、上部叶渐小并简化。复伞形花序顶生或腋生；伞幅 5~11，无毛；总苞片无或 1；小伞形花序具花 6~12 朵；小总苞片 5，卵状披针形或椭圆形，边缘膜质具睫毛，向下反折；花白色。双悬果条状矩圆形，近黑色，被向上弯曲的刺毛。花期 6~7 月，果期 8 月。

生境分布 生于森林草原带的山地林下。分布于我国吉林东部、辽宁中部和东部、河北、陕西南部、甘肃东南部、青海南部、四川西部、西藏中部、新疆西北部。内蒙古大兴安岭阿尔山市、西乌珠穆沁旗东部、科尔沁右翼前旗、阿鲁科尔沁旗、巴林左旗、克什克腾旗有分布。

药用部位 中药：根、叶。蒙药：根（希日滚 - 哈希勒吉）。

采收加工 8~9 月地上部分变黄时挖根，洗净煮熟，去外皮晒干或烘干。叶鲜用或晒干研粉。

性味归经 中药：甘、辛、微苦，微温。

功能主治 中药：补中益气，祛瘀生新。用于跌打损伤，腰痛，肺虚咳嗽，咳嗽咯血，脾虚腹胀，四肢无力，老人尿频，水肿。叶外用于创伤。蒙药：通关开窍，排脓，止痛。用于头痛，牙痛，鼻炎，鼻窦炎，耳聋，痈肿，疮疡。

用法用量 中药：根 12~15g。叶外用适量，鲜叶捣烂或干叶研粉敷患处。蒙药：多配方用。

资源状况 资源一般。

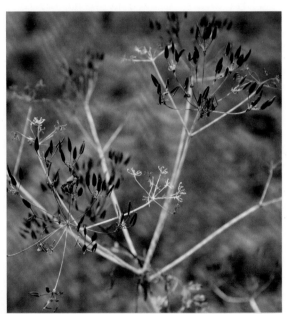
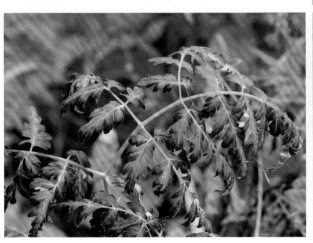
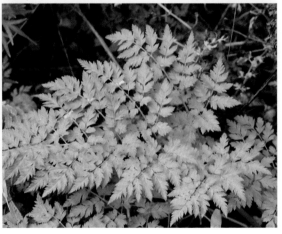

芹 菜
旱芹
Apium graveolens L.

形态特征 一年生或二年生草本，高 40~60cm。根圆锥状，具多数侧根。茎直立，具棱角和沟槽。基生叶与茎下部叶具长柄；叶片一回羽状全裂；侧裂片 2~3 对，远离，下部裂片具柄，上部裂片近无柄；顶生裂片近菱形，上半部 3 裂，边缘具粗牙齿；侧生裂片常宽卵形，3 浅裂至 3 深裂，边缘具粗牙齿。茎上部叶常简化，通常三出全裂，叶柄全成叶鞘；花序下的叶极小，3 深裂，裂片条状披针形。复伞形花序；伞幅 6~12，不等长；无总苞片和小总苞片；小伞形花序具花 10 余朵；花瓣白色。果近球形；果棱丝状，尖锐。花期 6 月，果期 8~9 月。

生境分布 原产于欧洲、亚洲西南部、非洲北部。内蒙古大兴安岭各地均有栽培。

药用部位 中药：带根全草。

采收加工 春、夏二季采收全草，洗净泥土，多为鲜用。

性味归经 中药：甘、辛、微苦，凉。归肝、胃、肺经。

功能主治 中药：平肝，清热，祛风，利水，止血，解毒。用于主肝阳眩晕，风热头痛，咳嗽，黄疸，小便淋痛，尿血，崩漏，带下病，疮疡肿毒。

用法用量 中药：煎汤，9~15g，鲜品 30~60g，或绞汁，或入丸剂；外用适量，捣蛋敷，或煎汤洗。

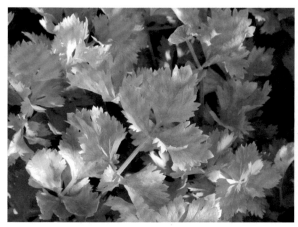 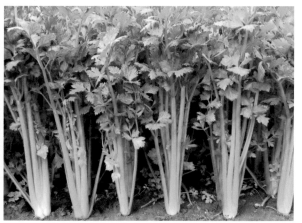

北柴胡
柴胡、竹叶柴胡
Bupleurum chinense DC.

形态特征 多年生草本，植株高 15~17cm。主根圆柱形或长圆锥形，黑褐色，具支根。根状茎圆柱形，黑褐色，具横皱纹，顶端生出数茎。茎直立，稍呈"之"字形弯曲，具纵细棱，灰蓝绿色，上部多分枝茎生叶条形、倒披针状条形或椭圆状条形，先端锐尖或渐尖，具小凸尖头，基部渐狭，具狭软骨质边缘，具平行叶脉 5~9 条，叶脉在下面凸出；基生叶早枯落。复伞形花序顶生和腋生；伞幅（3~）5~8；总苞片 1~2，披针形，有时无；小伞形花序，具花 5~12 朵；花梗不等长；小总苞片通常 5，披针形或条状披针形，先端渐尖，常具 3~5 脉，常比花短或近等长；无萼齿；花瓣黄色。果椭圆形，淡棕褐色。花期 7~9 月，果期 9~10 月。

生境分布　生于森林草原带和草原带的山地草原、灌丛。分布于我国黑龙江、吉林、辽宁、河北、河南、山东西部、山西、陕西、甘肃东南部、江苏西南部、江西、安徽、浙江、湖北、湖南。内蒙古大兴安岭鄂伦春自治旗、阿鲁科尔沁旗、克什克腾旗有分布。

药用部位　中药：根。蒙药：根（沙日 – 赛日阿）。

采收加工　春、秋二季采挖根，洗净泥土，晒干。

性味归经　中药：辛、苦，微寒。归肝、胆、肺经。蒙药：苦，寒。

功能主治　中药：和解表里，疏肝，升阳，疏散退热。用于感冒发热，寒热往来，胸胁胀痛，月经不调，子宫脱垂，脱肛。蒙药：清肺止咳。用于肺热咳嗽，慢性支气管炎。

用法用量　中药：3~10g，煎汤。蒙药：多配方用。

资源状况　资源少。

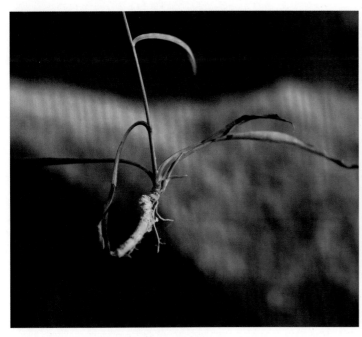
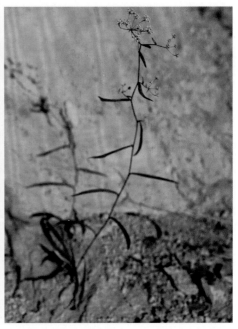

黑柴胡 | *Bupleurum smithii* H. Wolff

形态特征　多年生草本，常丛生，高 20~60cm。根黑褐色。茎直立或斜升，有显著的纵棱。基生叶丛生，矩圆状倒披针形，先端钝或急尖，有小凸尖，基部渐狭成叶柄，叶基带紫红色，扩大抱茎，叶脉 7~9，叶缘白色，膜质；中部的茎生叶狭矩圆形或倒披针形，先端渐尖，基部抱茎，叶脉 11~15；上部的叶卵形，基部扩大，先端长渐尖，叶脉 21~31。复伞形花序；总苞片 1~2 或无苞片，小总苞片 6~9，卵形或卵圆形，先端有小短尖，5~7 条叶脉，黄绿色；小伞形花序；花梗长 1.5~2.5mm；花瓣黄色；花柱干时紫褐色。双悬果棕色，卵形；每棱槽具油管 3 条，合生面具 3~4 条。花、果期7~9 月。

生境分布　生于森林带和草原带的山坡草地、沟谷、山顶阴处。分布于我国河北、山西、陕西南部、河南西部和北部、宁夏南部、青海东部、甘肃南部。内蒙古大兴安岭阿尔山市五岔沟有分布。

药用部位 中药：根。

采收加工 春、秋二季采挖根，洗净泥土，晒干。

性味归经 中药：苦，微寒。归肝、胆经。

功能主治 中药：和解表里，疏肝，升阳。用于感冒发热，寒热往来，胸胁胀痛，月经不调，子宫脱垂，脱肛。

用法用量 中药：3~9g，煎汤。

资源状况 资源少。

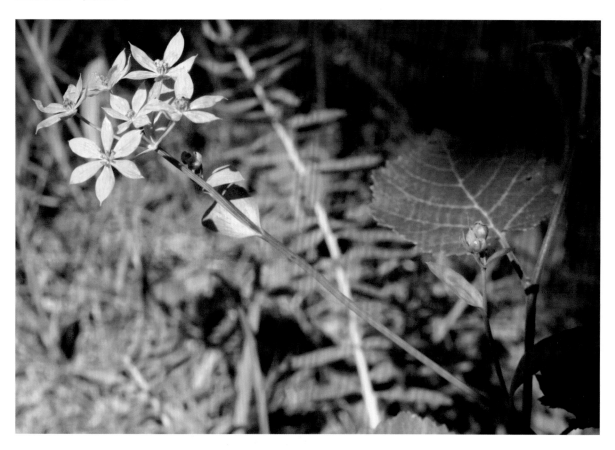

银州柴胡 | *Bupleurum yinchowense* Shan et Y. Li

形态特征 多年生草本，高 25~50cm。主根细圆柱形，支根稀少，红棕色。茎直立，基部节间很短，茎纤细，略呈"之"字形弯曲或不明显，有细纵槽纹，基部常带紫色，中部以上常分枝。基生叶狭倒披针形，薄纸质，常早落，顶端圆或急尖，有小突尖头，中部以下收缩成长柄，脉 3~5；中部茎生叶倒披针形，顶端长圆或急尖，有小硬尖头，基部很快收缩几成短叶柄。复伞形花序小而多，花序梗纤细；总苞片无或 1~2 片，针形，顶端尖锐；伞幅 5~8，极细；小总苞片 5，条形，顶端尖锐，1~3 脉；小伞形花序，具花 5~12 朵；花瓣黄色，中肋棕色，小舌片大，几与花瓣的对半等长，长方形，顶端微凹；花柱基淡黄色，扁盘形，宽于子房。果实矩圆形，深褐色，棱在嫩果时明显，翼状，成熟后丝形，每棱槽中具油管 3 条，合生面 4 条。花期 8 月，果期 9 月。

生境分布 生于森林草原带的干燥山坡上中。分布于我国山西西部、陕西北部和中部、宁夏南部、甘肃东部、青海东部。内蒙古大兴安岭林西县九佛山有分布。

药用部位 中药：根。

采收加工 春、秋二季采挖根，洗净泥土，晒干。

性味归经 中药：苦，微寒。归肝、胆经。

功能主治 中药：和解表里，疏肝，升阳。用于感冒发热，寒热往来，胸胁胀痛，月经不调，子宫脱垂，脱肛。

用法用量 中药：3~9g，煎汤。

资源状况 资源稀少。

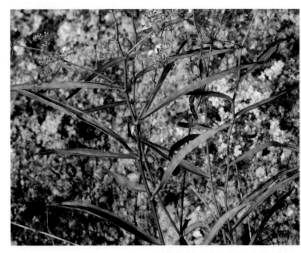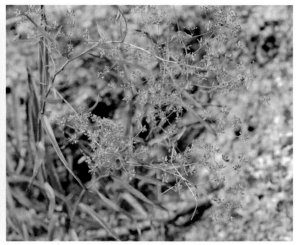

田葛缕子
田页蒿
Carum buriaticum Turcz.

形态特征 二年生草本，高 25~80cm。全株无毛。主根圆柱形或圆锥形，肉质。茎直立，常自下部多分枝，具纵细棱，节间实心，基部包被光残留物。基生叶与茎下部叶具长柄，具长三角形鞘；叶片二至三回羽状全裂，矩圆状卵形；一回羽片 5~7 对，远离，近形，无柄；二回羽片 1~4 对，无柄，卵形至被针形，羽状全裂；最终裂片狭条形。上部和中部茎生叶逐渐变小且简化，全成条形叶鞘，叶鞘具白色狭膜质边缘。复伞形花序；伞幅 8~12；总苞片 1~5，披针形或条状披针形，先端渐尖，边缘膜质；小伞形花序具花 10~20 朵；小总苞片 5~12，披针形或条状披针形，比花梗短，先端锐尖，具窄白色膜质边缘；萼齿短小、钝；花瓣白色。果椭圆形；果棱棕黄色，棱槽棕色；心皮柄 2 裂达基部。花期 7~8 月，果期 9 月。

生境分布 生于森林草原带和草原带的田边路旁、撂荒地、山地、沟谷。分布于我国吉林、辽宁、河北、河南中部和西部、山东西南部、山西、陕西、甘肃、青海、四川西部、西藏东部河南部、新疆（天山）。内蒙古大兴安岭鄂温克族自治旗、陈巴尔虎旗、科尔沁右翼前旗、科尔沁右翼中旗、扎鲁特旗、阿鲁科尔沁旗、巴林左旗、巴林右旗、林西县、克什克腾旗有分布。

药用部位 中药：根。

采收加工 秋季采挖根，洗净泥土，晒干。

性味归经 中药：温，微辛。归肾、胃经。

功能主治 中药：芳香健胃，祛风理气。用于胃痛，腹痛，小肠疝气。

用法用量 中药：3~9g，煎汤。

资源状况 资源丰富。

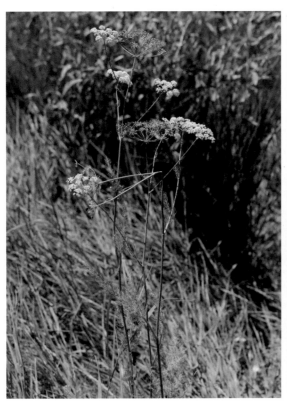 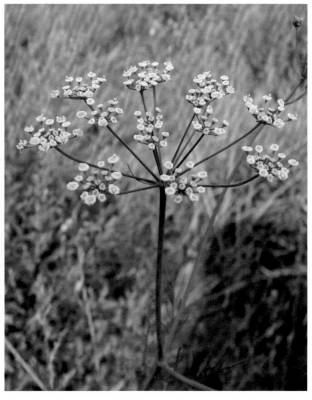

葛缕子
野胡萝卜、藏茴香
Carum carvi L.

形态特征 二年生或多年生草本，高25~70cm。全株无毛。主根圆锥形、纺锤形或圆柱形，肉质，褐黄色。茎直立，具纵细棱，上部分枝。基生叶和茎下部叶具长柄，基部具长三角形的和宽膜质的叶鞘；叶片二至三回羽状全裂，条状矩圆形；一回羽片5~7对，远离，卵形或卵状披针形，无柄；二回羽片1~3对，卵形至披针形，羽状全裂至深裂；最终裂片条形或披针形。中部和上部茎生叶逐渐变小和简化，叶柄全成叶鞘，叶鞘具白色或淡红色的宽膜质的边缘。复伞形花序；伞幅4~10，不等长，具纵细棱；通常无总苞片；小伞形花序具花10余朵花梗不等长；通常无小总苞片；萼齿短小，先端钝；花瓣白色或粉红色，倒卵形。果椭圆形。花期6~8月，果期8~9月。

生境分布 生于森林带和草原带的山地林缘草甸、盐化草甸、田边路旁。分布于我国吉林、辽宁、河北、河南、山东、山西、陕西、甘肃、青海、四川西部、云南西北部和北部、西藏东部和南部、新疆中部和北部。内蒙古大兴安岭牙克石市、阿尔山市、扎兰屯市、科尔沁右翼前旗、阿鲁科尔沁旗、巴林右旗、巴林左旗乌兰坝保护区、克什克腾旗有分布。

药用部位 **中药：**果实（藏茴香）。

采收加工 秋季采收果实或割取全株，晒干，打下种子，去杂质。

性味归经 **中药：**温，微辛。归肾、胃经。

功能主治 **中药：**芳香健胃，祛风理气。用于胃痛，腹痛，小肠疝气。

用法用量 **中药：**3~9g，煎汤。

资源状况 资源一般。

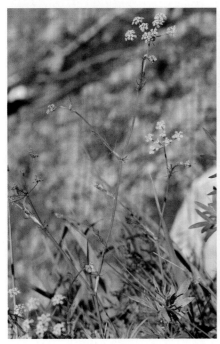
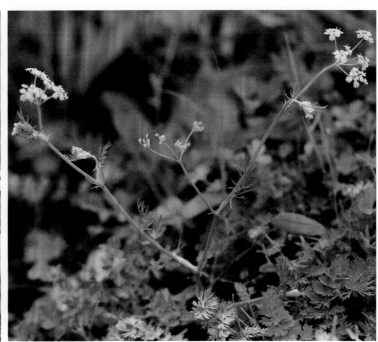

芫 荽
香菜、胡荽
Coriandrum sativum L.

形态特征 多年生草本，高 20~60cm。无毛，具强烈香气。茎直立，多分枝，具细纵棱。基生叶和茎下部叶具长柄，叶鞘抱茎，边缘膜质；叶片一至二回羽状全裂，裂片 2~3 对，远离，具短柄或无柄；叶卵形或矩圆状卵形，边缘羽状深裂或具缺刻状牙齿。茎中部与上部叶的叶柄成叶鞘，叶鞘矩圆形，具宽膜质边缘，抱茎；叶片二至三回羽状全裂，三角形或三角状卵形；最终裂片狭条形，先端稍尖，具小凸尖头，两面平滑无毛。复伞形花序；伞幅 4~8，具纵棱；通常无总苞片；小伞形花序具花 10 余朵；小总苞片通常 5，条形或披针状条形，有时大小不等形；萼片三角形或狭长三角形，常大小不等，宿存；小伞形花序中央花的花同形，倒卵形；花瓣白色或粉红色。双悬果球形，黄色。花期 7~8 月，果期 8~9 月。

生境分布 原产于地中海地区。内蒙古大兴安岭各地均有栽培。

药用部位 **中药：**全草与成熟的果实。**蒙药：**果实（乌努日图—诺高）。

采收加工 春、夏二季采收全草，洗净泥土，切段，晒干。夏季采收果实，去杂质，晒干。

性味归经 **中药：**辛，温。归肺、胃经。**蒙药：**辛、酸，凉。效糙、轻、稀、腻。

功能主治　中药：全草发表透疹，健胃。用于麻疹不透，感冒无汗。果消化不良，食欲不振。**蒙药：**祛巴达干热，消食，开胃，止渴，止痛，表疹毒。用于巴达干宝日，泛酸，消化不良，胃肠鸣胀，口渴，麻疹透发不畅。

用法用量　中药：全草和果实 3~9g，煎汤；外用全草适量，煎汤熏洗。**蒙药：**煮散剂，3~5g，或入丸、散剂。

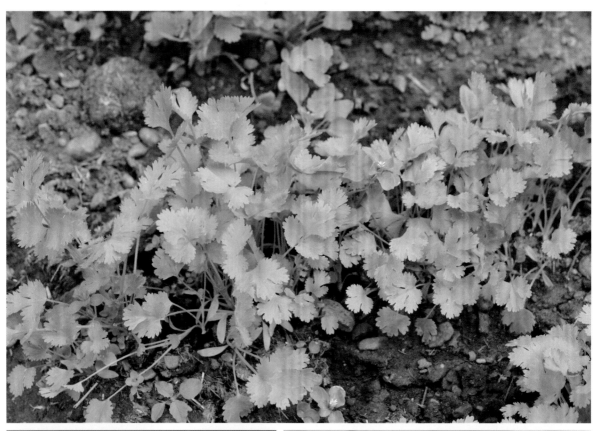

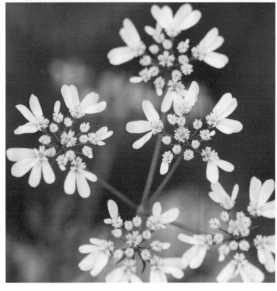
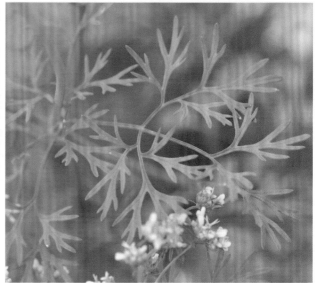

胡萝卜　*Daucus carota* L. var. *sativa* Hoffm.

形态特征　二年生草本，高约100cm。主根粗大，肉质，长圆锥形，橙黄色或橙红色。茎直立，节间中空，表面具纵棱与沟槽，上部分枝，被倒向或开展的硬毛。基生叶具长柄与叶鞘；叶片二至状全裂，三角状披针形或矩圆状披针形；一回羽片4~6对，具杯，卵形；二回羽片无柄，披针形；最终裂片条形至披针形，先端尖，具小凸尖，上面常无毛，下面沿叶脉与边缘具长硬毛。茎生叶与基生叶相似，但较小且简化，叶一部分或全部成叶鞘。复伞形花序；伞幅多数，不等长，具细纵棱，被短硬毛；总苞片多数，呈叶状，羽状分裂，裂片细长，先端具长刺尖；小伞形花序具多数花；小总苞片多数，条形；萼齿不明显；花瓣白色或淡红色。果椭圆形。花期6~7月，果期7~8月。

生境分布　原产于欧洲、北非，内蒙古大兴安岭各地均有栽培。

药用部位　**中药**：根。

采收加工　秋季采挖根，洗净泥土，晒干。

性味归经　**中药**：甘，平。归肺、脾经。

功能主治　**中药**：健脾，化滞。用于消化不良，久痢，咳嗽。

用法用量　**中药**：煎汤、生食或捣汁；外用适量，捣汁涂。

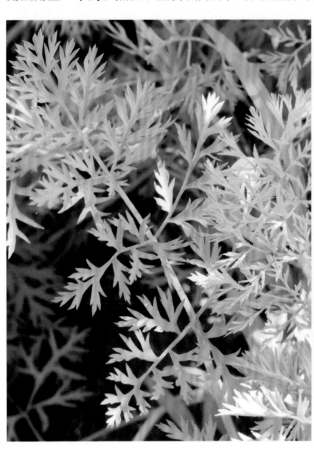
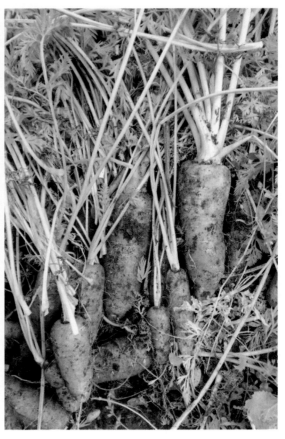

沙茴香

硬阿魏、牛叫磨
Ferula bungeana Kitag.

形态特征　多年生草本，高 30~50cm。直根圆柱直伸，淡棕黄色。根状茎圆柱形，长或短，顶部包被淡褐棕色的纤维状老叶残基。茎直立，具多数开展的分枝，表面具纵细棱，圆柱形，节间实心。基生叶多数，莲座状丛生，大型，具长叶与叶鞘，鞘条形，黄色；叶片质厚，坚硬，三至四回羽状全裂，轮廓三角状卵形；一回羽片 4~5 对，具柄，远离；二回羽片 2~4 对，具柄，远离；三回羽片羽状深裂，侧裂片常互生，远离；最终裂片倒卵形或楔形，长与宽近相等，上半部具（2~）3 个三角状牙齿。茎中部叶 2~3 枚，较小且简化；顶生叶极简化，有时只剩叶鞘。复伞形花序多数，常呈层轮状排列；伞幅 5~15，具细纵棱，开展；总苞片 1~4，条状锥形；小伞形花序具花 5~12 朵；小总苞片 3~5，披针形或条状披针形，萼齿卵形；花瓣黄色。果矩圆形，背腹压扁；果棱黄色，棱槽棕褐色；每棱槽中具油管 1 条，合生面具 2 条。花期 6~7 月，果期 7~8 月。

生境分布　常生于沙地。分布于我国黑龙江西南部、吉林西部、辽宁西部和西北部、河北西北部、河南西北部、山西北部、陕西北部、宁夏、甘肃（河西走廊）。内蒙古大兴安岭科尔沁右翼中旗、阿鲁科尔沁旗、巴林左旗乌兰坝保护区、巴林右旗、克什克腾旗有分布。

药用部位　中药：根、种子、全草。蒙药：根（汉－特木热）。

采收加工　夏季采收全草，洗净泥土，晒干。秋季采收种子，晒干。秋季采挖根，洗净泥土，晒干。

性味归经　中药：苦、辛，微寒。

功能主治　中药：根解热，镇咳，祛痰，用于感冒，发热头痛，支气管炎，咳嗽，喘息，胸闷。种子理气健胃，用于消化不良，急慢性胃炎。全草祛风除湿，用于风湿性关节炎。蒙药：清热，解毒，消肿，止痛，抗结核。用于骨结核，淋巴结结核，脓肿，扁桃体炎，肋间神经痛。

用法用量　中药：根 3~9g。种子 1.5~3g。全草外用适量，煎汤熏洗患病关节，每日 1 次。蒙药：多配方用。

资源状况　资源少。

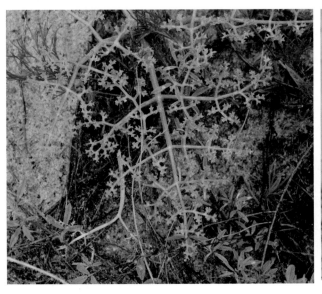
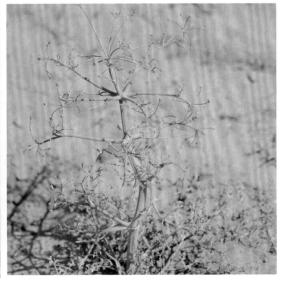

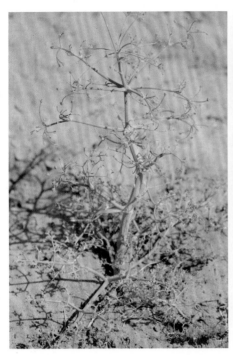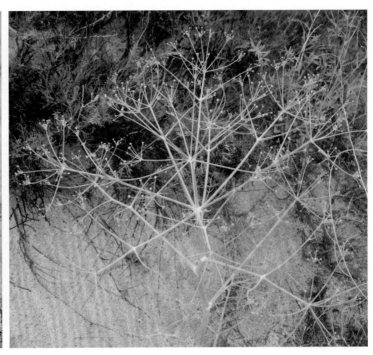

茴　香

小茴香
Foeniculum vulgare Mill.

形态特征　二年生草本，高 10~100cm。表面有粉霜，具强烈香气。茎直立，上部分枝，具细纵棱，苍绿色。基生时丛生，具长柄，基部具叶鞘，叶鞘抱茎，边缘膜质；叶片大型，三至四回羽状全裂，卵状三角形；最终裂片丝状，先端锐尖，苍绿色。茎生叶渐小且简化，叶柄全部或部分成叶鞘。复伞形花序；伞幅 7~15（~20），具细纵棱；无总苞片与小总苞片；小伞形花序具花 10~20 余朵；萼齿不明显；花瓣金黄色。果矩圆形，暗棕色。花期 7~8 月，果期 8~9 月。

生境分布　分布于地中海地区。内蒙古大兴安岭各地均有栽培。

药用部位　中药：果实（小茴香）。蒙药：果实（照日高德斯）。

采收加工　果实成熟时，割取全株，晒干后，打下果实，去净杂质，晒干。

性味归经　中药：辛，温。归肾、膀胱、胃经。蒙药：涩、辛，温。效腻、轻、钝。

功能主治　中药：温肾散寒，和胃理气。用于寒疝，少腹冷痛，肾虚腰痛，胃痛，呕吐，干、湿脚气。**蒙药**：祛赫依性热，解毒，明目，开胃，消肿。用于赫依性热，视物朦胧，视力减退，中毒性呕吐，胃腹胀满，泄泻，食欲不振，恶心。

用法用量　中药：3~6g，煎汤，或入丸、散剂。外用适量，研末调敷或炒热温熨。**蒙药**：煮散剂，3~5g，或入丸、散剂。

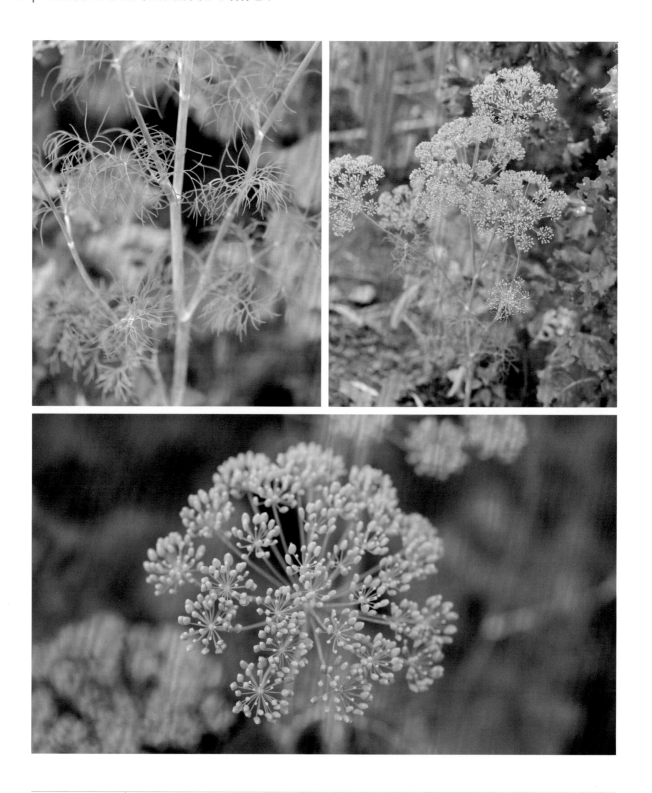

岩茴香 | 细叶藁本
Ligusticum tachiroei (Franch. et Sav.) Hiroe et Constance

形态特征　多年生草本，高 15~50cm。根圆柱形，淡褐黄色。根状茎圆柱形，顶端包被残叶基。茎直立，单一，具细纵棱，无毛。基生叶具细长的叶柄与叶鞘，叶鞘矩圆形，边缘宽膜质，抱茎；叶片三至四回羽状全裂，三角形或卵状三角形，长与宽近相等；一回羽片 4~5 对，远离，具柄，卵形至披针形；二回羽片 2~4 对，远离，无柄；最终裂片丝状条形，先端锐尖或钝，具小凸尖。茎生叶与基生叶相似，但较小且简化，叶柄逐渐缩短；上部叶只有叶鞘与少数狭裂片。复伞形花序；伞幅 5~10，具条棱，内侧稍粗糙，总苞片数片，狭条形，边缘膜质，稍粗糙；小伞形花序具花 10 余朵；小总苞片数片，条形，比花梗长，边缘稍粗糙；花两性或雄性，一般主伞为两性花，侧伞为雄性花；萼齿三角状披针形，先端锐尖；花瓣白色；花柱基圆锥形；花柱延长，果期下弯。果卵状长椭圆形，棱槽棕色；果棱黄色，尖锐，稍呈狭翅状。花期 7~8 月，果期 8~9 月。

生境分布　生于落叶阔叶林带的山地河边、草甸、阴湿石缝处。分布于我国吉林东部、辽宁东北部、河北、山西北部、河南西部。内蒙古大兴安岭西乌珠穆沁旗汗乌拉山、阿鲁科尔沁旗、巴林右旗有分布。

药用部位　中药：根。

采收加工　秋季采挖，洗净泥土，切片，晒干。

性味归经　中药：辛，微温。

功能主治　中药：疏风发表，行气止痛，活血调经。用于伤风感冒，头痛，胸痛，脘胀痛，风湿痹痛，月经不调，崩漏，跌打伤肿。

用法用量　中药：6~15g，煎汤，或研粉。

资源状况　资源少。

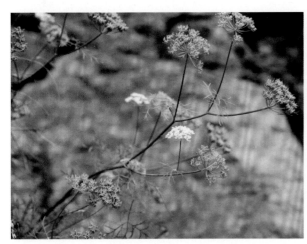
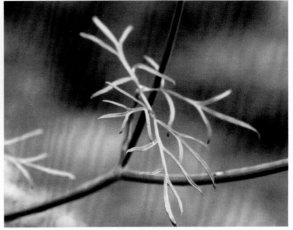

宽叶羌活
龙牙香、福氏羌活
Notopterygium franchetii H. de Boiss.

形态特征　多年生草本，高 100~200cm。主根圆柱状，黑褐色；根状茎发达，包被残留叶鞘；根与根状茎具强烈芳香味。茎直立，具纵细棱，中空，无毛，下半部常带暗紫色。基生叶和茎下叶具长柄，柄基部具抱茎的叶鞘；叶为三出式三回羽状复叶，小叶无柄或具短柄，椭圆形、卵形或卵状披针形，顶端锐尖，基部楔形（顶生小叶）或歪斜（侧生小叶），边缘具粗锯齿，两面沿脉与边缘被细硬毛。复伞形花序顶生和腋生；伞幅 14~28，具纵棱，无毛；总苞片常不存在，稀 1~3，条状披针形，早落；小伞形花序具多数花；小总苞片 6~9，条状锥形；萼齿卵状三角形；花瓣淡黄色，倒卵形。果矩圆状椭圆形，麦秆黄色，有光泽；果棱均扩展成翅。花期 7 月，果期 8~9 月。

生境分布　生于森林草原带和草原带的山地林缘、灌丛、山沟溪边。分布于我国山西中部、陕西南部、甘肃中部和南部、青海、四川西部和东北部、云南西北部、湖北西部和北部。内蒙古大兴安岭科尔沁右翼前旗有分布。

药用部位　中药：根茎及根（羌活）。

采收加工　春、秋二季采挖，洗净泥土，晒干。

性味归经　中药：辛、苦，温。归膀胱、肾经。

功能主治　中药：解表散寒，祛风除湿，止痛。用于风寒感冒头痛，风湿痹痛，肩背酸痛。

用法用量　中药：3~10g，煎汤。

资源状况　资源少。

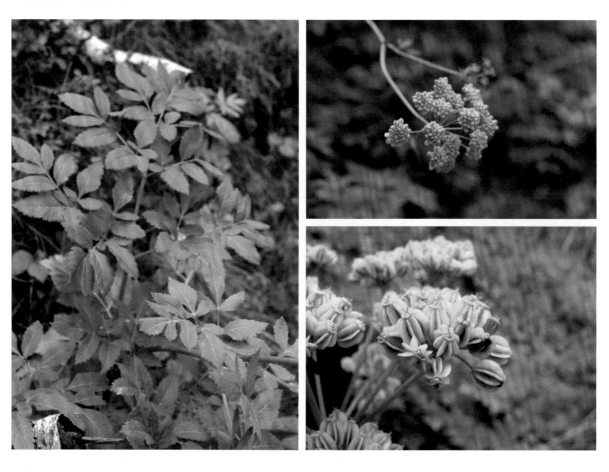

水　芹	野芹菜 *Oenanthe javanica* (Blume) DC.

形态特征　多年生草本，高 30~70cm，全株无毛。根状茎匍匐，中空，有多数须根，节部有横隔。茎直立，圆柱形，有纵条纹，少分枝。基生叶与下部叶有长柄，基部有叶鞘，上部叶柄渐短，部分或全部成叶鞘；叶片为一至二回羽状全裂，三角形或三角状卵形，最终裂片卵形、菱状披针形或披针形，先端渐尖，基部宽楔形，边缘有疏牙齿状锯齿。复伞形花序顶生或腋生，无总苞片；伞幅 6~10，不等长小总苞片 5~10，条形；小伞形花序有多花；萼齿条状披针形；花瓣白色，倒卵形，

先端有反折小舌片；花柱基圆锥形。双悬果矩圆形或椭圆形；果棱圆钝，隆起，果皮厚，木栓质；各棱槽下具 1 条油管，合生面具 2 条。

生境分布 生于池沼、沟谷、溪边。分布于我国除新疆、青海外的南北各地。内蒙古大兴安岭科尔沁右翼前旗、乌兰浩特市、突泉县、阿鲁科尔沁旗、巴林左旗乌兰坝保护区、巴林右旗赛罕乌拉保护区有分布。

药用部位 中药：根及全草。

采收加工 夏、秋二季采收，洗净泥土，晒干或鲜用。

性味归经 中药：甘，平。归肺、胃经。

功能主治 中药：清热利湿，止血，降血压。用于感冒发热，呕吐腹泻，尿路感染，崩漏，带下病，高血压。

用法用量 中药：6~9g，煎汤，鲜品可捣汁饮。

资源状况 资源一般。

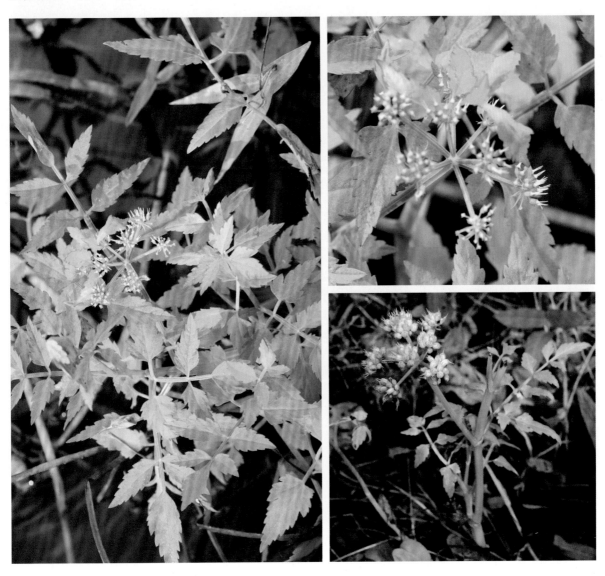

华北前胡 | *Peucedanum harry-smithii* Fedde ex Wolff

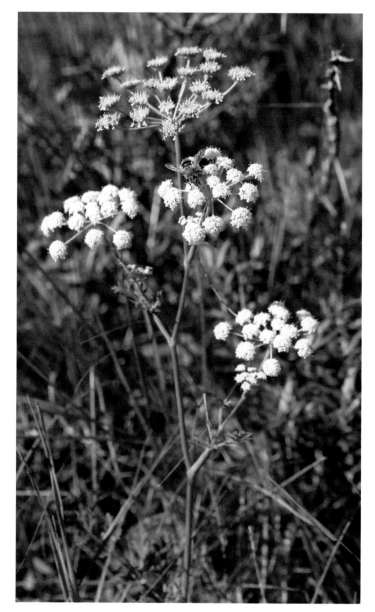

形态特征 多年生草本，高（30~）60~100cm。根颈粗短，皮层灰棕色或暗褐色，根圆锥形。茎圆柱形，纵长细条纹突起形成浅沟。基生叶具柄，叶柄通常较短；叶片为广三角状卵形，三回羽状分裂或全裂；第一回羽片有柄；末回裂片为菱状倒卵形、长卵形至卵状披针形，上表面主脉凸起，疏生短毛，下表面主脉及网状脉均显著凸起，粗糙，密生短硬毛。复伞形花序顶生和侧生；无总苞片或有总苞片一至数片，早落，条状披针形；伞幅8~20，不等长，内侧被短硬毛；小伞形花序有花12~20朵，花柄被短毛，小总苞片6~10，披针形，先端长渐尖，边缘膜质，大小不等，比花柄短，外侧密生短毛，萼齿狭三角形，显著；花瓣倒卵形，白色；花柱短，弯曲；花柱基圆锥形。果实卵状椭圆形，密被短硬毛；背棱线形突起，侧棱呈翅状；棱槽内具油管3~4条，合生面具6~8条。花期8~9月，果期9~10月。

生境分布 生于草原带的山地林缘、山沟溪边。分布于我国河北西部、河南西部、山西、陕西、甘肃东南部、四川北部。内蒙古大兴安岭南部有分布。

药用部位 中药：根（毛白花前胡）。

采收加工 秋季采挖，洗净泥土，晒干。

功能主治 中药：散风清热，降气祛痰。用于感冒，咳嗽，痰喘，头风眩痛。

用法用量 中药：3~9g，煎汤。

资源状况 资源少。

棱子芹
走马芹
Pleurospermum uralense Hoffm.

形态特征 多年生草本，高 70~150cm。根粗大，芳香，常圆锥形，黑褐色。根状茎短圆柱形。茎直立，具纵细棱，节间中空，无毛。基生叶与茎下部叶具长柄，柄比叶片长 2~3 倍，叶鞘边缘宽膜质；叶片二至三回单数羽状全裂，近三角形或卵状三角形，长与宽近相等；一回羽片 2~3 对，远离，具柄，卵状披针形；二回羽片 2~6 对，无柄，远离，披针形或卵形，羽状深裂；最终裂片卵形至披针形，先端锐尖，边缘羽状缺刻或具不规则尖齿，两面沿中脉与边缘有微硬毛。主伞（顶生复伞形花序）大，侧伞（腋生复伞形花序）较小，常超出主伞（伞幅）20~40，被微短硬毛，侧伞的伞幅较少；总苞片多数，向下反折，常羽状深裂，裂片条形；小伞形花序具多数花；花梗被微短硬毛；小总苞片 10 余片，条形，边缘膜质，沿下面中脉与边缘被微短硬毛；萼齿三角状卵形，膜质，先端钝；花瓣白色，倒卵形，先端钝圆，具 1 条中脉。果狭椭圆形或披针状椭圆形，麦秆黄色，有光泽，被小瘤状突起。花期 6~7 月，果期 7~8 月。

生境分布 生于森林草原带的山地林下、林缘草甸、溪边。分布于我国黑龙江南部、吉林东部、辽宁中部和东部、河北西北部、山西中部和东北部、陕西。内蒙古大兴安岭西东乌珠穆沁旗、阿鲁科尔沁旗、巴林右旗赛罕乌拉保护区有分布。

药用部位 中药：根。

采收加工 夏季采挖，洗净泥土，晒干。

性味归经 中药：辛、苦，温。

功能主治 中药：燥湿止带。用于带下清稀，蛇咬伤。

用法用量 中药：3~9g，煎汤，或入丸、散剂。

资源状况 资源少。

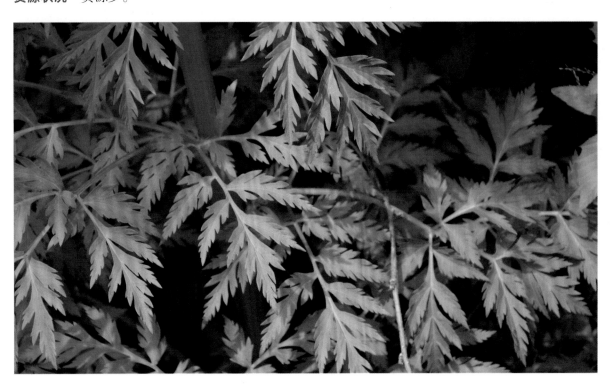

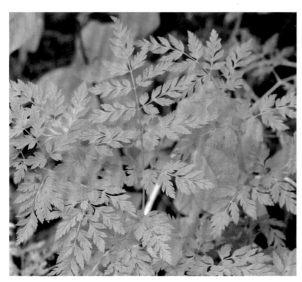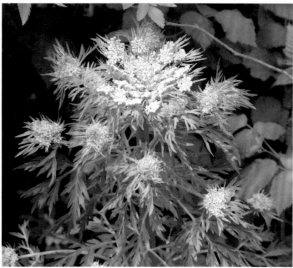

杜鹃花科 Ericaceae

照山白
照白杜鹃、小花杜鹃
Rhododendron micranthum Turcz.

形态特征 常绿灌木，高 100~200cm。幼枝黄褐色，被短柔毛及稀疏鳞斑，后渐光滑，老枝深灰色或灰褐色。叶多集生于枝端，长椭圆形或倒披针形，先端微钝或具一短尖头，基部楔形，全缘，上面深绿色，疏生鳞斑，沿中脉具短柔毛，下面淡绿色或褐色，密被褐色鳞斑。多花组成顶生总状花序，花小型；花梗细长，被稀疏鳞斑；萼 5 深裂，裂片三角状披针形，具缘毛；花冠钟状，白色，5 深裂，裂片矩圆形，外面被鳞斑；雄蕊 10，比花冠稍长或近等长；子房卵形，5 室；花柱细长。蒴果矩圆形，深褐色，被较密的鳞斑，先端 5 瓣开裂，具宿存的花柱与花萼。花期 6~8 月，果熟期 8~9 月。

生境分布 生于森林带和森林草原带的山地林缘及林间。分布于我国吉林北部、辽宁、河北、河南西部和东南部、山东中部、山西、湖北西部、湖南西北部、四川、陕西南部、甘肃东南部。内蒙古大兴安岭科尔沁右翼前旗、科尔沁右翼中旗、扎鲁特旗、阿鲁科尔沁旗、巴林左旗乌兰坝保护区、巴林右旗赛罕乌拉保护区、克什克腾旗有分布。

药用部位 中药：枝、叶。有毒。

采收加工 夏、秋二季采收，晒干。

功能主治 中药：通络调经，化痰止咳。用于咳喘痰多，风湿痹痛，腰痛，月经不调，痛经，产后周身疼痛，疮肿，骨折。

用法用量 中药：须去毒存正后方能使用，不宜过量。

资源状况 资源丰富。

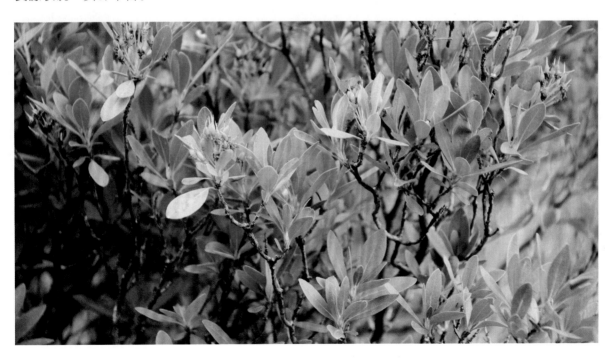

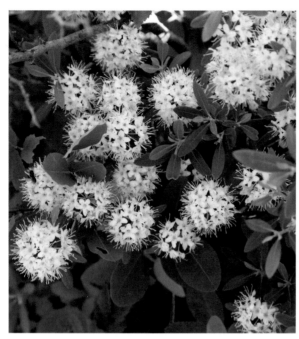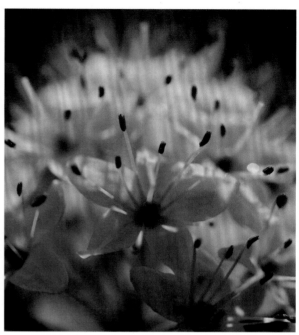

迎红杜鹃

迎山红、尖叶杜鹃
Rhododendron mucronulatum Turcz.

形态特征 落叶小灌木，高 100~200cm，多分枝。小枝淡绿色，有散生鳞斑，老枝深灰色、灰色或灰白色。叶互生或集生于枝端，椭圆形或长椭圆状卵形，先端锐尖或有短尖头，基部宽楔形或钝圆，边缘有细密圆齿或近全缘，上面亮绿色，有散生鳞斑，下面淡绿色，鳞斑稍密；叶柄具鳞斑。花单一或数朵簇生于去年枝的上部；花梗疏生鳞斑；花萼极短，5 浅裂，被鳞斑；花冠较大，漏斗状，直径 3~4cm，淡紫红色；裂片 5，宽卵形，边缘波状；雄蕊 10，稍短于花冠，花丝中部以下被密柔毛；子房 5 室，密被鳞斑，花柱细长，宿存。蒴果矩圆形，暗褐色，被鳞斑，先端开裂，具宿存的花柱。花期 5~6 月，果期 6~7 月。

生境分布 生于森林带和森林草原带的山地灌丛。分布于我国辽宁、河北、山东、山西东北部、江苏。内蒙古大兴安岭鄂温克族自治旗、西乌珠穆沁旗、巴林左旗乌兰坝保护区、巴林右旗赛罕乌拉保护区、扎鲁特旗有分布。

药用部位 中药：叶。

采收加工 秋季采叶，晒干或鲜用。

性味归经 中药：苦，平。

功能主治 中药：解表，化痰，止咳，平喘。用于感冒头痛，咳嗽，哮喘，支气管炎。

用法用量 中药：3~15g，煎汤。

资源状况 资源丰富。

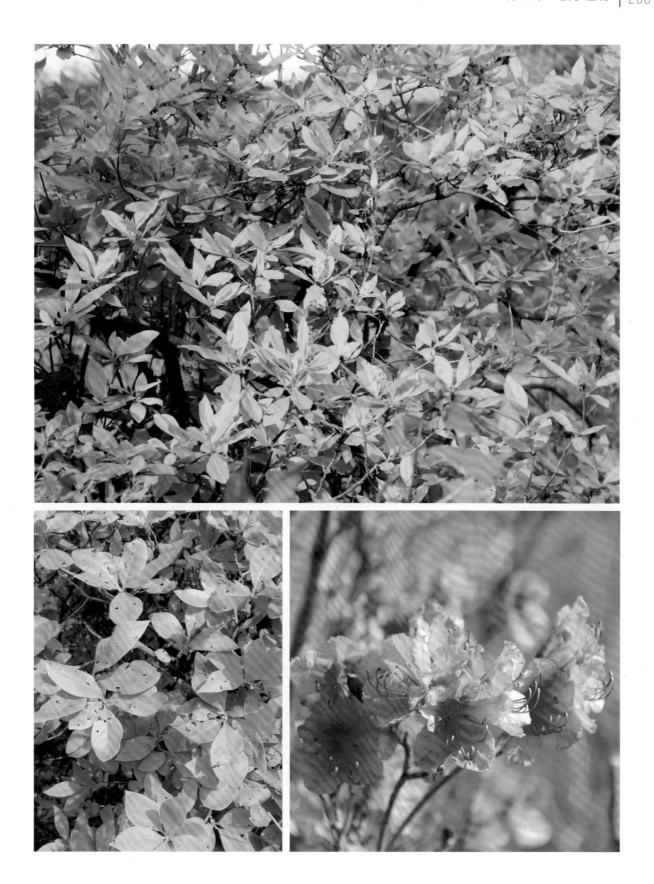

报春花科 Primulaceae

小点地梅
高山点地梅、兴安点地梅
Androsace gmelinii (Gaertn.) Roem. et Schuit.

形态特征 一年生矮小草本，全株被长柔毛。直根细长。叶心状卵形、心状圆形或心状肾形，基部心形或深心形，边缘具7~11个圆齿；叶柄长1~2cm。花葶数个，通常长于叶，高3~6cm，柔弱，花葶、花梗与花萼均被长柔毛和腺毛；苞片3~5，披针形或卵状披针形，顶端尖；伞形花序，花2~4，花梗短于花葶，紧缩或略开展，不等长；花萼小，宽钟形或钟形，5中裂；裂片卵形或卵状三角形，顶端尖；花冠小，白色，与萼近等长或稍超出。蒴果圆球形。种子褐色，卵圆形。花期6月，果期6~7月。

生境分布 生于森林带、森林草原带的山地沟谷、林缘草甸、河岸草甸、河边沙质湿地、山坡草甸及沟谷中。分布于我国河北北部、山西、甘肃、青海、四川、新疆。内蒙古大兴安岭鄂伦春自治旗、牙克石市、西乌珠穆沁旗迪彦庙、莫力达瓦达斡尔族自治旗、扎兰屯市、科尔沁右翼前旗、巴林右旗有分布。

药用部位 中药：全草。

采收加工 夏季采收全草，洗净泥土，晒干。

功能主治 中药：祛风清热，消肿解毒。

资源状况 资源少。

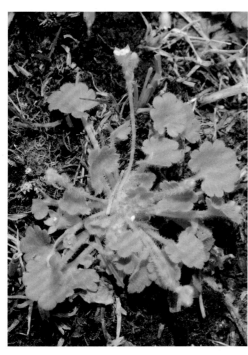
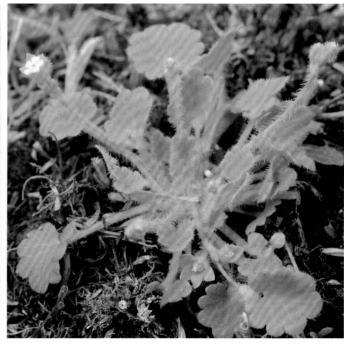

大苞点地梅 | *Androsace maxima* L.

形态特征 二年生矮小草本。全株被糙伏毛。主根细长，淡褐色。叶质较厚，倒披针形、矩圆状披针形或椭圆形，先端急尖，基部渐狭，下延成宽柄状。花葶3至多数，直立或斜升，高1.5~7.5cm，常带红褐色；花葶、苞片、花梗和花萼都被糙伏毛并混生短腺毛；伞形花序，有花2~10余朵；苞片大，椭圆形或倒卵状矩圆形，长（3~）5~6mm，宽12.5mm；花梗长超过苞片1~3倍；花萼漏斗状，裂达中部以下；裂片三角状披针形或矩圆状披针形，先端锐尖，花后花萼略增大成杯状；萼筒光滑带白色，近壳质；花冠白色或淡粉红色，花冠筒长约为花萼的2/3，喉部有环状突起；裂片矩圆形，先端钝圆；子房球形，花柱柱头状。蒴果球形，外被宿存膜质花冠，5瓣裂。种子小，多面体形，背面较宽，黑褐色，种皮具蜂窝状凹眼。花期5月，果期5~6月。

生境分布 生于山地砾石质坡地、撂荒地、石质丘陵。分布于我国山东、山西、陕西南部、宁夏西北部、甘肃东南部、青海东部、新疆北部。内蒙古大兴安岭额尔古纳市、牙克石市、陈巴尔虎旗有分布。

药用部位 中药：全草。

采收加工 春、夏二季采收，洗净泥土，晒干。

功能主治 中药：清热解毒，消肿止痛。用于咽喉肿痛，口舌生疮，偏正头痛，牙痛，跌打损伤，筋骨疼痛；外用于毒蛇咬伤，烫火伤，疔疮。

用法用量 中药：9~12g，煎汤；外用适量，鲜品捣烂敷患处，或煎汤洗患处。

资源状况 资源少。

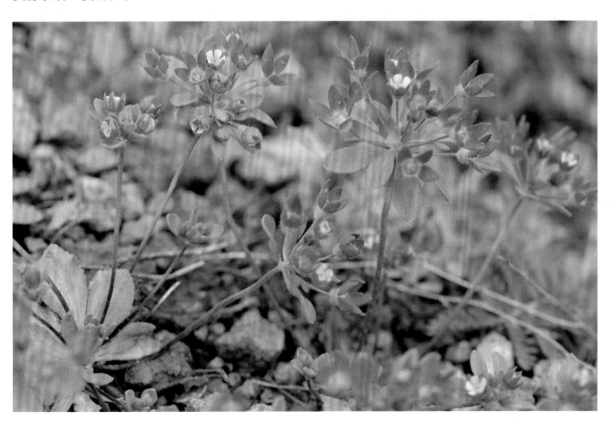

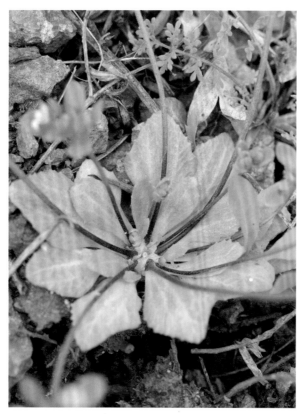 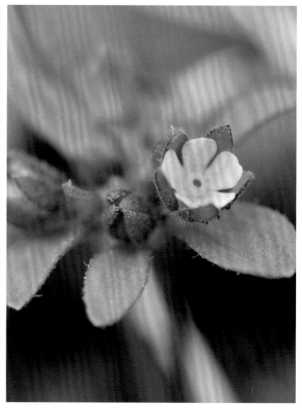

河北假报春

假报春、京报春
Cortusa matthioli L. subsp. *pekinensis* (Al. Richt.) Kitag.

形态特征　多年生草本。全株被淡棕色绵毛。叶质薄，心状圆形，基部深心形，掌状浅裂，叶片裂达叶长的 1/3~1/2，裂片具有不整齐而较尖的牙齿，两面被稀疏短毛，有时背面被白色绵毛或短腺毛；叶柄细弱，两侧具膜质狭翅，被长柔毛。花葶高 24~30cm，疏被长柔毛和腺毛；伞形花序，花 6~11，侧偏排列，花梗柔弱不等长，被短腺毛；苞片数枚，倒披针形，上缘有缺刻及尖齿；花萼钟状，5 深裂，萼筒裂片披针形，先端尖，有短缘毛；花冠漏斗状钟形，紫红色，直径约 1cm，裂片矩圆形，先端钝圆或 2~3 裂，花药露出于花冠筒外，矩圆形，顶端渐尖，花丝下部联合成膜质短筒；子房卵形，花柱伸出于花冠筒外。蒴果椭圆形。种子 10 余枚，为不整齐多面体，背腹稍压扁，棕褐色，表面具点状皱纹。花期 6 月，果期 7~8 月。

生境分布　生于森林带和草原带的山地云杉、落叶松林下、林缘、灌丛及溪边等阴湿生境中。分布于我国河北北部、山西、陕西西南部、甘肃中部。内蒙古大兴安岭牙克石市、科尔沁右翼前旗、巴林左旗乌兰坝保护区有分布。

药用部位　中药：全草（假报春）。

采收加工　夏季采收全草，洗净泥土，晒干。

功能主治　中药：解表镇静。用于高热，神昏抽搐。

用法用量　中药：20~50g，煎汤。

资源状况　资源稀少。

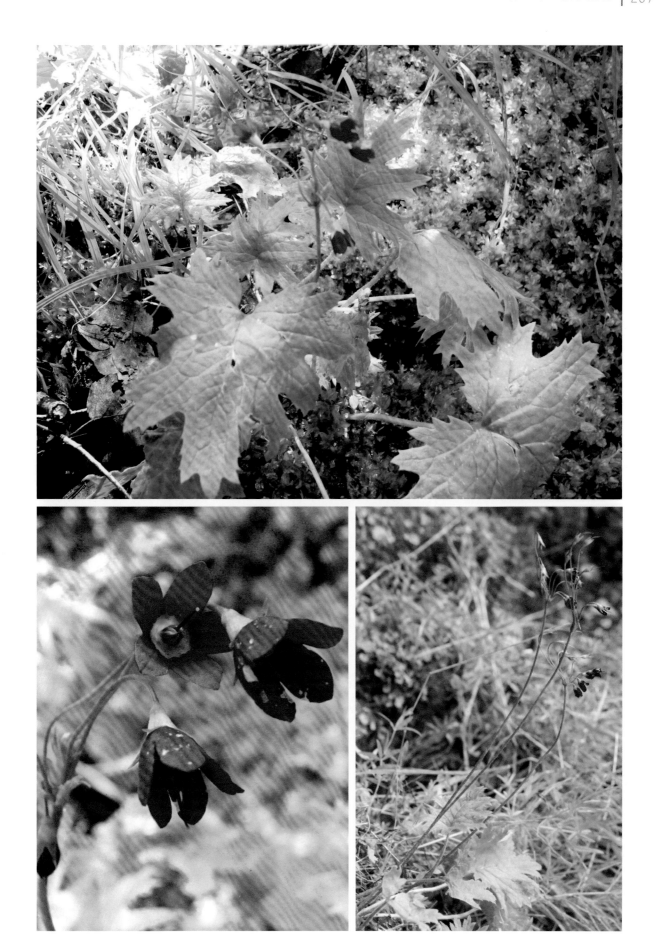

球尾花
假报春、京报春
Lysimachia thyrsiflora L.

形态特征　多年生草本。根状茎粗壮，横走，直径约 3mm，节上有对生鳞片。茎直立，高（10~）25~75cm，上部被长柔毛，下部常呈红色，节上着生宽卵形对生的鳞片状叶，自基部数节生出多数长须根。叶交互对生，披针形至矩圆状披针形，先端渐尖，基部渐狭，近楔形或圆形，边缘向外卷折，上面绿色，密生红黑色圆腺点，下面沿脉被淡棕色曲柔毛，无叶柄。总状花序生于茎中部叶腋，花多数密集，花序短，花序柄被淡棕色曲柔毛，花序柄、花序轴、花梗、苞片、花萼、花冠裂片及子房均散生红褐色圆腺点，花梗基部有条形苞片 1；萼 6 深裂；裂片披针状条形至狭卵形，先端钝尖，花冠淡黄色，6 深裂；裂片条形，先端钝，裂片间常有形状不规则的短条状小鳞片；雄蕊通常 6；花丝伸出花冠外；子房球形；花柱伸出花冠之外，宿存；柱头稍膨大。蒴果广椭圆形，5 瓣裂。种子通常 3 粒，较大，背面扁平，淡褐色。花、果期 6~8 月。

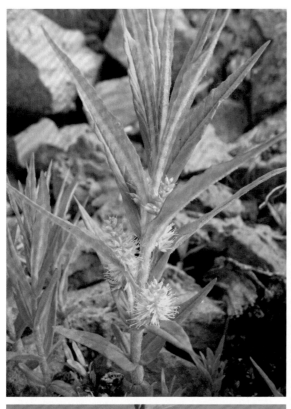

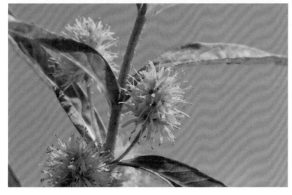

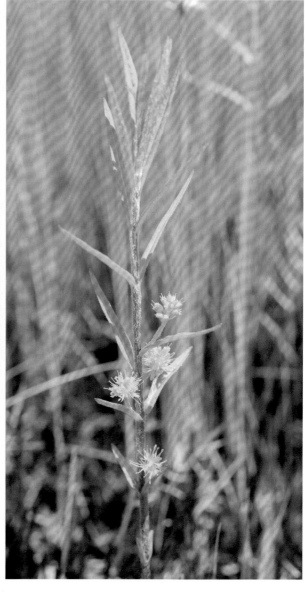

生境分布　生于森林带和森林草原带的沼泽地、沼泽化草甸、水边湿草甸、小甸子中，常成小片生长。分布于我国黑龙江、吉林东南部、山西北部、云南中东部。内蒙古大兴安岭额尔古纳市、根河市、牙克石市、鄂伦春自治旗、阿尔山市、鄂温克族自治旗、扎赉特旗、科尔沁右翼前旗、巴林左旗乌兰坝保护区、克什克腾旗有分布。

药用部位　中药：全草。

采收加工　夏季采收全草，洗净泥土，晒干。

性味归经　中药：辛、涩、平。

功能主治　中药：活血，调经。用于月经不调，白带过多，跌打损伤；外用于蛇咬伤。

资源状况　资源一般。

木樨科 Oleaceae

雪　柳
过街柳
Fontanesia fortunei Carr.

形态特征　落叶灌木或小乔木，高达 5m。幼枝淡黄色或淡绿色，四棱形或具棱角，无毛或近无毛，去年枝浅灰色，有光泽。单叶对生，叶片纸质，披针形、卵状披针形或狭卵形，先端锐尖至渐尖，基部楔形，全缘，两面无毛，中脉在上面稍凹入或平，下面凸起，侧脉 2~8 对，斜向上延伸，两面稍凸起，有时在上面凹入；叶柄上面具沟，光滑无毛。圆锥花序顶生或腋生，腋生花序较短；花两性或杂性同株；苞片锥形或披针形；花梗无毛；花萼微小，杯状，深裂，裂片卵形，膜质；花冠深裂至近基部，裂片卵状披针形，先端钝，基部合生；雄蕊花丝伸出或不伸出花冠外，花药长圆形；花柱柱头 2 叉。果黄棕色，倒卵形至倒卵状椭圆形，扁平，先端微凹，花柱宿存，边缘具窄翅。种子具三棱。花期 4~6 月，果期 6~10 月。

生境分布　生于海拔 800m 以下的水沟、溪边或林中。分布于我国山东、山西、陕西南部、江苏南部、浙江、江西北部。内蒙古大兴安岭南部城镇有栽培。

药用部位　中药：茎皮、枝条和果穗。

采收加工　春秋采取茎、枝外皮，晒干。秋冬采摘果穗，晒干研粉。

性味归经　中药：苦，寒。有毒。

功能主治　中药：活血散瘀，消肿止痛。用于骨折，跌打损伤，关节扭伤红肿疼痛，风湿性关节炎。

用法用量　中药：茎皮、果穗 0.6~1.2g，研粉吞服；枝条 15~25g，煎汤。外用适量研粉，调敷患处。

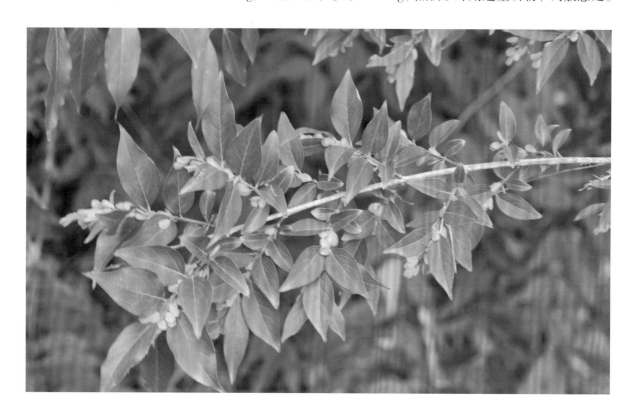

连 翘 黄绶丹
Forsythia suspensa (Thunb.) Vahl.

形态特征 灌木，高 100~200cm，直立。枝中空，开展或下垂，老枝黄褐色，具较密而突起的皮孔。单叶或三出复叶（有时为 3 深裂），对生，卵形或卵状椭圆形，先端渐尖或锐尖，基部宽楔形或圆形，中上部边缘有粗锯齿，中下部常全缘，两面无毛或疏被柔毛。花 1~3（~6），腋生，先叶开放；萼裂片 4，矩圆形，与花冠筒约相等；花冠黄色；花冠筒内侧有橘红色条纹，先端 4 深裂；裂片椭圆形或倒卵状椭圆形。蒴果卵圆形，先端尖，长 1.5~2cm，2 室，表面散生瘤状突起，熟时 2 瓣开裂。种子有翅。花期 5~6 月，果期秋季。

生境分布 生于海拔 2505~2200m 的山坡灌丛、林下、草丛、山谷或山沟疏林中。分布于我国河北、河南、山东中西部、山西南部、陕西中部和西南部、安徽西部、湖北西部、四川东北部。内蒙古大兴安岭城镇有栽培。

药用部位 中药：果实（连翘）。蒙药：果实（扫龙嘎－吉木斯）。

采收加工 秋季果实初熟尚带绿色时采收，除去杂质，蒸熟，晒干。

性味归经 中药：苦，微寒。归肺、心、小肠经。蒙药：苦，凉。

功能主治 中药：清热解毒，消肿散结，疏散风热。用于痈疽，瘰疬，乳痈，丹毒，风热感冒，温病初起，温热入营，高热烦渴，神昏发斑，热淋尿闭。蒙药：清热，平协日，止泻。用于胆汁扩散引起的目、身发黄，协荣热宿于五脏，肠刺痛，血协日性腹泻。

用法用量 中药：6~15g，煎汤。蒙药：煮散剂，3~5g，或入丸、散剂。

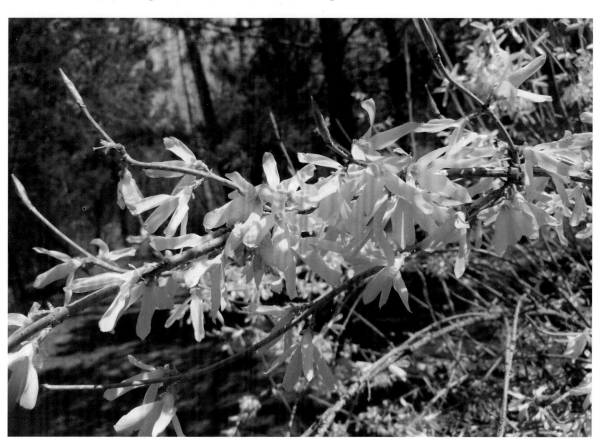

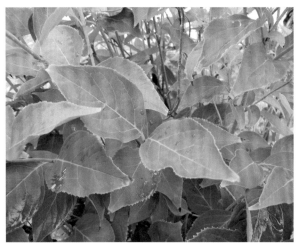
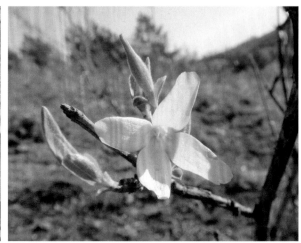

中国白蜡

白蜡树
Fraxinus chinensis Roxb.

形态特征　乔木，高可达 25m。去年枝淡灰色或微带黄色，无毛，散生点状皮孔；当年枝幼时具柔毛，后渐光滑。单数羽状复叶，对生；小叶 5~9，常 7，卵形、卵状披针形至披针形或椭圆形或倒卵状矩圆形，顶端小叶长，先端渐尖，基部楔形或圆形，边缘有锯齿或波状齿，上面无毛，下面沿脉具柔毛，无柄或有短柄。圆锥花序出自当年枝叶腋或枝顶；花单性，雌雄异株；花萼钟状，先端不规则 4 裂；无花冠；雄花具 2 雄蕊，花药卵状椭圆形，约与花丝等长。翅果菱状倒披针形或倒披针形，长 3~4cm，宽 4~6mm。花期 5 月，果熟期 10 月。

生境分布　生于海拔 800~1600m 的山地杂木林中。分布于我国吉林东部、辽宁东南部、河北、河南西部、山东、山西西南部、宁夏南部、甘肃东部、四川中东部、云南中部和东北部、贵州、江苏西北部、安徽、湖北北部、湖南东部和南部、江西西部、浙江、福建、广东、广西北部和西部。内蒙古大兴安岭南部城镇有栽培。

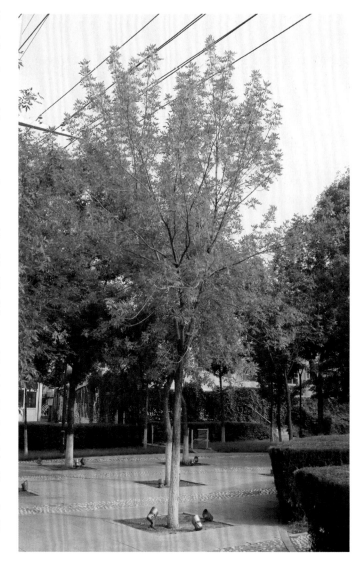

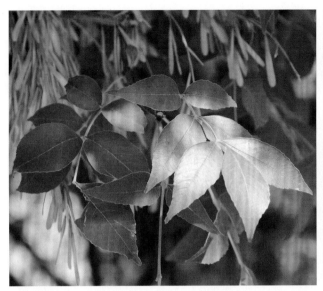
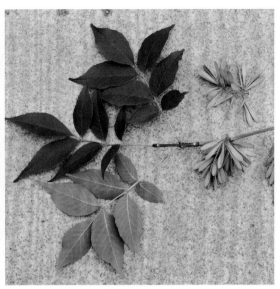

药用部位 **中药**：枝皮或干皮（秦皮）。

采收加工 春、秋二季剥取，晒干。

性味归经 **中药**：苦、涩，寒。归肝、胆、大肠经。

功能主治 **中药**：清热燥湿，收涩止痢，止带，明目。用于热痢，泄泻，赤白带下，目赤肿痛，目生翳膜。

用法用量 **中药**：6~12g，煎汤；外用适量，煎洗患处。

洋白蜡 *Fraxinus pennsylvanica* Marsh.

形态特征 乔木，高可达 20m。枝细长开展，淡黄褐色，被柔毛，散生点状皮孔，芽鳞深褐色，被柔毛。单数羽状复叶；小叶 5~9，卵状披针形、卵状矩圆形或椭圆形，先端长渐尖，基部楔形、偏楔形或圆形，边缘有较尖锐的锯齿，上面光滑无毛，下面在中脉中下部的两侧具柔毛，叶轴光滑无毛，叶柄短或近无柄。圆锥花序出自去年枝的腋芽，花序轴无毛；花单性，雌雄异株。翅果倒披针形或矩圆状倒披针形，长 2.5~4cm，果体近圆柱形，果翅下延至果体的中部或中下部。花期 5 月，果期 6~7 月。

生境分布 原产于北美洲。内蒙古大兴安岭突泉县、科尔沁右翼中旗、阿鲁科尔沁旗、巴林左旗、巴林右旗、林西县有栽培。

药用部位 **中药**：树皮。

采收加工 秋、冬二季整枝时剥取树皮，切片，晒干。

性味归经 **中药**：苦，寒。归肝、大肠、肺经。

功能主治 **中药**：清热燥湿，清肝明目，收敛止血。用于湿热泻痢，月经不调，带下崩漏，目赤肿痛，牛皮癣。

用法用量 **中药**：6~12g，煎汤；外用适量，煎汤洗，或捣敷。

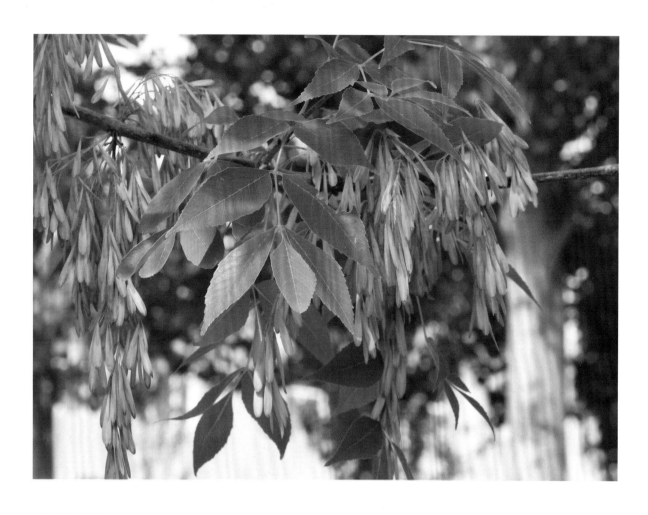

花曲柳

大叶白蜡树、大叶梣、苦枥白蜡树
Fraxinus chinensis Roxb. subsp. *rhynchophylla* (Hance) E. Murray

形态特征　乔木，高可达10m。树皮深灰色或灰褐色，光滑，老时浅裂。一年枝黄褐色，老枝灰褐色，散生点状皮孔；冬芽卵圆形，深褐色，芽鳞具黄褐色缘毛。单数羽状复叶，对生；小叶3~7，常5，宽卵形、卵形或倒卵形；顶生小叶常明显地较基部的一对小叶大，先端长渐尖或尾状尖，稀短尖，基部宽楔形或圆形，边缘有钝锯齿，稀钝齿不明显，上下两面光滑无毛或下面主脉的中下部有黄色柔毛。圆锥花序顶生于当年枝顶或叶腋，花单性，雌雄异株；花萼钟状，4裂或先端近截形；无花冠。翅果，倒披针形或倒披针状条形，长3~4cm，宽4~6mm，果体微扁，翅下延至果体中下部，先端钝，稍尖或微凹。

生境分布　生于海拔1500m以下的山坡、河岸、路旁。分布于我国黑龙江南部、吉林北部、辽宁、河北、河南、山东、山西、陕西南部、甘肃东南部。内蒙古大兴安岭南部城镇有栽培。

药用部位　中药：枝皮或干皮（秦皮）。

采收加工　春、秋二季剥取，晒干。

性味归经　中药：苦、涩，寒。归肝、胆、大肠经。

功能主治　中药：清热燥湿，止痢，止带，明目。用于热痢，泄泻，赤白带下，目赤肿痛，目生翳膜。

用法用量　中药：6~12g，煎汤；外用适量，煎洗患处。

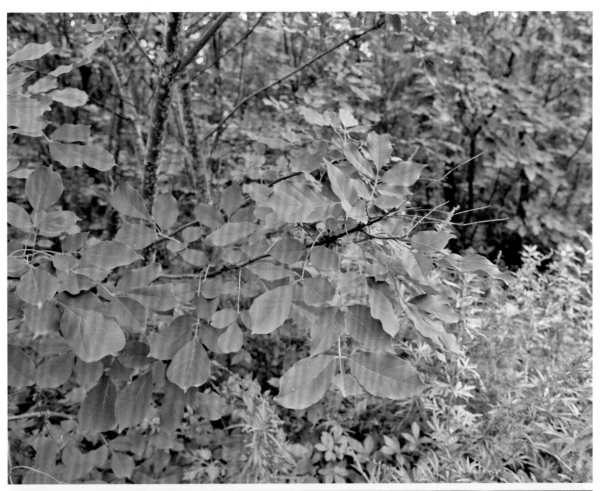

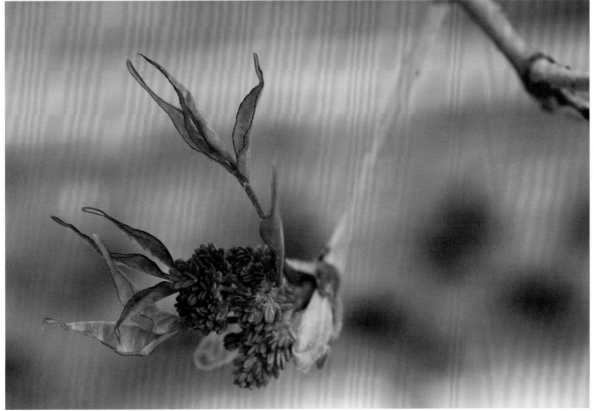

小叶丁香 | 四季丁香 *Syringa microphylla* Diels

形态特征　小灌木。树皮灰褐色。枝条细弱。小枝无棱，灰褐色；芽卵形，先端尖，黄褐色，被短柔毛。叶卵圆形或椭圆状卵形，较小，长 1~4cm，先端钝尖或突渐尖，基部宽楔形至圆形，全缘，边缘有细毛，上面微有疏柔毛或无毛，下面带灰绿色，有短柔毛，老叶仅在脉上及基部有短细毛，或近无毛。花序疏松，有短柔毛；花较小，暗紫红色或淡紫色；有短柔毛或近光滑；花冠筒细长，裂片卵状披针形，先端尖；花药紫色，着生于花冠筒中部稍上，离筒口稍远，长为花冠筒的 1/5~1/4。果细长，长 1~1.5cm，先端渐尖，常弯曲，有疣状突起。花期 5~6 月。

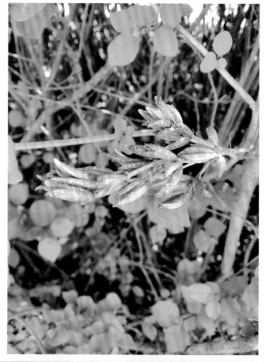

生境分布　生于海拔 500~3400m 的山坡灌丛、疏林、山谷林下、林缘、河边、山顶草地或石缝间。分布于我国河北西南部、河南西部、山西、陕西南部、宁夏南部、甘肃东部、青海东部、四川东北部、湖北西部。内蒙古大兴安岭城镇有栽培。

药用部位　中药：叶。

采收加工　春、夏二季采收，晒干。

功能主治　中药：清热燥湿。用于急性黄疸性肝炎。

用法用量　中药：多入丸、散剂。

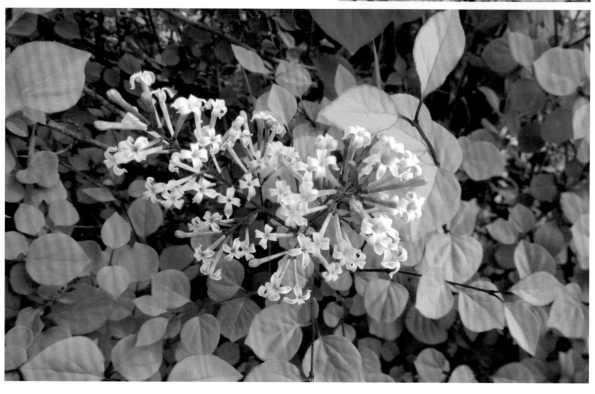

紫丁香 | 丁香、华北紫丁香
Syringa oblata Lindl.

形态特征　灌木或小乔木，高可达 400cm。枝粗壮，光滑无毛，二年枝黄褐色或灰褐色，散生皮孔。单叶对生，宽卵形或肾形，宽常超过长，先端渐尖，基部心形或截形，边缘全缘，两面无毛。圆锥花序出自枝条先端的侧芽；花萼钟状，先端有 4 小齿，无毛；花冠紫红色，高脚状；雄蕊 2，着生于花冠筒的中部或中上部；花药黄色。蒴果矩圆形，稍扁，先端尖，2 瓣开裂，长 1~1.5cm，具宿存花萼。花期 5~6 月。

生境分布　生于阔叶林带的山地及荒漠带海拔约 2000m 的山地阴坡山麓。分布于我国吉林、辽宁、河北、河南北部、山东西部、山西、陕西、宁夏、甘肃东部、青海东部、四川北部。内蒙古大兴安岭城镇普遍栽培。

药用部位　**中药**：叶及树皮。**蒙药**：根。

采收加工　夏、秋二季采收树皮，晒干或鲜用。夏季采收叶，鲜用。秋季采挖根，洗净泥土，晒干。

性味归经　**中药**：苦，寒。归胃、肝、胆经。

功能主治　**中药**：清热解毒，利湿，退黄。用于急性泻痢，黄疸性肝炎，风火眼，疮疡。**蒙药**：镇赫依，止痛，平喘，清热。用于心热，心刺痛，头晕，失眠，心悸，气喘，赫依病。

用法用量　**中药**：2~6g，煎汤。**蒙药**：多入丸、散剂。

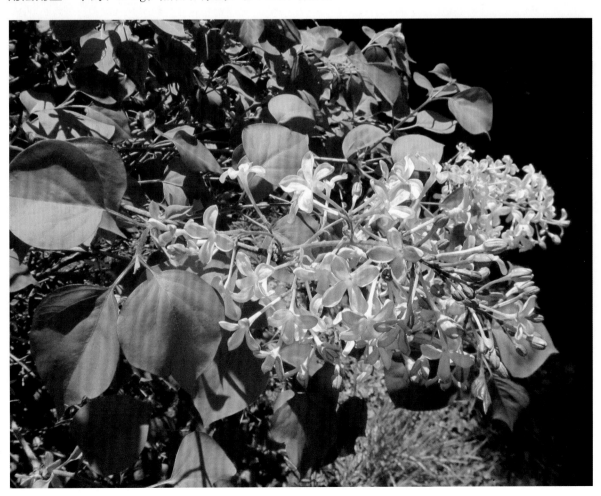

红丁香 | *Syringa villosa* Vahl

形态特征 灌木，高 150~300cm。枝丛生，光滑无毛或疏生短柔毛，散生皮孔。单叶对生，卵形、宽椭圆形或倒卵状矩圆形，先端锐尖或钝圆，基部宽楔形或近圆形，全缘，上面深绿色，无毛，下面淡绿色，沿脉被短柔毛，稀光滑无毛，上面叶脉凹入，叶表面呈皱缩状，下面叶脉明显突出；叶柄稀被柔毛或近无毛。圆锥花序顶生，花密集；花萼钟状，先端 4 齿裂；花冠高脚碟状，紫色或白色；雄蕊 2，不伸出花冠筒或稍外露；花药黄色。蒴果矩圆形，直或稍弯曲，长 1~1.5cm，先端钝或尖，平滑或有散生瘤状突起。花期 5~6 月。

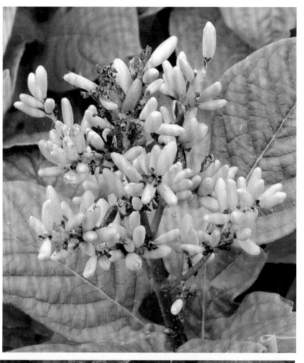

生境分布 生于山坡灌丛、沟边、河旁。分布于我国辽宁西部和南部、河北、山西。内蒙古大兴安岭城镇有栽培。

药用部位 中药：花、根茎。

采收加工 5~6 月采摘花，阴干。春、秋二季采收根茎，洗净泥土，晒干。

功能主治 中药：花消炎。用于牙科疾病。根茎清心解热，镇咳化痰，顺气平喘。用于头痛，健忘，失眠，慢性支气管炎。

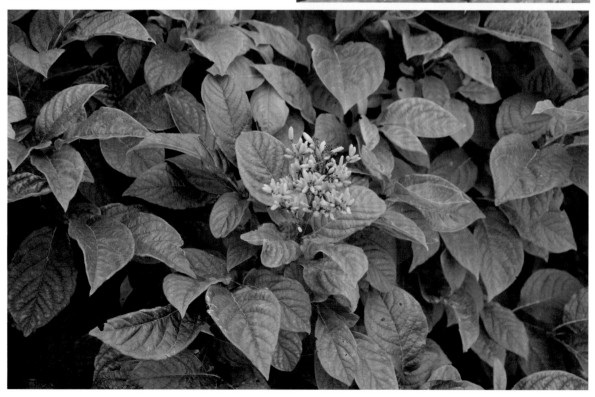

龙胆科 Gentianaceae

腺鳞草

歧伞獐牙菜、歧伞当药
Anagallidium dichotomum (L.) Griseb.

形态特征　一年生草本，高5~20cm，全株无毛。茎纤弱，斜升，四棱形，沿棱具狭翅，自基部多分枝，上部二歧式分枝。基部叶匙形，先端圆钝，全缘，基部渐狭成叶柄，具5脉；茎部叶卵形或卵状披针形，无柄或具短柄。聚伞花序通常具3花或单花，顶生或腋生；花梗细长，花后伸长而弯垂；花4基数；萼裂片宽卵形或卵形，先端渐尖，具7脉；花冠白色或淡绿色，裂片卵形或卵圆形，先端圆钝，花后增大，宿存；腺洼圆形，黄色；花药蓝绿色。蒴果卵圆形，淡黄褐色。种子10余粒。种子宽卵形或近球形，淡黄色，近平滑。花、果期7~9月。

生境分布　生于森林草原带和草原带的河谷草甸。分布于我国河北西北部、河南西部、山东、山西、陕西南部、宁夏、甘肃东部、青海东部、四川北部、湖北西部、新疆中部。内蒙古大兴安岭鄂温克族自治旗、牙克石市、巴林右旗、克什克腾旗有分布。

药用部位　中药：全草。

采收加工　夏、秋二季采收，洗净泥土，晒干。

性味归经　中药：苦，寒。

功能主治　中药：清热利湿，解毒。用于黄疸性肝炎，外感头痛发热。

用法用量　中药：10~15g，煎汤。

资源状况　资源少。

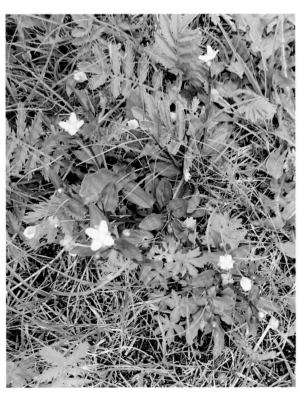
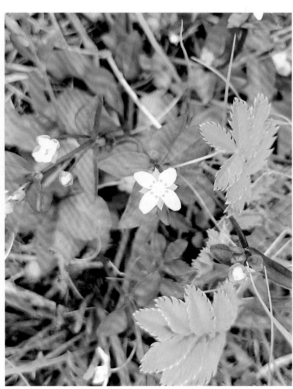

百金花 | 麦氏埃蕾、埃蕾
Centaurium pulchellum var. *altaicum* (Griseb.) Kitag. et H. Hara

形态特征　一年生草本，高 6~25cm。根纤细，淡褐黄色。茎纤细，直立，分枝，具 4 条纵棱，光滑无毛。叶椭圆形至披针形，先端锐尖，基部宽楔形，全缘，三出脉，两面平滑无毛；无叶柄。花序为疏散的二歧聚伞花序；花具细短梗；花萼管状，具 5 裂片，裂片狭条形，先端渐尖；花冠近高脚碟状，白色，顶端具 5 裂片，裂片白色或淡红色，矩圆形。蒴果狭矩圆形。种子近球形，棕褐色，表面具皱纹。花、果期 7~8 月。

生境分布　生于森林草原带的低湿草甸、水边。分布于我国黑龙江、吉林、辽宁、河北、河南、山东西部、山西、陕西北部、宁夏西北部、甘肃、青海东部、安徽、江苏、浙江、福建、台湾、江西、湖南、广东、广西、海南、新疆。内蒙古大兴安岭鄂伦春自治旗、科尔沁右翼中旗、扎鲁特旗、阿鲁科尔沁旗、巴林左旗、巴林右旗有分布。

药用部位　中药：带花全草。蒙药：带花全草（森得热－其其格）。

采收加工　花期采摘，晒干。

性味归经　中药：苦，寒。归肝、胃经。蒙药：苦，寒。

功能主治　中药：清热解毒。用于肝炎，胆囊炎，头痛发热，牙痛，扁桃体炎。蒙药：清热，消炎，退黄。用于肝炎，胆囊炎，头痛，发热，牙痛，扁桃体炎。

用法用量　中药：6~9g，煎汤，或研末。蒙药：1.5~3g，或入丸、散剂。

资源状况　资源少。

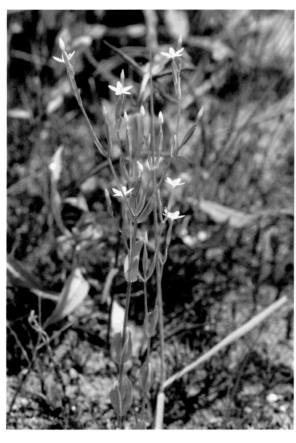
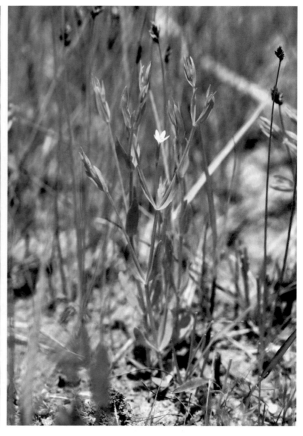

兴安龙胆 | *Gentiana hsinganica* J. H. Yu

形态特征 多年生草本，高 30~70cm。茎直立，光滑。茎生叶 3 枚轮生，茎下部叶较小，呈鳞片状，基部联合成短鞘；中部及上部的叶条状披针形，先端渐尖，边缘稍反卷，三出脉。聚伞花序生于茎顶，小花多数，花序下有苞叶数枚，苞片长于花萼；花萼钟形，萼筒裂片 5，三角形；花冠蓝紫色，管状钟形，裂片 5，卵状三角形，先端渐尖，褶片三角形；雄蕊 5，着生于冠筒下部，花丝基部翅状变宽，柱头 2 裂，裂片稍反卷。

生境分布 生于森林带的林缘湿润草甸。为大兴安岭新种，内蒙古大兴安岭牙克石市乌尔旗汉林业局煤田有分布。

药用部位 **中药**：根。

采收加工 春、秋二季采挖，洗净泥土，晒干。

性味归经 **中药**：苦，寒。归肝、胆经。

功能主治 **中药**：泻肝胆实火，除下焦湿热。用于肝经热盛，惊痫狂躁，流行性乙型脑炎，头痛，目赤，咽痛，黄疸，热痢，痈肿疮疡，阴囊肿痛，阴部湿痒。

用法用量 **中药**：3~9g，煎汤，或入丸、散剂；外用适量，研末捣敷。

资源状况 资源稀少。

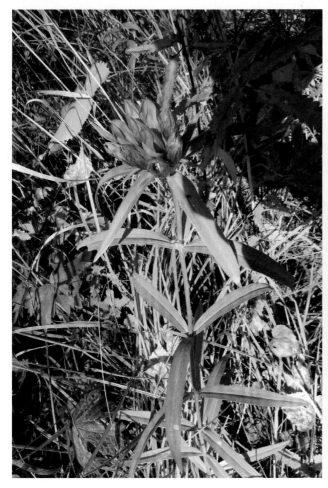
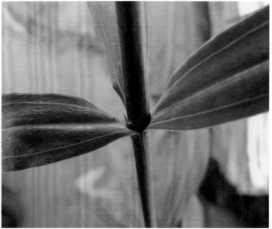
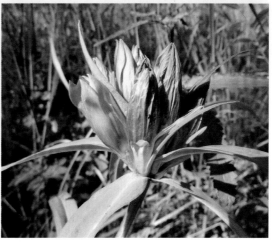

假水生龙胆 | *Gentiana pseudoaquatica* Kusn.

形态特征　一年生草本，高 2~4（~6）cm。茎纤细，近四棱形，分枝或不分枝，被微短腺毛。叶边缘软骨质，稍粗糙，先端稍反卷，具芒刺，下面中脉软骨质；基生叶较大，卵形或近圆形；茎生叶较小，近卵形，对生叶基部合生成筒，抱茎；无叶柄。花单生枝顶。花萼具 5 条软骨质突起，管状钟形，具 5 裂片，裂片直立，披针形，边缘软骨质，稍粗糙。花冠管状钟形，裂片 5，蓝色，卵圆形，先端锐尖，褶近三角形，蓝色。蒴果倒卵形或椭圆状倒卵形，顶端具狭翅，淡黄褐色，具长柄，外露。种子多数，椭圆形，表面细网状。花、果期 6~9 月。

生境分布　生于森林带和草原带的山地灌丛、草甸、沟谷。分布于我国辽宁中部和东北部、河北北部、河南西部、山东、山西、陕西南部、宁夏、甘肃东部、青海东部和西南部、四川西部、西藏东部和东北部。内蒙古大兴安岭阿尔山市、扎兰屯市、科尔沁右翼前旗、科尔沁右翼中旗、巴林右旗、克什克腾旗有分布。

药用部位　**中药**：全草（石龙胆）。**蒙药**：全草（希日棍 – 主力根 – 其木格）。

采收加工　秋季采收，洗净泥土，晒干。

功能主治　**中药**：清热解毒，消肿。用于咽喉肿痛，目赤肿痛，恶疮肿毒，肠痈，瘰疬。**蒙药**：利胆，退黄，清热，治伤，排脓。用于发热，头痛，口干，黄疸，肝胆热，伤热。

用法用量　**中药**：6~15g，煎汤；外用适量，鲜品捣敷，或研末调敷患处。**蒙药**：1.5~3g，或入丸、散剂。

资源状况　资源少。

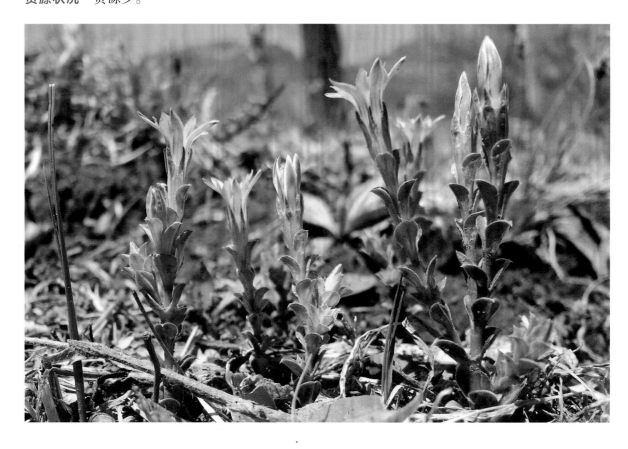

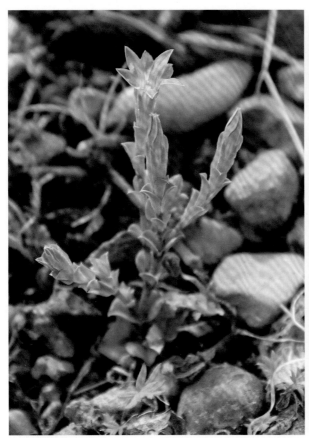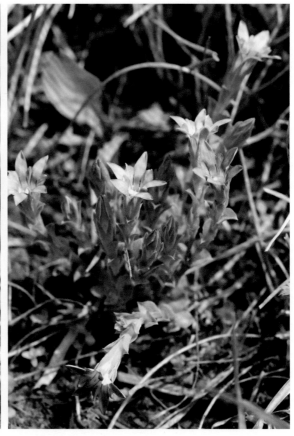

肋柱花

加地侧蕊、加地肋柱花
Lomatogonium carinthiacum (Wulf.) Reichb.

形态特征 一年生草本，高6~16cm，全株无毛。茎直立，近四棱形，多分枝。叶卵状披针形或椭圆形，先端钝或锐尖，基部近圆形或宽楔形，无叶柄。花序生于分枝顶端；花具纤细的长梗；萼片5，椭圆形至卵形，稀披针形，先端锐尖；花冠淡蓝色，有脉纹，分裂至基部成5裂片，裂片卵形，先端渐尖；花药矩圆形，蓝色；子房狭矩圆形，枯黄色。蒴果棕褐色，顶端2裂。花、果期8~10月。

生境分布 生于森林草原带和草原带的亚高山低湿草甸。分布于我国河北西北部、河南西部、山西北部、甘肃东南部、青海东部和南部、四川西部、云南西北部、西藏、新疆中部。内蒙古大兴安岭巴林右旗、克什克腾旗有分布。

药用部位 中药：全草。蒙药：全草（哈比日根-地格达）。

采收加工 夏、秋二季采收，洗净泥土，晒干。

性味归经 中药：苦，寒。蒙药：苦，寒。效糙、轻、燥、钝。

功能主治 中药：清热利湿，解毒。用于黄疸性肝炎，外感头痛发热。蒙药：抑协日，清热，疗伤，健胃。用于胆痞，黄疸，消化不良，巴达干协日合并症，协日热，肝胆热病。

用法用量 中药：10~15g，煎汤。蒙药：煮散剂，3~5g，或入丸、散剂。

资源状况 资源少。

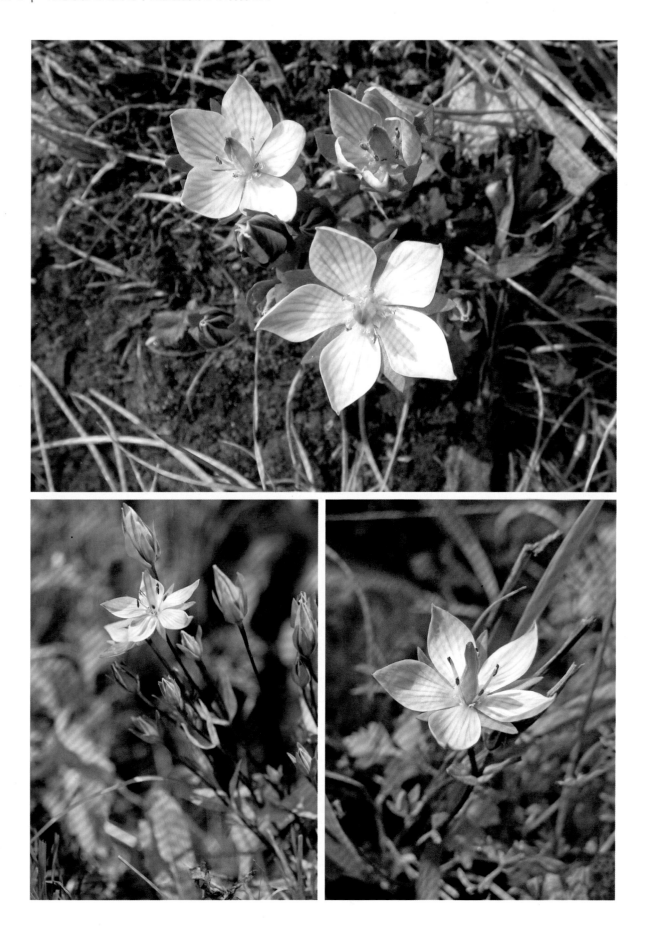

短萼肋柱花

密序肋柱花
Lomatogonium floribundum (Franch.) Y. Z. Zhao

形态特征　一年生草本，高（5~）10~30cm，全株无毛。茎直立，近四棱形，有分枝。叶通常披针形或狭披针形，先端尖，全缘，基部分离，具1脉。花序顶生或腋生，聚伞花序组成复总状；花具长梗，直立，梗四棱形；萼片5，狭条形，先端尖，不等长，萼裂片长为花冠的1/2~2/3；花冠淡蓝紫色，开花时直径1.5~2.5cm，裂片宽卵状披针形，先端渐尖，具7条深色脉纹；囊状腺洼白色，其边缘具白色不整齐的流苏；花药狭矩圆形，蓝色；子房狭矩圆形，橘黄色，先端钝。蒴果条形，浅棕褐色，顶端2裂，压扁，紧包在宿存花冠内，顶端稍外露。种子近椭圆形，淡棕色，具光泽，近光滑。花、果期8~9月。

生境分布　生于森林草原带和草原带的低湿草甸及亚高山低湿草甸。分布于我国河北北部、山西、甘肃、青海东北部。内蒙古大兴安岭西乌珠穆沁旗、巴林右旗赛罕乌拉保护区、克什克腾旗有分布。

药用部位　中药：全草。

采收加工　夏、秋二季采收，洗净泥土，晒干。

性味归经　中药：苦，寒。

功能主治　中药：清热利湿，解毒。用于黄疸性肝炎，外感头痛发热。

用法用量　中药：10~15g，煎汤。

资源状况　资源少。

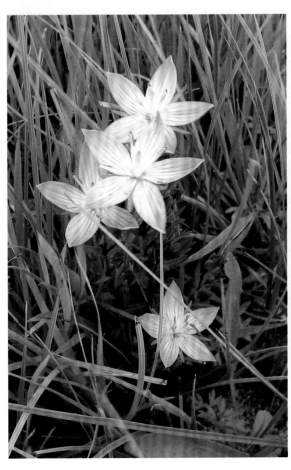
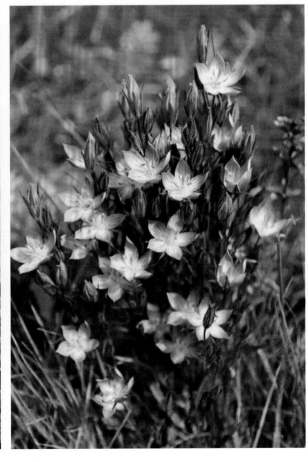

翼萼蔓 | 翼萼蔓龙胆
Pterygocalyx volubilis Maxim.

形态特征 一年生草本。茎缠绕，纤细，具纵条棱，无毛，上部分枝。叶膜质，披针形或条状披针形，先端渐尖或尾尖，基部渐狭，全缘，三出脉；具短叶柄。花序顶生或腋生，单生或数朵簇生；花具短梗；花萼钟状、管状、膜质，具4条翼状突起，向前延伸为4裂片，裂片披针形；花冠管状钟形，蓝色，具4裂片，裂片近椭圆形；雄蕊4，着生在花冠管的中部，内藏；子房狭椭圆形，压扁，具柄；花柱短；柱头2裂，裂片圆片形。蒴果椭圆形，压扁，包藏在宿存花冠内。种子扁椭圆形，棕色，边缘具宽翅。花、果期8~9月。

生境分布 生于森林草原带蒙古栎、白桦、山杨林下。分布于我国黑龙江、吉林东部、辽宁东部、河北、河南西部、山西、陕西南部、宁夏西北部、青海东部、甘肃东部、四川西部、湖北西部、西藏东南部、云南。内蒙古大兴安岭巴林右旗赛罕乌拉保护区有分布。

药用部位 中药：全草。

采收加工 夏、秋二季采收，洗净泥土，晒干。

性味归经 中药：微苦，凉。

功能主治 中药：润肺止咳。用于虚痨咳嗽。

用法用量 中药：6~9g，煎汤。

资源状况 资源稀少。

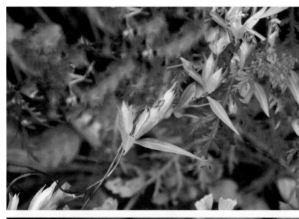
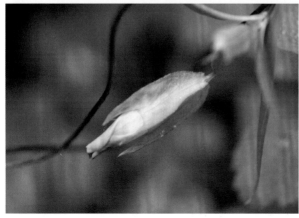
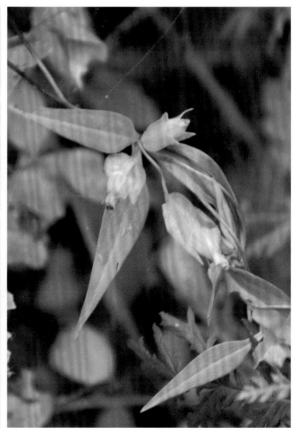

北方獐牙菜

当药、淡味獐牙菜
Swertia diluta (Turcz.) Benth. et Hook. f.

形态特征　一年生草本，高 20~40cm，全株无毛。根黄色。茎直立，多分枝，近四棱形，棱上通常具狭翅。叶对生，条状披针形或披针形，先端长渐尖，全缘，基部渐狭，分离，具 1（稀 3）脉，无柄；无基生叶。聚伞花序，具少数花，顶生或腋生；花梗纤细；萼片 5，狭条形，先端锐尖或渐尖，具 1 脉；花冠淡紫白色，直径 10~15mm，辐状，裂片狭卵形，先端渐尖，基部具 2 条状矩圆形的腺洼，其边缘具白色流苏状毛，毛表面光滑；花药狭矩圆形，蓝色；子房无柄，无花柱，柱头明显，2，圆片状。蒴果卵状矩圆形，压扁，淡棕褐色，具横皱纹，顶部 2 瓣开裂，外露。种子近球形或宽椭圆形，棕褐色，表面细网状。花、果期 8~9 月。

生境分布　生于森林草原带的山地沟谷草甸、低湿草甸、荒山坡。分布于我国黑龙江西南部、吉林、辽宁、河北西北部、河南西部、山东西部、山西、陕西、宁夏、甘肃东部、青海东北部、四川北部、新疆。内蒙古大兴安岭牙克石市、鄂温克族自治旗、科尔沁右翼前旗、阿鲁科尔沁旗有分布。

药用部位　**中药**：全草（淡花当药）。**蒙药**：全草（塔拉音 – 地格达）。

采收加工　夏、秋二季采收，洗净泥土，切段，阴干。

性味归经　**中药**：苦，寒。

功能主治　**中药**：清热，健胃，利湿。用于消化不良，胃炎，黄疸，风火眼，牙痛，口疮。**蒙药**：平息协热，清热健胃，利湿。用于发热，瘟疫，流行性感冒，胆结石，中暑，头痛，肝胆热，黄疸，伤热，食积胃热。

用法用量　**中药**：煎汤，3~9g；或研末，每次 1.5g。**蒙药**：多配方用。

资源状况　资源少。

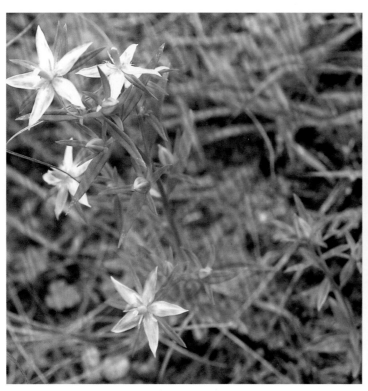
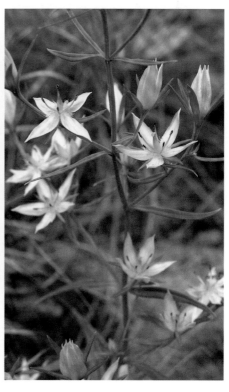

夹竹桃科 Apocynaceae

罗布麻
茶叶花、野麻、红麻
Apocynum venetum L.

形态特征　直立半灌木或草本，高 100~300cm，具乳汁。枝条圆筒形，对生或互生，光滑无毛，紫红色或淡红色。单叶对生，分枝处的叶常互生，椭圆状披针形至矩圆状卵形，先端钝，中脉延长成短尖头，基部圆形，边缘具细齿，两面光滑无毛；叶柄间具腺体，老时脱落。聚伞花序多生于枝顶；花梗被短柔毛；花萼 5 深裂，边缘膜质，两面被柔毛；花冠紫红色或粉红色，钟形；花冠裂片较花冠筒稍短，基部向右覆盖，每裂片具 3 条紫红色的脉纹，花冠里面基部具副花冠及环状肉质花盘；雄蕊 5，着生于花冠筒基部，与副花冠裂片互生，花药箭头形；花柱短，柱头 2 裂。蓇葖果 2，平行或叉生，筷状圆筒形。种子多数，卵状矩圆形，顶端有一簇白色绢毛。花期 6~7 月，果期 8 月。

生境分布　生于河漫滩、沟谷、河岸沙地。分布于我国辽宁、河北中部和东部、河南、山东、山西、陕西南部、甘肃（河西走廊）、青海中部和东南部、西藏、新疆北部和南部、江苏北部。内蒙古大兴安岭扎赉特旗、科尔沁右翼中旗、扎鲁特旗、阿鲁科尔沁旗、巴林右旗有分布。

药用部位　中药：叶（罗布麻叶）。

采收加工　夏季采收，除去杂质，干燥。

性味归经　中药：甘、苦，凉。归肝经。

功能主治　中药：平肝安神，清热利水。用于肝阳眩晕，心悸失眠，水肿尿少。

用法用量　中药：6~12g，煎汤。

资源状况　资源稀少。

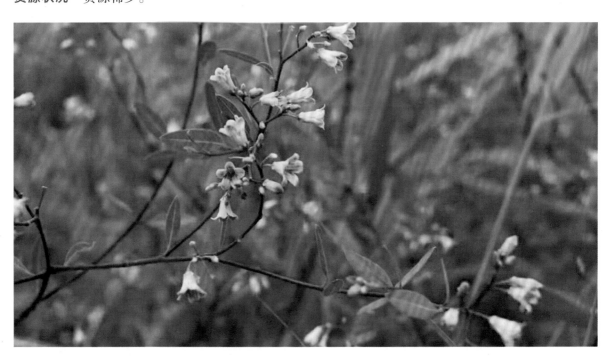

萝藦科 Asclepiadaceae

白首乌

何首乌、柏氏白前、野山药
Cynanchum bungei Decne.

形态特征 多年生草本。块根肉质肥厚，圆柱形或近球形，褐色。茎缠绕，纤细而韧，无毛。叶对生，薄纸质，戟形或矩圆状戟形，先端渐尖，全缘，基部心形，两侧裂片近圆形，上面绿色，被短硬毛，下面淡绿色，仅在凸起的脉上有短硬毛；叶柄被短硬毛，其顶端具数腺体。聚伞花序伞状，腋生，着花 10~20 余朵；总花梗顶端具极小的披针形苞片；花梗纤细如丝状；花萼裂片卵形或披针形，外面被疏短硬毛，先端尖；花冠白色或淡绿色，裂片披针形，向下反折；副花冠淡黄色，肉质，5 深裂，裂片披针形，内面中央有舌状片。蓇葖果单生或双生，狭披针形，顶部长渐尖，长 8~10cm，直径约 1cm，淡褐色，表面具纵细纹。种子倒卵形，扁平，暗褐色；顶端种缨白色，绢状。花期 6~7 月，果期 8~9 月。

生境分布 生于森林草原带的山地灌丛、林缘草甸、沟谷、田间、撂荒地。分布于我国辽宁西部、河北、河南西部、山东西部、山西东部和南部、陕西、宁夏北部、甘肃东部、四川北部、云南西北部、西藏东南部。内蒙古大兴安岭科尔沁右翼前旗、科尔沁右翼中旗、阿鲁科尔沁旗、巴林左旗乌兰坝保护区、巴林右旗赛罕乌拉保护区、林西县有分布。

药用部位 中药：块根。

采收加工 早春采收最好，采收时，不要损伤块根。挖出后洗净泥土，除去残茎和须根，晒干，或切片晒干。

性味归经 中药：微苦，平。归肝、肾、脾、胃经。

功能主治 中药：补肝肾，强筋骨，益精血，健脾胃，解毒疗疮。用于腰膝酸软，阳痿遗精，头晕耳鸣，心悸失眠，食欲不振，小儿疳积，产后乳汁稀少，疮痈肿痛，毒蛇咬伤。

用法用量 中药：6~15g，煎汤，鲜品加倍；研末，每次 1~3g；或浸酒；外用适量，鲜品捣敷。

资源状况 资源一般。

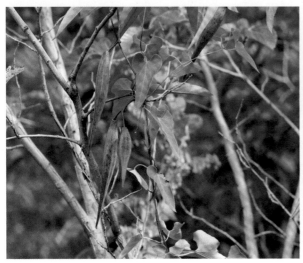
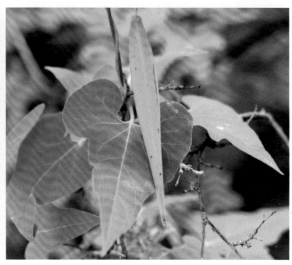

鹅绒藤 | 祖子花
Cynanchum chinense R. Br.

形态特征　多年生草本。根圆柱形，灰黄色。茎缠绕，多分枝，稍具纵棱，被短柔毛。叶对生，薄纸质，宽三角状心形，先端渐尖，全缘，基部心形，上面绿色，下面灰绿色，两面均被短柔毛；叶柄被短柔毛。伞状二歧聚伞花序腋生，着花约 20 朵；花萼 5 深裂，裂片披针形，先端锐尖，外面被短柔毛；花冠辐状，白色，裂片条状披针形，先端钝；副花冠高，不及合蕊冠，杯状，膜质，外轮顶端 5 浅裂，裂片三角形，裂片间具 5 条稍弯曲的丝状体，内轮具 5 条较短的丝状体，外轮丝状体与花冠近等长；花粉块每药室 1 个，椭圆形，下垂；柱头近五角形，稍突起，顶端 2 裂。蓇葖果通常 1 个发育，少双生，圆柱形，长 8~12cm，直径 5~7mm，平滑无毛。种子矩圆形，压扁，黄棕色；顶端种缨白色，绢状。花期 6~7 月，果期 8~9 月。

生境分布　生于森林草原带的沙地、河滩地、田埂、沟渠、路旁。分布于我国吉林西部、辽宁、河北、河南、山东、山西、陕西、宁夏、甘肃中部、青海东部、安徽南部和西南部、江苏东部、浙江。内蒙古大兴安岭牙克石市、科尔沁右翼前旗、科尔沁右翼中旗、巴林右旗、扎鲁特旗有分布。

药用部位　**中药**：根、乳汁。**蒙药**：全草（吉乐图 – 特莫根 – 呼呼）。

采收加工　秋季采挖根，洗净泥土，晒干。夏、秋二季采集乳汁。

性味归经　**中药**：根，苦，寒。

功能主治　**中药**：根祛风解毒，健胃止痛。用于小儿食积。乳汁用于疣赘。**蒙药**：清协日，止泻。用于脏腑协日病，热泻，肠刺痛。

用法用量　**中药**：根 15g，煎汤；外用取鲜茎浆涂患处。经数次涂抹后，疣赘层层自行脱落。**蒙药**：多配方用。

资源状况　资源少。

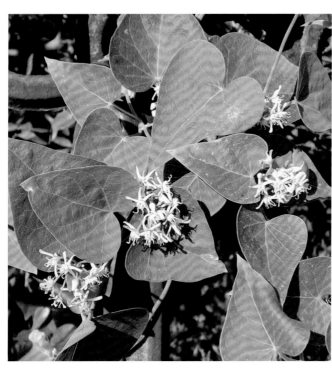
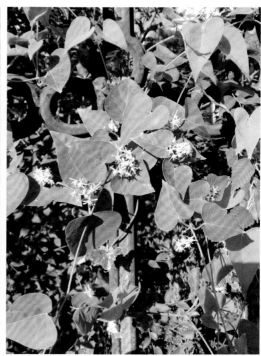

杠 柳

北五加皮、羊奶条
Periploca sepium Bunge

形态特征 蔓性灌木，长达 100cm 左右。除花外全株无毛。主根圆柱形，外皮灰棕色，片状剥裂；树皮灰褐色。小枝对生，黄褐色。叶革质，披针形或矩圆状披针形，先端长渐尖，基部楔形或宽楔形，全缘，上面深绿色，下面淡绿色，叶脉在下面微凸起。二歧聚伞花序腋生或顶生，着花数朵；总花梗与花梗纤细；花萼裂片卵圆形，先端圆钝，边缘膜质，里面基部具 5~10 小腺体；花冠辐状，紫红色，5 裂，裂片矩圆形，中央加厚部分呈纺锤形，反折，里面被长柔毛，外面无毛；副花冠环状，10 裂，其中 5 裂延伸成丝状，顶端弯钩状，被柔毛；雄蕊着生在副花冠里面；花药粘连，包围柱头。蓇葖果 2，常弯曲而顶端相连，近圆柱形，长 8~11cm，直径 4~5mm，具纵纹，稍具光泽。种子狭矩圆形，顶端具种缨。花期 6~7 月，果期 8~9 月。

生境分布 散生于沙地、干旱山坡、沟边、灌丛。分布于我国大部分（除广东、广西、海南、台湾、新疆外）的地区。内蒙古大兴安岭科尔沁右翼中旗、阿鲁科尔沁旗有分布。

药用部位 中药：根皮（香加皮）。

采收加工 春、秋二季采挖，剥取根皮，晒干。

性味归经 中药：辛、苦，温。有毒。归肝、肾、心经。

功能主治 中药：利水消肿，祛风湿，强筋骨。用于风寒湿痹，腰膝酸软，心悸气短，下肢水肿。

用法用量 中药：3~6g，煎汤。

资源状况 资源少。

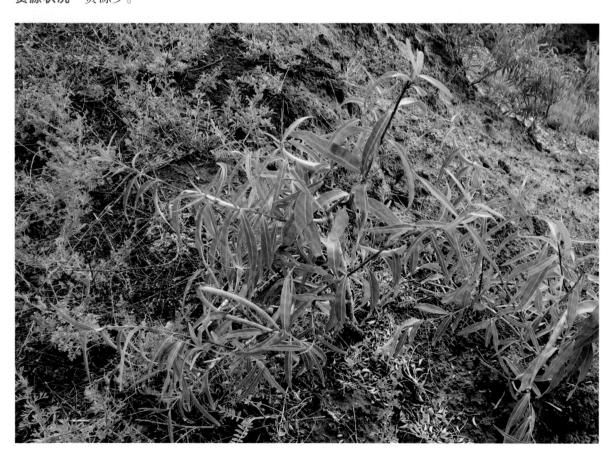

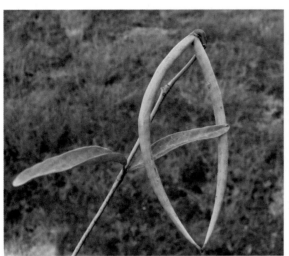
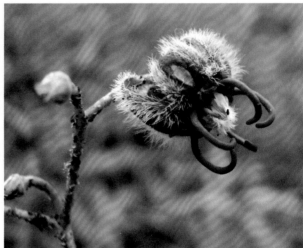

旋花科 Convolvulaceae

打碗花
小旋花
Calystegia hederacea Wall. ex Roxb.

形态特征 多年生缠绕或平卧草本，全体无毛，具细长白色的根状茎。茎具细棱，通常由基部分枝。叶片三角状卵形、戟形或箭形，侧面裂片尖锐，近三角形，或2~3裂，中裂片矩圆形或矩圆状披针形，先端渐尖，基部微心形，全缘，两面通常无毛。花单生叶腋，花梗长于叶柄，有细棱；苞片宽卵形；花冠漏斗状，淡粉红色或淡紫色，直径2~3cm；雄蕊花丝基部扩大，有细鳞毛；子房无毛，柱头2裂，裂片矩圆形，扁平。蒴果卵圆形，微尖，光滑无毛。花期7~9月，果期8~10月。

生境分布 生于耕地、撂荒地、路旁。分布于我国各地。内蒙古大兴安岭鄂温克族自治旗、陈巴尔虎旗、莫力达瓦达斡尔族自治旗、阿荣旗、扎兰屯市、扎赉特旗、乌兰浩特市、科尔沁右翼前旗、科尔沁右翼中旗、突泉县、扎鲁特旗、阿鲁科尔沁旗、巴林左旗、巴林右旗、克什克腾旗有分布。

药用部位 中药：根茎及花。

采收加工 秋季挖根茎，洗净晒干或鲜用。夏、秋二季采摘花，鲜用。

性味归经 中药：甘、淡、平。

功能主治 中药：根茎健脾益气，利尿，调经，止带。用于脾虚消化不良，月经不调，白带异常，乳汁稀少。花止痛。外用于牙痛。

用法用量 中药：根茎30~60g，煎汤。花外用适量。

资源状况 资源丰富。

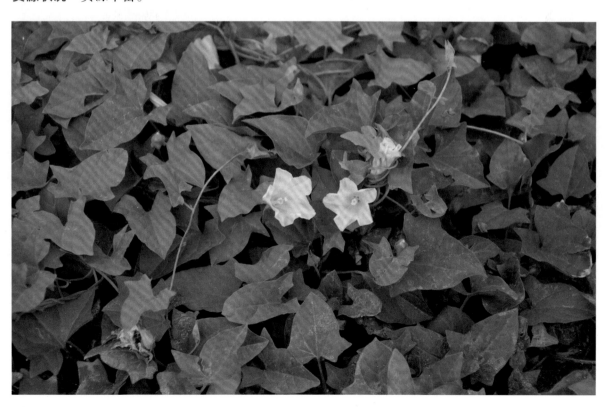

圆叶牵牛 紫花牵牛、打碗花、牵牛花
Ipomoea purpurea Lam.

形态特征　一年生缠绕草本，茎上被倒向的短柔毛，杂有倒向或开展的长硬毛。叶圆心形或宽卵状心形，基部圆，心形，顶端锐尖、骤尖或渐尖，通常全缘，偶有 3 裂，两面被疏或密的刚伏毛；叶柄被硬毛。花腋生，单一或 2~5 朵着生于花序梗顶端成伞形聚伞花序，花序梗比叶柄短或近等长，毛被与茎相同；苞片线形，被开展的长硬毛；花梗被倒向短柔毛及长硬毛；萼片近等长，外面 3 片长椭圆形，渐尖，内面 2 片线状披针形，外面均被开展的硬毛，基部更密；花冠漏斗状，长 4~6cm，紫红色、红色或白色，花冠管通常白色，瓣中带内面色深，外面色淡；雄蕊与花柱内藏；雄蕊不等长，花丝基部被柔毛；子房无毛，3 室，柱头头状；花盘环状。蒴果近球形，3 瓣裂。种子卵状三棱形，黑褐色或米黄色，被极短的糠秕状毛。

生境分布　生于田边、路边、宅旁或山谷林内，栽培或逸生。原产于热带美洲。内蒙古大兴安岭有栽培或逸生。

药用部位　中药：种子（牵牛子）。

采收加工　秋末果实成熟、果壳未开裂时采割植株，晒干，打下种子，除去杂质。

性味归经　中药：苦，寒。有毒。归肺、肾、大肠经。

功能主治　中药：泻水通便，消痰涤饮，杀虫攻积。用于水肿胀满，二便不通，痰饮积聚，气逆喘咳，虫积腹痛。

用法用量　中药：3~6g，煎汤，或 1.5~3g，入丸、散服。

资源状况　资源丰富。

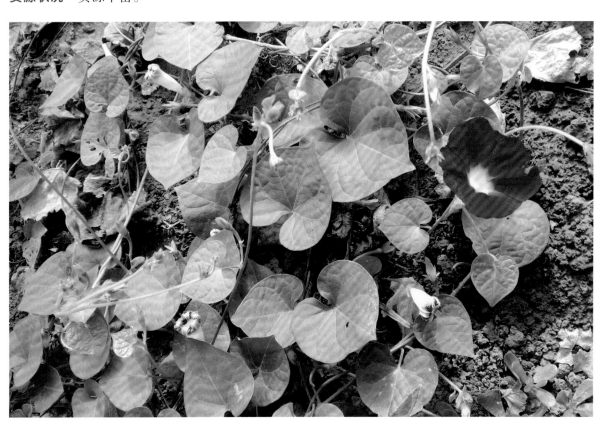

菟丝子科 Cuscutaceae

啤酒花菟丝子 | *Cuscuta lupuliformis* Krock

形态特征 一年生草本。茎粗壮，细绳状，红褐色，具瘤，多分枝，无毛。花无柄或具短柄，淡红色，花谢时近白色，聚集成断续的穗状总状花序；苞片广椭圆形或卵形；花萼长 2mm，半球形，带绿色，干后褐色，裂片宽卵形或卵形，钝；花冠圆筒状，超出花萼约 1 倍，裂片长圆状卵形，全缘或稍具齿，直立或多少反折，短于冠筒 2 倍；雄蕊着生于花冠喉部稍下方，其顶端几达花冠裂片间凹陷处；花药长圆状卵形，花丝无或很短；鳞片在花冠筒下部不超过中部，广椭圆形或卵形，全缘或 2 裂，有时极退化，呈沿边缘不等的流苏状；子房近球状或宽卵形，花柱多少圆柱状，柱头头状，微 2 裂，为花柱的 1/4~1/3。蒴果卵形，或卵状圆锥形，通常在顶端具凋存的干枯花冠。种子卵形，具喙，浅棕色或暗棕色，脐线形。花期 7 月，果期 8 月。

生境分布 寄生于草原植物。分布于我国吉林、辽宁、河北、山东、山西、甘肃、新疆。内蒙古大兴安岭鄂伦春自治旗毕拉河、科尔沁右翼中旗有分布。

药用部位 中药：种子（菟丝子）。

采收加工 秋季果实成熟时采收植株，晒干，打下种子，除去杂质。

性味归经 中药：甘，温。归肝、肾、脾经。

功能主治 中药：滋补肝肾，固精缩尿，安胎，明目，止泻。用于阳痿遗精，尿有余沥，遗尿尿频，腰膝酸软，目昏耳鸣，肾虚胎漏，胎动不安，脾肾虚泻；外治白癜风。

用法用量 中药：6~12g，煎汤；外用适量。

资源状况 资源少。

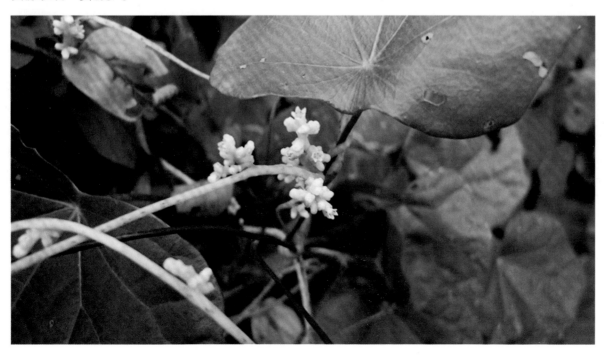

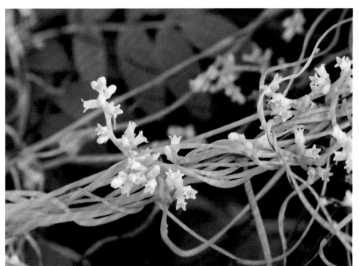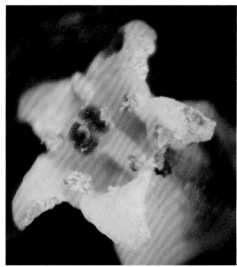

紫草科 Boraginaceae

狭苞斑种草 | 细叠子草
Bothriospermum kusnezowii Bunge

形态特征 一年生草本，全株（茎、叶、苞片、花萼等）均密被刚毛。茎高 13~35cm，斜升，自基部分枝，茎数条。叶倒披针形，稀匙形或条形，先端钝或微尖，基部渐狭，下延成长柄。花序长 5~15cm，果期延长达 45cm；叶状苞片，条形或披针状条形，先端尖，无柄；花萼裂片狭披针形，果期内弯；花冠蓝色，花冠筒短，喉部具 5 附属物，裂片 5，钝，开展；雌蕊基较平。小坚果肾形，着生面在果最下部，密被小瘤状突起，腹面有纵椭圆形凹陷。花期 5 月，果期 8 月。

生境分布 生于森林草原带的山地草原、河谷、草甸、路边。分布于我国黑龙江南部、吉林北部、辽宁、河北西部、河南西部、山西、陕西、宁夏、甘肃东部、青海东部。内蒙古大兴安岭扎兰屯市、科尔沁右翼前旗、科尔沁右翼中旗、阿鲁科尔沁旗、巴林左旗、巴林右旗有分布。

药用部位 中药：全草。

采收加工 夏、秋二季采收，洗净泥土，晒干。

功能主治 中药：解毒消肿，利湿止痒。用于湿疮，湿疹，瘙痒难忍。

用法用量 中药：9~15g，煎汤。

资源状况 资源一般。

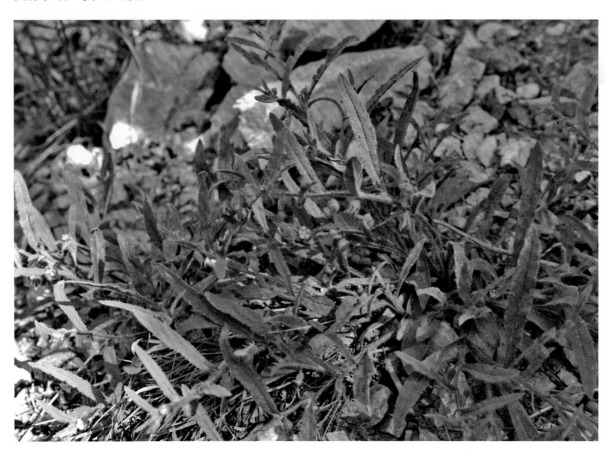

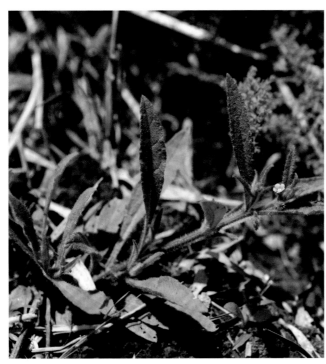
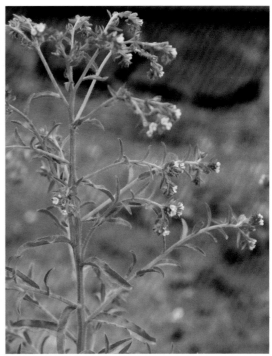

少花齿缘草

石生齿缘草、蓝梅
Eritrichium pauciflorum (Lcdeb.) de Candolle

形态特征 多年生草本，高 10~18（~25）cm。全株（茎、叶、苞片、花梗、花萼）密被绢状细刚毛，呈灰白色。茎数条丛生，基部有短分枝、基生叶片及宿存的枯叶，常簇生，较密，上部不分枝或近顶部形成花序分枝。基生叶狭匙形或狭匙状倒披针形，先端锐尖或钝圆，基部渐狭，下延成柄，具长柄；茎生叶狭倒披针形至条形，先端尖或钝圆，基部渐狭，无柄。花序顶生，有 2~3（~4）个花序分枝，花序长 1~2cm，果期长可达 5（~6）cm，每花序分枝有花数朵至 10 余朵，花生苞片腋外，苞片条状披针形；花梗直立或稍开展；花萼裂片 5，披针状条形，先端尖或钝圆，花期直立，果期开展；花冠蓝色，辐状，裂片 5，矩圆形或近圆形，喉部具 5 附属物，半月形或矮梯形，明显伸出喉部；花药矩圆形；子房 4 裂，花柱柱头头状。小坚果陀螺形，背面平或微突，具瘤状突起和毛，着生面宽卵形，位于基部，棱缘有三角形小齿，齿端无锚状刺，少有小短齿或长锚状刺。花、果期 7~8 月。

生境分布 生于森林带、森林草原带的砾石质山坡。分布于我国辽宁西部、河北西部、山西、宁夏、甘肃东北部。内蒙古大兴安岭阿鲁科尔沁旗、巴林右旗、克什克腾旗有分布。

药用部位 全草。

采收加工 夏、秋二季采收，洗净泥土，晒干。

性味归经 中药：苦、甘，凉。蒙药：苦、甘，凉。

功能主治 中药：清热解毒。用于感冒，发热，温热病，脉管炎。蒙药：杀黏，清热，解毒。用于疫热。

用法用量 中药：3~6g，煎汤，或研末冲服。蒙药：煮散剂，3~5g，或入丸、散剂。

资源状况 资源一般。

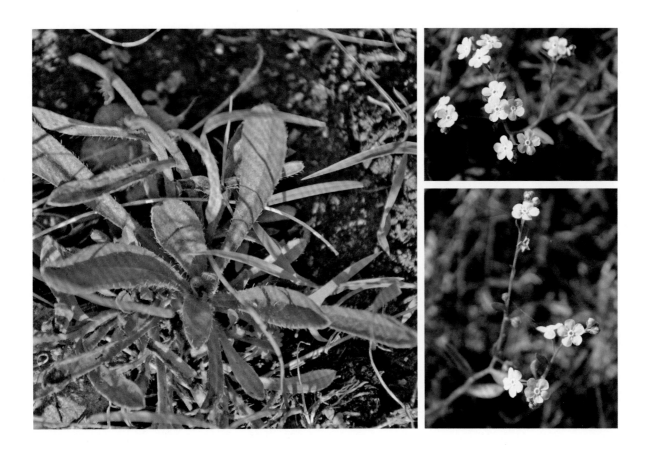

蓝刺鹤虱

小粘染子
Lappula consanguinea (Fisch. et C. A. Mey.) Gurke

形态特征 一年生或二年生草本，全株（茎、叶、苞片、花梗、花萼）均密被开展和贴伏的刚毛。茎高 60cm，直立，通常上部分枝，斜升。基生叶条状披针形，先端钝，基部渐狭，上面脉下陷，下面脉隆起，较开展，具长柄；茎生叶披针形或条状披针形，向上逐渐缩小，先端尖，基部渐狭，无柄。花序果期伸长达 18cm；苞片披针形；花梗很短；花萼 5 裂，裂至基部，裂片条状披针形；花冠蓝色，稍带白色，漏斗状，5 裂，裂片矩圆形，喉部具 5 凸起的附属物；子房 4 裂，花柱柱头扁球形。小坚果 4，卵形，长 2.5~3mm，基部宽约 1mm，背面稍平，具小瘤状突起，腹面具龙骨状突起，两侧具小瘤状突起，果棱缘具 3 行锚状刺，内行刺长约 1.5mm，每侧 8~10 个，中行刺稍短，外行刺极短，近生于小坚果下部最宽处。花、果期 6~8 月。

生境分布 生于山地灌丛、草原及田野，亦为常见杂草。分布于我国河北北部、山西东北部、宁夏、甘肃东部、青海中北部和东部、四川西部、新疆中部和北部。内蒙古大兴安岭东乌珠穆沁旗宝格达山有分布。

药用部位 中药：果实。

采收加工 秋季采收果实，晒干。

功能主治 中药：驱虫，消积。用于蛔虫病，蛲虫病，虫积腹痛。

用法用量 中药：3~9g，煎汤，或入丸、散剂。

资源状况 资源少。

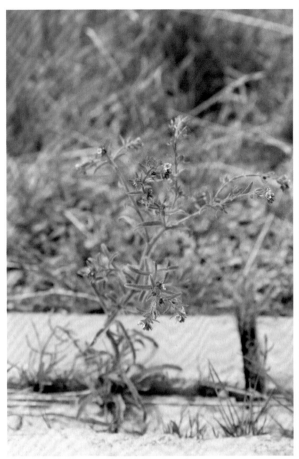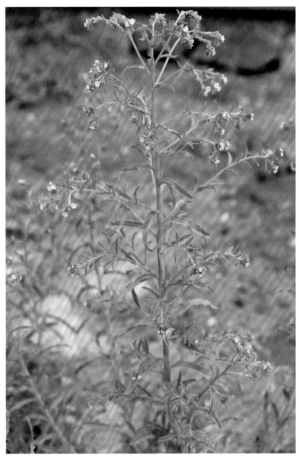

蒙古鹤虱

卵盘鹤虱、小粘染子
Lappula intermedia (Ledeb.) Popov

形态特征　一年生草本。茎高 10~30（~40）cm；常单生，直立，中部以上分枝，全株（茎、叶、苞片、花梗，花萼）均密被白色细刚毛。茎下部叶条状倒披针形，先端圆钝，基部渐狭，具柄；茎上部叶狭披针形或条形，向上渐缩小，先端渐尖，尖头稍弯，基部渐狭；无柄。花序顶生；苞片狭披针形；花萼 5 裂至基部，裂片条状披针形，开展，先端尖；花冠蓝色，漏斗状，5 裂，裂片近方形，喉部具 5 附属物；花药矩圆形，子房 4 裂，花柱柱头头状。小坚果 4，三角状卵形，长 2~2.5mm，基部宽 1~2mm；背面中部具小瘤状突起，两侧具颗粒状突起，边缘弯向背面，具 1 行锚状刺，每侧 10~12 个，长短不等，基部 3~4 对，较长，长 1~1.5mm，彼此分离，腹面具龙骨状突起，两侧具皱纹及小瘤状突起。花、果期 5~8 月。

生境分布　生于山麓砾石质坡地、河岸、湖边沙地，也常生于村旁路边。分布于我国黑龙江南部、吉林北部、辽宁西北部、河北北部、山东、山西、陕西西北部、宁夏、甘肃东部、青海东部、四川西北部、西藏东南部、新疆（天山）。内蒙古大兴安岭额尔古纳市、牙克石市、鄂伦春自治旗、阿尔山市、科尔沁右翼前旗、科尔沁右翼中旗、阿鲁科尔沁旗、巴林左旗、巴林右旗、克什克腾旗有分布。

药用部位　中药：果实。

采收加工　秋季果实成熟时采摘，晒干，除去皮屑，杂质。

性味归经　**中药：**苦、辛，平。有毒。

功能主治　**中药：**杀虫。用于虫积腹痛。

用法用量　**中药：**9~15g，煎汤，或入丸、散剂。

资源状况　资源丰富。

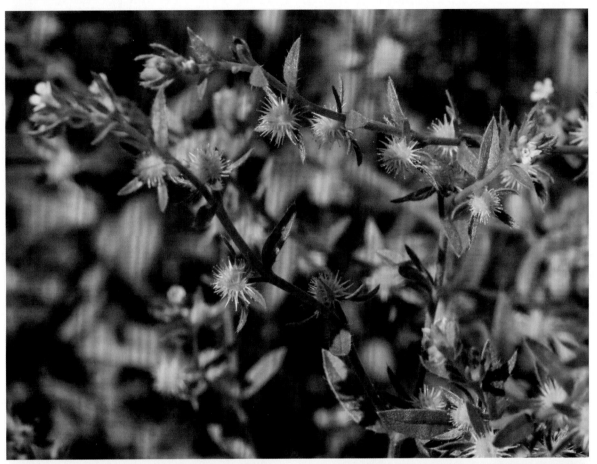

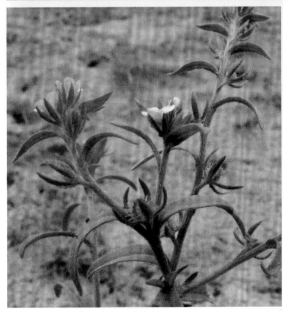

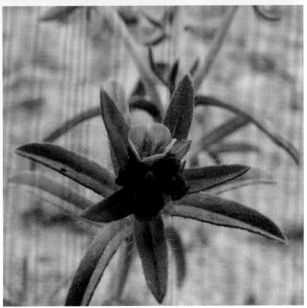

紫 草

紫丹、地血
Lithospermum erythrorhizon Sieb. et Zucc.

形态特征 多年生草本。根含紫色物质。茎高 20~50cm，被开展的刚毛，混杂有弯曲的细硬毛，常在上部分枝。叶披针形或矩圆状披针形，先端锐尖或渐尖，基部楔形，两面被短毛；近无柄。花序长达 21cm，总花梗、苞片与花萼都被刚毛；苞片狭披针形；花萼 5 深裂，裂片条形；花冠白色，筒基部有环状附属物，5 裂，裂片宽椭圆形，长 3.8mm，宽 2.5mm，先端钝圆，喉部具 5 馒头状附属物；花柱柱头扁球形。小坚果，卵形，平滑，光亮，白色带褐色，着生面位于果基部，扁三角状卵形。花期 6~7 月，果期 8~9 月。

生境分布 生于森林带和草原带的向阳山坡草地、灌丛、砾石质地、林缘、林下、路旁。分布于我国吉林、辽宁、河北西部、河南、山东西部、山西东北部、陕西南部、甘肃东南部、安徽西南部、江苏、浙江、福建西部、江西北部、湖北、湖南西北部、广西北部、贵州、四川北部。内蒙古大兴安岭牙克石市、鄂伦春自治旗、西乌珠穆沁旗、莫力达瓦达斡尔族自治旗、扎赉特旗、巴林左旗、巴林右旗、克什克腾旗有分布。

药用部位 中药：根（紫草）。蒙药：根（别日木格）。

采收加工 春、秋二季采挖，洗净泥土，晒干。

性味归经 中药：甘、咸，寒。归心、肝经。蒙药：甘、苦，凉。

功能主治 中药：清热凉血，活血解毒，透疹消斑。用于血热毒盛，斑疹紫黑，麻疹不透，疮疡，湿疹，水火烫伤。蒙药：润肺，肾热，止血。用于肺热咳嗽，咳痰不利，扩散型肾热，震伤型肾热，各种出血。

用法用量 中药：5~10g，煎汤；外用适量，熬膏或用植物油浸泡涂擦。蒙药：煮散剂，3~5g，或入丸、散剂。

资源状况 资源少。

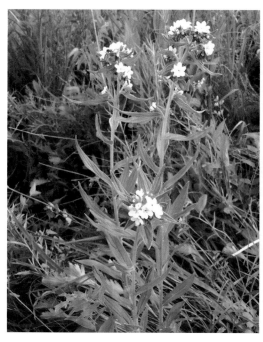
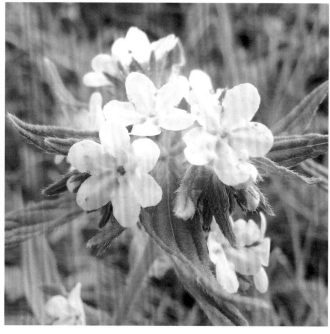

小花紫草

白果紫草
Lithospermum officinale L.

形态特征　多年生草本。根不含紫色物质。茎高 30~70cm，密被伏刚毛，常于基部分枝。叶矩圆状披针形或卵状披针形，先端渐尖，基部楔形，两面被伏短硬毛；近无柄。花序长达 30cm，具苞片，披针形，两面密被短刚毛；花萼 5 深裂，裂片披针形，被短刚毛；花冠白色，筒基部有环状附属物，5 裂，裂片矩圆形，长 2mm，宽 1.5mm，先端钝，喉部具 5 附属物；子房 4 裂，花柱柱头扁球形。小坚果 4，卵形，平滑，光亮，常为白色，有时稍带褐色，着生面位于果基部，卵圆形。花期 6~7 月，果期 8~9 月。

生境分布　生于森林草原带的山地草甸、林缘、路边。分布于我国宁夏、甘肃中部、新疆中部和北部。内蒙古大兴安岭西乌珠穆沁旗、巴林左旗有分布。

药用部位　**中药**：根（紫草）。**蒙药**：根（别日木格）。

采收加工　春、秋二季采挖，洗净泥土，晒干。

性味归经　**中药**：甘、咸，寒。归心、肝经。**蒙药**：甘、苦，凉。

功能主治　**中药**：清热凉血，活血解毒，透疹消斑。用于血热毒盛，斑疹紫黑，麻疹不透，疮疡，湿疹，水火烫伤。**蒙药**：润肺，肾热，止血。用于肺热咳嗽，咳痰不利，扩散型肾热，震伤型肾热，各种出血。

用法用量　**中药**：5~10g，煎汤；外用适量，熬膏或用植物油浸泡涂擦。**蒙药**：煮散剂，3~5g，或入丸、散剂。

资源状况　资源少。

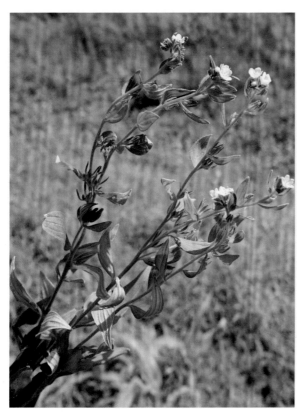
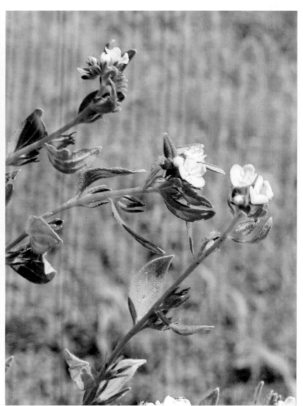

紫筒草
紫根根
Stenosolenium saxatile (Pall.) Turcz.

形态特征　多年生草本。根细长，有紫红色物质。茎高 6~20cm，多分枝，直立或斜升，被密粗硬毛并混生短柔毛，较开展。基生叶和下部叶倒披针状条形，近上部叶为披针状条形，两面密生糙毛及混生短柔毛。顶生总状花序，逐渐延长，密生糙毛；苞片叶状；花具短梗；花萼 5 深裂，裂片狭卵状披针形；花冠紫色、青紫色或白色，筒细，基部有具毛的环，裂片 5，圆钝，比花冠筒短得多；子房 4 裂，花柱顶部二裂，柱头 2，头状。小坚果 4，三角状卵形，着生面在基部，具短柄。花期 5~6 月，果期 6~8 月。

生境分布　生于森林草原带的干草原、沙地、低山丘陵的石质坡地和路旁。分布于我国黑龙江西南部、吉林西部、辽宁西北部、河北西北部、河南西部、山东北部、山西北部、陕西北部、宁夏北部、甘肃西北部、青海东部。内蒙古大兴安岭额尔古纳市、牙克石市、鄂温克族自治旗、科尔沁右翼前旗、科尔沁右翼中旗、扎鲁特旗、阿鲁科尔沁旗、巴林左旗、巴林右旗、克什克腾旗有分布。

药用部位　**中药**：全草。**蒙药**：根（敏金－扫日）。

采收加工　夏季采收全草，洗净泥土，晒干。秋季采挖根，洗净泥土，晒干。

性味归经　**中药**：苦，温。

功能主治　**中药**：祛风除湿。用于小关节疼痛。**蒙药**：清热，凉血，透疹，化斑，解毒。用于发斑发疹，肝炎，痈肿，烫火伤，湿疹，冻疮，大便燥结。

用法用量　**中药**：全草 9g，煎汤；长期服用加桑椹 9g 同煎，效果更好，也可制成散剂服用。**蒙药**：多配方用。

资源状况　资源丰富。

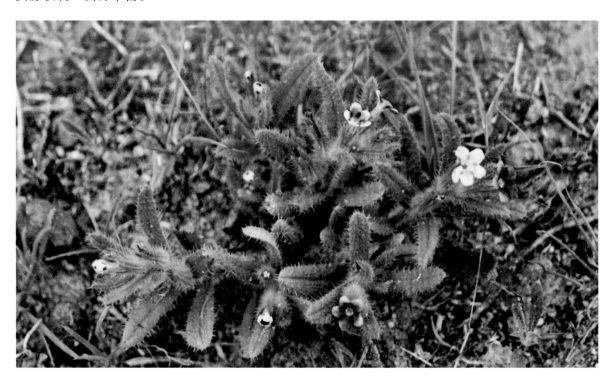

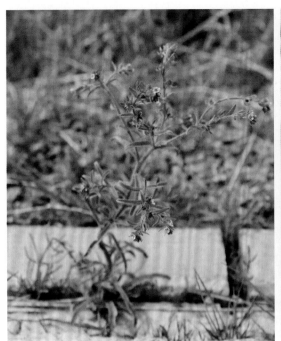
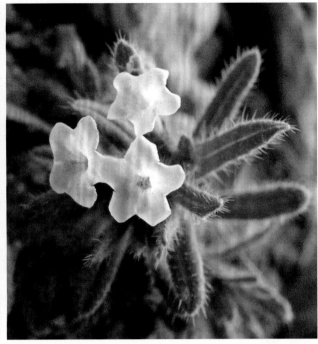

马鞭草科 Verbenaceae

荆 条 *Vitex negundo* L. var. *heterophylla* (Franch.) Rehd.

形态特征 灌木，高 100~200cm。幼枝四方形，老枝圆筒形，幼时有微柔毛。掌状复叶，具小叶 5，有时 3，矩圆状卵形至披针形，先端渐尖，基部楔形，边缘有缺刻状锯齿，浅裂或羽状深裂，上面绿色光滑，下面灰色，具绒毛，叶柄长 1.5~5cm。顶生圆锥花序；花小，蓝紫色，具短梗；花冠二唇形；花萼钟状，先端具 5 齿，外被柔毛；雄蕊 4，二强，伸出花冠；子房上位，4 室，柱头顶端 2 裂。核果，包于宿存花萼内。花期 7~8 月，果熟期 9 月。

生境分布 生于干旱岩石缝。分布于我国辽宁、河北、河南、山东、山西、陕西、宁夏、甘肃、四川、安徽、江苏、江西、湖北、湖南、贵州。内蒙古大兴安岭阿鲁科尔沁旗天山镇东天山有分布。

药用部位 中药：全株（荆条）。

采收加工 夏、秋二季采收。洗净泥土，晒干。

功能主治 中药：清热化痰、止咳平喘，理气止痛。用于肺热咳嗽，痰多，喘满，胃痛，消化不良，泄泻，痢疾。

用法用量 中药：3~15g，煎汤，或提取挥发油制成胶丸服用。

资源状况 资源稀少。

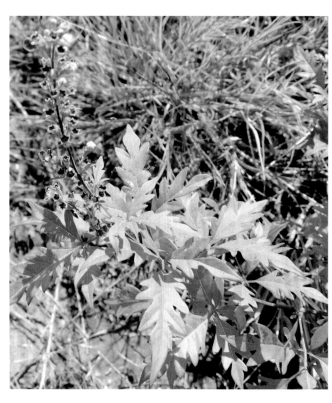
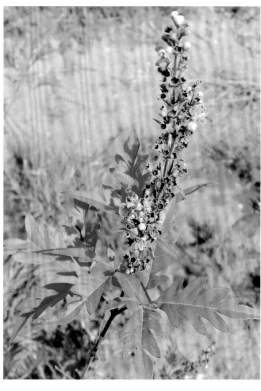

唇形科 Labiatae

兴安益母草 | *Leonurus deminutus* V. Krecz. ex Kuprian.

形态特征 二年生或多年生草本，高约 50cm。茎直立，钝四棱形，下部无毛，上部及花序轴上均被白色近开展长柔毛。叶片无毛。茎下部叶早落，中部叶轮廓近圆形，基部宽楔形，5 裂，分裂几达基部，裂片再分裂成条形的小裂片，茎最上部及花序上的叶菱形，深裂成 3 枚全缘或略有缺刻的条形裂片。轮伞花序腋生，小，圆球形，在茎上部排列成间断的穗状花序；小苞片刺状；花萼倒圆锥形，筒外面贴生短柔毛但沿肋上被长柔毛，里面无毛，齿 5，均三角状钻形；花冠淡紫色，外面中部以上被长柔毛，里面在中部稍下方被柔毛环；冠檐二唇形，上唇直伸，矩圆形，外面被长柔毛，下唇 2 裂，中裂片稍大；雄蕊 4，前对较长，花丝扁平；花柱先端 2 浅裂。小坚果淡褐色，矩圆状三棱形，顶端截平，被微柔毛。花期 7 月，果期 8 月。

生境分布 生于森林带的山地林下、草地、林缘草地。分布于我国黑龙江西北部（爱辉）。内蒙古大兴安岭额尔古纳市、根河市、牙克石市、鄂伦春自治旗、阿尔山市、巴林左旗有分布。

药用部位 中药：地上部分（益母草）、果实（茺蔚子）。

采收加工 鲜品春季幼苗期至初夏花前期采割。干品夏季茎叶茂盛、花未开或初开时采割，晒干，或切段晒干。秋季果实成熟时采割地上部分，晒干，打下果实，除去杂质。

性味归经 中药：地上部分苦、辛，微寒。归肝、心包经。果实辛、苦，微寒。归心包、肝经。

功能主治 中药：地上部分活血调经，利尿消肿。用于月经不调，痛经，经闭，恶露不净，水肿尿少，急性肾炎水肿。果实活血调经，清肝明目。用于月经不调，经闭痛经，目赤翳障，头晕胀痛。

用法用量 中药：地上部分 9~30g，鲜品 12~40g，煎汤。果实 5~10g，煎汤。

资源状况 资源少。

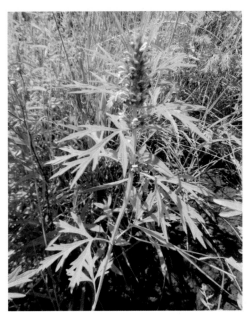
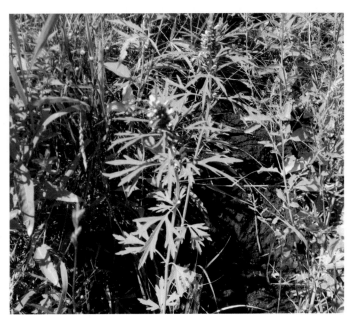

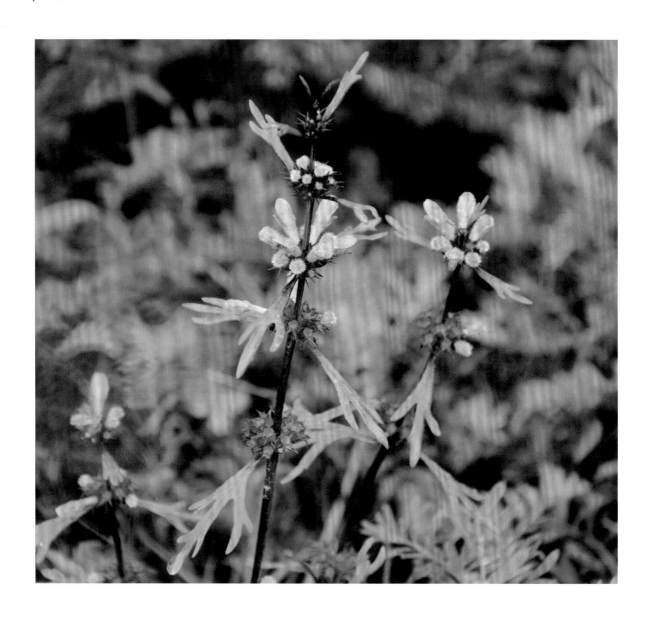

紫 苏　*Perilla frutescens* (L.) Britt.

形态特征　一年生草本，高 0.3~2m。茎直立，绿色或紫色，密被长柔毛。叶宽卵形或圆形，先端短尖或骤尖，基部圆形或宽楔形，边缘在基部以上有粗锯齿，两面绿色、紫色，或仅下面紫色，上面被疏柔毛。轮伞花序，具 2 花，排列成偏于一侧的总状花序；苞片宽卵形或近圆形，先端具短尖；花梗密被柔毛；花萼钟状，下部外面被长柔毛，萼齿 5，上唇 3 齿，中唇较小，下唇 2 齿，较上唇齿稍长，披针形；花冠白色至紫红色，外面略被微柔毛，冠筒短，喉部斜钟形，冠檐二唇形，上唇微缺，下唇 3 裂，中裂片较大，侧裂片与上唇片相近似；雄蕊 4，几不伸出，前对稍长，花丝扁平；子房全 4 裂，花柱先端 2 浅裂，裂片近相等，钻形。小坚果近球形，灰褐色。花、果期 6~9 月。

生境分布　原产于日本、朝鲜、不丹、印度、中南半岛、印度尼西亚。内蒙古大兴安岭有栽培。

药用部位　**中药：**叶（紫苏叶）、梗（紫苏梗）、果实（紫苏子）。**蒙药：**地上部分（哈日 – 玛吉）。

采收加工 夏季枝叶茂盛时采收叶，除去杂质，晒干。秋季果实成熟时采收果实，除去杂质，晒干。秋季果实成熟后采割梗，除去杂质，晒干，或趁鲜切片，晒干。

性味归经 **中药**：叶辛，温。归肺、脾经。梗辛，温。归肺、脾经。果实辛，温。归肺经。

功能主治 **中药**：叶解表散寒，行气和胃。用于风寒感冒，咳嗽呕恶，妊娠呕吐，鱼蟹中毒。梗理气宽中，止痛，安胎。用于胸膈痞闷，胃脘疼痛，嗳气呕吐，胎动不安。果实降气化痰，止咳平喘，润肠通便。用于痰壅气逆，咳嗽气喘，肠燥便秘。**蒙药**：用于产后腹痛，经闭，月经不调，痛经，瘀血，风火眼，云翳，白斑。

用法用量 **中药**：叶 5~10g，煎汤。梗 5~10g，煎汤。果实 3~10g，煎汤。**蒙药**：多配方用。

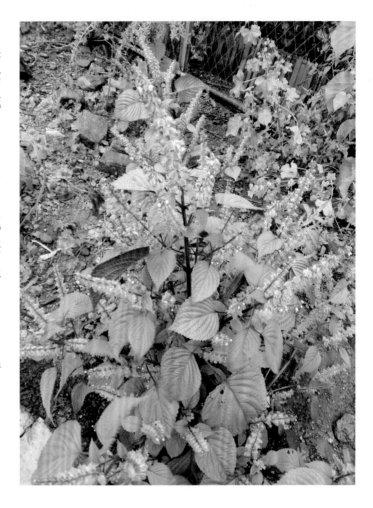

尖齿糙苏 *Phlomis dentosa* Franch.

形态特征 多年生草本，高 20~40cm。根粗壮，茎直立，多分枝，茎下部疏被具节刚毛，花序下部的茎及上部分枝被星状毛。叶三角形或三角状卵形，先端圆或钝，基部心形或近截形，边缘具不整齐的圆齿，上面被单毛和星状毛或近无毛；下面近无毛或仅脉上被极疏的星状柔毛，基生叶具长柄，茎生叶具短柄，苞叶近无柄。轮伞花序，具多数花；苞片针刺状，略坚硬，长 8~12mm，密被星状柔毛及星状毛；花萼筒状钟形，外面密被星状毛，脉上被星状毛，萼齿 5，相等，顶端具钻状刺尖；花冠粉红色，二唇形，上唇盔状，外面密被星状柔毛及长柔毛，边缘具不整齐的小齿，下唇 3 圆裂，中裂片宽倒卵形，侧裂片卵形，较小，外面密被星状短柔毛及具节长柔毛；雄蕊 4，常因上唇外反而露出；花丝被毛，后对花丝基部在毛环上具反折的距状附属器；花柱先端具不等的 2 裂。小坚果顶端无毛。花期 6~8 月，果期 8~9 月。

生境分布 生于森林草原带的山地草甸、沟谷草甸、草甸化草原。分布于我国河北北部、宁夏西北部和南部、甘肃西南部、青海东部。内蒙古大兴安岭东乌苏穆沁旗、西乌珠穆沁旗、科尔沁右翼前旗、突泉县、阿鲁科尔沁旗、巴林右旗、林西县、克什克腾旗有分布。

药用部位 **中药**：全草或根。

采收加工 秋季采收全草，洗净泥土，晒干。秋季采挖根，洗净泥土，晒干。

功能主治 中药：祛风活络，强筋壮骨，清热消肿。用于感冒，咽干舌燥，肺病，风湿关节痛，腰痛，跌扑损伤，疮疖肿毒。

用法用量 中药：外用适量，捣敷，研末撒。

资源状况 资源一般。

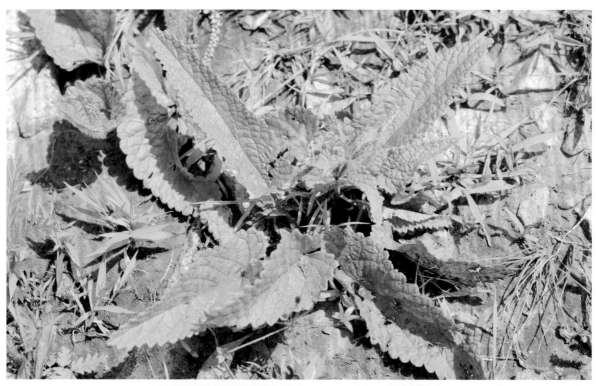

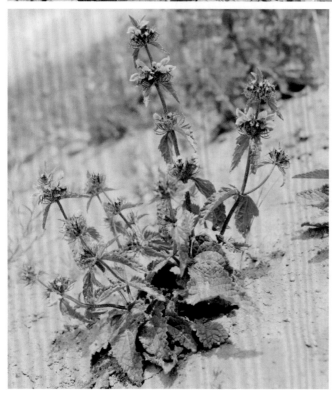

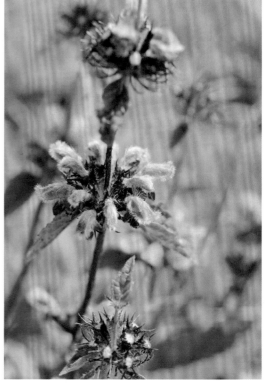

串铃草

蒙古糙苏、毛尖茶、野洋芋
Phlomis mongolica Turcz.

形态特征 多年生草本，高（15~）30~60cm。根粗壮，木质，须根常呈圆形、矩圆形或纺锤形块根状增粗。茎单生或少分枝，被具节刚毛及星状柔毛，棱上被毛，尤密。叶卵状三角形或三角状披针形，先端钝，基部深心形，边缘有粗圆齿，苞叶三角形或三角状披针形，叶片上面被星状毛及单毛或疏被刚毛，下面密被星状毛及刚毛；叶具柄，向上渐短或近无柄。轮伞花序，腋生，多花密集；苞片条状钻形，先端刺尖状，被具节缘毛；花萼筒状，外面被具节刚毛及尘状微柔毛，刺尖萼齿5，相等，圆形，先端微凹，具硬刺尖；花冠紫色（偶有白色），冠筒外面在中下部无毛，里面具毛环，花冠二唇形，上唇盔状，外面被星状短柔毛，边缘具流苏状小齿，里面被髯毛，下唇3圆裂，中裂片倒卵形，较大，侧裂片心形，较小；雄蕊4，内藏，花丝下部被毛，后对花丝基部在毛环稍上处具反折的短距状附属器；花柱先端为不等的2裂。小坚果顶端密被柔毛。花期6~8月，果期8~9月。

生境分布 生于森林草原带和草原带的草甸、草甸草原、山地沟谷草甸、撂荒地、路边。分布于我国河北西北部、山西东北部、陕西北部、甘肃东部。内蒙古大兴安岭鄂温克族自治旗、陈巴尔虎旗、东乌珠穆沁旗、科尔沁右翼前旗、克什克腾旗有分布。

药用部位 **中药**：全草或根。**蒙药**：根（乌嘎拉占－图古来）。

采收加工 夏季采收全草，洗净泥土，晒干。秋季采挖根，洗净泥土，晒干。

性味归经 **中药**：微苦，平。归肝、脾经。

功能主治 **中药**：解毒消肿，活血化瘀。用于梅毒，疮肿，月经不调。**蒙药**：清热，止吐，消奇哈。用于感冒发热，鼻痒喷嚏，痰咳，咽热干燥，胸热，头痛，关节痛，骨奇哈病，肌奇哈病。

用法用量 **中药**：3~6g，煎汤；外用适量，捣敷或研末撒。**蒙药**：煮散剂，1.5~3g，或入丸、散剂。

资源状况 资源一般。

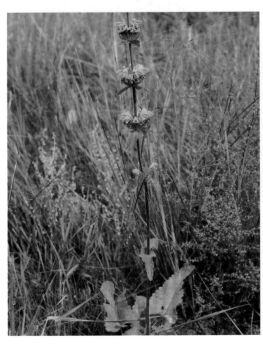
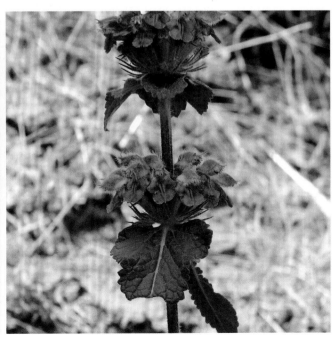

糙 苏 *Phlomis umbrosa* Turcz.

形态特征 多年生草本，高 60~110cm。根粗壮，须根呈圆锥状或纺锤状肉质增粗。茎多分枝，疏被短硬毛或星状柔毛。叶近圆形，卵形至卵状长圆形；先端锐尖，基部浅心形或圆形，边缘具锯齿状圆齿，两面疏被伏毛或星状柔毛；叶具柄，向上渐短。轮伞花序，具花 4~8 朵，腋生；苞叶长卵形，超出花序；苞片条状钻形，较坚硬，疏被具节缘毛及星状微柔毛；花萼筒状，外面近无毛或被极疏的柔毛及具节刚毛，小刺尖短；花冠通常粉红色，冠筒外面除上方被短柔毛外，里面近基部具间断毛环，花冠上唇外面被柔毛，边缘具不整齐小齿，里面被髯毛，下唇具 3 圆齿，中裂片近圆形，较大，侧裂片较小；雄蕊 4，内藏；花丝无毛，无附属器。小坚果无毛。花期 6~8 月，果期 8~9 月。

生境分布 生于阔叶林下及山地草甸。分布于我国辽宁、河北、河南西部、山东、山西、陕西中部和南部、甘肃东部、四川北部和东部、湖北西部、贵州、广东北部。内蒙古大兴安岭西乌珠穆沁旗、扎赉特旗、科尔沁右翼前旗、阿鲁科尔沁旗、巴林左旗、巴林右旗、林西县、克什克腾旗有分布。

药用部位 中药：全草和根。

采收加工 夏秋采割地上全草，晒干。秋季采挖根，洗净泥土，晒干。

性味归经 中药：辛，温。

功能主治 中药：祛风活络，强筋壮骨，消肿。用于感冒，风湿关节痛，腰痛，跌打损伤，疮疖肿毒。

用法用量 中药：6~12g，煎汤。

资源状况 资源丰富。

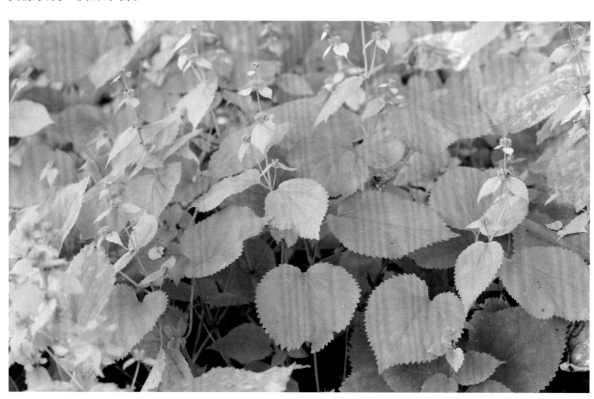

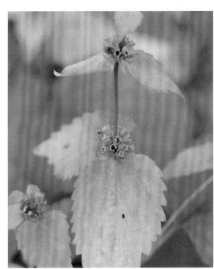
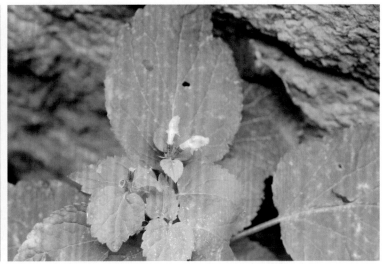

纤弱黄芩 | *Scutellaria dependens* Maxim.

形态特征　多年生草本，高 5~35cm。根状茎细长，在节上生纤维状须根。茎纤细，直立、斜升或斜倚，沿棱被极疏的短柔毛。叶膜质，三角状卵形或卵形，先端圆钝，基部心形至浅心形，全缘，两面无毛或被稀疏微柔毛。花单生于叶腋，下垂；花萼在果后期长度和高度延长；花冠白色或浅蓝紫色，外面被微柔毛，里面仅在下唇中部具疏柔毛，上唇短，与下唇侧裂片相等；子房 4 裂，等大，光滑无毛，浅黄色。小坚果黄褐色，卵球形，具瘤状突起，腹面略隆起，近基部具果脐。花、果期 6~8 月。

生境分布　生于森林带和森林草原带的山地林下、林间草甸、沟谷沼泽草甸。分布于我国黑龙江、吉林东部、辽宁北部、河北北部、山东南部。内蒙古大兴安岭额尔古纳市、牙克石市、鄂伦春自治旗、扎兰屯市、扎赉特旗、科尔沁右翼前旗、克什克腾旗有分布。

药用部位　**中药**：全草。

采收加工　夏季采收全草，洗净，晒干。

功能主治　**中药**：清热燥湿，凉血安胎。用于温热病。

资源状况　资源一般。

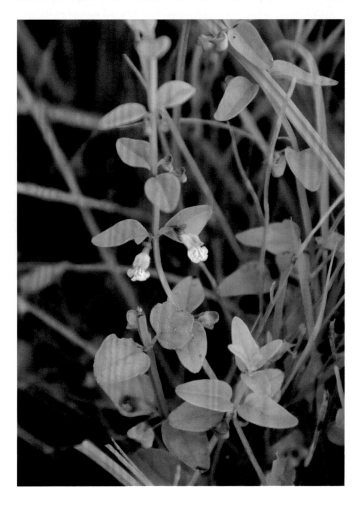

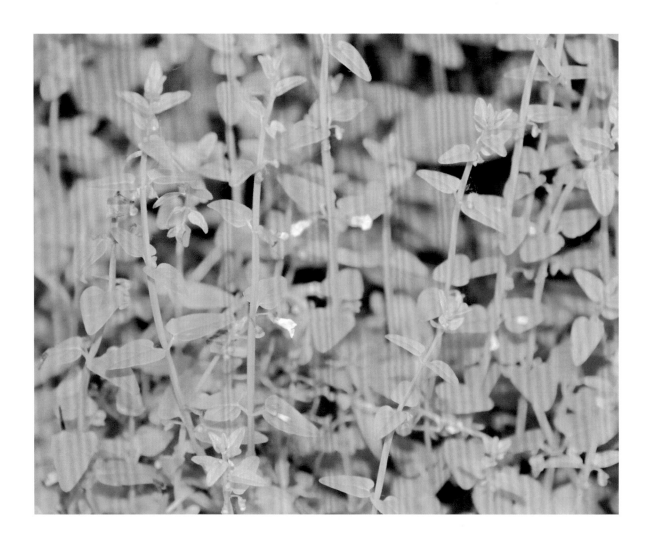

粘毛黄芩

黄花黄芩、腺毛黄芩
Scutellaria viscidula Bunge

形态特征　多年生草本，高 7~20cm。主根粗壮。茎直立或斜升，多分枝，密被短柔毛，混生具腺短柔毛。叶条状披针形、披针形或条形，先端稍尖或钝，基部楔形或近圆形，全缘，上面被极疏贴生的短柔毛，下面密被短柔毛，两面均具多数黄色腺点；叶柄极短。花序顶生，总状；花梗与花序轴被腺毛；苞片同叶形，向上变小，卵形至椭圆形，被腺毛；花萼被腺毛；花冠黄色或乳白色，外面被腺毛，里面被长柔毛，上唇盔状，先端微缺，下唇中裂片宽大，近圆形，两侧裂片靠拢上唇，卵圆形；雄蕊伸出花冠，后对内藏，花丝扁平。小坚果卵圆形，褐色，腹部近基部具果脐。花期 6~8 月，果期 8~9 月。

生境分布　生于森林草原带的沙质干草原中，亦见于农田、撂荒地、路旁。分布于我国河北西北部、山西北部、山东、四川。内蒙古大兴安岭扎赉特旗、科尔沁右翼中旗、扎鲁特旗、阿鲁科尔沁旗、巴林左旗、巴林右旗、克什克腾旗有分布。

药用部位　**中药**：根（黄花黄芩）。**蒙药**：根（少日 - 黄芩）。

采收加工　春、秋二季采挖，洗净泥土，晒干。

性味归经　蒙药：苦，寒。

功能主治　中药：清热燥湿，解毒。用于肺热咳嗽，目赤肿痛，湿热黄疸，泄泻，痢疾，疮痈肿毒。

蒙药：清热解毒。用于毒热，黏热，肺热咳嗽，口渴。

用法用量　中药：3~9g，煎汤，或入丸、散服；外用适量，煎汤洗，或研末调敷。蒙药：多配方用。

资源状况　资源丰富。

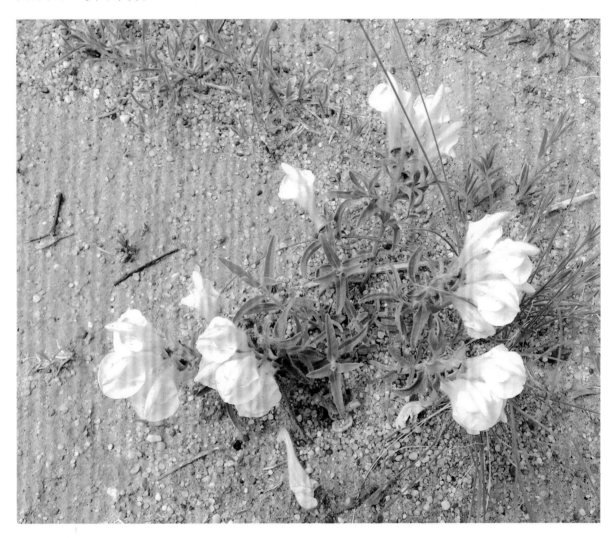

茄 科 Solanaceae

辣 椒 | *Capsicum annuum* L.

形态特征 高 40~80cm。单叶互生，卵形，矩圆状卵形或卵状披针形，先端渐尖，基部狭楔形，全缘。花单生于叶腋，花梗俯垂；花萼杯状，有 5~7 浅裂；花冠白色，裂片 5~7；雄蕊着生于花冠管的近基部，花药灰紫色，纵裂。果梗较粗壮，俯垂；果实长指状，先端渐尖且常弯曲，其形状常因栽培品种不同而变异甚大，未熟时绿色，熟时通常红色，有辣味。

生境分布 原产于南美洲。内蒙古大兴安岭普遍栽培。

药用部位 中药：果实（辣椒）、根和茎枝。蒙药：果实（辣角）。

采收加工 果实成熟后采摘，晒干。秋季采挖根，洗净泥土，晒干。夏、秋二季采收茎枝，晒干。

性味归经 中药：果实辛，热。归心、脾经。蒙药：极辛，热。效轻、糙、燥。

功能主治 中药：果实温中散寒，健胃消食。用于寒滞腹痛，呕吐，泻痢，冻疮。根活血消肿。外用于冻疮。蒙药：调理胃火，消水肿，软坚破痞，杀虫。用于胃寒，消化不良，腹胀嗳气，水肿，肛虫，痔疮。

用法用量 中药：果实 0.9~2.4g，煎汤；根外用适量。蒙药：煮散剂，单用 1~2g，或入丸、散剂。

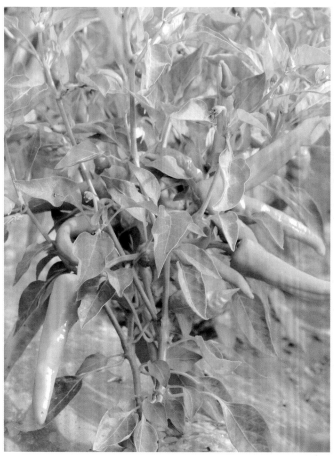
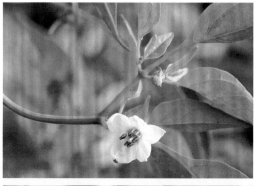
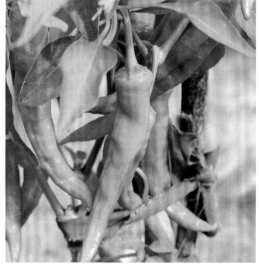

宁夏枸杞

山枸杞、白疙针
Lycium barbarum L.

形态特征 粗壮灌木，高可达 2.5~3m。分枝较密，披散或略斜升，有生叶和花的长刺及不生叶的短而细的棘刺，具纵棱纹，灰白色或灰黄色。单叶互生或数片簇生于短枝上，长椭圆状披针形、卵状矩圆形或披针形，先端短渐尖或锐尖，基部楔形且下延成叶柄，全缘。花腋生，常 1~2（6）

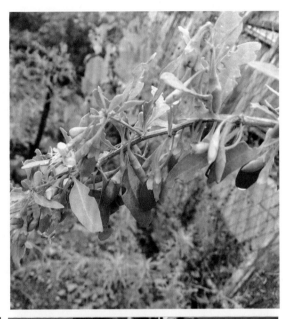

朵簇生于短枝上；花梗细；花萼杯状，先端通常 2 中裂，有时其中 1 裂片再微 2 齿裂；花冠漏斗状，花冠筒明显长于裂片，中部以下稍窄狭，粉红色或淡紫红色，具暗紫色条纹，先端 5 裂，裂片无缘毛；花丝基部稍上处及花冠筒内壁密生一圈绒毛。浆果宽椭圆形，红色。花期 6~8 月，果期 7~10 月。

生境分布 分布于我国河北北部、山西北部、陕西北部、宁夏、甘肃、青海、新疆（东天山）。内蒙古大兴安岭科尔沁右翼前旗、科尔沁右翼中旗、科尔沁左翼中旗、阿鲁科尔沁旗、巴林左旗、巴林右旗有栽培。

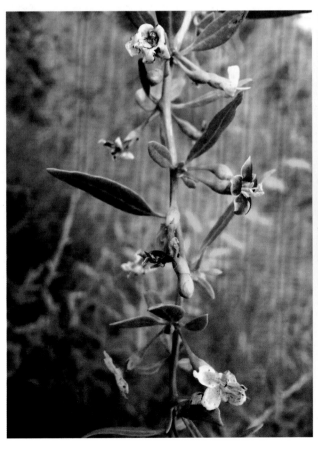

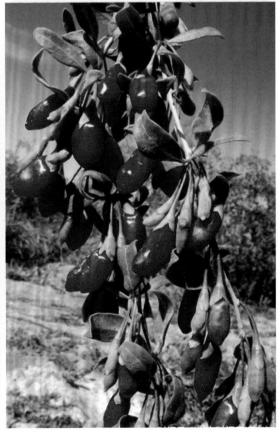

药用部位 中药：果实（枸杞子）。蒙药：果实（旭仁 – 温吉拉嘎）。

采收加工 夏、秋二季果实呈红色时采收，热风烘干，除去果梗；或晾至皮皱后，晒干，除去果梗。

性味归经 中药：甘，平。归肝、肾经。蒙药：甘，平。效轻、钝、软。

功能主治 中药：滋补肝肾，益精明目。用于虚劳精亏，腰膝酸痛，眩晕耳鸣，阳痿遗精，内热消渴，血虚萎黄，目昏不明。蒙药：清热，化瘀。用于心热，讧热，乳痈，经闭。

用法用量 中药：6~12g，煎汤。蒙药：煮散剂，3~5g，或入丸、散剂。

北方枸杞 | *Lycium chinense* Mill. var. *potaninii* (Pojark.) A. M. Lu

形态特征 灌木，高达 1m 余，多分枝，枝细长柔弱，常弯曲下垂，具棘刺，淡灰色，有纵条纹。单叶互生或于枝下部数叶簇生，通常较窄，为披针形至条状披针形，先端锐尖，基部楔形，全缘，两面均无毛。花常 1~2（~5）朵簇生于叶腋，花梗细；花萼钟状，先端 3~5 裂，裂片多少有缘毛；花冠漏斗状，紫色，先端 5 裂，裂片向外平展，与管部几等长或稍长，裂片的边缘缘毛较稀疏，基部耳不显著；雄蕊花丝长短不一，稍长于花冠，基部密生一圈白色绒毛。浆果卵形或矩圆形，深红色或橘红色。花期 7~8 月，果期 8~10 月。

生境分布 分布于我国河北北部、山西北部、陕西北部、宁夏北部、甘肃西部、青海东部。内蒙古大兴安岭牙克石市、鄂伦春自治旗、阿荣旗、莫力达瓦达斡尔族自治旗、扎兰屯市、扎赉特旗、科尔沁左翼中旗、阿鲁科尔沁旗、巴林左旗、巴林右旗有栽培。

药用部位 中药：果实（枸杞子）。

采收加工 夏、秋二季果实呈红色时采收，热风烘干，除去果梗；或晾至皮皱后，晒干，除去果梗。

性味归经 中药：甘，平。归肝、肾经。

功能主治 中药：滋补肝肾，益精明目。用于虚劳精亏，腰膝酸痛，眩晕耳鸣，阳痿遗精，内热消渴，血虚萎黄，目昏不明。

用法用量 中药：6~12g，煎汤。

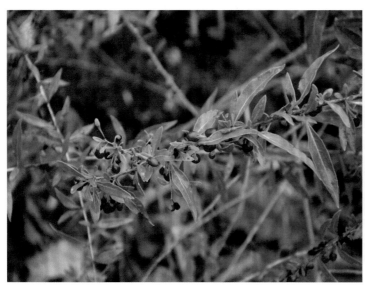
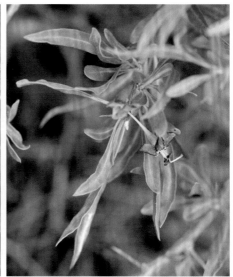

番 茄

西红柿、洋柿子
Lycopersicon esculentum Mill.

形态特征 一年生草本，高 60~150cm。茎成长后不能直立，而易倒伏（栽培时需搭架），全体被柔毛和黏质腺毛，有强烈气味。叶为羽状复叶，小叶大小不等，常 5~9 枚，卵形或矩圆形，顶端渐尖或钝，基部两侧不对称。花 3~7 朵成聚伞花序，腋外生；花萼裂片 5~7，条状披针形；花冠黄色，5~7 深裂；花药靠合成长圆锥状。浆果扁球状或近球形，肉质而多汁液，成熟后红色或黄色。

生境分布 原产于南美洲。内蒙古大兴安岭各地普遍栽培。

药用部位 中药：果实。

采收加工 夏、秋二季果实成熟时采收，洗净，鲜用。

性味归经 中药：甘、酸、微寒。归胃经。

功能主治 中药：生津止渴，健胃消食，清热消暑，补肾利尿。用于烦热烦渴，口干舌燥，食欲不振，牙龈出血，胃热口苦，高血压，冠心病。

用法用量 中药：适量，生食。

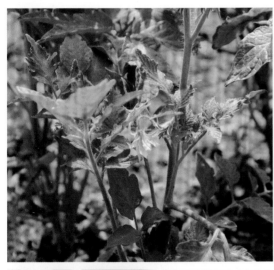
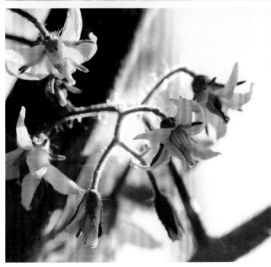
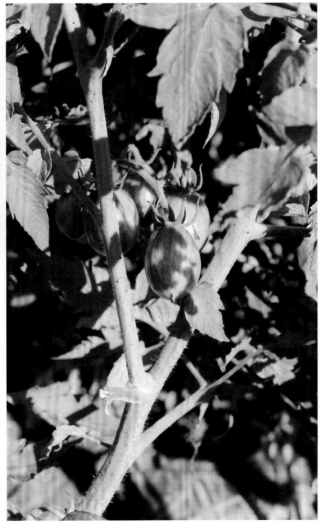

假酸浆 *Nicandra physalodes* (L.) Gaertn.

形态特征 一年生草本。茎直立，有棱条，无毛，高 40~150cm，上部有交互不等的二歧分枝。叶卵形或椭圆形，草质，顶端急尖或短渐尖，基部楔形，边缘有具圆缺的粗齿或浅裂，两面有稀疏毛；叶柄长约为叶片长的 1/4~1/3。花单生于枝腋而与叶对生，通常具较叶柄长的花梗，俯垂；花萼 5 深裂，裂片顶端尖锐，基部心脏状箭形，有 2 尖锐的耳片，果期包围果实；花冠钟状，浅蓝色，直径达 4cm，檐部有折襞，5 浅裂。浆果球状，直径 1.5~2cm，黄色。种子淡褐色，直径约 1mm。花、果期夏、秋二季。

生境分布 生于荒地、宅旁。原产于南美秘鲁。内蒙古大兴安岭根河市阿龙山、鄂伦春自治旗、扎兰屯市有逸生。

药用部位 中药：全草、果实和花。

采收加工 秋季采收全草，洗净泥土，晒干。秋季果实成熟时采收果实，晒干。花期采摘花，阴干。

性味归经 中药：甘、微苦，平。有小毒。

功能主治 中药：清热解毒，利尿镇静。用于感冒发热，鼻渊，热淋，痈肿疮疖，癫痫，狂犬病。

用法用量 中药：全草或花 3~9g，鲜品 15~30g。果实 1.5~3g。

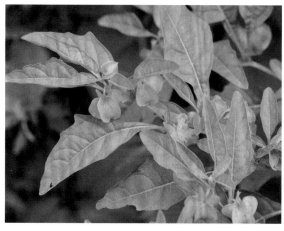 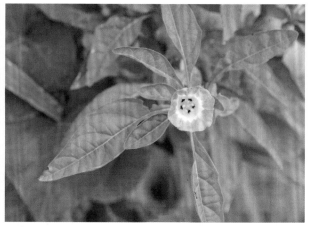

烟 草 *Nicotiana tabacum* L.

形态特征 一年生草本，高约 100cm。全株被腺毛。茎直立。叶卵形至披针形，长达 50cm，宽至 15cm，先端渐尖或急尖，全缘，基部楔形，有耳，半抱茎。圆锥状聚伞花序顶生，多花；花萼筒状钟形，裂片披针形，长短不等；花冠漏斗形，淡红色，5 浅裂，裂片先端急尖；花丝基部有毛，不等长，1 枚较长。蒴果长圆形。种子小，近圆形。

生境分布 原产于南美洲。内蒙古大兴安岭有栽培。

药用部位 中药：全草。

采收加工 秋季采收，阴干。

性味归经　中药：辛，温。有毒。

功能主治　中药：消肿，解毒杀虫。用于疔疮肿毒，头癣，白癣，秃疮，毒蛇咬伤。

用法用量　中药：多外用。鲜草捣烂外敷，或用烟油搽涂患处。

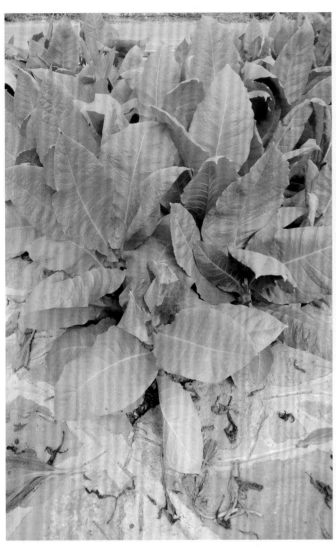
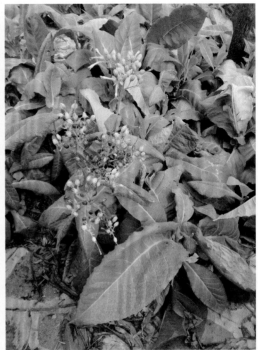
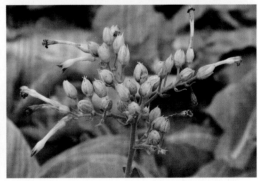

酸　浆

挂金灯、红姑娘、锦灯笼
Physalis alkekengi L. var. *franchetii* (Mast.) Makino

形态特征　多年生草本，高（20~）40~60（~90）cm，具长而横行的地下茎。茎直立，节稍膨大。单叶互生，在上部者成假对生，叶片卵形，先端渐尖或锐尖，基部偏斜，宽楔形或近圆形，近全缘或有疏波状齿，仅叶缘及脉上有短毛，其余叶的部分几无毛。花单生于叶腋，花梗近无毛或仅有稀疏柔毛，果时无毛；花萼裂片狭三角形，密被毛，筒部毛较稀疏，宿存，果时呈橘红色，近革质；花冠白色或黄白色，直径15~20mm，裂片宽三角形，外被短柔毛；雄蕊插生花冠筒上，花药黄色；子房卵形，花柱线形，柱头细小。浆果球形，橙红色，直径10~15mm，被膨大宿萼所包；宿萼光滑无毛，卵形，橘红色，远较浆果大，基部内凹。花期6~8月，果期8~9月。

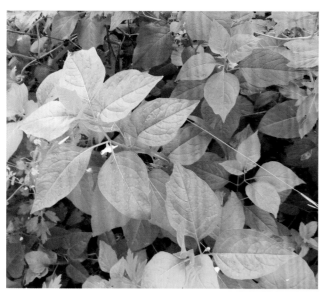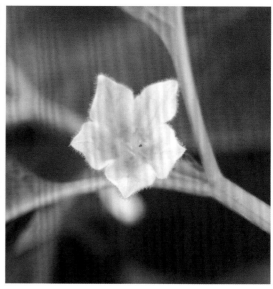

生境分布　生于空旷地或山坡。分布于我国甘肃、陕西、河南、湖北、四川、贵州和云南。内蒙古大兴安岭有栽培。

药用部位　中药：全草（锦灯笼）。

采收加工　夏季采收，洗净泥土，晒干。

性味归经　中药：苦、寒。归肺经。

功能主治　中药：清热解毒，利咽化痰，利尿通淋。用于咽痛音哑，痰热咳嗽，小便不利，热淋涩痛；外治天疱疮，湿疹。

用法用量　中药：5~9g，煎汤，捣汁或研末；外用适量，捣敷患处。

灰绿酸浆 ｜ 黄姑娘、灰绿毛酸浆
Physalis grisea (Waterfall) M. Martínez

形态特征　一年生直立草本。高 30~60 cm。茎粗壮，有明显的紫色条棱，被 0.5~1 mm 长的柔毛。叶宽卵形，长 3~11 cm，灰绿色，干后呈橙色或具橙色斑点，被短的、简单的柔毛及短的无柄腺毛；叶顶端渐尖，边缘具粗锯齿，基部阔圆形至心形。花单生于叶腋，花萼长 3~5 mm，被短柔毛；花梗长 4~6 mm；花冠黄色，喉部具 5 个大的深紫色斑纹；花药蓝色。果萼明显 5 棱，基部深陷，直径 1.5~2.5 cm。花、果期 8~10 月。

生境分布　生于农田、路边。原产于北美洲。内蒙古大兴安岭有栽培或逸生。

药用部位　中药：果实。

采收加工　秋季果实成熟时采摘，晒干。

功能主治　中药：清热解毒，利咽化痰。用于痰热咳嗽，咽喉肿痛，疮疡肿毒。

用法用量　中药：生食。

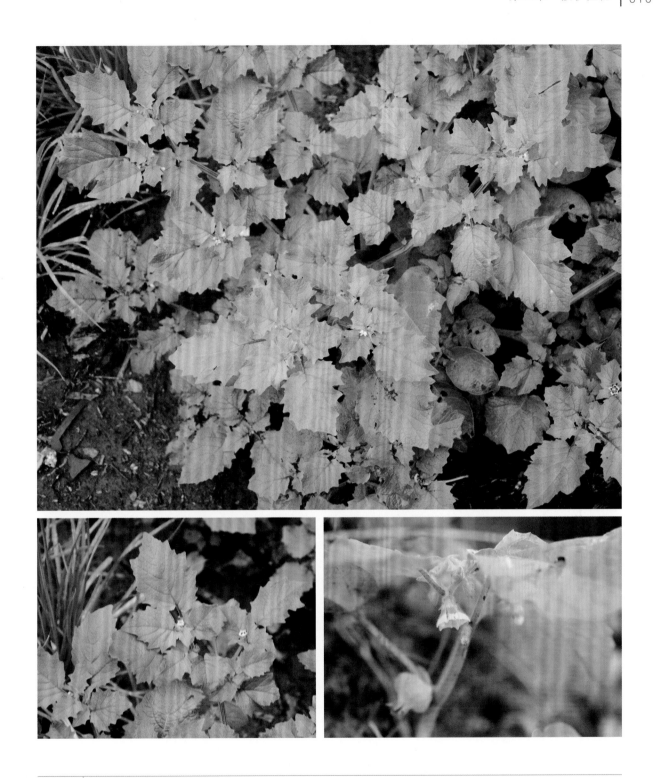

茄 | *Solanum melongena* L.

形态特征 一年生草本，高 60~90cm。小枝多为紫色，幼枝、叶、花梗及花萼均被星状绒毛，渐老则毛逐渐脱落。叶卵形至矩圆状卵形，顶端渐尖或钝圆，基部偏斜，边缘浅波状或深波状圆裂。能孕花单生，花梗后期下垂；不孕花生于蝎尾状花序上，与能孕花并出；花萼近钟形，有小皮刺，裂片披针形，先端锐尖；花冠紫色，直径 2.5~3.5cm，裂片三角形；雄蕊着生于花冠筒喉部；子房圆形。浆果较大，圆形或圆柱形，紫色、淡绿色或白色，萼宿存。

生境分布　原产于亚洲热带。内蒙古大兴安岭普遍栽培。

药用部位　中药：果实、花、根。

采收加工　夏、秋二季果实成熟时采收果实，晒干。夏、秋二季采摘花，阴干。秋季采挖根，洗净泥土，切片，晒干。

性味归经　中药：果实甘，凉。归脾、胃、大肠经。花甘，平。根甘，凉。

功能主治　中药：果实清热，活血，止痛，消肿。用于肠风下血，热毒疮痈，皮肤溃疡。花敛疮，止痛，利湿。用于创伤，牙痛，妇女白带过多。根清热利湿，祛风止咳，收敛止血。用于风湿性关节炎，老年慢性支气管炎，水肿，久咳，久痢，白带异常，遗精，尿血，便血；外用于冻疮。

用法用量　中药：果实外用适量，捣敷或研末调敷；入丸、散或泡酒。花烘干研末，2~3g；外用适量，研末涂敷。根25~50g，外用适量，煎汤洗。

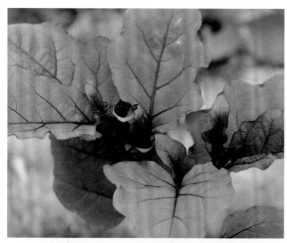

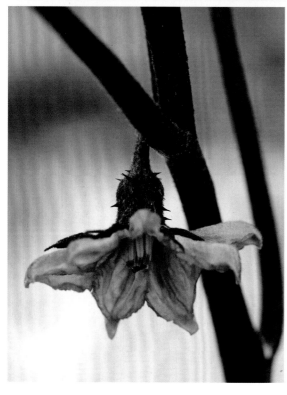

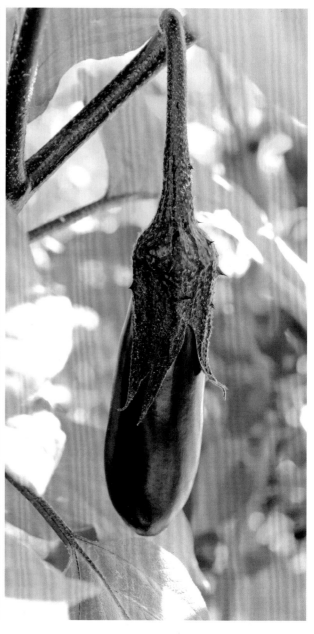

青杞 | 草枸杞、蜀羊泉、野枸杞、红葵
Solanum septemlobum Bunge

形态特征　多年生草本，高 20~50cm。茎有棱，直立，多分枝，被白色弯曲的短柔毛至近无毛。叶卵形，通常不整齐羽状 7 深裂，裂片宽条形或披针形，先端尖，两面均疏被短柔毛，叶脉及边缘毛较密；叶柄长 1~2cm，有短柔毛。二歧聚伞花序顶生或腋生；花梗纤细；花萼小，杯状，外面有疏柔毛，裂片三角形，花冠蓝紫色，直径约 1cm，裂片矩圆形；子房卵形。浆果近球状，直径约 8mm，熟时红色。种子扁圆形。花期 7~8 月，果期 8~9 月。

生境分布　生于路旁、林下、水边。分布于我国黑龙江、吉林、辽宁、河北、河南、山东西部、山西、陕西、宁夏、甘肃东部、四川西北部、西藏、新疆、江苏北部、安徽北部。内蒙古大兴安岭鄂伦春自治旗、科尔沁右翼前旗、科尔沁右翼中旗、阿鲁科尔沁旗、巴林左旗有分布。

药用部位　中药：全草。

采收加工　夏、秋二季采收全草，洗净泥土，切段，鲜用或晒干。

性味归经　中药：苦，寒。有小毒。

功能主治　中药：清热解毒。用于咽喉肿痛，目昏赤，乳腺炎，腮腺炎，疥癣，疥癣瘙痒。

用法用量　中药：15~30g，煎汤；外用适量，捣敷，或煎汤熏洗。

资源状况　资源少。

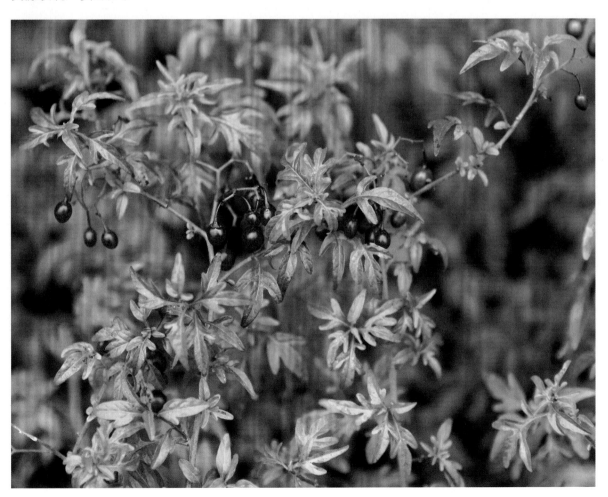

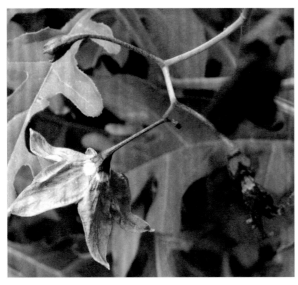
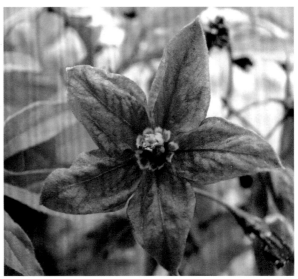

马铃薯 土豆、山药蛋、洋芋
Solanum tuberosum L.

形态特征 一年生草本，高 60~90cm，无毛或有疏柔毛。地下茎块状，扁球形或矩圆状。单数羽状复叶，小叶 6~8 对，常大小相间，卵形或矩圆形，基部稍不等，两面有疏柔毛。伞房花序顶生；花萼直径约 1cm，外面有疏柔毛；花冠白色或带蓝紫色，5 浅裂；子房卵圆形。浆果圆球形，绿色，光滑。

生境分布 原产于南美洲智利。内蒙古大兴安岭各地普遍栽培。

药用部位 中药：块茎。

采收加工 夏、秋二季采收，洗净泥土，鲜用或晒干。

性味归经 中药：甘，平。

功能主治 中药：和胃健中，解毒消肿。用于胃痛，疟腮，痈肿，湿疹，烫伤。

用法用量 中药：适量，煮食或煎汤；外用适量，磨汁涂。

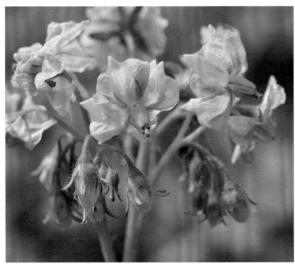
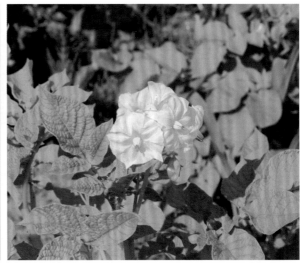

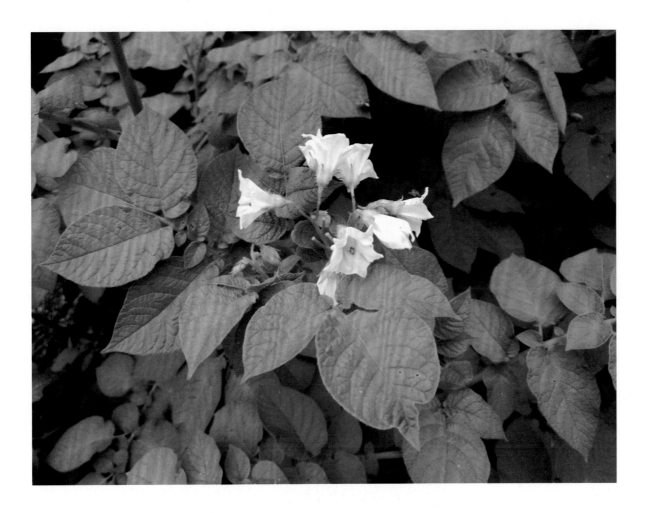

玄参科 Scrophulariaceae

新疆柳穿鱼 | *Linaria acutiloba* Fisch. ex Rchb.

形态特征 多年生草本。茎直立，上部多分枝，高约40cm，无毛。叶互生，条状披针形至披针形，先端锐尖，基部楔形，全缘，无毛，具3脉。总状花序着生于茎顶枝顶端；花序轴、花梗、花萼无毛或有少量短腺毛；苞片卵状披针形；花萼裂片5，卵形或卵状披针形；花冠黄色，除距外长约1.2cm，距长6~8m，较粗壮，常直伸，圆锥状，上唇直立，2裂，下唇3裂，先端开展，在喉部向上隆起，檐部呈假面状，喉部密被毛。蒴果矩圆状球形，顶部被短腺毛。种子盘状，边缘具膜质翅，中央具瘤状突起。花期7~8月，果期8~9月。

生境分布 生于森林带的林缘、沟谷草甸。分布于我国新疆中部。内蒙古大兴安岭额尔古纳市、根河市有分布。

药用部位 中药：全草。

采收加工 夏、秋二季采收，洗净泥土，切段，晒干。

性味归经 中药：苦，寒。

功能主治 中药：清热利湿，解毒消肿。用于湿热黄疸，丹毒，咽喉肿痛，口舌生疮。

用法用量 中药：10~15g，煎汤。

资源状况 资源少。

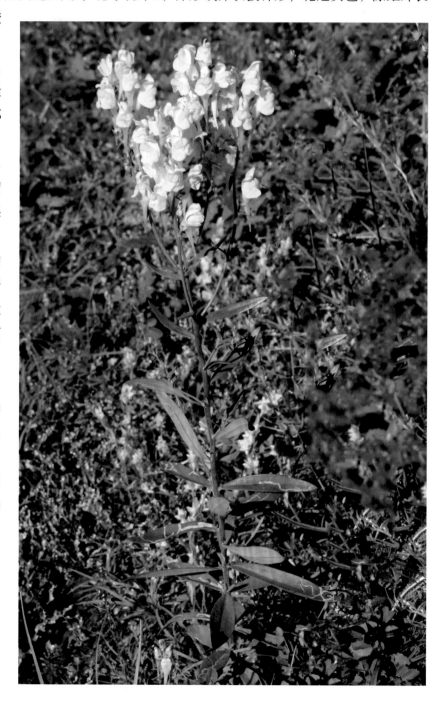

多枝柳穿鱼

矮柳穿鱼
Linaria buriatica Turcz. ex Benth.

形态特征　多年生草本。茎自基部多分枝，高 10~20cm，无毛。叶互生，狭条形至条形，先端渐尖，全缘，无毛。总状花序顶生，花少数；花梗长约 2mm，花序轴、花梗、花萼密被腺毛；花萼裂片 5，条状披针形；花冠黄色，除花距外长约 15mm，花距长约 10mm，花距向外方略上弯，较狭细，末端细尖。花期 8~9 月，果期 9~10 月。

生境分布　生于林缘、沟谷草甸。内蒙古大兴安岭额尔古纳市、鄂温克自治旗、陈巴尔虎旗东部、东乌珠穆沁旗、科尔沁右翼前旗有分布。

药用部位　中药：全草。

采收加工　夏、秋二季采收，洗净泥土，切段，晒干。

性味归经　中药：苦，寒。

功能主治　中药：清热利湿，解毒消肿。用于湿热黄疸，丹毒，咽喉肿痛，口舌生疮。

用法用量　中药：10~15g，煎汤。

资源状况　资源一般。

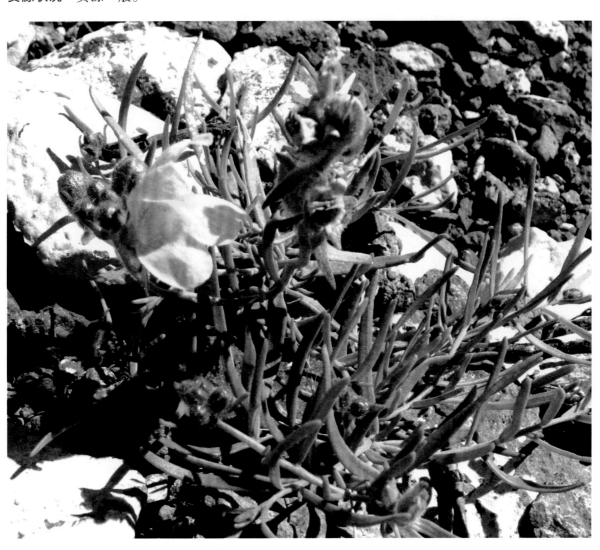

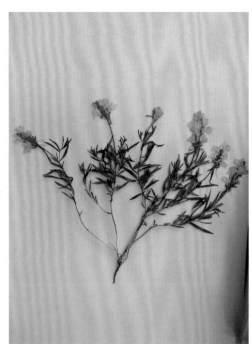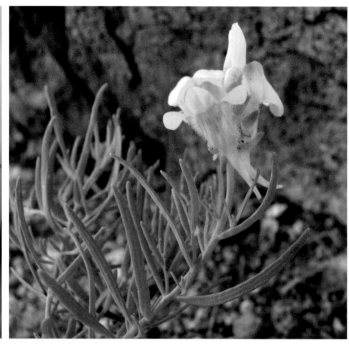

轮叶马先蒿 | *Pedicularis verticillata* L.

形态特征 多年生草本。干后不变黑。主根短细，具须状侧根；根颈端有膜质鳞片，三角状卵形。茎直立，常成丛，下部圆形，上部多少四棱形，沿棱被柔毛。基生叶条状披针形或矩圆形，羽状深裂至全裂；裂片具缺刻状齿，齿端有白色胼胝；具柄，被白色长柔毛；茎生叶通常 4 叶轮生，叶片较基生叶短。总状花序顶生，花稠密，最下部 1 或 2 轮，多少疏远；苞片叶状；花萼球状卵圆形，常紫红色，口部狭缩，密被白色长柔毛，前方开裂；萼齿 5，后方 1 枚小，其余 4 枚两两结合成三角形的大齿，近全缘；花冠紫红色；花丝前方 1 对有毛；花柱稍伸出蒴果，多少披针形，端渐尖，黄褐色至茶褐色。种子卵圆形，黑褐色，疏被细毛，表面具网状孔纹。花期 6~7 月，果期 8 月。

生境分布 生于森林带、森林草原带的沼泽草甸、低湿草甸。分布于我国吉林东部、辽宁、河北西北部、山西北部、河南西部、陕西南部、宁夏南部、甘肃中部和东部、青海、四川北部和西部、西藏东北部、新疆（阿尔泰山、伊犁哈萨克自治州天山）。内蒙古大兴安岭根河市得耳布尔、鄂伦春自治旗、鄂温克族自治旗、东乌珠穆沁旗、西乌珠穆沁旗、科尔沁右翼中旗、阿鲁科尔沁旗、巴林右旗、克什克腾旗有分布。

药用部位 中药：全草。

采收加工 秋季采收，洗净泥土，晒干。

性味归经 中药：甘、微苦，温。

功能主治 中药：益气生津，养心安神。用于气血不足，体虚多汗，心悸怔忡。

用法用量 中药：6~9g，煎汤。

资源状况 资源少。

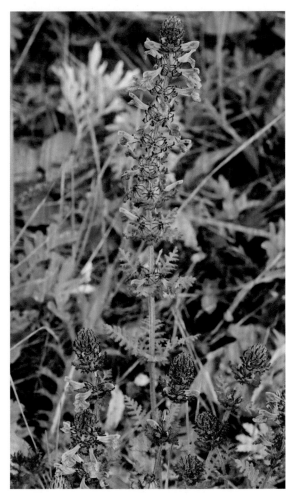
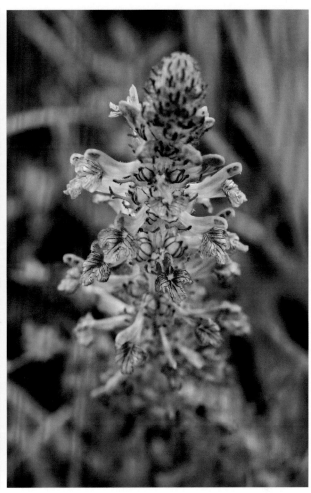

水蔓菁

勒马回
Pseudolysimachion dilatatum (Nakai et Kitag.) Y. Z. Zhao

形态特征 多年生草本。根状茎粗短，具多数须根。茎直立，单生或自基部抽出数条丛生，上部常不分枝，高 30~80cm，圆柱形，被白色短曲柔毛。叶对生，宽条形、椭圆状披针形、椭圆状卵形或卵形，先端钝尖，边缘具锯齿或疏齿，两面无毛或被短毛，基部渐狭成短柄或无柄。总状花序单生或复出，细长，长尾状，先端细尖；花梗短，被短毛；苞片细条形，短于花，被短毛；花萼筒 4 深裂，裂片卵状披针形至披针形，有睫毛；花冠蓝色或蓝紫色，4 裂，筒部长约为花冠长的 1/3，喉部有毛，裂片宽度不等，后方 1 枚大，圆形，其余 3 枚较小，卵形；雄蕊花丝无毛，明显伸出花冠；花柱细长，柱头头状。蒴果卵球形，稍扁，顶端微凹，花柱与花萼宿存。种子卵形，棕褐色。花期 7~8 月，果期 8~9 月。

生境分布 生于森林草原带和草原带的湿草甸、山顶岩石处。分布于我国河北、河南、山东、山西、陕西、甘肃、青海、四川、云南、安徽、江西、江苏、浙江、福建、湖北、湖南、广东、广西、台湾。内蒙古大兴安岭陈巴尔虎旗、东乌珠穆沁旗东部、西乌珠穆沁旗东南部、莫力达瓦达斡尔族自治旗、科尔沁右翼前旗、扎鲁特旗、阿鲁科尔沁旗、巴林左旗、巴林右旗、克什克腾旗有分布。

药用部位 中药：地上部分（勒马回）。

采收加工 茎叶繁茂时割取全草，切段，晒干或鲜用。

性味归经 中药：苦，寒。归肺、大肠经。

功能主治 中药：清热解毒，止咳化痰，利尿，通淋。用于痈肿疮毒，肺痈，咳喘痰多，久咳不止，热淋涩痛，小便不利。

用法用量 中药：15~30g，煎汤；外用适量，煎汤洗患处。

资源状况 资源一般。

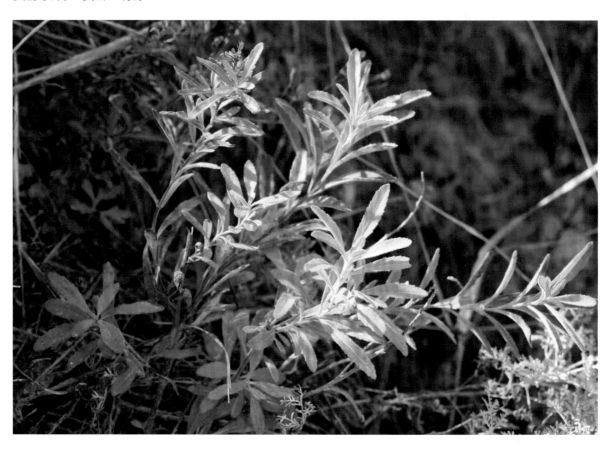

水苦荬 *Veronica undulata* Wall.

形态特征 多年生或一年生草本。通常在茎、花序轴、花梗、花萼和蒴果上多少被大头针状腺毛。根状茎斜走，节上生须根。茎直立或基部倾斜，高10~30cm，单一。叶对生，狭椭圆形或条状披针形，先端钝尖或渐尖，基部半抱茎，边缘具疏而小的锯齿，两面无毛，无柄。总状花序腋生，比叶长，多花；花梗在果期挺直，横叉开，与花序轴几成直角，纤细；苞片披针形，约为花梗之半；花萼4深裂，裂片卵状披针形，锐尖；花冠浅蓝色或淡紫色，筒部极短，裂片宽卵形；雄蕊与花冠近等长，花药淡紫色；子房疏被腺毛或近无毛。蒴果近圆球形，顶端微凹，与花萼近等长或更短。种子卵圆形，半透明状。花、果期7~9月。

生境分布 生于水边、沼泽地。分布于我国各省区。内蒙古大兴安岭科尔沁右翼中旗有分布。

药用部位 中药：带虫瘿果实的全草。蒙药：全草（奥森－钦达干－苏勒）。

采收加工 **中药**：夏季果实中红虫未逸出前采收有虫瘿的全草，洗净，切碎，鲜用或晒干。**蒙药**：夏、秋二季采收带花或果实的全草，阴干。

性味归经 **中药**：苦，寒。**蒙药**：酸、涩，凉。效轻、钝、柔。

功能主治 **中药**：止血，止痛，活血，消肿。用于咯血，胃痛，风湿痛，跌打损伤，痛经，痈肿。**蒙药**：利尿，消水肿，止痛，止吐，燥协日乌素。

用量用法 **中药**：10~30g，或研末；外用适量，鲜品捣敷。**蒙药**：煮散剂，3~5g；外用适量，研末或水煎洗患处。

资源状况 资源少。

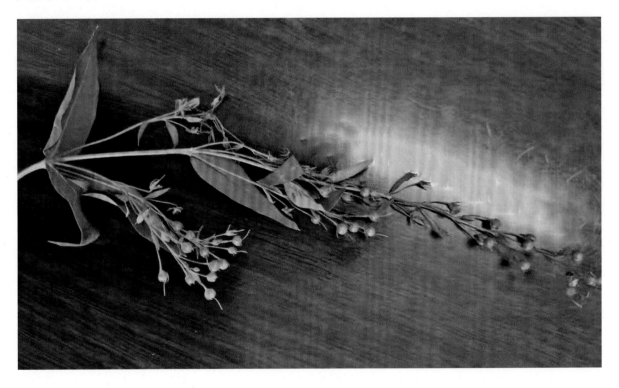

紫葳科 Bignoniaceae

梓 树
臭梧桐、筷子树
Catalpa ovata G. Don

形态特征 乔木，高可达 8m。树皮暗灰色或灰褐色，平滑。枝开展，小枝密被腺毛；冬芽卵球形，具 4~5 对芽鳞，鳞片深褐色，边缘具睫毛。叶宽卵形或近圆形，先端骤尖或渐尖，常为 3~5 浅裂，裂片三角形，大小不等，基部浅心形或近圆形，边缘被柔毛，沿脉尤密，下面淡绿色，仅沿脉有毛，脉腋被褐色毛，上面暗绿色，被短柔毛或腺毛，后变稀疏；叶柄初时密被柔毛或腺毛。顶生圆锥花序；花冠黄白色，具数条黄色线纹和紫色斑点；发育雄蕊 2，退化雄蕊 3；子房卵形，2 室，花柱丝状，先端 2 裂。蒴果筷子状，长 20~30cm，宽约 6mm，初时被长柔毛，后渐无毛。种子长椭圆形，两端生长毛。花期 6~7 月，果熟期 9 月。

生境分布 分布于我国吉林东部和西南部、辽宁、河北西北部、河南、山东东南部、山西东南部、陕西南部、宁夏、甘肃东南部、青海、安徽东南部、福建、江西、湖北、湖南、贵州、四川南部、云南北部。内蒙古大兴安岭扎兰屯市、科尔沁右翼中旗、突泉县、阿鲁科尔沁旗、巴林右旗大板有栽培。

药用部位 中药：除去栓皮的根皮、树皮（梓白皮）和果实（梓实）。

采收加工 秋季果实成熟时摘下果实，阴干或晒干。冬春可采剥树皮及根皮，去外层粗皮，晒干。

性味归经 中药：果实甘，平。皮苦，寒。

功能主治 中药：果实利尿，消肿。用于水肿，慢性肾炎，膀胱炎，肝硬化腹水。皮利湿热，杀虫。外用于湿疹，皮肤瘙痒，小儿头疮。

用法用量 中药：果实 6~15g。皮外用适量，煎汤洗患处。

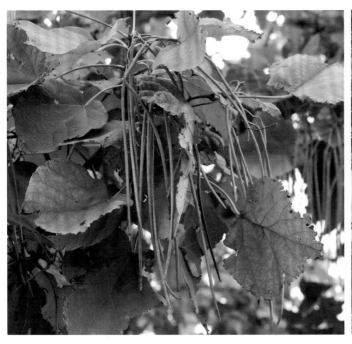
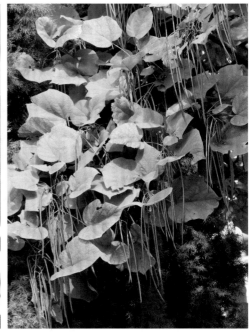

角 蒿

透骨草
Incarvillea sinensis Lam.

形态特征　一年生草本，高 30~80cm。茎直立，具黄色细条纹，被微毛。叶互生于分枝上，对生于基部，菱形或长椭圆形，2~3 回羽状深裂或至全裂；羽片 4~7 对，下部的羽片再分裂成 2 对或 3 对，最终裂片为条形或条状披针形，上面绿色，被毛或无毛，下面淡绿色，被毛，边缘具短毛；叶柄疏被短毛。花红色或紫红色，由 4~18 朵花组成的顶生总状花序；花梗短，密被短毛；苞片 1，小苞片 2，密被短毛，丝状；花萼钟状，5 裂；裂片条状锥形，基部膨大，被毛，萼筒被毛；花冠筒状漏斗形，先端 5 裂，裂片矩圆形，里面有黄色斑点；雄蕊 4，着生于花冠中部以下，花丝无毛；雌蕊着生于扁平的花盘上，密被腺毛。花柱无毛。柱头扁圆形。蒴果长角状弯曲，先端细尖，熟时瓣裂，内含多数种子。种子褐色，具翅，白色膜质。花期 6~8 月，果期 7~9 月。

生境分布　生于森林带和草原带的山地、河滩、河谷，也散生于田野、撂荒地、路边、宅旁。分布于我国黑龙江西南部、辽宁、河北、河南西部、山东西部、山西、陕西、宁夏、甘肃东部、四川、青海东部、西藏东部、云南西北部。内蒙古大兴安岭莫力达瓦达斡尔族自治旗、科尔沁右翼前旗、科尔沁右翼中旗、扎鲁特旗、巴林左旗乌兰坝保护区、巴林右旗赛罕乌拉保护区有分布。

药用部位　**中药**：全草（透骨草）。**蒙药**：地上部分（乌兰 – 托鲁麻）。

采收加工　夏、秋二季采收，洗净泥土，晒干。

性味归经　**中药**：辛、苦，温。有小毒。归肝、肾经。**蒙药**：苦、微甘，凉。效稀、柔、轻。

功能主治　**中药**：祛风除湿，解毒止痛。用于风湿关节痛；外用于疮疡肿毒。**蒙药**：止咳，燥协日乌素，助赫依运行，止痛，润肠。用于肺热，肺脓肿，中耳炎，耳聋，协日乌素病，便秘。

用法用量　**中药**：6~9g，煎汤；外用适量，煎汤熏洗患处。**蒙药**：多入丸、散剂。

资源状况　资源少。

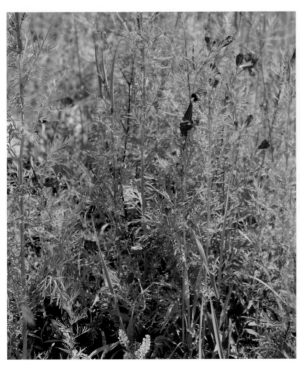
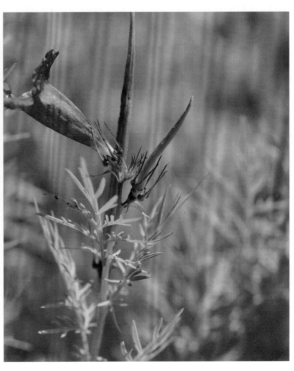

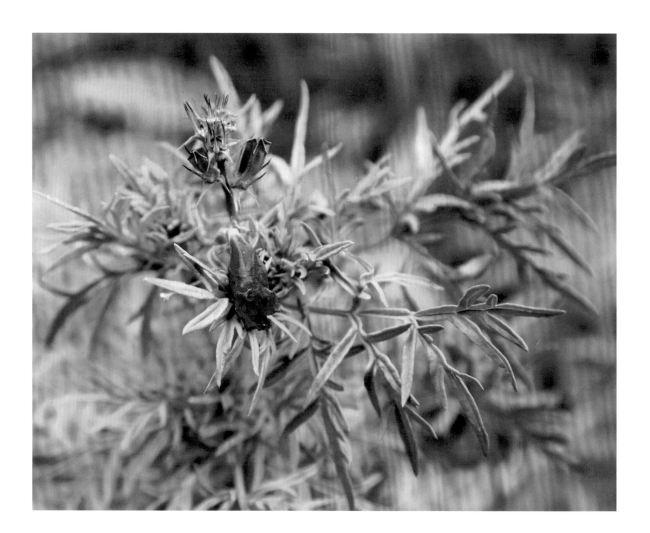

列当科 Orobanchaceae

黑水列当 | *Orobanche pycnostachya* Hance var. *amurensis* G. Beck

形态特征 二年生或多年生草本,高12~34cm。全株密被腺毛。茎直立,单一,不分枝,圆柱形,肉质,具纵棱,基部常膨大,具不定根,黄褐色。叶鳞片状,卵状披针形或条状披针形,黄褐色,先端尾尖。穗状花序顶生,具多数花;苞片卵状披针形,先端尾尖,黄褐色,密被腺毛;花萼2深裂达基部,每裂片再2中裂,小裂片条形,黄褐色,密被腺毛;花冠蓝色或紫色,2唇形,上唇2浅裂,下唇3浅裂,花冠筒中部稍弯曲,密被腺毛;雄蕊4,二强,花药被柔毛,花丝基部稍被腺毛;子房矩圆形,无毛,花柱细长,被疏细腺毛。蒴果矩圆形,包藏在花被内。种子褐黑色,扁球形或扁椭圆形。花期6~7月,果期7~8月。

生境分布 寄生于蒿属 *Artemisia* L. 植物的根上,生于林缘草地。分布于我国黑龙江、吉林、辽宁、河北、山西。内蒙古大兴安岭鄂伦春自治旗、莫力达瓦达斡尔族自治旗、阿荣旗、扎兰屯市、扎赉特旗、科尔沁右翼前旗、巴林左旗乌兰坝保护区有分布。

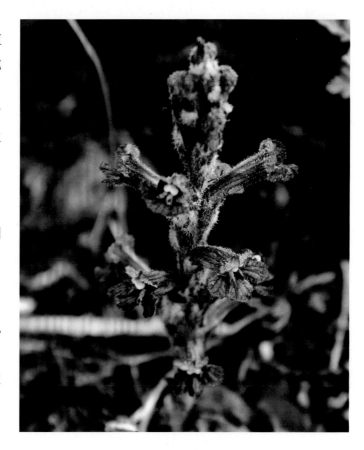

药用部位 中药:全草。

采收加工 夏初采收,晒八成干,捆成小把,再晒干。

性味归经 中药:甘,温。

功能主治 中药:补肾助阳,强筋骨。用于神经衰弱,腰腿酸软;外用于小儿腹泻,肠炎,痢疾。

用法用量 中药:6~9g煎汤;外用适量,煎汤洗脚。

资源状况 资源少。

茜草科 Rubiaceae

大叶猪殃殃
东北猪殃殃、沼拉拉藤
Galium dahuricum Turcz. ex Ledeb.

形态特征　多年生蔓生或攀缘草本。茎细弱，多分枝，高 20~60cm，具 4 棱，棱上具倒向皮刺。叶薄纸质，6 枚轮生，倒披针形或倒卵状披针形，先端锐尖、渐尖或钝圆，具尖头，基部宽楔形，有时渐狭成柄，边缘微反卷，具稀疏的倒向皮刺，无柄。聚伞花序顶生或上部叶腋生，松散；花淡黄白色；花梗纤细，后期伸长；萼筒无毛；花冠 4 深裂，裂片卵形；雄蕊 4，着生于花冠筒上部；花柱 2 裂至近中部，子房卵球形。果实近球形。果爿长圆形，具疣状突起或短柔毛。花期 6~7 月，果期 8~9 月。

生境分布　生于森林带的河边、林下、林缘、草甸、沼泽地。分布于我国黑龙江、吉林、辽宁、河北、福建、湖北、湖南、贵州、四川、云南、新疆。内蒙古大兴安岭额尔古纳市、根河市、牙克石市、鄂伦春自治旗、阿尔山市、陈巴尔虎旗、鄂温克族自治旗、莫力达瓦达斡尔族自治旗、阿荣旗、扎兰屯市、扎赉特旗、科尔沁右翼前旗、巴林右旗、克什克腾旗有分布。

药用部位　中药：全草。

采收加工　夏、秋二季采收全草，洗净泥土，晒干。

功能主治　中药：清热解毒，消肿止痛。

资源状况　资源一般。

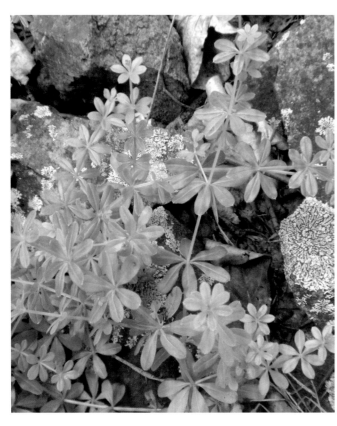
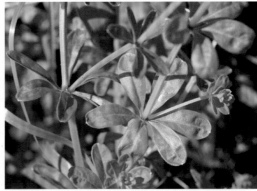
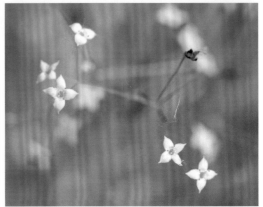

车叶草

异叶轮草
Galium maximowiczii (Kom.) Pobed.

形态特征　多年生草本。茎直立或攀缘状，高 30~45cm，具 4 棱，光滑无毛或节部被毛，单生或上部具分枝。叶 4 枚轮生，长卵圆形或椭圆形，先端钝，基部楔形，两面疏被刺毛，基出脉 3 条，背面和边缘密被刺毛；茎下部叶无柄，茎上部叶具短柄，柄上具刺毛。聚伞圆锥花序顶生或上部腋生，疏散；花小，白色；花梗纤细，光滑无毛；苞叶对生，披针形；花萼无毛；花冠裂片三角状披针形，近等长或稍长于管部；雄蕊着生于花冠管的中部，花丝极短；花柱柱头 2 浅裂，圆球形。果近球形，果实双生，极少单生，无毛，具小颗粒。花期 6~7 月，果期 8~9 月。

生境分布　生于阔叶林带的林下、灌丛、山坡、草甸、旷野。分布于我国黑龙江东南部、吉林中东部、辽宁中东部、河北、河南东南部、山东、山西南部、陕西南部、甘肃东南部。内蒙古大兴安岭莫力达瓦达斡尔族自治旗有分布。

药用部位　中药：全草。

采收加工　夏、秋二季采收全草，洗净泥土，晒干。

功能主治　中药：清热解毒，利湿消肿，活血定痛。用于抗肿瘤，调节免疫，抗氧化，消炎。

资源状况　资源稀少。

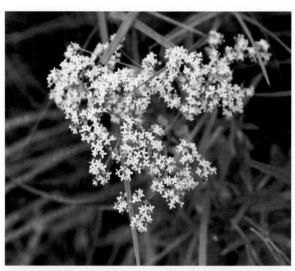

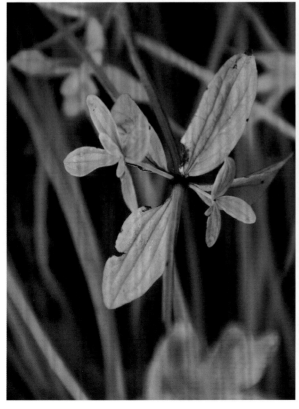

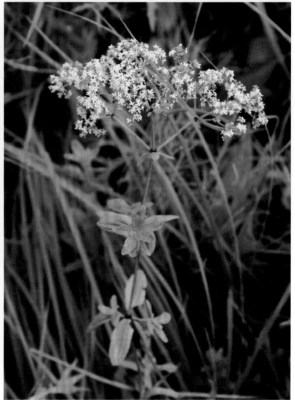

拉拉藤
猪殃殃、爬拉殃
Galium spurium L.

形态特征　一年生或二年生草本。茎长 30~80cm，具 4 棱，沿棱具倒向钩状刺毛，多分枝。叶 6~8 枚轮生，条状倒披针形，先端具刺状尖头，基部渐狭成柄状，上面具多数硬毛；叶脉 1，边缘稍反卷，沿脉的背面及边缘具倒向刺毛，无柄。聚伞花序腋生或顶生，单生或 2~3 个簇生，具花数朵；总花梗粗壮，直立；花小，黄绿色；花梗纤细；花萼密被白色钩状刺毛，檐部近截形；花冠裂片长圆形；雄蕊 4，伸出花冠外。果实具 1 或 2 个近球状的果爿，密被白色钩状刺毛；果梗直。花期 6 月，果期 7~8 月。

生境分布　生于森林带和草原带的山地石缝、阴坡、山谷湿地、山坡灌丛、路旁。分布于我国除海南以外的其他各地。内蒙古大兴安岭牙克石市、阿尔山市伊尔施、东乌珠穆沁旗宝格达山、科尔沁右翼前旗、科尔沁右翼中旗、巴林右旗、克什克腾旗有分布。

药用部位　中药：全草。

采收加工　夏、秋二季采收，洗净泥土，晒干。

功能主治　中药：清热解毒，活血通络，消肿止痛。用于热淋，石淋，小便不利，腹泻，痢疾，肺热咳嗽，急性肾炎，膀胱炎；捣碎外敷用于痈疖肿痛、蛇咬伤，煎汤洗用于湿疹；还有抑菌、降血压、抗癌等作用。

资源状况　资源一般。

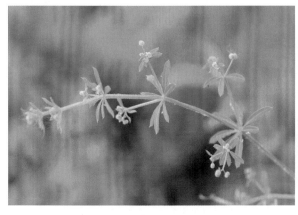
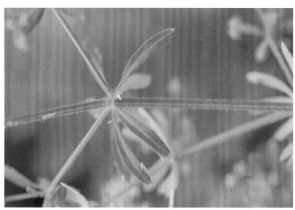

小叶猪殃殃
三瓣猪殃殃、小叶拉拉藤
Galium trifidum L.

形态特征　多年生草本，纤弱丛生。茎高 10~45cm，通常缠绕交错，具 4 棱，沿棱被硬毛，后变光滑。叶 4（~5）枚轮生，倒披针形或椭圆形，先端圆钝，基部狭楔形，两面近无毛，中脉于背面凸起，疏被短刺毛，边缘有极微小的倒生刺毛，近无柄。花小，单生或 2~3 朵组成腋生或顶生的聚伞花序；花梗细，有时具短刺毛；萼筒通常光滑无毛；花冠裂片 3，卵圆形，微被毛；雄蕊 3，稍伸出花冠裂片的基部；花柱 2 裂至中部，几与花冠等长，柱头头状。果爿双球形，光滑无毛或疏被短硬毛。花、果期 7~9 月。

生境分布 生于森林带和草原带的河谷草甸、沼泽化草甸、沼泽、水泡边、沙地、山地林下、草坡、灌丛。分布于我国黑龙江中部、吉林东部、辽宁东北部、安徽南部、江苏南部、浙江、福建、台湾北部、江西、湖北南部、广东北部、广西北部、贵州、云南、四川南部、西藏东南部。内蒙古大兴安岭额尔古纳市、根河市、牙克石市、鄂伦春自治旗、鄂温克族自治旗、巴林左旗乌兰坝保护区有分布。

药用部位 中药：根及全草。

采收加工 夏、秋二季采收全草，洗净泥土，晒干。秋季采挖根，洗净泥土，晒干。

功能主治 中药：清热解毒，通经活络，利尿消肿，安胎，抗癌。用于胃脘痛，贫血，流产，癌症。

资源状况 资源少。

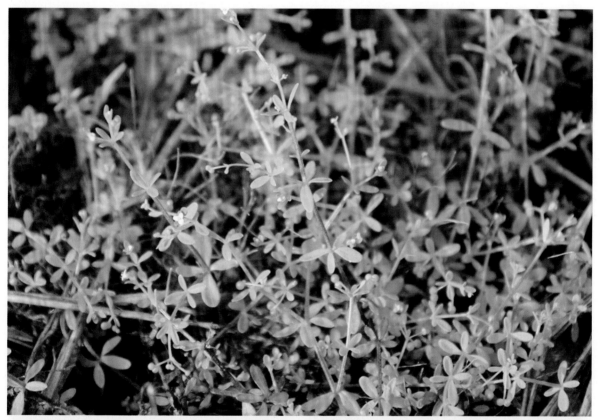

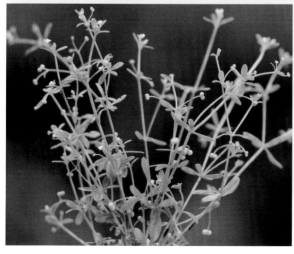

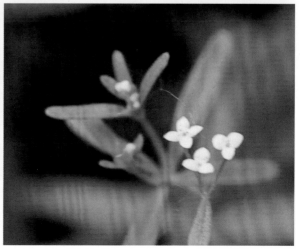

黑果茜草

阿拉善茜草
Rubia cordifolia L. var. *pratensis* Maxim.

形态特征　多年生攀缘草本。根紫红色或橙红色。茎粗糙，基部稍木质化；小枝四棱形，棱上具倒生小刺。叶 4~6（~8）枚轮生，纸质，披针形、矩圆状披针形、卵状披针形或卵形，先端渐尖，基部心形或圆形，全缘，边缘具倒生小刺，上面粗糙或疏被短硬毛，下面疏被刺状糙毛，脉上有倒生小刺，基出脉 3~5；叶柄沿棱具倒生小刺。聚伞花序顶生或腋生，通常组成大而疏松的圆锥花序；小苞片披针形；花小，黄白色，具短梗；花萼筒近球形，无毛；花冠辐状，筒部极短，檐部 5 裂，裂片长圆状披针形，先端渐尖；雄蕊 5，着生于花冠筒喉部，花丝极短，花药椭圆形；花柱 2 深裂，柱头头状。果实近球形，果熟时为黑色或黑紫色，内有 1 粒种子。花期 7 月，果期 9 月。

生境分布　生于森林带、草原带的山地林下、林缘、灌丛、岩石缝、草甸。分布于我国河北、山西。内蒙古大兴安岭额尔古纳市、根河市、牙克石市、鄂伦春自治旗、阿尔山市、陈巴尔虎旗、鄂温克族自治旗、莫力达瓦达斡尔族自治旗、阿荣旗、扎兰屯市、克什克腾旗有分布。

药用部位　**中药**：根及根茎。**蒙药**：根及根茎（玛日纳）。

采收加工　春、秋二季采挖，洗净泥土，晒干。

性味归经　**中药**：苦，寒。归肝经。**蒙药**：苦，凉。效糙、燥、钝、柔。

功能主治　**中药**：凉血，止血，祛瘀，通经。用于吐血，衄血，崩漏，外伤出血，经闭瘀阻，关节痹痛，跌扑肿痛。**蒙药**：清伤热、血热，止血，止泻。用于血热，吐血，衄血，子宫出血，肾肺伤热，麻疹，肠刺痛，肠热腹泻。

用法用量　**中药**：6~9g，煎汤。**蒙药**：煮散剂，3~5g，或入丸、散剂。

资源状况　资源一般。

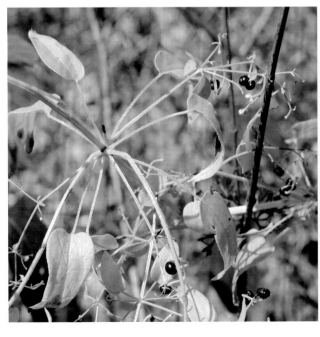
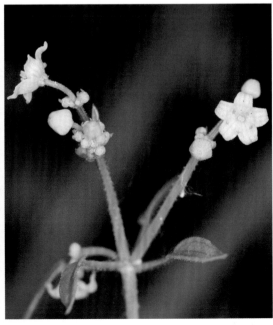

披针叶茜草 | *Rubia lanceolata* Hayata

形态特征　多年生草本，攀缘状或披散状，长达 1m。茎具棱，棱上具倒向小皮刺。叶 4 枚轮生，草质或近草质，披针形或卵状披针形，先端渐尖，基部浅心形至近圆形，全缘，边缘反卷，具倒向小刺，上面绿色，有光泽，下面暗绿色，两面脉上均被糙毛或短硬毛，基出脉 3，上面凹下，下面凸起。聚伞花序排成大而疏散的圆锥花序，顶生或腋生；总花梗长而直，花梗具倒向小刺；小苞片披针形；花萼筒近球形，无毛；花冠辐状，黄绿色，筒部极短，檐部 5 裂，裂片宽三角形或卵形至卵状披针形；雄蕊 5，着生于花冠喉部；花柱 2 深裂，柱头头状。果实球形，成熟后黑色，光滑无毛。花期 6~7 月，果期 8~9 月。

生境分布　生于森林草原带的山坡林下、山沟、河滩草甸。分布于我国陕西、甘肃、湖北、台湾、广东、广西、四川、贵州、云南。内蒙古大兴安岭东乌珠穆沁旗有分布。

药用部位　**中药**：全草或根。

采收加工　夏、秋二季采收全草，洗净泥土，晒干。秋季采挖根，洗净泥土，晒干。

功能主治　**中药**：凉血，止血，化瘀。凡血热妄行之出血证均可用，用于血热咯血、吐血、衄血、尿血等。根去皮可治牙痛；叶汁可治白癣。

资源状况　资源少。

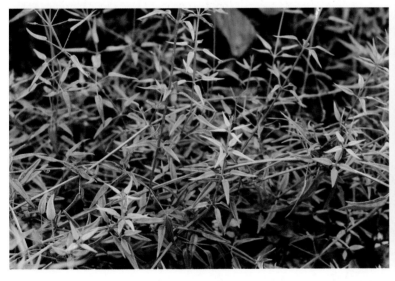
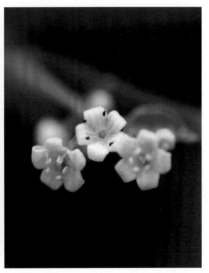

林生茜草 | *Rubia sylvatica* (Maxim.) Nakai

形态特征　多年生草质攀缘藤本，长 2~3.5m 或过之。茎、枝细长，方柱形，有 4 棱，棱上有微小的皮刺。叶 4~10 枚，稀 11~12 枚轮生，叶片干后膜状纸质，棕褐色或黑绿色，卵形至近圆形，顶端长渐尖或尾尖，基部深心形，后裂片耳形，边缘有微小皮刺，两面粗糙，基出脉 5~7 条，纤细，有微小皮刺；叶柄有微小皮刺。聚伞花序腋生和顶生，通常有花 10 余朵；总花梗、花序轴及其分枝均纤细、粗糙；花小，黄白色，具短梗；花萼筒近球形，无毛；花冠辐状，筒部极短，檐部 5 裂，裂片长圆状披针形，先端渐尖；雄蕊 5，着生于花冠筒喉部，花丝极短，花药椭圆形；花柱 2 深裂，柱头头状。果实球形，成熟时黑色，单生或双生。花期 7 月，果期 9~10 月。

生境分布　生于森林带的山地林下、林缘。分布于我国黑龙江、吉林、辽宁、河北、山西、陕西、甘肃、四川。内蒙古大兴安岭额尔古纳市、根河市、牙克石市、鄂伦春自治旗、阿尔山市、巴林左旗乌兰坝保护区、巴林右旗赛罕乌拉保护区有分布。

药用部位　**中药**：根及根茎。

采收加工　秋季采挖，洗净泥土，晒干。

功能主治　**中药**：凉血，止血，祛瘀，通经。用于吐血，衄血，崩漏，外伤出血，经闭，关节痹痛，跌打损伤。

资源状况　资源少。

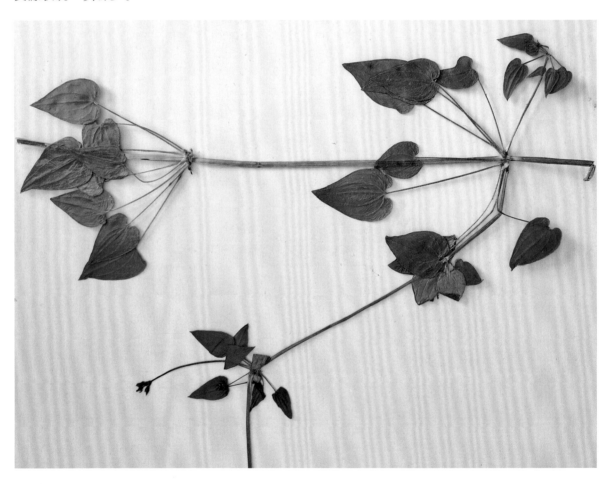

忍冬科 Caprifoliaceae

金银忍冬 | 小花金银花
Lonicera maackii (Rupr.) Maxim.

形态特征　灌木，高达 300cm。小枝中空，灰褐色，密被短柔毛；老枝深灰色，被疏毛，仅在基部近节间处较密；冬芽卵球形，芽鳞淡黄褐色，密被柔毛。叶卵状椭圆形至卵状披针形，稀为菱状卵形，先端渐尖或长渐尖，基部宽楔形或楔形，稀圆形，全缘，具长柔毛，上面暗绿色，被疏毛，沿脉较密，下面淡绿色，上面及各脉均被柔毛，沿脉尤密；叶柄长 2~5mm，密被腺柔毛。花初时白色，后变黄色；总花梗比叶柄短，被腺柔毛；苞片窄条形，密被腺柔毛，约比子房长 2 倍，苞片与子房间有短柄，小苞片与子房等长，呈坛状围住萼筒，被毛；花萼 5 裂，裂片长三角形至窄卵形，被腺柔毛；花冠二唇形，外被疏毛，基部尤密，上唇 4 裂，边缘具毛，下唇 1 裂，被毛；雄蕊 5，花药条形，花丝至少基部被毛；花柱被长毛，柱头头状。浆果暗红色，球形。种子具小浅凹点。花期 5 月，果期 9 月。

生境分布　生于阔叶林带的林下、林缘、沟谷溪边。分布于我国黑龙江、吉林、辽宁、河北中北部、河南西部、山东、山西、陕西中部和南部、宁夏南部、甘肃东部、青海东部、四川北部、安徽、江苏、浙江、江西西部、湖北、湖南、贵州东南部、云南西北部和东南部。内蒙古大兴安岭阿鲁科尔沁旗、克什克腾旗有分布。

药用部位　**中药**：茎叶及花。

采收加工　夏、秋二季采茎叶，鲜用或切段晒干。5~6 月采花，阴干。

性味归经　**中药**：甘、淡，寒。

功能主治　**中药**：祛风，清热，解毒。用于感冒，咳嗽，咽喉肿痛，目赤肿痛，肺痈，乳痈，湿疮。

用法用量　**中药**：9~15g，煎汤；外用适量，捣敷或煎汤洗。

资源状况　资源少。

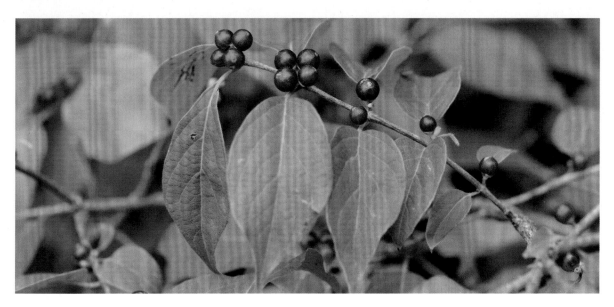

锦带花

连萼锦带花、海仙
Weigela florida (Bunge) A. DC.

形态特征 灌木，高达 3m。当年生枝绿色，被短柔毛；小枝紫红色，光滑，具微棱；冬芽 5~7 对芽鳞，鳞片边缘具睫毛。叶椭圆形至卵状矩圆形或倒卵形，先端渐尖或骤尖，稀钝圆，基部楔形，边缘具浅锯齿，被毛，上面绿色，下面淡绿色，两面被短柔毛，沿脉尤密；叶柄被柔毛。苞片条形，被长毛，小苞片呈杯状，被疏毛；花萼外被疏长毛，5 裂，裂片为不等长的三角状长卵形，边缘具毛；花冠漏斗状钟形，粉红色或白色，被短毛，裂片 5，宽卵形；雄蕊 5，着生于花冠中部，花丝光滑；花柱单一，光滑，稍超出花冠，柱头扁平，2 裂，帽状。蒴果被稀柔毛或无毛，顶端有短柄状喙，疏生柔毛。种子多数。花期 5 月，果期 8~9 月。

生境分布 生于阔叶林带的山地灌丛或杂木林下。分布于我国吉林南部、辽宁、河北、河南西部、山东东部、山西东北部、陕西南部、江苏西南部。内蒙古大兴安岭城镇有栽培。

药用部位 中药：花蕾。

采收加工 夏初花开放前采摘，阴干。

功能主治 中药：清热凉血，解毒，活血化瘀，止痛。用于温病初起，咽喉肿痛，丹毒，感冒发热。

用法用量 中药：5~15g，煎汤，或入丸、散剂；外用适量，捣敷。

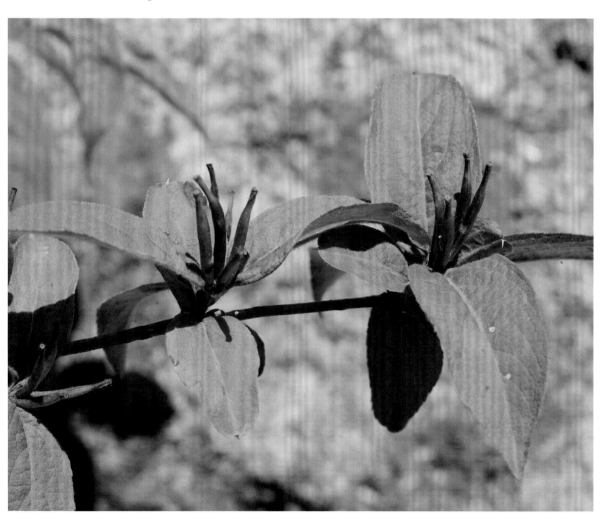

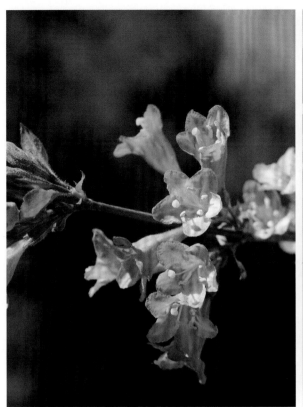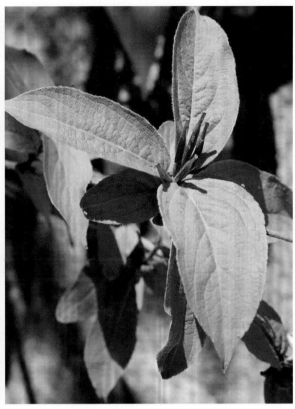

败酱科 Valerianaceae

黑水缬草 *Valeriana amurensis* Smir. ex Komarov

形态特征　多年生草本，高 50~110cm。须根多，细绳状，土黄色。根状茎短，通常具匍匐枝；茎单一，直立，中空，具明显的纵棱，多少密被长白毛或近无毛。基生叶数枚，具长柄，羽状全裂，裂片 1~4（~6）对，卵形或歪卵形，基部下延，边缘具不整齐的粗大齿牙；茎生叶对生，羽状全裂，裂片 2~6 对，顶裂片比侧裂片大，卵形或近菱形，稀披针形，边缘具粗齿，侧裂片长圆形、长圆状卵形或线状披针形，基部狭楔形，先端长渐尖，叶柄及叶片均被白毛，稀无毛。花序多花密集成伞房状多歧聚伞花序；苞片羽状全裂，裂片线状披针形或线形；花序分枝及花梗密被腺毛及粗毛；花萼内卷；花冠粉紫色或淡粉红色，筒状漏斗形；雄蕊 3；子房下位。瘦果长圆状卵形，被白色粗毛，顶端具 9~12 条冠毛状宿存萼。花期 7 月，果期 7~8 月。

生境分布　生于林缘草地山坡林下。分布于我国东北部。内蒙古大兴安岭鄂伦春自治旗、莫力达瓦达斡尔族自治旗、阿荣旗、扎兰屯市有分布。

药用部位　**中药**：根茎及根。**蒙药**：根茎及根（朱勒根 – 呼吉）。

采收加工　春、秋二季采挖，洗净泥土，晒干。

性味归经　**中药**：辛、甘，温。归心、肝经。**蒙药**：苦，凉。效轻、钝、稀、柔。

功能主治　**中药**：安神，理气，止痛。用于神经衰弱，失眠，癔病，癫痫，胃腹胀痛，腰腿痛，跌打损伤。**蒙药**：清热，解毒，镇静，消肿，止痛。用于毒热，陈热，心悸，失眠，心神不安，癫痫。

用法用量　**中药**：3~4.5g，煎汤、研末或浸酒。**蒙药**：煮散剂，3~5g，或入丸、散剂。

资源状况　资源一般。

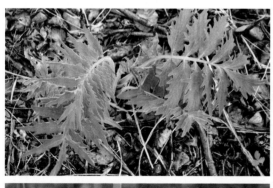
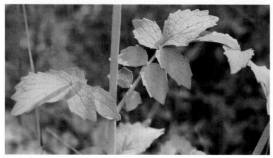
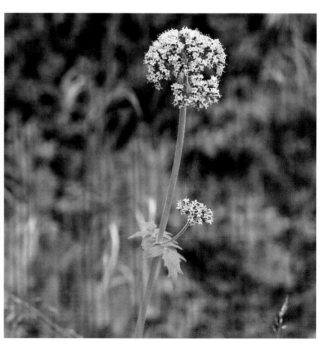

葫芦科 Cucurbitaceae

盒子草 | *Actinostemma tenerum* Griif.

形态特征　一年生草本。茎细长，攀缘状，长 150~200cm，具纵棱，被短柔毛；卷须分 2 叉，与叶对生。叶片戟形、披针状三角形或卵状心形，不裂或 3~5 裂，中裂片长，宽披针形，先端长渐尖，侧裂片较短，边缘有疏锯齿，基部通常心形，两面几无毛。雄花花序总状或圆锥状，腋生；雌花单生或着生于雄花花序基部；花萼裂片条状披针形，较花冠裂片稍短；花冠裂片狭卵状披针形或三角状披针形，先端尾尖，黄绿色；雄蕊 5，分生，花药 1 室；子房卵形，柱头 2 裂，肾形。果实卵形或矩圆形，黄褐色，疏生暗绿色鳞片状突起，成熟时近中部盖裂。种子 2，暗灰色，表面有皱纹状不规则突起。花期 8~9 月，果期 9~10 月。

生境分布　生于阔叶林带和森林草原带的沼泽草甸、浅水中。分布于我国黑龙江、辽宁、河北中部、河南东南部、山东、江苏南部、浙江、安徽、湖南、四川、西藏南部、云南西部、广东、广西、江西、福建、台湾。内蒙古大兴安岭扎赉特旗有分布。

药用部位　中药：全草、种子、叶。

采收加工　秋季果实成熟后，采收全草和种子，晒干。夏季采收叶，晒干或鲜用。

性味归经　中药：苦，寒。归肾、膀胱经。

功能主治　中药：利水消肿，清热解毒。用于水肿，臌胀，疳积，湿疹，疮疡，毒蛇咬伤。

用法用量　中药：15~30g，煎汤；外用适量，捣敷或煎汤熏洗。

资源状况　资源少。

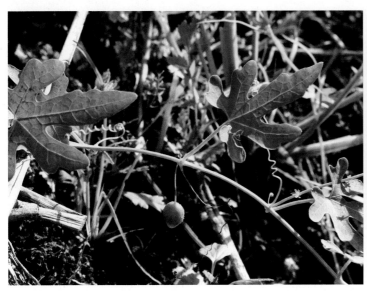
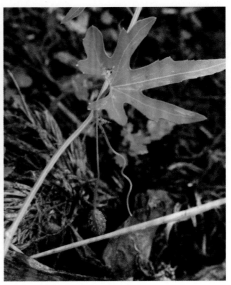

冬 瓜 *Benincasa hispida* (Thunb.) Cogn.

形态特征　一年生蔓生草本。茎密被黄褐色毛；卷须常分 2~3 叉。叶片肾状近圆形，基部弯缺深，5~7 浅裂或有时中裂，边缘有小锯齿，两面生有硬毛，叶柄粗壮。雌雄同株；花单生，花梗被硬毛；花萼裂片有锯齿，反折；花冠黄色，辐状，裂片宽倒卵形；雄蕊 3，分生，药室多回折曲；子房卵形或圆筒形，密生黄褐色硬毛，柱头 3，2 裂。果实长圆柱状或近球状，大型，有毛和白粉；种子卵形，白色或淡黄色，压扁状。花期 6~8 月，果期 8~10 月。

生境分布　原产于亚洲热带和亚热带，澳大利亚、马达加斯加。内蒙古大兴安岭有栽培。

药用部位　中药：果实（冬瓜）、果瓤（冬瓜瓤）、藤茎（冬瓜藤）、叶（冬瓜叶）、果皮（冬瓜皮）、种子（冬瓜子）。

采收加工　夏末秋初果实成熟时采摘，鲜用。食用冬瓜时，收集果瓤鲜用。夏、秋二季采收藤茎，鲜用或晒干。夏季采摘叶，阴干或鲜用。食用冬瓜时，洗净，削取外层果皮，晒干。食用冬瓜时，取种子，洗净，干燥。

性味归经　中药：果实甘、淡，凉。归肺、大小肠、膀胱经。果瓤甘，平。归肺、膀胱经。藤茎苦，寒。归肺、肝经。叶苦，凉。归肺、大肠经。果皮甘，凉。归脾、小肠经。种子甘，微寒。归肺、大肠经。

功能主治　中药：果实利水，消痰，清热，解毒。用于水肿胀满，脚气病，淋病，痰喘，暑热烦闷，消渴，泻痢，痈肿，痔漏，并解鱼毒，酒毒。果瓤清热止渴，利水消肿。用于热病烦渴，消渴，淋证，水肿，痈肿。藤茎清肺化痰，通经活络。用于肺热咳痰，关节不利，脱肛，疮疥。叶清热，利湿，解毒。用于消渴，暑湿泻痢，疟疾，疮毒，蜂蜇。果皮利尿消肿。用于水肿胀满，小便不利，暑热口渴，小便短赤。种子清热化痰，排脓利湿。用于痰热咳嗽，肺脓肿，阑尾炎，带下病。

用法用量　中药：果实 100~200g，煎汤，煨熟或捣汁；外用适量，捣敷或煎汤洗。果瓤 30~60g，煎汤，或绞汁；外用适量，煎汤洗。藤茎 9~15g，煎汤或绞汁，鲜品加倍；外用适量，煎汤或烧灰洗。叶 9~15g，煎汤；外用适量，研敷。果皮 15~30g，煎汤；外用适量，煎汤洗。种子 10~15g，煎汤，或研末服；外用适量，研膏涂敷。

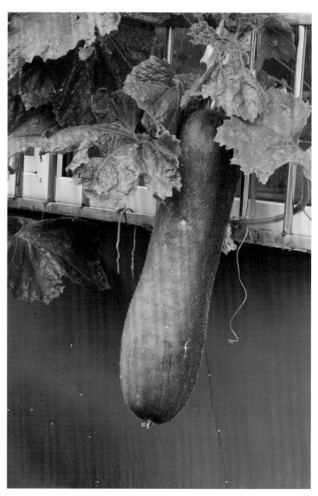

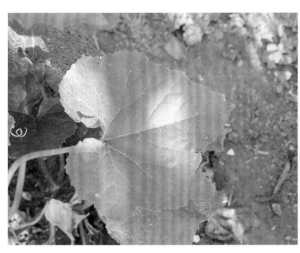
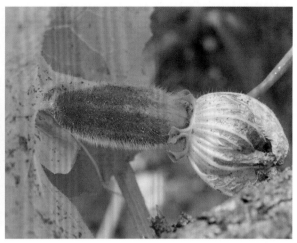

西 瓜

寒瓜
Citrullus lanatus (Thunb.) Matsum. et Nakai

形态特征 一年生蔓生草本，全株被长柔毛。茎细长，多分枝。卷须分2叉。单叶互生，叶片宽卵形至卵状长椭圆形，3~5深裂，裂片又羽状或二回羽状浅裂或深裂，灰绿色，小裂片倒卵形或椭圆状披针形，先端钝圆或短尖，两面被短柔毛；叶柄被长柔毛。花托宽钟状；花萼裂片条状披针形，被长柔毛；花冠辐状，淡黄色，5深裂，裂片卵状矩圆形，外被长柔毛；子房卵状或圆形，密被长柔毛，柱头3，肾形。果实球形或椭圆形，通常直径30cm左右，有长至50cm以上者，表面平滑，绿色、淡绿色而有深绿色各种条纹，也有纯黄白色而带浅绿色者；果肉厚而多汁，红色、黄色或白色，味甜。种子卵形，黑色、黄色、白色或淡黄色。花期6~7月，果期8~9月。

生境分布 原产于南非。内蒙古大兴安岭有栽培。

药用部位 **中药**：果瓤（西瓜）、根及叶或藤茎、种皮、种仁、外果皮。

采收加工 夏季采收成熟果实，果瓤鲜用。夏季采收根及叶或藤茎，鲜用或晒干。剥取种仁时收集种皮，晒干。夏季食用西瓜时，收集瓜子，洗净晒干，去壳取仁用。夏、秋二季食用西瓜后，削取外果皮部分，洗净，晒干。

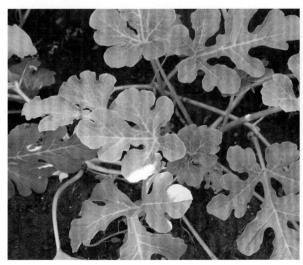
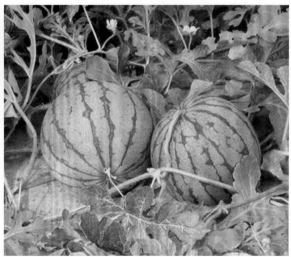

性味归经　中药：果瓤甘，寒。归心、胃、膀胱经。根及叶或藤茎淡、微苦，凉。归大肠经。种皮淡、平。归胃、大肠经。种仁甘，平。归肺、大肠经。外果皮甘、淡，凉。

功能主治　中药：果瓤清热解暑，除烦止渴，利小便。用于暑热烦渴，热盛津伤，小便不利，喉痹，口疮。根及叶或藤茎清热利湿。用于水泻，痢疾，烫伤，萎缩性鼻炎。种皮止血。用于呕血，便血。种仁清肺化痰，和中润肠。用于久嗽，咯血，便秘。外果皮清热解暑，利尿。用于暑热烦渴，尿少色黄。

用法用量　中药：果瓤取汁饮。根及叶或藤茎 10~30g，煎汤；外用适量，鲜品捣汁搽。种皮 60~90g，煎汤。种仁 9~15g，煎汤，生食或炒熟。外果皮 9~30g，煎汤。

大　瓜　节瓜、印度南瓜、笋瓜
Cucurbita maxima Duch. ex Lam.

形态特征　一年生蔓生草本。茎粗壮，较柔软，无棱沟，圆柱形，节部易生根，被短刚毛；卷须分叉。单叶互生，近圆形或肾形，长宽近相等，叶片无裂，仅有不整齐缺刻，先端钝或三角状短尖，基部心形或有较大弯缺，边缘具细而尖的锯齿，两面均有短柔毛，无白斑；叶柄粗壮，有短毛。花萼 5 裂，裂片细而较短，条状披针形，顶端不呈叶状，渐尖；花冠钟状，橙黄色或淡橙黄色，5 中裂，裂片小、宽，先端钝圆，稍反折，花冠筒有时近基部稍膨胀；雄蕊 5，花药靠合，呈圆锥状，橙黄色或黄色；子房圆形或卵圆形，柱头 3，膨大，2 裂，橙黄色或黄色。瓠果扁球形、壶形、葫芦形、近圆形、卵圆形或矩圆形等各种形状，绿色、红色、橙黄色、黄白色等各种颜色，

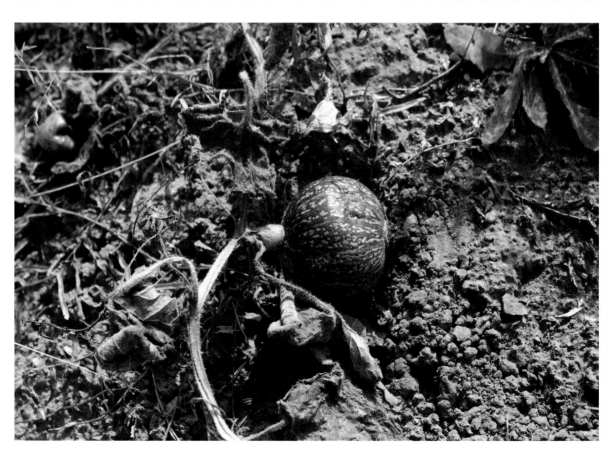

并有各种斑纹，常有带蓝白粉，表面光滑，成熟果实无香气，先端通常不凹入。种子椭圆形或矩圆形，扁平，白色、褐色或青铜色，边缘为略凸起的镶边状。花期 7~8 月，果期 8~9 月。

生境分布 原产于南美洲。内蒙古大兴安岭有栽培。

药用部位 中药：果实。

采收加工 夏、秋二季果实成熟时采收，晒干。

性味归经 中药：甘，温。归肺、脾、胃经。

功能主治 中药：解毒消肿。用于肺痈，哮证，痈肿，烫伤，毒蜂蜇伤。

用法用量 中药：蒸煮或生捣汁；外用适量，捣敷。

香 瓜 甜瓜
Cucumis melo L.

形态特征 一年生蔓生草本。茎细长，有棱和槽，被短刚毛；卷须不分枝。叶近圆形或肾形，长宽近相等，5~7 浅裂，先端通常钝圆，基部心形，边缘有微波状齿状锯齿，两面有短硬毛，下面沿脉有短刚毛；叶柄有短刚毛。花单性，雌雄同株；雄花簇生叶腋；雌花单生叶腋；花萼狭钟形，被长柔毛，裂片钻形；花冠黄色，裂片椭圆形或卵状矩圆形，先端锐尖；子房卵圆形或长椭圆形，花柱很短，柱头 3，靠合。果实通常卵圆形、球形、椭圆形或矩圆形，稍有纵沟和各种形态的斑纹；果肉黄色或带绿色，有香味和甜味。种子灰白色，扁平，两端尖。花期 6~7 月，果期 8~9 月。

生境分布 内蒙古大兴安岭有栽培。

药用部位 中药：果实。

采收加工 7~8 月果实成熟时采收。

性味归经 中药：甘，寒。归心、胃经。

功能主治 中药：清暑热，解烦渴，利尿。

用法用量 中药：生食。

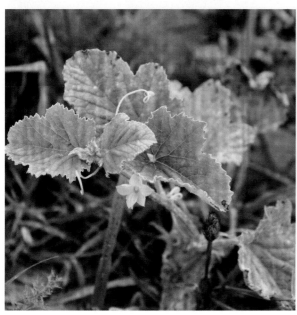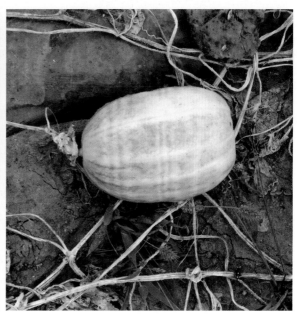

南 瓜

倭瓜、番瓜、中国南瓜
Cucurbita moschata（Duch. ex Lam.）Duch. ex Poiret

形态特征 一年生蔓生草本。茎很长，粗壮，有棱沟，常在节部生根，被短刚毛。卷须 3~4 分叉。单叶互生，宽卵形或心形，5 浅裂或有 5 角，先端锐尖，基部裂口狭、非圆形，沿边缘及叶脉常有白色斑点或斑纹，边缘有不规则的锯齿，两面密被稍硬的短茸毛；叶柄较长，粗壮，被短刚毛。雄花花托管短或几乎缺；花萼 5 裂，裂片条形，先端锐尖；花冠宽钟状，黄色，5 中裂，裂片先端尾尖，稍反卷，边缘皱曲；雄蕊 5，花药靠合，呈棒状，深橙红色。雌花花萼 5 裂，裂片显著叶状；子房圆形或椭圆形，花柱短，柱头 3，膨大，2 裂，深橙红色。瓠果扁球形、壶形、葫芦形或圆柱状而腰部稍缢细，初绿色，后变黄橙色而带红色或绿色，表面有纵沟和隆起，光滑或有瘤状突起，成熟果实有白霜，有香气。种子卵形或椭圆形，灰白色或黄白色。花期 5~7 月，果期 7~9 月。

生境分布 原产于墨西哥至中美洲一带。内蒙古大兴安岭有栽培。

药用部位 **中药：**果实（南瓜）、种子（南瓜子）、果蒂（南瓜蒂）、根（南瓜根）、花（南瓜花）。**蒙药：**种子（郎瓜）。

采收加工 夏、秋二季果实成熟时采收，鲜用。秋季采收种子，洗净，晒干。秋季果实老熟时，切取瓜蒂，洗净泥土，晒干。秋季采挖根，洗净泥土，晒干或鲜用。夏季花开时采摘花，阴干。

性味归经 **中药：**果实甘，平。归肺、脾、胃经。种子甘，平。果蒂苦，寒。根甘、淡，平。归肝、

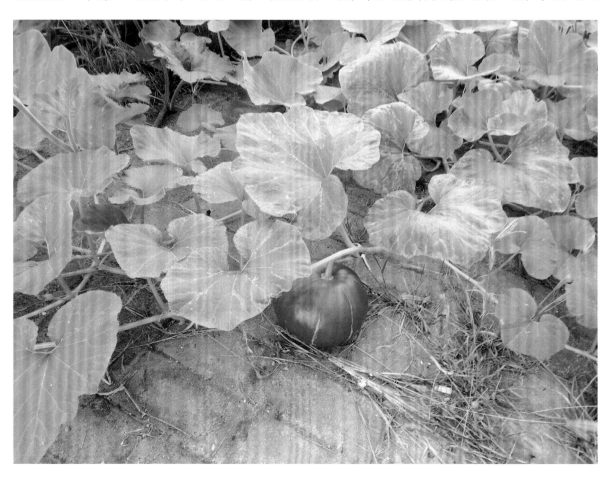

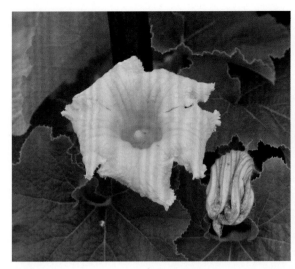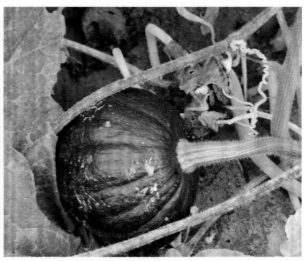

膀胱经。花甘，凉。**蒙药**：甘，温。

功能主治 **中药**：果实补中益气，消炎止痛，解毒杀虫。用于肺痈，烫火伤，火药伤，肋间神经痛等。种子驱虫。用于绦虫病，蛔虫病，血吸虫病。果蒂清热解毒，安胎。用于疮痈肿毒，烫伤，先兆流产，乳头破裂或糜烂。根清热利湿，解毒，通乳。用于淋病，黄疸，痢疾，乳汁不通，牙痛。花清湿热，消肿毒。用于黄疸，痢疾，疮痈肿毒。**蒙药**：杀虫。用于绦虫病，蛔虫病，蛲虫病。

用法用量 **中药**：果实适量，蒸煮或生捣汁服。种子 30~60g，捣碎，或取仁生服，或研末冲服。果蒂 15~30g，煎汤，或烧存性研末冲服；外用适量，研末调敷患处。根 10~20g，煎汤。花 10~15，煎汤；外用适量，捣敷或研末调敷患处。**蒙药**：100~250g，煎汤。

西葫芦 搅瓜、美洲南瓜
Cucurbita pepo L.

形态特征 一年生蔓生或矮生草本。茎很长，粗壮，棱沟深，节部生根，被短刚毛；卷须分多叉。单叶互生，质硬，三角形、卵状三角形或卵圆形，3~7深裂或中裂，裂片通常卵形，先端锐尖，基部裂口窄，非圆形，两面密被短刚毛，边缘有不规则的锐锯齿；叶柄长，粗壮，被短刚毛。雌雄花花萼裂片均为条状披针形或条形，很短，锐尖；花冠狭钟状，黄色；雄蕊 5，花药靠合；子房卵形或矩圆形，1 室，花柱短，柱头 3，2 裂。瓠果通常矩圆形、椭圆形或圆柱形，多为浅绿色或白色，有各种斑纹和斑点。种子卵形或椭圆形，白色或灰黄色。花期 5~7 月，果期 7~9 月。

生境分布 原产于南美洲。内蒙古大兴安岭各地有栽培。

药用部位 **中药**：种子（西葫芦子）。

采收加工 夏、秋二季果实成熟时采收，洗净，晒干。

性味归经 **中药**：甘，温。

功能主治 **中药**：驱虫。用于绦虫病，蛔虫病。

用法用量 **中药**：30~60g，捣碎，或取仁生食，或研末冲服。

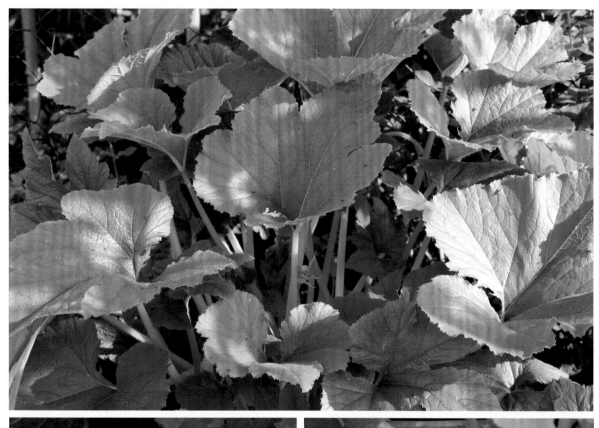

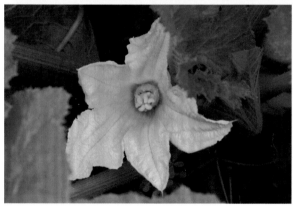 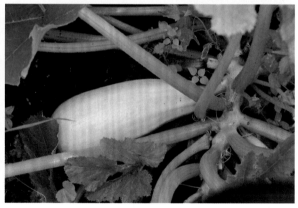

黄 瓜
胡瓜
Cucumis sativus L.

形态特征 一年生蔓生或攀缘草本。茎细长，有纵棱，被短刚毛；卷须不分枝。叶片心状宽卵形或三角状宽卵形，掌状 3~5 浅裂或有 3~5 个角，先端锐尖，边缘有疏锯齿，两面密被短刚毛；叶柄被短刚毛。花单性，雌雄同株，黄色。雄花常数朵簇生叶腋；花托狭钟状；花萼裂片钻形，被刚毛；花冠裂片矩圆形或狭椭圆形，急尖。雌花通常单生；花萼、花冠形状与雄花相同；子房有刺状突起，花柱短，柱头 3。果实狭矩圆形或圆柱状，表面常有具刺尖的瘤状突起，嫩时绿色，成熟后黄色或褐黄色。种子矩圆形，白色，扁平，两端近急尖。花期 5~7 月，果期 6~8 月。

生境分布 内蒙古大兴安岭各地普遍栽培。

药用部位　中药：果实、藤茎、叶。

采收加工　7~8月采收果实，鲜用。夏季采收藤茎、叶，晒干。

性味归经　中药：果实甘，寒。藤茎苦，平。叶苦，寒。

功能主治　中药：果实清热利尿。用于烦渴，小便不利；外用于烫火伤。藤茎祛痰，镇痉。用于腹泻，痢疾，癫痫。叶清湿热，消毒肿。用于湿热泻痢，无名肿毒，湿脚气，高血压。

用法用量　中药：果实煮熟或生啖；外用适量，浸汁、制霜或研末调敷。藤茎15~30g，煎汤；外用适量，煎汤洗或研末撒。叶10~15g，煎汤，或绞汁饮；外用适量，捣敷或绞汁涂。

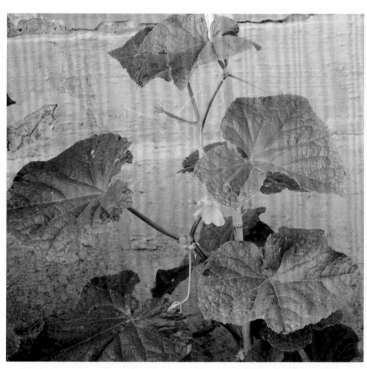
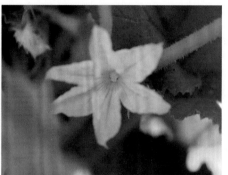
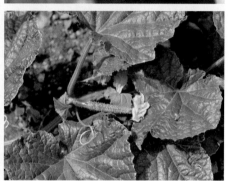

葫　芦　*Lagenaria siceraria* (Molina) Standl.

形态特征　一年生攀缘草本。茎较粗壮，密生长软毛；卷须分2叉，有黏质软毛。单叶互生，叶片心状卵形或肾状圆形，不分裂或稍浅裂或多少五角形，长宽近相等，先端锐尖或钝圆，基部宽心形，边缘有小尖齿，两面均被柔毛；叶柄顶端有2枚腺体。花白色，单生叶腋；雄花的花梗较叶柄长；花托漏斗状；雌花的花梗与叶柄等长或稍短；花萼5裂，裂片披针形或宽条形，被柔毛；花冠5全裂，皱波状，被柔毛或黏毛；子房中间缢细，密生软毛或黏毛。瓠果中间缢细，上部、下部膨大，顶部大于基部，成熟后果皮变木质，光滑，浅黄色。种子多数，白色，倒卵状长椭圆形。花期6~7月，果期8~10月。

生境分布　原产于热带非洲。内蒙古大兴安岭有栽培。

药用部位　中药：果皮、种子。蒙药：果皮、种子（胡林－乌热）。

采收加工　立冬前后，摘下果实，剖开，掏出种子，分别晒干。

性味归经　中药：甘，平。蒙药：酸、涩，平。效糙、燥、固。

功能主治 中药：利尿，消肿，散结。用于水肿，腹水，颈淋巴结结核。**蒙药**：止泻，愈伤，润肺。用于寒热性腹热，肠刺痛，消化不良。

用法用量 中药：25~50g，煎汤。**蒙药**：煮散剂，3~5g，或入丸、散剂。

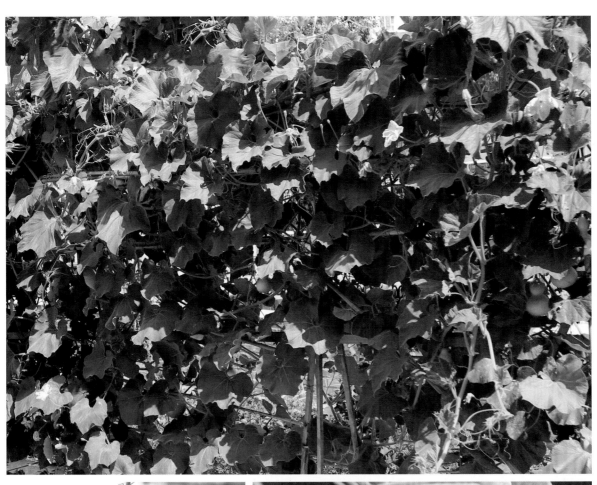

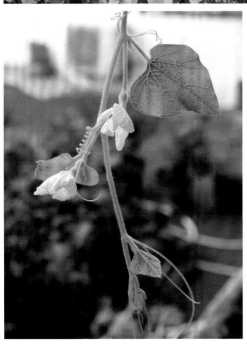

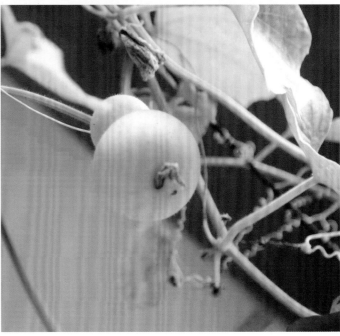

瓠 瓜

瓟瓜
Lagenaria siceraria (Molina) Standl. var. *depressa* (Ser.) Hara

形态特征 一年生攀缘草本。茎较粗壮，密生长软毛；卷须分 2 叉，有黏质软毛。单叶互生，叶片心状卵形或肾状圆形，不分裂或稍浅裂或多少五角形，长宽近相等，先端锐尖或钝圆，基部宽心形，边缘有小尖齿，两面均被柔毛；叶柄顶端有 2 枚腺体。花白色，单生叶腋；雄花的花梗较叶柄长；花托漏斗状；雌花的花梗与叶柄等长或稍短；花萼 5 裂，裂片披针形或宽条形，被柔毛；花冠 5 全裂，皱波状，被柔毛或黏毛；子房中间缢细，密生软毛或黏毛。果实扁球形或宽卵形，果皮较厚。种子多数，白色，倒卵状长椭圆形。花期 6~7 月，果期 8~10 月。

生境分布 原产于热带非洲。内蒙古大兴安岭南部有栽培。

药用部位 中药：果皮、种子。蒙药：果皮、种子（胡鲁）。

采收加工 立冬前后，摘下果实，剖开，掏出种子，分别晒干。

性味归经 中药：甘，平。蒙药：酸、涩，平。效糙、燥、固。

功能主治 中药：利尿，消肿，散结。用于水肿，腹水，颈淋巴结结核。蒙药：止泻，愈伤，润肺。用于寒热性腹热，肠刺痛，消化不良。

用法用量 中药：25~50g，煎汤。蒙药：煮散剂，3~5g，或入丸、散剂。

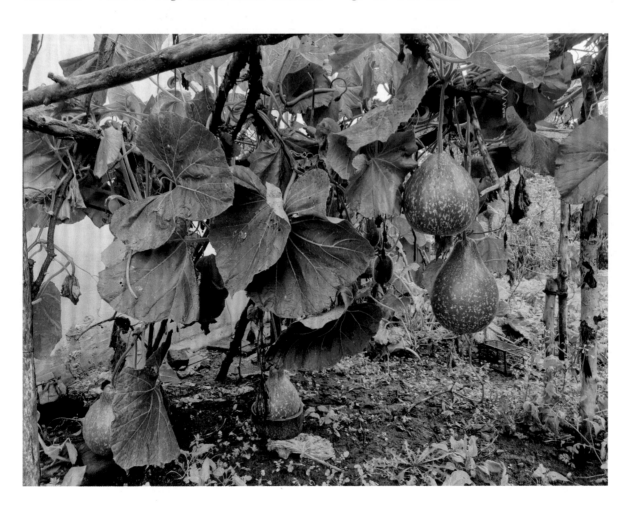

丝 瓜

水瓜
Luffa aegyptiaca Mill.

形态特征 一年生攀缘草本，幼时全株密被柔毛，老时近于无毛。茎柔弱，常有纵棱，较粗糙；卷须 2~4 分叉，稍被毛。叶三角形、近圆形或宽卵形，通常掌状 5 裂，长宽近相等，裂片常呈三角形，先端渐尖或短尖，边缘具疏小锯齿，老时两面无毛而粗糙；叶柄粗壮，有棱角而粗糙。雄花呈总状花序，花生于总花梗的顶端；雌花单生，具短粗梗；花萼 5 深裂，裂片卵状披针形，外被细柔毛；花冠黄色，5 深裂，辐状，裂片宽倒卵形，边缘波状；雄蕊 5，花初开时花药稍靠合，后完全分离；子房圆柱形，无棱角，3 室，柱头 3，膨大。果实圆柱状，直或稍弯，不具棱角，只有纵向浅槽或条纹，成熟后干燥，黄绿色至褐色。种子平滑，边缘稍呈狭翼状。花期 7~8 月，果期 8~10 月。

生境分布 内蒙古大兴安岭有栽培。

药用部位 中药：成熟果实的维管束（丝瓜络）。蒙药：种子（阿拉坦 – 蔓吉勒干 – 乌热）。

采收加工 夏、秋二季果实成熟果皮变黄、内部干枯时采摘，除去外皮和果肉，洗净，晒干，除去种子。秋季果实成熟时采收果实，剖开，取出种子，晒干。

性味归经 中药：甘，平。归肺、胃、肝经。蒙药：苦，凉。效钝、轻、柔、浮。

功能主治 中药：祛风，通络活血，下乳。用于痹痛拘挛，胸胁胀痛，乳汁不通，乳痈肿痛。蒙药：催吐，解毒。用于协日性胃病，胆汁外溢，肝中毒症。

用法用量 中药：5~12g，煎汤。蒙药：煮散剂，3~5g，或入丸、散剂。

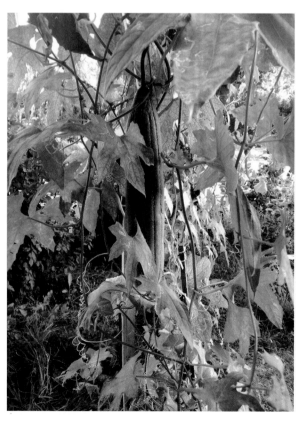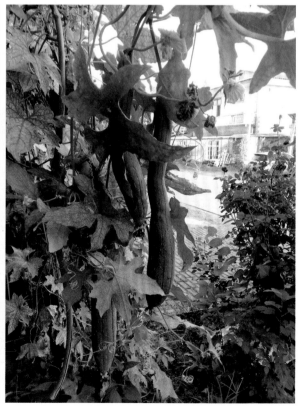

苦 瓜 *Momordica charantia* L.

形态特征 一年生攀缘状草本。茎被柔毛；卷须不分叉。叶片肾形或近圆形，5~7 深裂，长宽近相等，裂片具齿或再分裂，两面微被毛；叶柄被柔毛或近无毛。雌雄同株，花单生，中部和下部生 1 苞片；苞片肾形或圆形，全缘；花萼裂片卵状披针形；花冠黄色，裂片倒卵形；雄蕊 3，离生；子房纺锤形，密生瘤状突起，柱头 3，膨大，2 裂。果实纺锤状，有瘤状突起，成熟后由顶端 3 瓣裂。种子矩圆形，两端各具 3 小齿，两面有雕纹。花、果期 7~9 月。

生境分布 内蒙古大兴安岭有栽培。

药用部位 中药：根（苦瓜根）、花（苦瓜花）、藤（苦瓜藤）、叶（苦瓜叶）、种子（苦瓜子）。

采收加工 夏、秋二季采挖根部，洗净泥土，切段，鲜用或晒干。夏季开花时采摘花，鲜用或烘干。夏、秋二季采取藤，洗净，切段，鲜用或晒干。夏、秋二季采收叶，洗净，鲜用或晒干。秋后采收成熟果实，剖开，收取种子，洗净，晒干。

性味归经 中药：根苦，寒。花苦，寒。藤苦，寒。叶苦，凉。种子苦、甘，温。

功能主治 中药：根清湿热，解毒。用于湿热泻痢，便血，疔疮肿毒，风火牙痛。花清热止痢，和胃。用于痢疾，胃气痛。藤清热解毒。用于痢疾，疮毒，胎毒，牙痛。叶清热解毒。用于疮痈肿毒，梅毒，痢疾。种子温补肾阳。用于肾阳不足，小便频数，遗尿，遗精，阳痿。

用法用量 中药：根 10~15g，煎汤，鲜品 30~60g；外用适量，煎汤洗或捣敷。花 10~15g，煎汤，鲜品 30~60g；外用适量，煎汤洗或捣敷。藤 3~12g，煎汤；外用适量，煎汤洗或捣敷。叶 3~12g，煎汤；外用适量，煎汤洗或捣敷。种子 9~15g，煎汤。

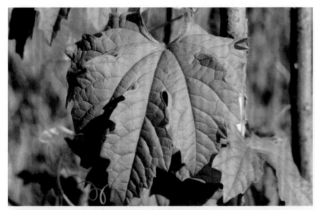

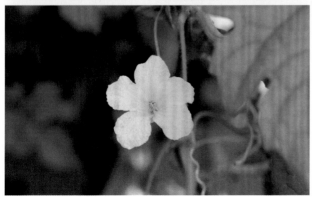

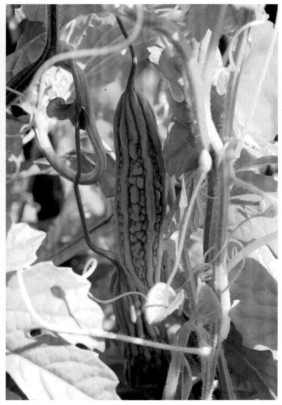

桔梗科 Campanulaceae

二型叶沙参 | *Adenophora biformifolia* Y. Z. Zhao

形态特征 多年生草本，全株光滑无毛或被短硬毛。茎直立，单一，高 50~100cm。茎生叶互生，全部无柄或仅上部叶具柄，叶片二型；上部叶狭披针形、披针形至椭圆形，边缘具不规则锯齿或稀疏锯齿；下部叶条形，全缘。圆锥花序大，多分枝；花萼裂片 5，条状披针形或条状钻形，平展或稍反曲，具 1~2 对狭长齿或短齿；花冠蓝紫色，钟状，5 浅裂；雄蕊 5，花药黄色，条形，花丝下部加宽，边缘密被柔毛；花盘短筒状，顶部被柔毛；花柱伸出或与花冠近等长。蒴果卵形。花期 9 月，果期 10 月。

生境分布 生于森林带和森林草原带的山地灌丛、沟谷草甸、林下水沟边。分布于我国辽宁、河北北部。内蒙古大兴安岭西乌珠穆沁旗迪彦林场、阿鲁科尔沁旗、巴林左旗乌兰坝保护区、巴林右旗赛罕乌拉保护区、克什克腾旗黄岗梁有分布。

药用部位 中药：根（南沙参）。
蒙药：根（洪胡 – 其其格）。

采收加工 春、秋二季采挖，洗净泥土，晒干。

性味归经 中药：甘，凉。蒙药：甘，凉。

功能主治 中药：养阴清热，润肺化痰，益胃生津。用于阴虚久咳，劳嗽痰血，燥咳痰少，虚热喉痹，津伤口渴。蒙药：消肿，燥协日乌素。用于红肿，协日乌素病，牛皮癣，关节炎，痛风，游痛症，巴木病，麻风病。

用法用量 中药：9~15g，煎汤。蒙药：多入丸、散剂。

资源状况 资源少。

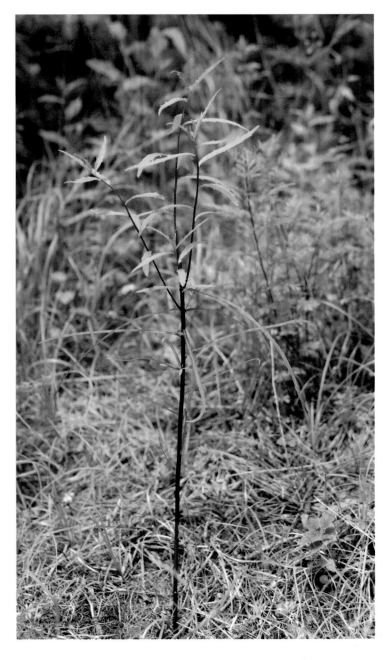

柳叶沙参 *Adenophora gmelimii* (Beihler.) Fisch. var. *coronopifolia* (Fisch.) Y. Z. Zhao

形态特征 多年生草本。根细长，皮灰黑色。茎直立，高 40~60cm，单一或自基部抽出数条，无毛或被短硬毛。茎生叶互生，条形至狭披针形，边缘具长而略向内弯的锐尖齿，两面无毛或被短硬毛，无柄。花序总状或单生，通常 1~10 朵，下垂；花萼裂片 5，多为披针形或狭三角状披针形，全缘，无毛或有短毛；花冠蓝紫色，宽钟状，外面无毛；花丝下部加宽，密被白色柔毛；花盘短筒状，被疏毛或无毛；花柱内藏，短于花冠。蒴果椭圆状。种子椭圆形，黄棕色，有 1 条翅状棱。花期 7~8 月，果期 9 月。

生境分布 生于森林带和森林草原带的林下、林缘、沟谷草甸。分布于我国黑龙江、吉林、辽宁、河北、山西。内蒙古大兴安岭额尔古纳市、根河市、牙克石市、鄂伦春自治旗、阿尔山市、鄂温克族自治旗、莫力达瓦达斡尔族自治旗、阿荣旗、扎兰屯市、扎赉特旗、科尔沁右翼前旗、扎鲁特旗、阿鲁科尔沁旗、巴林左旗、巴林右旗、克什克腾旗有分布。

药用部位 中药：根（南沙参）。

采收加工 春、秋二季采挖，洗净泥土，晒干。

功能主治 中药：养阴清热，润肺化痰，益胃生津。用于阴虚久咳，劳嗽痰血，燥咳痰少，虚热喉痹，津伤口渴。

用法用量 中药：9~15g，煎汤。

资源状况 资源一般。

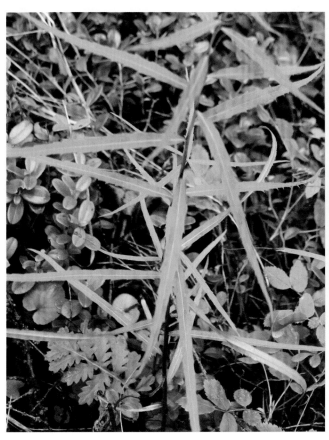
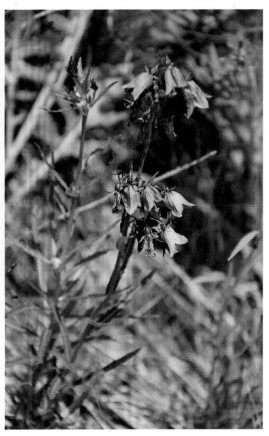

小花沙参 | *Adenophora micrantha* Hong

形态特征　多年生草本。根胡萝卜状。茎数条丛生，直立，常不分枝，高 30~40cm，密被倒生短硬毛。茎生叶互生，条形、宽条形至长椭圆形，边缘具锯齿或多少具皱波状尖锯齿，两面疏被糙毛或近无毛；无柄。总状花序，有花 1 至数朵；花萼倒三角状圆锥形，无毛，裂片狭三角状钻形，全缘；花冠狭钟状，蓝色，裂片卵状三角形；雄蕊远短于花冠；花盘粗筒状，顶端疏被毛；花柱明显伸出花冠。蒴果卵球形，种子有 1 条翅状棱。花期 7~8 月，果期 8~9 月。

生境分布　生于森林草原带的石质山坡。内蒙古大兴安岭扎兰屯市、扎赉特旗、科尔沁右翼前旗索伦、科尔沁右翼中旗、扎鲁特旗、阿鲁科尔沁旗、巴林左旗有分布。

药用部位　中药：根（南沙参）。

采收加工　春、秋二季采挖，洗净泥土，晒干。

功能主治　中药：养阴清热，润肺化痰，益胃生津。用于阴虚久咳，劳嗽痰血，燥咳痰少，虚热喉痹，津伤口渴。

用法用量　中药：9~15g，煎汤。

资源状况　资源一般。

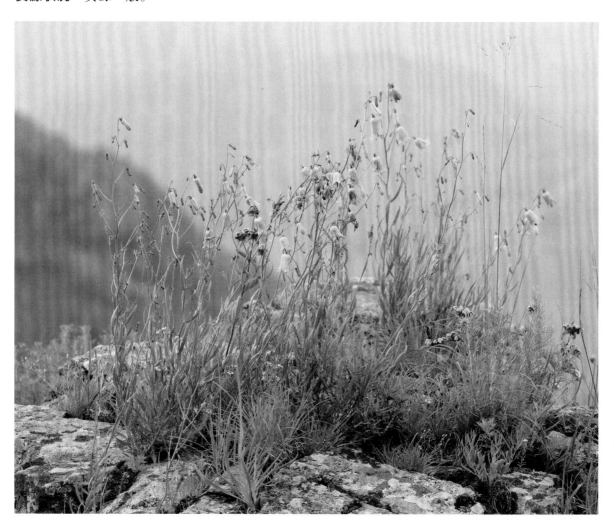

齿叶紫沙参 | *Adenophora paniculata* Nannf. var. *dentata* Y. Z. Zhao

形态特征 多年生草本。茎直立，高 60~120cm，粗壮，直径达 8mm，绿色或紫色，不分枝，无毛或近无毛。基生叶心形，边缘有不规则锯齿；茎生叶互生，菱状狭卵形或菱状披针形，边缘具不规则的锯齿，两面疏生短毛或近无毛，无柄。圆锥花序顶生，多分枝，无毛或近无毛；花梗纤细，常弯曲；花萼无毛，裂片 5，丝状钻形或近丝形；花冠口部收缢，筒状坛形，蓝紫色、淡蓝紫色或白色，无毛，5 浅裂；雄蕊多少露出花冠，花丝基部加宽，密被柔毛；花盘圆筒状，无毛或被毛；花柱明显伸出花冠。蒴果卵形至卵状矩圆形。种子椭圆形，棕黄色。花期 7~9 月，果期 9 月。

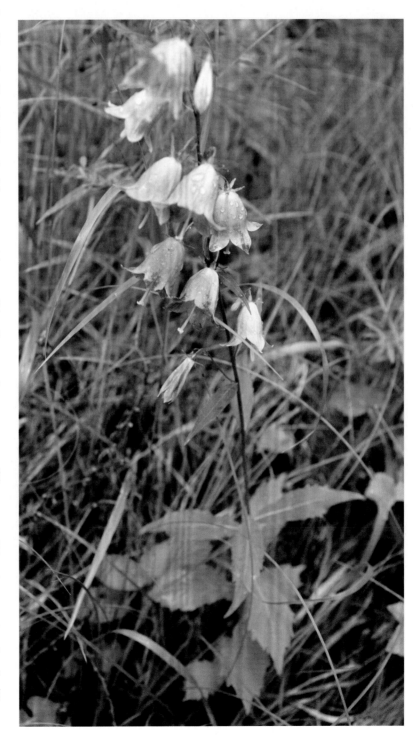

生境分布 生于阔叶林带和草原带的山地林缘、沟谷草甸。分布于我国华北地区等。内蒙古大兴安岭鄂伦春自治旗、巴林左旗有分布。

药用部位 中药：根（南沙参）。蒙药：根（洪胡－其其格）。

采收加工 春、秋二季采挖，洗净泥土，晒干。

性味归经 中药：甘，凉。蒙药：甘，凉。

功能主治 中药：养阴清热，润肺化痰，益胃生津。用于阴虚久咳，劳嗽痰血，燥咳痰少，虚热喉痹，津伤口渴。蒙药：消肿，燥协日乌素。用于红肿，协日乌素病，牛皮癣，关节炎，痛风，游痛症，巴木病，麻风病。

用法用量 中药：9~15g，煎汤。蒙药：多入丸、散剂。

资源状况 资源一般。

有柄紫沙参 | *Adenophora paniculata* Nannf. var. *petiolata* Y. Z. Zhao

形态特征 多年生草本。茎直立，高 60~120cm，粗壮，绿色或紫色，不分枝，无毛或近无毛。基生叶心形，边缘有不规则锯齿；下部叶有柄，叶片菱状狭卵形，边缘具不规则的锯齿；茎生叶互生，条形或披针状条形，全缘或极少具疏齿，两面疏生短毛或近无毛，无柄。圆锥花序顶生，多分枝，无毛或近无毛；花梗纤细，常弯曲；花萼无毛，裂片 5，丝状钻形或近丝形；花冠口部收缩，筒状坛形，蓝紫色、淡蓝紫色或白色，无毛，5 浅裂；雄蕊多少露出花冠，花丝基部加宽，密被柔毛；花盘圆筒状，无毛或被毛；花柱明显伸出花冠。蒴果卵形至卵状矩圆形。种子椭圆形，棕黄色。花期 7~9 月，果期 9 月。

生境分布 生于阔叶林带和草原带的山地林缘、灌丛、沟谷草甸。内蒙古大兴安岭巴林右旗赛罕乌拉保护区有分布。

药用部位 中药：根（南沙参）。蒙药：根（洪胡 – 其其格）。

采收加工 春、秋二季采挖，洗净泥土，晒干。

性味归经 中药：甘，凉。蒙药：苦、辛、涩，凉。效锐、软。

功能主治 中药：清热养阴，润肺止咳。用于支气管炎，百日咳，肺热咳嗽，咳痰黄稠。蒙药：祛协日乌素，消肿，舒筋。用于木病，陶赖，赫如虎，关节协日乌素病，黏性肿疮，牛皮癣。

用法用量 中药：9~15g，煎汤。蒙药：煮散剂，3~5g，或入丸、散剂。

资源状况 资源少。

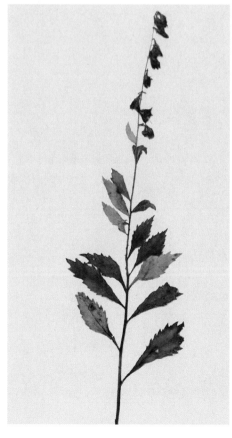
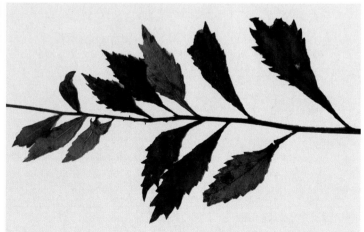
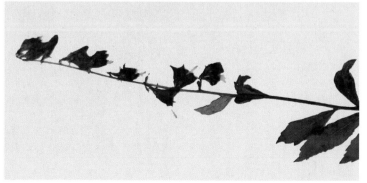

丘沙参 | *Adenophora stenanthina* (Ledeb.) Kitag. var. *collina* (Kitag.) Y. Z. Zhao

形态特征　多年生草本。茎直立，有时数条丛生，高 30~80cm，密生极短糙毛。茎生叶互生，多集中于中部，叶条形至披针形，边缘具锯齿，两面被极短糙毛，无柄。圆锥花序顶生，多分枝，无毛；花下垂；花萼无毛，裂片 5，钻形；花冠蓝紫色，筒状坛形，无毛，5 浅裂，裂片下部略收缢；雄蕊与花冠近等长；花盘长筒状，无毛或具柔毛；花柱长明显超出花冠 0.5~1 倍，柱头 3 裂。蒴果椭圆状。花期 7~9 月，果期 7~10 月。

生境分布　生于森林草原带和草原带的山坡草地。内蒙古大兴安岭鄂温克族自治旗、阿荣旗、阿鲁科尔沁旗、巴林右旗、克什克腾旗有分布。

药用部位　**中药**：根（南沙参）。**蒙药**：根（洪胡 – 其其格）。

采收加工　春、秋二季采挖，洗净泥土，晒干。

性味归经　**中药**：甘，凉。**蒙药**：甘，凉。

功能主治　**中药**：养阴清热，润肺化痰，益胃生津。用于阴虚久咳，劳嗽痰血，燥咳痰少，虚热喉痹，津伤口渴。**蒙药**：消肿，燥协日乌素。用于红肿，协日乌素病，牛皮癣，关节炎，痛风，游痛症，巴木病，麻风病。

用法用量　**中药**：9~15g，煎汤。**蒙药**：多入丸、散剂。

资源状况　资源少。

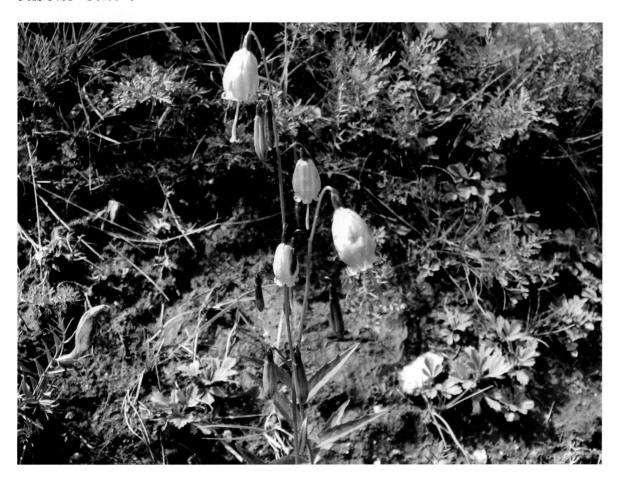

皱叶沙参　*Adenophora stenanthina* (Ledeb.) Kitag. var. *crispata* (Korsh.) Y. Z. Zhao

形态特征　多年生草本。茎直立，有时数条丛生，高 30~80cm，密生极短糙毛。基生叶早落；茎生叶互生，多集中于中部，叶披针形至卵形，边缘具深刻而尖锐的皱波状齿，两面被极短糙毛，无柄。圆锥花序顶生，多分枝，无毛；花下垂；花萼无毛，裂片 5，钻形；花冠蓝紫色，筒状坛形，无毛，5 浅裂，裂片下部略收缩；雄蕊与花冠近等长；花盘长筒状，无毛或具柔毛；花柱长明显超出花冠 0.5~1 倍，柱头 3 裂。蒴果椭圆状。花期 7~9 月，果期 7~10 月。

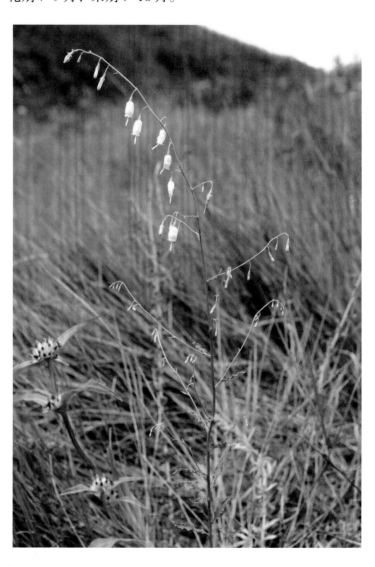

生境分布　生于森林草原带和草原带的山坡草地、沟谷、撂荒地。分布于我国东北及河北北部、山西、陕西、宁夏。内蒙古大兴安岭东乌珠穆沁旗、西乌珠穆沁旗、阿鲁科尔沁旗、巴林左旗乌兰坝保护区、巴林右旗赛罕乌拉保护区、克什克腾旗有分布。

药用部位　中药：根（南沙参）。蒙药：根（乌日其格日－洪胡－其其格）。

采收加工　春、秋二季采挖，洗净泥土，晒干。

性味归经　中药：甘，凉。

功能主治　中药：养阴清热，润肺化痰，益胃生津。用于阴虚久咳，劳嗽痰血，燥咳痰少，虚热喉痹，津伤口渴。蒙药：消肿，燥协日乌素，舒筋。用于红肿，协日乌素病，牛皮癣，关节炎，痛风，游痛症，巴木病，麻风病。

用法用量　中药：9~15g，煎汤。蒙药：多入配方用。

资源状况　资源少。

扫帚沙参　细叶沙参、蒙古沙参　*Adenophora stenophylla* Hemsl.

形态特征　多年生草本，高 30~50cm。茎丛生，常多分枝，呈扫帚状，近无毛或被短毛。茎生叶狭条形至针形，通常全缘或有疏齿，两面无毛，无柄。圆锥花序；花萼裂片条状披针形，绿色，边缘通常具 1 对小齿，个别裂片全缘，无毛；花冠蓝紫色，筒状钟形，5 浅裂，裂片宽卵状三角形，无毛；花盘短筒状，无毛；花柱内藏，稍短于花冠。蒴果椭圆状。花期 7~8 月，果期 9 月。

生境分布 生于森林草原带的山坡草地、干旱荒山坡。分布于我国黑龙江、吉林、辽宁。内蒙古大兴安岭额尔古纳市、鄂伦春自治旗、阿尔山市、扎赉特旗、科尔沁右翼前旗、乌兰浩特市、阿鲁科尔沁旗、科尔沁右翼中旗有分布。

药用部位 中药：根（南沙参）。

采收加工 春、秋二季采挖，洗净泥土，晒干。

功能主治 中药：养阴清热，润肺化痰，益胃生津。用于阴虚久咳，劳嗽痰血，燥咳痰少，虚热喉痹，津伤口渴。

用法用量 中药：9~15g，煎汤。

资源状况 资源少。

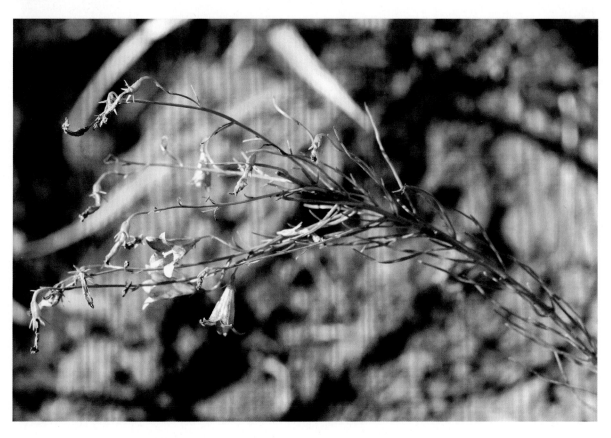

狭叶轮叶沙参 | *Adenophora tetraphylla* (Thunb.) Fisch. f. *angustifolia* (Regel) C. Y. Li comb.

形态特征 多年生草本，高 50~90cm。茎直立，单一，不分枝，无毛或近无毛。茎生叶 4~5 片轮生，叶狭线形，先端渐尖或锐尖，基部楔形，叶缘中上部具锯齿，下部全缘，两面近无毛或被疏短柔毛，无柄或近无柄。圆锥花序，分枝轮生；花下垂；小苞片细条形；花萼裂片 5，丝状钻形，全缘；花冠蓝色，口部微缢缩成坛状，5 浅裂；雄蕊 5，常稍伸出，花丝下部加宽，边缘有密柔毛；

花盘短筒状；花柱明显伸出，被短毛，柱头 3 裂。蒴果倒卵球形。花期 7~8 月，果期 9 月。

生境分布 生于森林带的林缘、山坡草地。内蒙古大兴安岭牙克石市、鄂伦春自治旗有分布。

药用部位 中药：根（南沙参）。蒙药：根（洪胡 – 其其格）。

采收加工 春、秋二季采挖，洗净泥土，晒干。

性味归经 中药：甘，微寒。归肺、胃经。蒙药：苦、辛、涩，凉。效锐、软。

功能主治 中药：养阴清肺，化痰，益气。用于肺热燥咳，阴虚劳嗽，干咳痰黏，气阴不足，烦热口干。

蒙药：祛协日乌素，消肿，舒筋。用于木病，陶赖，赫如虎，关节协日乌素病，黏性肿疮，牛皮癣。

用法用量 中药：9~15g，煎汤。蒙药：煮散剂，3~5g，或入丸、散剂。

资源状况 资源少。

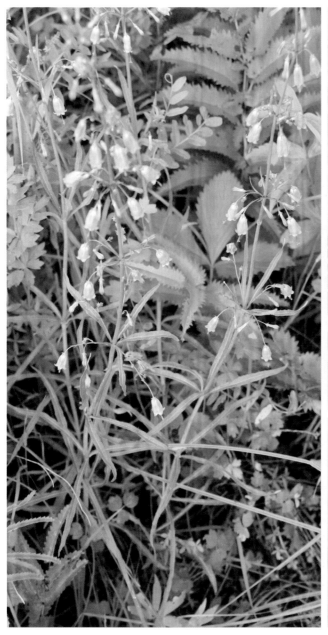

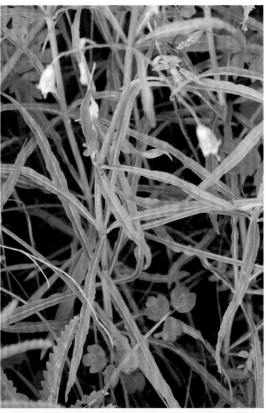

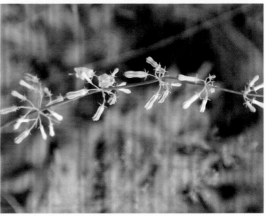

荠苨

杏叶菜
Adenophora trachelioides Maxim.

形态特征 多年生草本，高 70~100cm。茎直立，稍呈"之"字形弯曲，无毛。叶互生，心状卵形或三角状卵形，下部叶的基部心形，上部叶的基部浅心形或近截形，边缘有不整齐牙齿，两面疏生短毛或近无毛；叶具长柄，柄长 1.4~4.5cm。圆锥花序分枝近平展，无毛；花萼无毛，萼筒倒三角状圆锥形，裂片 5，厚，灰蓝绿色，矩圆状披针形；花冠蓝色，钟状，无毛，5 浅裂；雄蕊 5，花丝下部变宽，密生白色柔毛；花盘短圆筒状，长约 2mm；花柱与花冠近等长。蒴果卵状圆锥形。种子黄棕色，两端黑色，长矩圆状，稍扁，有 1 条棱，棱外缘黄白色。花期 7~8 月，果期 9~10 月。

生境分布 生于森林带的林缘、林间草甸、山坡草地、灌丛、林缘次生林下。分布于我国辽宁西部、河北北部、山东西部、江苏南部、安徽东南部、浙江北部。内蒙古大兴安岭牙克石市、科尔沁右翼中旗、阿鲁科尔沁旗、巴林左旗、巴林右旗有分布。

药用部位 中药：根。

采收加工 春、秋二季采挖，洗净泥土，晒干。

性味归经 中药：甘，寒。归肺、脾经。

功能主治 中药：清热，解毒，化痰。用于燥咳，喉痛，消渴，疔疮肿毒。

用法用量 中药：3~9g，煎汤，研末或作丸；外用适量，研末调敷或捣敷。

资源状况 资源少。

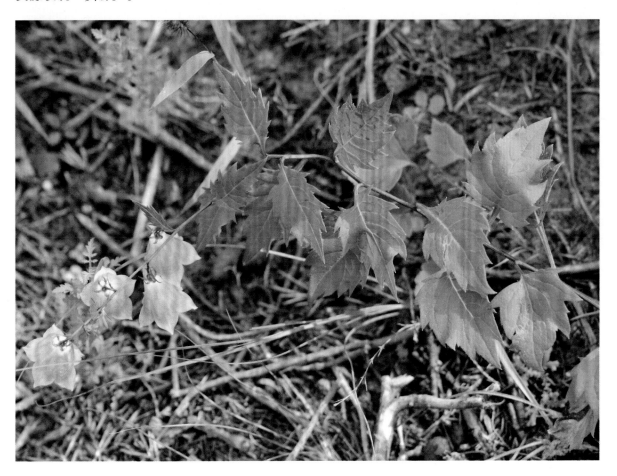

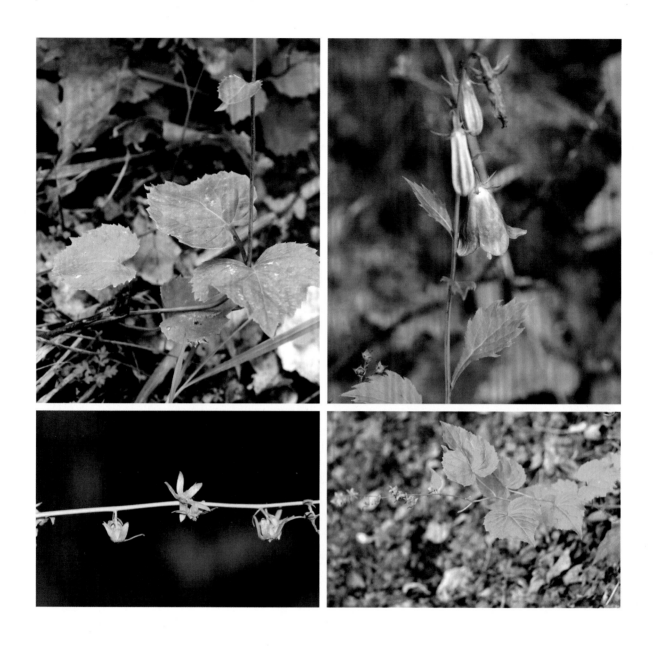

多歧沙参 | *Adenophora potaninii* Korsh. subsp. *wawreana* (Zahlbr.) S. Ge et D. Y. Hong

形态特征 多年生草本。根粗大。茎直立，高 50~100cm，被向下的短硬毛或近无毛。茎生叶互生，卵形、菱状卵形或狭卵形，先端锐尖，基部截形至楔形，边缘有不整齐锯齿，两面被短硬毛或近无毛，有时密被短硬毛；叶具柄，柄长达 2.5cm，有时茎上部叶柄较短或近无柄。圆锥花序大，多分枝，花多数；花萼无毛，裂片 5，条状钻形，平展或稍反卷，常具 1~2 对狭长齿，少为疣状齿；花冠蓝紫色或浅蓝紫色，钟状，5 浅裂，无毛；雄蕊 5，花药黄色，条形，花丝下部加宽，边缘密被柔毛；花盘短筒状；花柱伸出或与花冠近等长。蒴果宽椭圆状。种子棕黄色，矩圆状，有 1 条宽棱。花期 7~9 月，果期 9~10 月。

生境分布 生于森林带和森林草原带的山坡草地、林下、林缘、沟谷。分布于我国辽宁、河北、河南、山西。内蒙古大兴安岭西乌珠穆沁旗、莫力达瓦达斡尔族自治旗、扎赉特旗、科尔沁右翼前旗、科尔沁右翼中旗、扎鲁特旗、阿鲁科尔沁旗、巴林左旗乌兰坝保护区、巴林右旗、克什克腾旗有分布。

药用部位　中药：根。

采收加工　春、秋二季采挖，洗净泥土，晒干。

功能主治　中药：养阴清热，润肺化痰，益胃生津。用于阴虚久咳，劳嗽痰血，燥咳痰少，虚热喉痹，津伤口渴。

用法用量　中药：9~15g，煎汤。

资源状况　资源一般。

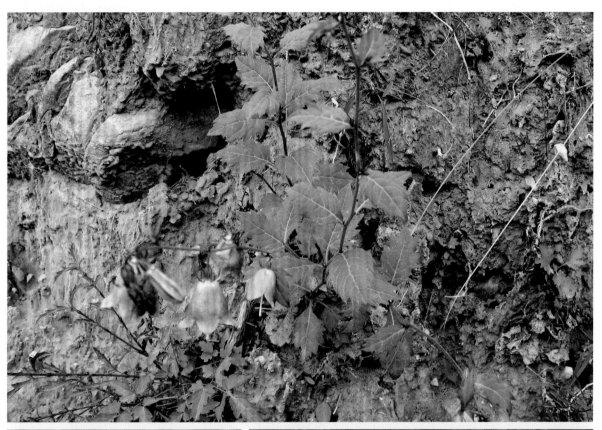

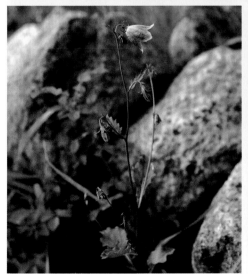
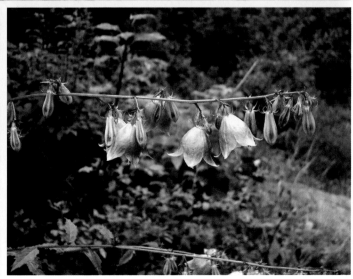

菊 科 Compositae

蓍 | 千叶蓍
Achillea millefolium L.

形态特征 多年生草本，高 40~60cm。根状茎匍匐，须根多数。茎直立，具细纵棱，常被白色长柔毛，上部分枝或不分枝。叶无柄；叶片披针形、矩圆状披针形或近条形，二至三回羽状全裂，一回裂片多数，小裂片披针形至条形，先端具软骨质短尖，上面密被腺点，稍被毛，下面被较密的长柔毛；茎下部和不育枝的叶长可达 20cm。头状花序多数，在茎顶密集排列成复伞房状；总苞矩圆形或近卵形，总苞片 3 层，椭圆形至矩圆形，背部中间绿色，中脉凸起，边缘膜质，棕色或淡黄色；托片矩圆状椭圆形，膜质，上部被短柔毛，背面散生黄色腺点；舌状花 5~7，白色、粉红色或淡紫红色，舌片近圆形，顶端具 2~3 齿；管状花黄色，外面具腺点。瘦果矩圆形，淡绿色，具白色纵肋，无冠状冠毛。花、果期 7~9 月。

生境分布 生于森林带草地、草甸。分布于我国黑龙江、吉林东北部、陕西、宁夏、甘肃东部、新疆中部和北部。内蒙古大兴安岭额尔古纳市、牙克石市、巴林左旗乌兰坝保护区有分布。

药用部位 中药：全草。蒙药：全草（图勒格其－额布斯）。

采收加工 夏、秋二季采收，洗净泥土，鲜用或晒干。

性味归经 中药：苦、酸，平。归肺、脾、膀胱经。蒙药：苦、辛，平。效锐。

功能主治 中药：祛风，活血，止痛，解毒。用于风湿痹痛，跌打损伤，血瘀痛经，痈肿疮毒，痔疮出血。蒙药：破痈疽，消肿，止痛。用于内外痈疽，外伤，关节肿痛，发热。

用法用量 中药：5~10g，煎汤，或浸酒；外用适量，煎汤洗，或捣敷。蒙药：煮散剂，3~5g，或入丸、散剂。

资源状况 资源丰富。

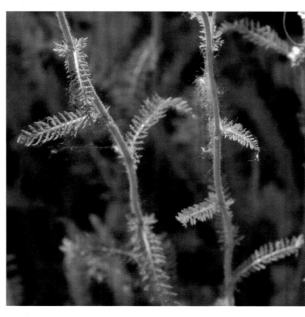
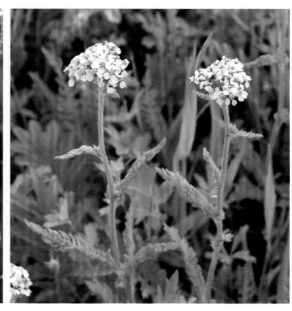

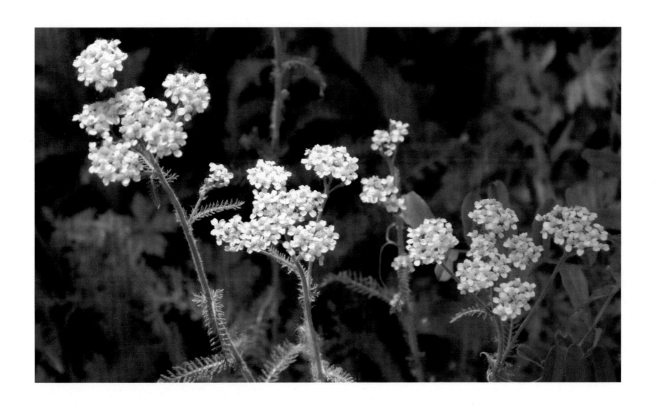

铃铃香青 | 铃铃香
Anaphalis hancockii Maxim.

形态特征　多年生草本，高20~35cm。根状茎细长，匍匐枝有膜质鳞片状叶和顶生的莲座状叶丛。茎从膝曲的基部直立，被蛛丝状毛及腺毛，上部被蛛丝状绵毛。莲座状基生叶与茎下部叶匙状或条状矩圆形，先端圆形或锐尖，基部渐狭成具翅的柄或无柄；中部叶及上部叶条形或条状披针形，直立贴茎或稍开展，先端尖；全部叶质薄，两面被蛛丝状毛及腺毛，边缘被灰白色蛛丝状长毛，离基三出脉。头状花序9~15个在茎顶密集成复伞房状；总苞宽钟状，总苞片4~5层，外层者卵形，下部红褐色或黑褐色，内层者矩圆状披针形，上部白色，最内层者条形，有爪；花序托有缝状毛；雌株头状花序有多层雌花，中央有1~6个雄花；雄株头状花序全部为雄花。瘦果密被乳头状突起，冠毛较花冠稍长。花、果期6~9月。

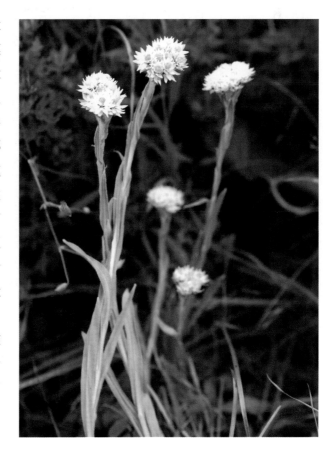

生境分布 生于森林草原带的山地草甸。分布于我国河北西北部、河南西部、山西、陕西南部、宁夏中部和南部、甘肃东部、青海东部、四川北部、西藏东部。内蒙古大兴安岭克什克腾旗黄岗梁有分布。

药用部位 中药：全草（铃铃香青）。蒙药：全草（查干－呼吉乐）。

采收加工 夏、秋二季采收，洗净泥土，晒干。

性味归经 中药：苦、辛，凉。蒙药：苦、辛，凉。

功能主治 中药：清热解毒，杀虫。用于子宫炎，滴虫阴道炎。蒙药：止咳，解毒。用于感冒，咳嗽，毒热。

用法用量 中药：9~12g，煎汤；外用适量，煎汤洗患处。蒙药：煮散剂，3~5g，或入丸、散剂。

资源状况 资源少。

蝶 须
兴安蝶须
Antennaria dioica (L.) Gaertn.

形态特征 多年生草本，高5~25cm，全株被白色绵毛。匍匐枝平卧或斜升，花枝直立，不分枝。基生叶匙形，先端圆形，有小尖头，基部渐狭成柄状，上面绿色，被绵毛，有时近无毛，下面密被绵毛；中部叶条状矩圆形，稍尖；上部叶披针状条形，渐尖。雌株头状花序总苞片约5层，披针形或条状披针形，外层者较内层者短2~3倍，白色或红色；雄株头状花序直径约7mm，总苞片3层，外层者卵形，内层者倒卵形，内外层近等长，白色或红色；雌花花冠白色或红色；雄花花冠白色。瘦果冠毛白色，雌花冠毛长约8.5mm，雄花冠毛长约4mm。花、果期5~8月。

生境分布 生于高寒山地的林间草甸，也见于明亮针叶林下。分布于我国黑龙江、甘肃、新疆北部和西部。内蒙古大兴安岭根河市满归有分布。

药用部位 中药：全草。

采收加工 夏、秋二季采收，洗净泥土，晒干。

性味归经 中药：苦、辛，凉。

功能主治 中药：清肺止咳，解毒消肿。用于肺热咳嗽，创伤肿痛。

用法用量 中药：6~9g，煎汤；外用适量，捣敷患处。

资源状况 资源稀少。

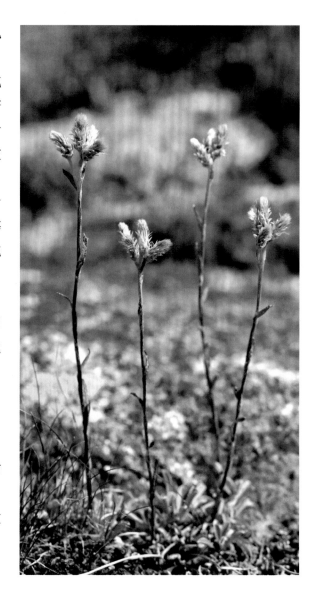

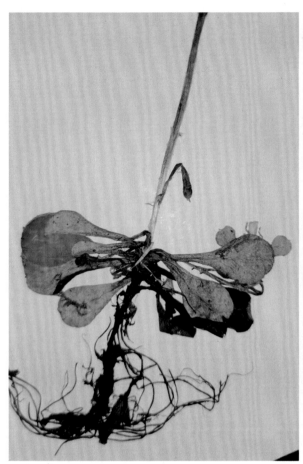
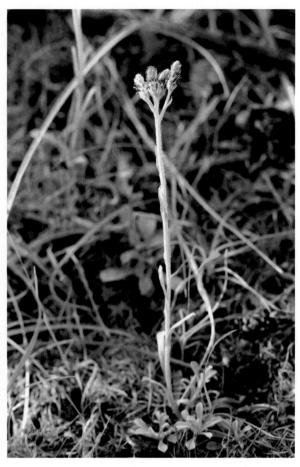

莳萝蒿 *Artemisia anethoides* Mattf.

形态特征　一年生或二年生草本，高 20~70cm，植株有浓烈的香气。主根狭纺锤形，侧根多。茎单生，直立或斜升，具纵条棱，带紫红色，分枝多；茎、枝均被灰白色短柔毛。叶两面密被白色绒毛，基生叶与茎下部叶长卵形或卵形，三至四回羽状全裂，小裂片狭条形或狭条状披针形，叶柄长，花期枯萎；中部叶宽卵形或卵形，二至三回羽状全裂，侧裂片 2~3 对，小裂片丝状条形或毛发状，先端钝尖，近无柄；上部叶与苞叶 3 全裂或不分裂，狭条形。头状花序近球形，具短梗，下垂，有丝状条形的小苞叶，多数在茎上排列成开展的圆锥状；总苞片 3~4 层，外、中层的椭圆形或披针形，背部密被蛛丝状短柔毛，具绿色中肋，边缘膜质，内层的长卵形，近膜质，无毛；边缘雌花 3~6 枚，花冠狭管状，中央两性花 8~16 枚，花冠管状；花序托凸起，有托毛。瘦果倒卵形。花、果期 7~10 月。

生境分布　生于盐土、盐碱化的土壤上。分布于我国黑龙江西南部、吉林西部、辽宁南部、河北、河南西部和北部、山东西北部、山西、陕西、宁夏、甘肃中部、青海东部和西北部、四川北部、新疆北部。内蒙古大兴安岭额尔古纳市、根河市、牙克石市、鄂伦春自治旗、阿尔山市、鄂温克族自治旗、陈巴尔虎旗、东乌珠穆沁旗、莫力达瓦达斡尔族自治旗、阿荣旗、扎兰屯市、扎赉特旗、科尔沁右翼前旗、乌兰浩特市、扎鲁特旗、巴林右旗、克什克腾旗有分布。

药用部位　中药：地上部分。

采收加工　春季幼苗高 6~10cm 时采收或秋季花蕾长成时采割，除去杂质及老茎，晒干。春季采收的习称"绵茵陈"，秋季采割的称"茵陈蒿"。

性味归经　中药：苦、辛，微寒。归脾、胃、肝、胆经。

功能主治　中药：清湿热，退黄疸。用于黄疸尿少，湿疮瘙痒，病毒性黄疸性肝炎。

用法用量　中药：6~15g，煎汤；外用适量，煎汤熏洗。

资源状况　资源丰富。

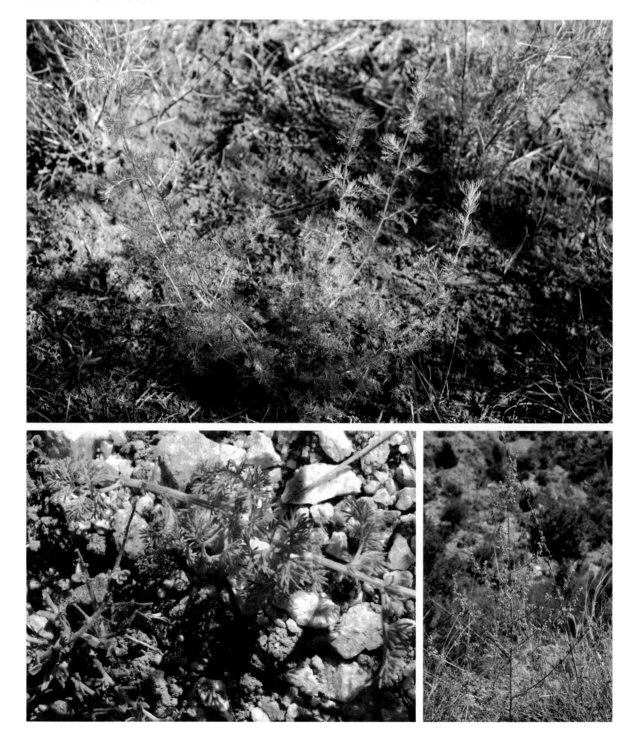

碱　蒿

大蒔萝蒿、糜糜蒿
Artemisia anethifolia Web. ex Stechm.

形态特征　一年生或二年生草本，高 10~40cm，植株有浓烈的香气。根垂直，狭纺锤形。茎单生，直立，具纵条棱，常带红褐色，多由下部分枝，开展；茎、枝初时被短柔毛，后脱落无毛。基生叶椭圆形或长卵形，二至三回羽状全裂，侧裂片 3~4 对，小裂片狭条形，先端钝尖；中部叶卵形、宽卵形或椭圆状卵形，一至二回羽状全裂，侧裂片 3~4 对，侧边中部裂片常再次羽状全裂，裂片或小裂片狭条形，叶初时被短柔毛，后渐稀疏，近无毛；上部叶与苞叶无柄，5 或 3 全裂或不分裂，狭条形。头状花序半球形或宽卵形，具短梗，下垂或倾斜，有小苞叶，多数在茎上排列成疏散而开展的圆锥状；总苞片 3~4 层，外、中层椭圆形或披针形，背部疏被白色短柔毛或近无毛，有绿色中肋，边缘膜质，内层卵形，近膜质，背部无毛；边缘雌花 3~6 枚，花冠狭管状；中央两性花 18~28 枚，花冠管状；花序托凸起，半球形，有白色托毛。瘦果椭圆形或倒卵形。花、果期 8~10 月。

生境分布　生于盐渍化土壤上。分布于我国黑龙江西南部、吉林西北部、辽宁西北部、河北中部、山西、陕西中东部、宁夏、甘肃东部、青海东部、新疆（天山）。内蒙古大兴安岭额尔古纳市、根河市、牙克石市、鄂伦春自治旗、阿尔山市、鄂温克族自治旗、陈巴尔虎旗、阿荣旗有分布。

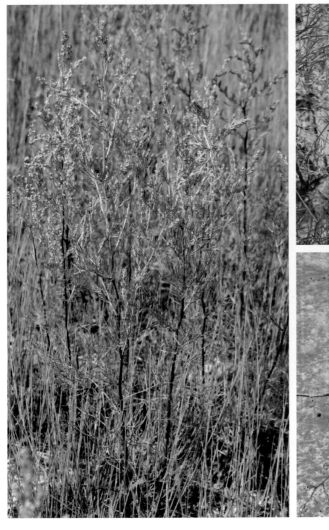

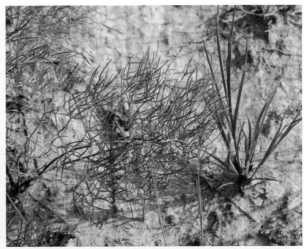

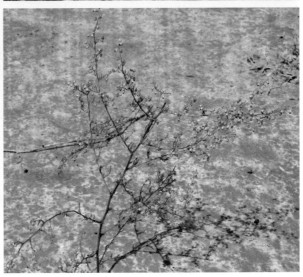

药用部位 中药：地上部分。

采收加工 春季幼苗高 6~10cm 时采收或秋季花蕾长成时采割，除去杂质及老茎，晒干。春季采收的习称"绵茵陈"，秋季采割的称"茵陈蒿"。

性味归经 中药：苦、辛，微寒。归脾、胃、肝、胆经。

功能主治 中药：清湿热，退黄疸。用于黄疸尿少，湿疮瘙痒，病毒性黄疸性肝炎。

用法用量 中药：6~15g，煎汤；外用适量，煎汤熏洗。

资源状况 资源丰富。

黄花蒿 臭黄蒿 *Artemisia annua* L.

形态特征 一年生草本，高达 1 米有余，全株有浓烈的挥发性的香气。根单生，垂直。茎单生，粗壮，直立，具纵沟棱，幼嫩时绿色，后变褐色或红褐色，多分枝，茎、枝无毛或疏被短柔毛。叶纸质，绿色；茎下部叶宽卵形或三角状卵形，三（至四）回栉齿状羽状深裂，侧裂片 5~8 对，裂片长椭圆状卵形，再次分裂，小裂片具多数栉齿状深裂齿，中肋明显，中轴两侧有狭翅，稀上部有小栉齿，叶两面无毛，或下面微有短柔毛，后脱落，具腺点及小凹点，叶柄长 1~2cm，基部有假托叶；中部叶二至三回栉齿状羽状深裂，小裂片通常栉齿状三角形，具短柄；上部叶与苞叶一至二回栉齿状羽状深裂，近无柄。头状花序球形，有短梗，下垂或倾斜，极多数在茎上排列成开展而呈金字塔形的圆锥状；总苞片 3~4 层，无毛，外层的长卵形或长椭圆形，中、内层的宽卵形或卵形；边缘雌花 10~20 枚，花冠狭管状，外面有腺点；中央的两性花 10~30 枚，结实或中央少数花不结实，花冠管状；花序托凸起，半球形。瘦果椭圆状卵形，红褐色。花、果期 8~10 月。

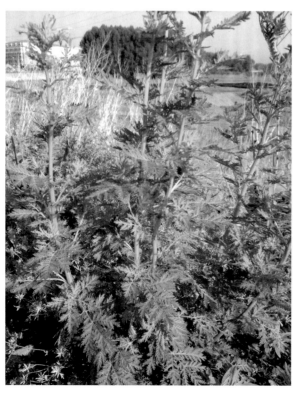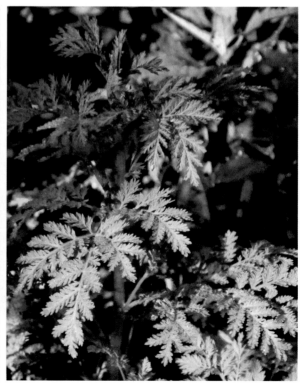

生境分布 生于河边、沟谷、居民点附近。分布于我国各地。内蒙古大兴安岭各地均有分布。

药用部位 中药：地上部分（青蒿）。**蒙药**：地上部分（毛仁－希日拉吉）。

采收加工 秋季花盛开时采割，除去老茎，阴干。

性味归经 中药：苦、辛，寒。归肝、胆经。**蒙药**：苦、辛，凉。效轻、钝、燥、糙。

功能主治 中药：清虚热，除骨蒸，解暑热，截疟，退黄。用于温邪伤阴，暑邪发热，阴虚发热，夜热早凉，骨蒸劳热，疟疾寒热，湿热黄疸。**蒙药**：清热利咽，消肿。用于音哑，咽喉肿痛，牙龈肿胀，白喉，肺热，喉热。

用法用量 中药：6~12g，煎汤，宜后下。**蒙药**：煮散剂，3~5g，或入丸、散剂。

资源状况 资源丰富。

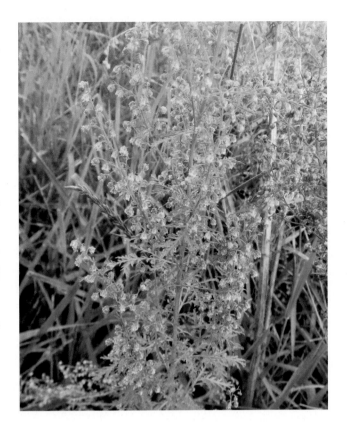

艾
艾蒿、家艾
Artemisia argyi H. Lév. et Van.

形态特征 多年生草本，高30~100cm，植株有浓烈香气。主根粗长，侧根多。根状茎横卧，有营养枝；茎单生或少数，具纵条棱，褐色或灰黄褐色，基部稍木质化，有少数分枝；茎、枝密被灰白色蛛丝状毛。叶厚纸质，基生叶花期枯萎；茎下部叶近圆形或宽卵形，羽状深裂，侧裂片2~3对，椭圆形或倒卵状长椭圆形，每裂片有2~3个小裂齿；中部叶卵形、三角状卵形或近菱形，一至二回羽状深裂至半裂，侧裂片2~3对，卵形、卵状披针形或披针形，不再分裂或每侧有1~2个缺齿，叶基部宽楔形且渐狭成短柄，叶柄基部有极小的假托叶或无，叶上面被灰白色短柔毛，密布白色腺点，下面密被灰白色或灰黄色蛛丝状绒毛；上部叶与苞叶羽状半裂、浅裂、3深裂或3浅裂，或不分裂而为披针形或条状披针形。头状花序椭圆形，无梗或近无梗，花后下倾，多数在茎上排列成狭窄、尖塔形的圆锥状；总苞片3~4层，外、中层的卵形或狭卵形；边缘雌花6~10枚，花冠狭管状；中央两性花8~12枚，花冠管状或高脚杯状，檐部紫色；花序托小。瘦果矩圆形或长卵形。花、果期7~10月。

生境分布 生于耕地、路边及村舍附近。分布于我国黑龙江南部、吉林东部、辽宁南部、河北、河南西部和南部、山东东部、山西、陕西、宁夏南部、甘肃东部、青海东部、四川中部、贵州西南部、安徽、江苏、浙江、福建西北部、江西东北部、湖北西北部、湖南、广东、广西、贵州、云南西北部。内蒙古大兴安岭额尔古纳市、牙克石市、鄂伦春自治旗、阿尔山市、扎赉特旗、科尔沁右翼前旗、科尔沁右翼中旗、突泉县、巴林左旗乌兰坝保护区、巴林右旗赛罕乌拉保护区有分布。

药用部位 中药：叶（艾叶）。**蒙药**：叶（索依赫）。

采收加工 夏季花未开时采摘，除去杂质，晒干。

性味归经 **中药**：辛、苦，温。有小毒。归肝、脾、肾经。**蒙药**：苦、辛，温。有小毒。

功能主治 **中药**：温经止血，散寒止痛，外用祛湿止痒。用于少腹冷痛，经寒不调，宫冷不孕，吐血，衄血，崩漏，月经过多，妊娠下血；外用于皮肤瘙痒。醋艾炭温经止血。用于虚寒性出血。**蒙药**：止血，消肿，制伏痛疽。用于各种出血，肉痈。

用法用量 **中药**：3~9g，煎汤；外用适量，供灸治或熏洗用。**蒙药**：煮散剂，3~5g，或入丸、散剂。

资源状况 资源丰富。

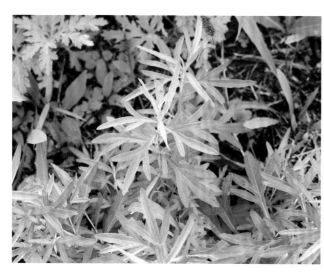 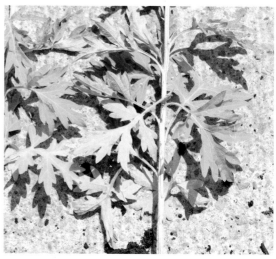

野 艾

朝鲜艾
Artemisia argyi H. Lév. et Van. var. *gracilis* Pamp.

形态特征 多年生草本，高30~100cm，植株有浓烈香气。根状茎横卧，有营养枝；茎单生或少数，具纵条棱，褐色或灰黄褐色；茎、枝密被灰白色蛛丝状毛。叶厚纸质，基生叶花期枯萎；茎下部叶近圆形或宽卵形，羽状深裂，侧裂片2~3对，椭圆形或倒卵状长椭圆形，每裂片有2~3个小裂齿；中部叶卵形、三角状卵形或近菱形，一至二回羽状深裂，侧裂片2~3对，卵形、卵状披针形或披针形，不再分裂或每侧有1~2个缺齿，叶基部宽楔形且渐狭成短柄，叶柄基部有极小的假托叶或无，叶上面被灰白色短柔毛，密布白色腺点，下面密被灰白色或灰黄色蛛丝状绒毛；上部叶与苞叶羽状半裂、浅裂、3深裂或3浅裂，或不分裂而为披针形或条状披针形。头状花序椭圆形，无梗或近无梗，花后下倾，多数在茎上排列成狭窄、尖塔形的圆锥状；总苞片3~4层，外、中层的卵形或狭卵形；边缘雌花6~10枚，花冠狭管状；中央两性花8~12枚，花冠管状或高脚杯状，檐部紫色；花序托小。瘦果矩圆形或长卵形。花、果期7~10月。

生境分布 生于森林草原带的砂质坡地、路旁。内蒙古大兴安岭牙克石市、陈巴尔虎旗、鄂温克族自治旗、阿荣旗、莫力达瓦达斡尔族自治旗、扎兰屯市、扎赉特旗、科尔沁右翼前旗、科尔沁右翼中旗、巴林左旗乌兰坝保护区、巴林右旗赛罕乌拉保护区、克什克腾旗有分布。

药用部位 **中药**：叶（艾叶）。

采收加工 夏季花未开时采摘，除去杂质，晒干。

性味归经 **中药：** 辛、苦，温。有小毒。归肝、脾、肾经。

功能主治 **中药：** 散寒止痛，温经止血，外用祛湿止痒。用于少腹冷痛，经寒不调，宫冷不孕，吐血，衄血，崩漏，月经过多，妊娠下血；外用于皮肤瘙痒。醋艾炭温经止血。用于虚寒性出血。

用法用量 **中药：** 3~9g，煎汤；外用适量，供灸治或熏洗用。

资源状况 资源丰富。

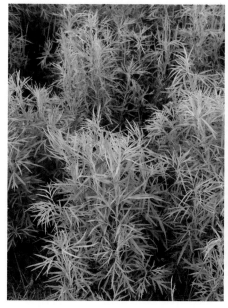 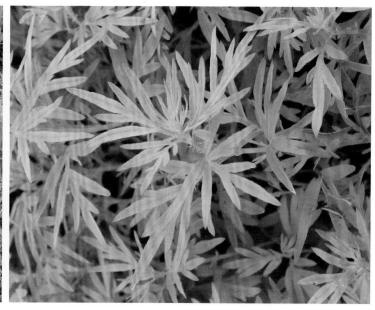

山 蒿 | 岩蒿、骆驼蒿
Artemisia brachyloba Franch.

形态特征 半灌木状草本或小灌木状，高 20~40cm。主根粗壮，常扭曲，有纤维状的根皮。根状茎粗壮，木质，有营养枝；茎多数，自基部分枝常形成球状株丛；茎、枝幼时被短绒毛，后渐脱落。基生叶卵形或宽卵形，二至三回羽状全裂，花期枯萎；茎下部与中部叶宽卵形或卵形，二回羽状全裂，侧裂片 3~4 对，小裂片狭条形或狭条状披针形，先端钝，有小尖头，边缘反卷，叶上面绿色，疏被短柔毛或无毛，下面密被灰白色短绒毛；上部叶羽状全裂，裂片 2~4；苞叶 3 裂或不分裂，条形。头状花序卵球形或卵状钟形，具短梗或近无梗，常排成短总状或穗状花序或单生，再在茎上组成稍狭窄的圆锥状；总苞片 3 层，外层的卵形或长卵形，中、内层的长椭圆形；边缘雌花 8~15 枚，花冠狭管状，疏布腺点；中央两性花 18~25 枚，花冠管状，有腺点；花序托微凸。瘦果卵圆形，黑褐色。花、果期 8~10 月。

生境分布 生于森林带和草原带的石质山坡、岩石露头或碎石质的土壤上。分布于我国辽宁西南部、河北西北部、山西东北部、陕西中东部、宁夏中部、甘肃中部。内蒙古大兴安岭牙克石市、鄂伦春自治旗、阿尔山市、扎兰屯市、科尔沁右翼前旗、乌兰浩特市、突泉县、扎鲁特旗、巴林左旗乌兰坝保护区、巴林右旗、林西县、克什克腾旗有分布。

药用部位　中药：全草（岩蒿）。蒙药：地上部分（哈登－沙布嘎）。

采收加工　夏、秋二季采收全草，洗净泥土，晒干。秋季采收地上部分，除去杂质，洗净泥土，晒干。

性味归经　中药：苦、辛，平。

功能主治　中药：清热燥湿，杀虫排脓。用于偏头痛，咽喉肿痛，风湿等。蒙药：杀虫，止痛，燥脓和协日乌素，解痉，消肿。用于脑刺痛，痧症，痘疹，虫牙，发症，结喉，皮肤瘙痒。

用法用量　中药：1.5~3g，熬膏服，或3~9g，炒炭研末服。蒙药：多入丸、散剂。

资源状况　资源丰富。

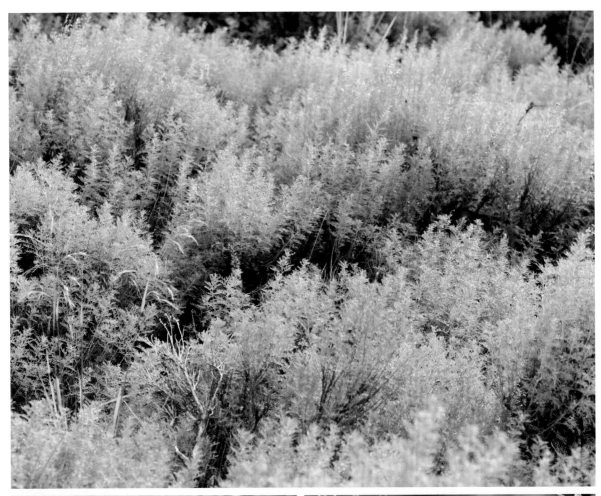

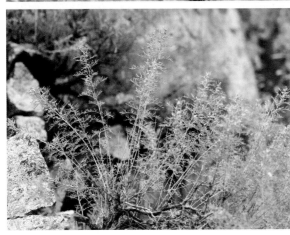

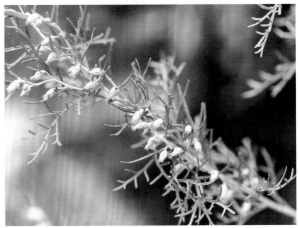

南牡蒿 | 黄蒿
Artemisia eriopoda Bunge

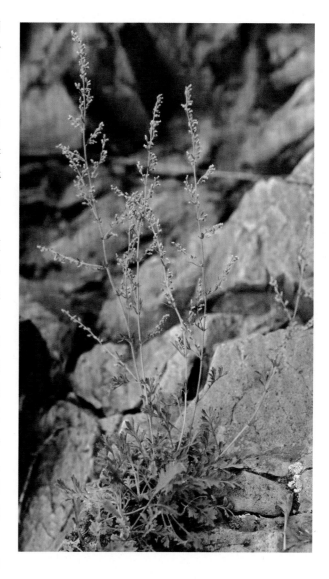

形态特征 多年生草本，高 30~70cm。主根明显，粗短。根状茎肥厚，常呈短圆柱状，常有短营养枝；茎直立，单生或少数，具细条棱，绿褐色或带紫褐色，基部密被短柔毛。叶纸质，基生叶与茎下部叶具长柄，叶片近圆形、宽卵形或倒卵形，一至二回大头羽状深裂或全裂或不分裂，裂片倒卵形、近匙形或宽楔形，先端至边缘具规则或不规则的深裂片或浅裂片，并有锯齿，叶基部渐狭，楔形，叶上面无毛，下面疏被柔毛或近无毛；中部叶近圆形或宽卵形，一至二回羽状深裂或全裂，侧裂片 2~3 对裂片椭圆形或近匙形，先端具 3 深裂或浅裂齿或全缘，叶基部宽楔形，近无柄或具短柄，基部有条形裂片状的假托叶；上部叶渐小，卵形或长卵形，羽状全裂，侧裂片 2~3 对，裂片椭圆形，先端常有 3 个浅裂齿；苞叶 3 深裂或不分裂，裂片或不分裂的苞叶条状披针形以至条形。头状花序宽卵形或近球形，无梗或具短梗，具条形小苞片，多数在茎上排列成开展、稍大型的圆锥状；总苞片 3~4 层，外、中层的卵形或长卵形，内层的长卵形；边缘雌花 3~8 枚，花冠狭圆锥状；中央两性花 5~11 枚，花冠管状；花序托凸起。瘦果矩圆形。花、果期 7~10 月。

生境分布 生于森林草原带和草原带的山地。分布于我国吉林东北部、辽宁东南部和西南部、河北、河南西部、山东中部、山西、陕西南部、安徽北部、江苏、湖北、湖南、四川西南部、云南东北部和西北部。内蒙古大兴安岭扎赉特旗、科尔沁右翼前旗、科尔沁右翼中旗、阿鲁科尔沁旗、巴林左旗乌兰坝保护区、巴林右旗、克什克腾旗有分布。

药用部位 中药：全草及根。

采收加工 夏季采收全草，切段，鲜用或晒干。秋季采挖根，洗净泥土，晒干。

性味归经 中药：苦、微辛，凉。

功能主治 中药：疏风清热，除湿止痛。用于风热头痛，风湿性关节炎，蛇咬伤。

用法用量 中药：10~15g，煎汤，鲜品加倍；外用适量，捣敷。

资源状况 资源丰富。

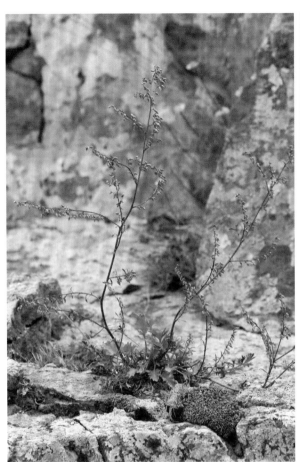
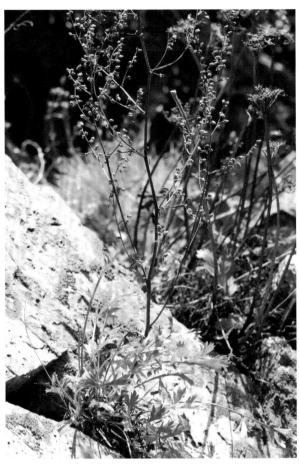

五月艾 艾 *Artemisia indica* Willd.

形态特征 半灌木状草本，高 60~90cm，植株具浓烈的香气。主根明显。根状茎粗短，常具短匍枝；茎单生或少数，褐色或上部稍带紫红色，具纵条棱，多分枝。基生叶与茎下部叶卵形或长卵形，一至二回羽状分裂或近大头羽状深裂，通常第一回全裂或深裂，侧裂片 3~4 对，椭圆形，第二回为深或浅裂齿或粗锯齿，具短叶柄，花期叶枯萎；中部叶卵形、长卵形或椭圆形，一至二回羽状全裂或大头羽状深裂，侧裂片 3（~4）对，椭圆状披针形、条状披针形或条形，不再分裂或有 1~2 枚深或浅裂齿，近无柄，有假托叶；上部叶羽状全裂；苞叶 3 全裂或不分裂，披针形或条状披针形；全部叶上面初时被灰白色或淡灰黄色绒毛，后渐疏或无毛，下面密被蛛丝状绒毛。头状花序卵形、长卵形或宽卵形，具短梗及小苞叶，直立，后斜展或下垂，多数在茎上排列成开展或稍开展的圆锥状；总苞片 3~4 层，外层的椭圆状卵形，中、内层的椭圆形或长卵形；边缘雌花 4~8 枚，花冠狭管状；中央两性花 8~12 枚，花冠管状；花序托小，凸起。瘦果矩圆形或倒卵形。花、果期 8~10 月。

生境分布 生于森林草原带的丘陵坡地、路旁、林缘、灌丛。分布于我国河北西北部、河南西部、山东、山西、陕西南部、甘肃东南部、四川西南部、云南西北部、西藏东北部、贵州东南部、安徽、江苏、江西北部、浙江北部、福建西部、台湾、湖北、湖南、广东、广西北部、海南。内蒙古大兴安岭牙克石市、扎兰屯市有分布。

药用部位 中药：叶（艾叶）。

采收加工 夏季花未开时采摘，除去杂质，晒干。

性味归经 中药：辛、苦，温。有小毒。归肝、脾、肾经。

功能主治 中药：散寒止痛，温经止血，外用祛湿止痒。用于少腹冷痛，经寒不调，宫冷不孕，吐血，衄血，崩漏，月经过多，妊娠下血；外用于皮肤瘙痒。醋艾炭温经止血。用于虚寒性出血。

用法用量 中药：3~9g，煎汤；外用适量，供灸治或熏洗用。

资源状况 资源丰富。

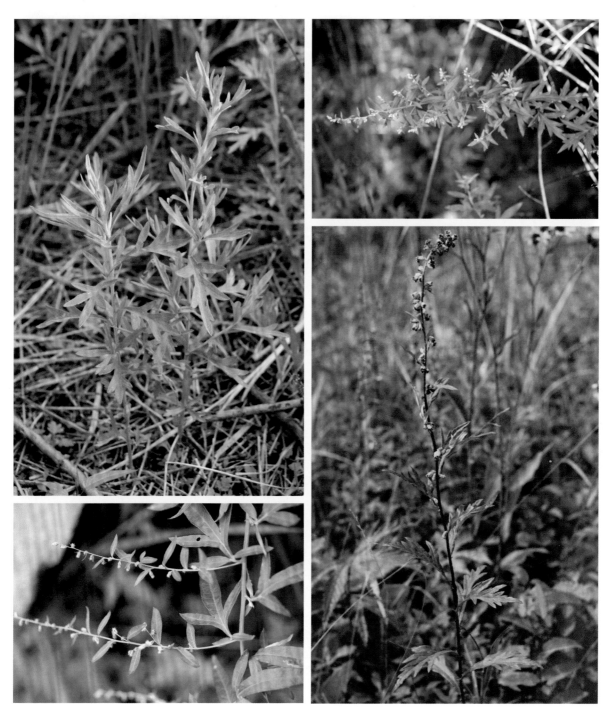

东北牡蒿 | *Artemisia manshurica* (Komar.) Komar.

形态特征 多年生草本，高40~100cm。主根不明显，侧根数枚，有少数营养枝。茎数个丛生，具纵条棱，紫褐色或深褐色，分枝细而短。营养枝叶密集，叶片匙形或楔形，先端圆钝，有数个浅裂缺，并有密而细的锯齿，基部渐狭，无柄；茎下部叶倒卵形或倒卵状匙形，5深裂或为不规则的裂齿，无柄，花期枯萎；中部叶倒卵形或椭圆状倒卵形，一至二回羽状或掌状式的全裂或深裂，侧裂片1~2对，狭匙形或倒披针形，每裂片具3浅裂齿或无裂齿，叶基部有小型的假托叶；上部叶宽楔形或椭圆状倒卵形，先端常有不规则的3~5全裂或深裂片，苞叶披针形或椭圆状披针形，不分裂。头状花序近球形或宽卵形，具短梗及条形苞叶，下垂或斜展，极多数在茎上排列成狭长的圆锥状；总苞片3~4层，外层的披针形或狭卵形，中层的长卵形，内层的长卵形；边缘雌花4~8枚，花冠狭圆锥状或狭管状；中央两性花6~10花冠管状；花序托凸起。瘦果倒卵形或卵形，褐色。花、果期8~10月。

生境分布 生于森林带和森林草原带的山地林缘、林下、灌丛。分布于我国黑龙江东南部、吉林东部、辽宁、河北东北部。内蒙古大兴安岭根河市、牙克石市、鄂伦春自治旗、阿尔山市、额尔古纳市东部、鄂温克族自治旗、扎鲁特旗、巴林左旗乌兰坝保护区、巴林右旗赛罕乌拉保护区有分布。

药用部位 中药：全草。

采收加工 夏季采收，洗净泥土，切段，鲜用或晒干。

功能主治 中药：清热，凉血，解毒。用于夏季感冒，肺结核潮热，咯血，小儿疳热，衄血，便血，崩漏，带下病，黄疸性肝炎，丹毒，毒蛇咬伤。

用法用量 中药：10~15g，煎汤，鲜品加倍；外用适量，煎汤洗，或鲜品捣烂敷。

资源状况 资源丰富。

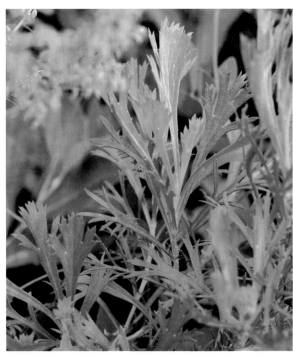
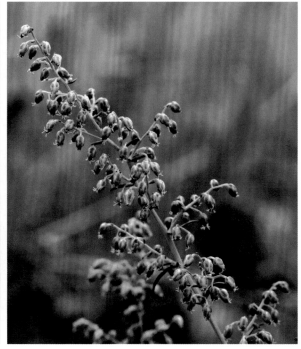

黑 蒿

沼泽蒿
Artemisia palustris L.

形态特征 一年生草本，高10~40 cm，全株光滑无毛。根较细，单一。茎单生，直立，绿色，上部有细分枝，有时自基部分枝。叶薄纸质，茎下部与中部叶卵形或长卵形，一至二回羽状全裂，侧裂片（2~）3~4对，再次羽状全裂或3裂，小裂片狭条形，下部叶叶柄长达1cm，中部叶无柄，基部有狭条状假托叶；茎上部叶与苞叶小，一回羽状全裂。头状花序近球形，无梗，每2~10个在分枝或茎上密集成簇，并排成短穗状，而在茎上再组成稍开展或狭窄的圆锥状；总苞3~4层，近等长，外层的卵形，中、内层的卵形或匙形；边缘雌花9~13枚，花冠狭管状或狭圆锥状；中央两性花20~25枚，花冠管状，外面有腺点；花序托凸起，圆锥形。瘦果长卵形，稍扁，褐色。花、果期8~10月。

生境分布 生于森林带、森林草原带和干草原带。分布于我国黑龙江南部、吉林东部和北部、辽宁北部、河北北部、山西东北部。内蒙古大兴安岭陈巴尔虎旗、科尔沁右翼前旗、巴林左旗乌兰坝保护区、巴林右旗、克什克腾旗有分布。

药用部位 中药：全草。

采收加工 夏、秋二季采收，洗净泥土，切段，晒干。

功能主治 中药：清热，祛暑，凉血止血。用于夏季感冒，中暑发热，骨蒸潮热，吐血。

用法用量 中药：9~12g，煎汤。

资源状况 资源丰富。

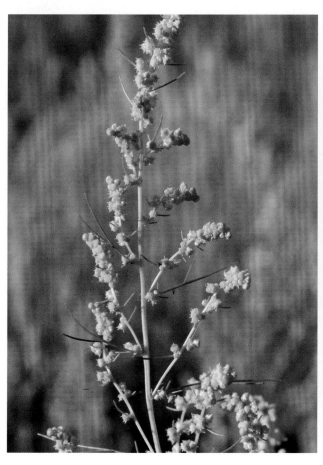
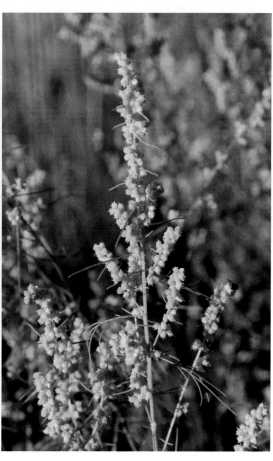

褐苞蒿

褐鳞蒿
Artemisia phaeolepis Krasch.

形态特征 多年生草本，高 20~40cm。根状茎直立或斜升，有少数营养枝。茎通常单生，直立，具纵条棱，下部疏被短柔毛或无毛，通常不分枝。叶质薄，基生叶与茎下部叶椭圆形或矩圆形，二至三回栉齿状的羽状分裂；中部叶椭圆形或矩圆形，二回栉齿状的羽状分裂，第一回全裂，侧裂片 5~7 对，与中轴成直角叉开，每裂片两侧具多数栉齿状的小裂片，小裂片短披针形，全缘或有小锯齿，先端具硬尖头，边缘加厚，背脉凸起，叶上面近无毛或被长柔毛，微有小凹点，下面初时疏被灰白色长柔毛，后脱落无毛；叶柄基部常有小型的假托叶；上部叶一至二回栉齿状羽状分裂；苞叶披针形或条形，全缘或具数个小栉齿。头状花序半球形，具短梗，下垂，少数在茎上排成总状或穗状，稀为极狭窄的圆锥状；总苞片 3~4 层，无毛或近无毛，外层的长卵形，边缘褐色，膜质，中、内层的长卵形或卵形，先端钝，边缘褐色，宽膜质或全为膜质；边缘雌花 12~18 枚，花冠狭管状，有腺点；中央两性花 40~80 枚，花冠管状，有腺点，全结实或有时中央花不结实；花序托凸起，半球形。瘦果矩圆形，花、果期 7~10 月。

生境分布 生于森林带和草原带的山地林缘、灌丛、山地草甸、山地草原。分布于我国河北南部、河南西部和北部、山西南部、陕西、宁夏南部、甘肃、青海、西藏东部和南部、新疆北部和西部。内蒙古大兴安岭额尔古纳市、根河市、牙克石市、鄂伦春自治旗、阿尔山市、鄂温克族自治旗有分布。

药用部位 藏药：全草（坎加）。

采收加工 秋季采收，洗净泥土，晒干。

功能主治 藏药：四肢关节肿痛，痈疖，肉瘤，"龙病"。

资源状况 资源丰富。

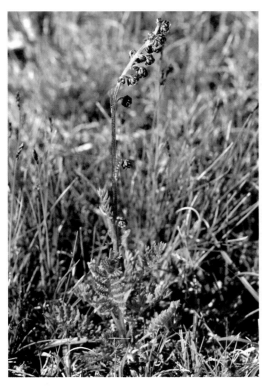
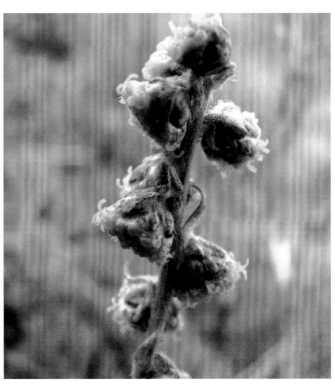

红足蒿
大狭叶蒿
Artemisia rubripes Nakai

形态特征　多年生草本，高达1m。主根细长。根状茎细，具营养枝；茎单生或少数，具纵条棱，基部通常红色，上部褐色或红色，中部以上分枝；茎、枝初时微被短柔毛，后脱落无毛。叶纸质，营养枝叶与茎下部叶近圆形或宽卵形，二回羽状全裂或深裂，具短柄，花期枯萎；中部叶卵形、长卵形或宽卵形，一至二回羽状分裂，第一回全裂，侧裂片（2~）3~4对，披针形、条状披针形或条形，先端渐尖，再次羽状深裂或全裂，每侧具2~3小裂片或为浅裂齿，边缘稍反卷，上面绿色，无毛或近无毛，下面除中脉外密被灰白色蛛丝状绒毛，叶柄基部常有小型假托叶；上部叶椭圆形，羽状全裂，侧裂片2~3对，条状披针形或条形，先端渐尖，不再分裂或偶有小裂齿，无柄，基部有小型假托叶；苞叶小，3~5全裂或不分裂而为条形或条状披针形。头状花序椭圆状卵形或长卵形，无梗或有短梗，具小苞叶，多数在茎上排列成开展或稍开展的圆锥状；总苞片3层，

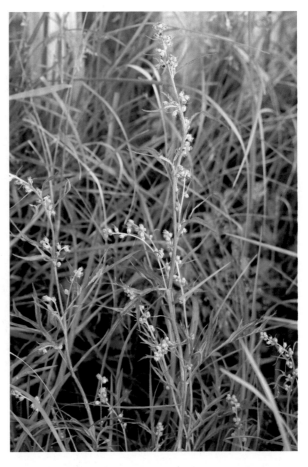

外层的小，卵形，中层的长卵形，内层的长卵形或椭圆状倒卵形；边缘雌花5~10枚，花冠狭管状；中央两性花9~15枚，花冠管状或高脚杯状；花序托凸起。瘦果小，长卵形，略扁。花、果期8~10月。

生境分布　生于森林草原带和草原带的山地林缘、灌丛、草坡或沙地。分布于我国黑龙江东部和南部、吉林中部和东部、辽宁、河北、河南西部、山东、山西西部、陕西西南部、甘肃东南部、安徽、江苏、江西北部、浙江北部、福建北部、湖北西南部、湖南北部。内蒙古大兴安岭额尔古纳市、根河市、牙克石市、鄂温克族自治旗、扎兰屯市、扎赉特旗、科尔沁右翼前旗、乌兰浩特市、扎鲁特旗、巴林左旗乌兰坝保护区、巴林右旗、克什克腾旗有分布。

药用部位　**中药**：地上部分（艾）。

采收加工　秋季采收，除去杂质，洗净泥土，晒干。

性味归经　**中药**：辛、苦，温。有小毒。归肝、脾、肾经。

功能主治　**中药**：散寒止痛，温经止血，外用祛湿止痒。用于少腹冷痛，经寒不调，宫冷不孕，吐血，衄血，崩漏，月经过多，妊娠下血；外用于皮肤瘙痒。醋艾炭温经止血。用于虚寒性出血。

用法用量　**中药**：3~9g，煎汤；外用适量，供灸治或熏洗用。

资源状况　资源丰富。

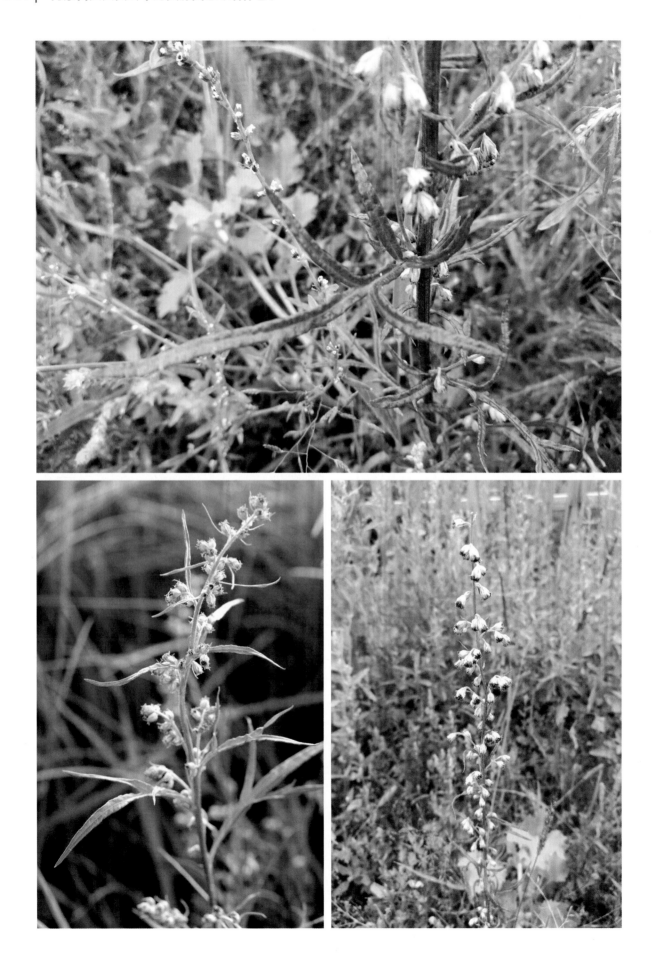

三脉紫菀

山白菊、三脉叶马兰、马兰、鸡儿肠
Aster ageratoides Turcz.

形态特征 多年生草本，高 40~60cm。根状茎横走，有多数褐色细根；茎直立，单一，常带红褐色，具纵条棱，被伏短硬毛或柔毛。基生叶与茎下部叶卵形，基部急狭成长柄，花期枯萎凋落；中部叶纸质，长椭圆状披针形、矩圆状披针形至狭披针形，先端渐尖，基部楔形，边缘有 3~7 对浅或深的具小刺尖的锯齿，上面绿色，粗糙，下面淡绿色，两面被短硬毛和腺点，有离基三出脉，侧脉 3~4 对；上部叶渐小，披针形，具浅齿或全缘。头状花序直径 1.5~2cm，在茎顶排列成伞房状或圆锥伞房状；总苞钟状至半球形，总苞片 3 层，外层者较短，内层者较长，条状矩圆形，先端尖或钝，上部草质，绿色或紫褐色，下部多少革质，具中脉 1 条，有缘毛；舌状花紫色、淡红色或白色；管状花黄色。瘦果有微毛；冠毛淡红褐色或污白色，与管状花近等长或稍短。花、果期 8~9 月。

生境分布 生于森林草原带的山地林缘、山地草原、丘陵。分布于我国除西藏、新疆外的各地。内蒙古大兴安岭牙克石市、巴林左旗乌兰坝保护区、巴林右旗、林西县、克什克腾旗有分布。

药用部位 中药：全草或根。

采收加工 夏、秋二季采收全草，洗净，鲜用或扎把晾干。秋季采挖根，洗净泥土，晒干。

性味归经 中药：苦、辛，凉。

功能主治 中药：清热解毒，祛痰镇咳，凉血止血。用于感冒发热，扁桃体炎，支气管炎，肝炎，痢疾，热淋，血热吐血、衄血，痈肿疔毒，蛇虫咬伤。

用法用量 中药：15~60g，煎汤；外用适量，鲜品捣敷。

资源状况 资源少。

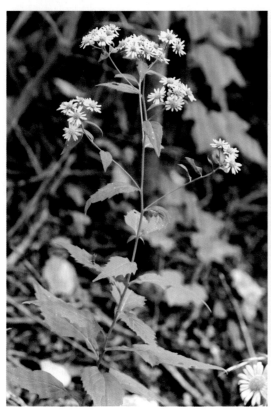
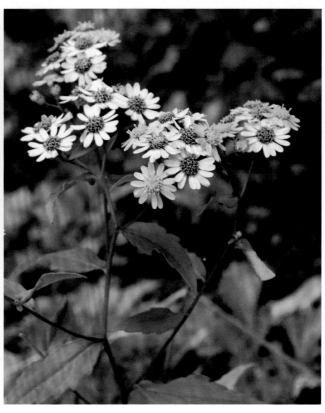

圆苞紫菀 | 麻氏紫菀 *Aster maackii* Regel

形态特征 多年生草本，高 40~80cm。茎直立，单一，紫红色，具纵条棱，疏被短硬毛，下部毛常脱落，基部有褐色纤维状残叶柄。基生叶与茎下部叶花期枯萎凋落；中部叶长椭圆状披针形，先端锐尖或渐尖，基部渐狭，近无柄，边缘有具小尖头而疏的浅锯齿，两面被短硬毛，离基三出脉；上部叶渐变狭小，披针形，全缘。头状花序较大，直径 3~4cm，2 或数个在茎顶排列成疏伞房状，有时单生；总花梗较细长，密被短硬毛；总苞半球形，总苞片 3 层，外层者较短，内层者较长，矩圆形，上部草质，下部革质，先端圆形或钝头，边缘膜质，上端呈红紫色或紫堇色，其边缘常有小撕裂片；舌状花 20 余朵，紫红色；管状花黄色，有微毛。瘦果两面或一面有肋，密被短毛，具 2 条肋；冠毛白色或基部稍红色，与管状花等长。花、果期 8~9 月。

生境分布 生于森林带的湿润草甸、沼泽草甸。分布于我国黑龙江、吉林、辽宁、河北北部。内蒙古大兴安岭牙克石市、鄂伦春自治旗、阿尔山市、莫力达瓦达斡尔族自治旗、阿荣旗、扎兰屯市有分布。

药用部位 中药：根。

采收加工 春、秋二季采挖，洗净泥土，晒干，

功能主治 中药：用于风寒咳嗽，风湿关节痛，牙痛。

资源状况 资源丰富。

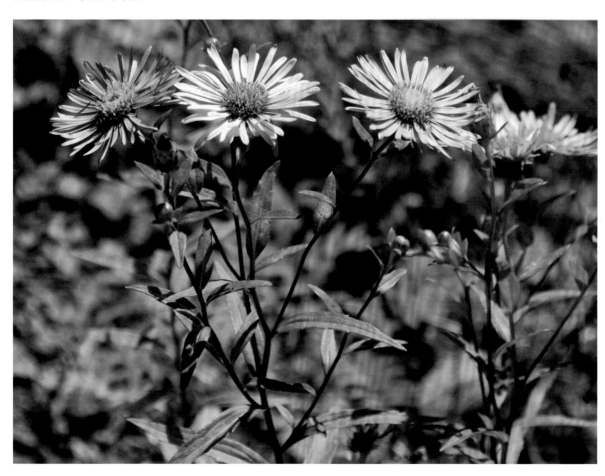

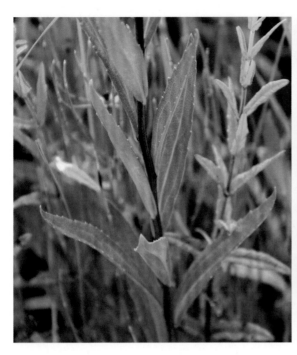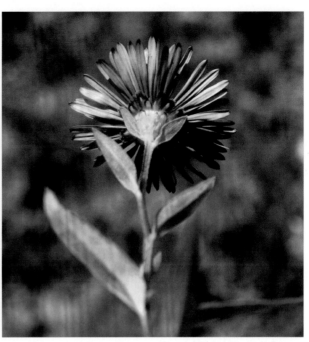

鬼针草

婆婆针、刺针草
Bidens bipinnata L.

形态特征　一年生草本，高 20~50cm。茎直立，下部略具 4 棱，无毛或疏被短柔毛。叶对生，二回羽状深裂，小裂片三角形或菱状披针形，具 1~2 对缺刻或深裂片，顶生裂片较狭，先端渐尖或锐尖，边缘具稀疏不规则的锯齿或钝齿，两面均疏被短粗毛，具长叶柄。头状花序直径 5~9mm；花序梗果时延长达 10cm；总苞杯状，基部有粗长柔毛；外层总苞片 5~7，条形，草质，先端钝或尖，有微硬毛；内层者膜质，椭圆形，花后伸长为狭披针形，背部有褐色纵条纹，边缘黄色，疏被短毛；托片狭披针形，先端钝；舌状花通常 1~3 朵，舌片椭圆形或倒卵状披针形，先端全缘或具 2~3 浅齿，具数条深褐色脉纹；管状花顶端 5 齿裂。瘦果条形，略扁，具 3~4 棱，具瘤状突起及小刚毛，顶端有芒刺 3~4，有倒刺毛。花、果期 8~10 月。

生境分布　生于森林草原带的田野、路边。分布于我国吉林东北部、辽宁、河北西北部、河南西部、山东、山西、安徽北部、江苏、浙江、福建、台湾、江西、湖南南部、广东、广西、陕西南部、甘肃东南部、青海东部、四川西南部、云南。内蒙古大兴安岭阿鲁科尔沁旗、巴林右旗天山镇、克什克腾旗有分布。

药用部位　中药：地上部分（鬼针草）。

采收加工　夏、秋二季开花盛期，采收地上部分，洗净泥土，鲜用或晒干。

性味归经　中药：苦，平。归肝、肺、大肠经。

功能主治　中药：清热解毒，祛风除湿，活血消肿。用于咽喉肿痛，泄泻，痢疾，黄疸，肠痈，疔疮肿毒，蛇虫咬伤，风湿痹痛，跌打损伤等。

用法用量　中药：煎汤，15~30g，鲜品倍量，或捣汁；外用适量，捣敷或取汁涂，或煎汤熏洗。

资源状况　资源一般。

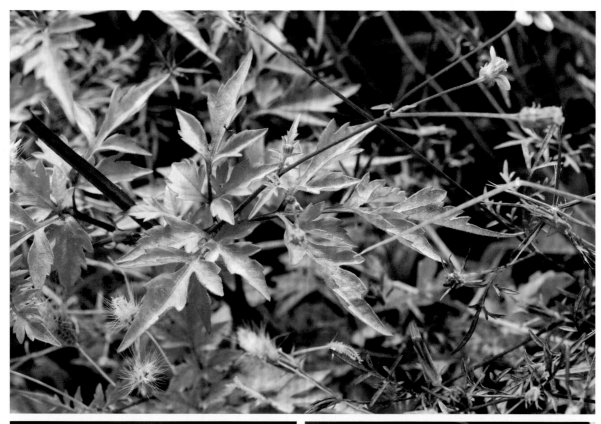

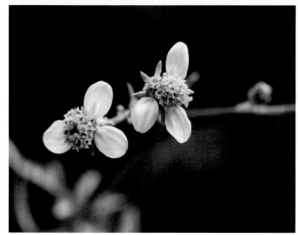
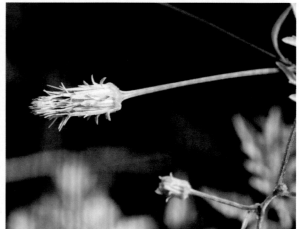

柳叶鬼针草 | *Bidens cernua* L.

形态特征　一年生草本，高 20~60cm。茎直立，近圆柱形，麦秆色或带红色，无毛或嫩枝上有疏毛，中上部分枝。叶对生，稀轮生，披针形或条状披针形，先端长渐尖，基部渐狭，半抱茎，无柄，边缘有疏锐锯齿，两面无毛，稍粗糙。头状花序单生于茎顶或枝端，直径 1~2.5cm，开花时下垂，花序梗较长；总苞盘状，总苞片 2 层，外层者 5~8 片，条状披针形，叶状，被疏短毛；内层者膜质，椭圆形或倒卵形；托片条状披针形，约与瘦果等长，膜质，先端带黄色，背部有数条褐色纵条纹；舌状花无性，舌片黄色，卵状椭圆形，顶端锐尖或有 2~3 小齿；管状花顶端 5 齿裂。瘦果狭楔形，具 4 棱，棱上有倒刺毛，顶端有芒刺 4，有倒刺毛。花、果期 8~9 月。

生境分布 生于阔叶林带和草原带的山地草甸、沼泽边、浅水中。分布于我国黑龙江、吉林、辽宁北部、河北北部、山西、陕西北部、四川西北部、西藏南部和东南部、云南西北部、新疆。内蒙古大兴安岭鄂伦春自治旗、克什克腾旗有分布。

药用部位 中药：全草。

采收加工 夏、秋二季采收，鲜用或晒干。

性味归经 中药：苦，凉。

功能主治 中药：清热解毒，活血，利血，利尿。用于腹泻，痢疾，咽喉肿痛，跌打损伤，风湿痹痛，痈肿疮毒，小便淋痛。

用法用量 中药：6~15g，煎汤；外用适量，捣敷。

资源状况 资源少。

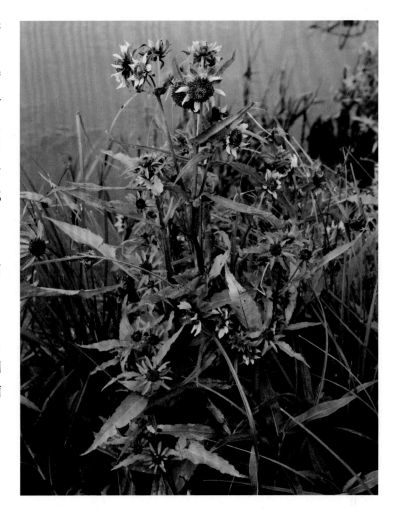

大狼杷草 *Bidens frondosa* L.

形态特征 一年生草本，高 20~120cm。茎直立，分枝，被疏毛或无毛，常带紫色。叶对生，具柄，为一回羽状复叶，小叶 3~5 枚，披针形，先端渐尖，边缘有粗锯齿，通常背面被稀疏短柔毛，至少顶生者具明显的柄。头状花序单生茎端和枝端，连同总苞苞片直径 12~25mm；总苞钟状或半球形，外层苞片 5~10 枚，通常 8 枚，披针形或匙状倒披针形，叶状，边缘有缘毛，内层苞片长圆形，膜质，具淡黄色边缘，无舌状花或舌状花不发育，极不明显；筒状花两性，花冠冠檐 5 裂。瘦果扁平，狭楔形，近无毛或是糙伏毛，顶端芒刺 2 枚，有倒刺毛。

生境分布 生于河岸或田野湿润处。原产于北美。内蒙古乌兰浩特市有分布。

药用部位 中药：全草。

采收加工 6~9 月采收，洗净泥土，切段，晒干。

性味归经 中药：苦，平。

功能主治 中药：补虚清热。用于体虚乏力，盗汗，咯血，小儿疳积，痢疾。

用法用量 中药：15~30g，煎汤。

资源状况 资源少。

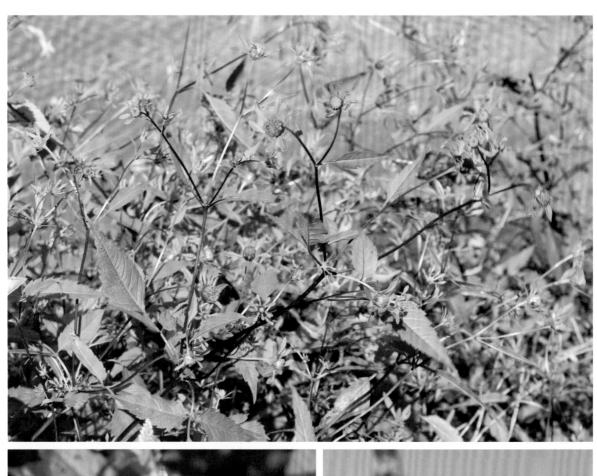

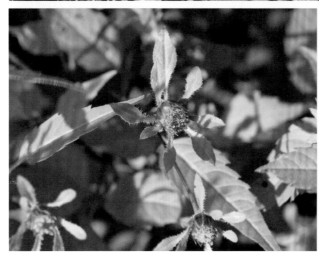
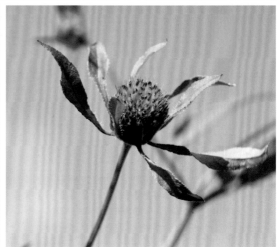

小红菊 山野菊
Chrysanthemum chanetii H. Lév.

形态特征 多年生草本，高10~60cm。具匍匐的根状茎；茎单生或数个，直立或基部弯曲，中部以上多分枝，呈伞房状，稀不分枝，茎与枝疏被皱曲柔毛，稀近无毛。基生叶及茎中、下部叶肾形、宽卵形、半圆形或近圆形，宽略等于长，通常3~5掌状或掌式羽状浅裂或半裂，少深裂，侧裂片椭圆形至宽卵形，顶裂片较大或与侧裂片相等，全部裂片边缘有不整齐钝齿、尖齿或芒状尖齿，叶上面绿色，下面灰绿色，疏被或密被柔毛以至无毛，并密被腺点，叶片基部近心形或截形，具窄翅的叶柄；上部叶卵形或近圆形，接近花序下部的叶为椭圆形、长椭圆形以至条形，羽裂、齿裂或不分裂。头状花序直径2~4cm，少数（约2个）至多数（约15个）在茎枝顶端排列成疏松的伞房状，极少有单生于茎顶的。总苞碟形；总苞片4~5层，外层者条形，仅先端膜质或呈圆形扩大而膜质，边缘缝状撕裂，外面疏被长柔毛，中、内层者渐短，宽倒披针形、三角状卵形至条状长椭圆形，全部总苞片边缘白色或褐色膜质；舌状花白色、粉红色或红紫色，舌片先端2~3齿裂；管状花黄色。瘦果顶端斜截，下部渐狭，具4~6条脉棱。花、果期7~9月。

生境分布 生于森林草原带和草原带的山坡、林缘、沟谷。分布于我国黑龙江、吉林东部、辽宁、河北、河南西北部、山东东北部、山西、陕西中部、宁夏西北部和南部、甘肃东部、青海东部、四川北部、湖北西部。内蒙古大兴安岭阿尔山市、扎兰屯市、扎赉特旗、科尔沁右翼前旗、乌兰浩特市、巴林左旗乌兰坝保护区、巴林右旗赛罕乌拉保护区、克什克腾旗有分布。

药用部位 蒙药：花序（哈登－乌达巴拉）。

采收加工 8~9月花期采摘，阴干。

性味归经 蒙药：微苦，平。

功能主治 蒙药：散风清热，平肝明目。用于风热感冒，头痛眩晕，目赤肿痛，眼目昏花。

用法用量 蒙药：多入丸、散剂。

资源状况 资源丰富。

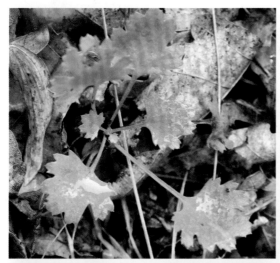

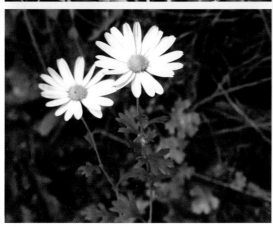

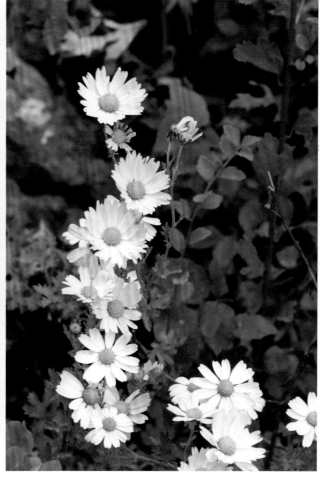

野 蓟

牛戳口、刺蓟
Cirsium maackii Maxim.

形态特征　多年生草本，高 40~80cm。茎直立，具纵沟棱，下部被多细胞长或短节毛。基生叶和下部茎生叶长椭圆形或披针状椭圆形，基部渐狭成具翅的短柄，羽状半裂或深裂，侧裂片 6~7 对，长椭圆形或卵状披针形，中部侧裂片较大，边缘具不规则三角形刺齿及缘毛状针刺，一回近全裂，末回裂片较细长；全部叶两面异色，上面深绿色，干后变黑色，下面灰色，疏被蛛丝状绵毛。头状花序单生于茎顶，或在茎枝顶端排列成伞房状，直立或下垂；总苞钟状，总苞片 5~7 层，外层及中层者三角状披针形至披针形，顶端具短刺尖，边缘有睫毛，内层者较长，披针形至条状披针形，先端渐尖，全部总苞片背面有黑色黏腺；小花紫红色，狭管部与檐部等长。瘦果偏斜倒披针形，淡黄色；冠毛长达 2cm，白色。花、果期 7~8 月。

生境分布　生于森林草原带的退耕撂荒地上。分布于我国黑龙江、吉林、辽宁、河北东北部、山东东部、安徽南部、江苏西部和南部、浙江北部。内蒙古大兴安岭科尔沁右翼中旗、巴林右旗、克什克腾旗有分布。

药用部位　中药：全草（牛戳口）。

采收加工　春、夏二季开花前连根挖出，洗净，晒干。

性味归经　中药：甘，凉。

功能主治　中药：凉血止血，散瘀消肿。用于衄血，咯血，吐血，尿血，异常子宫出血，产后出血，肝炎，肾炎，乳腺炎，跌打损伤；外用于外伤出血，痈疖肿毒。

用法用量　中药：15~30g，煎汤；外用鲜品适量，捣烂敷患处。

资源状况　资源一般。

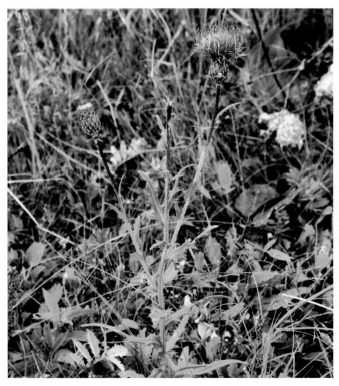
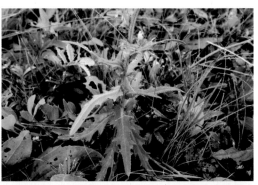
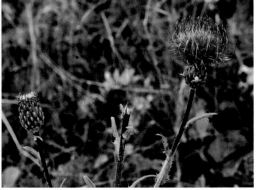

还阳参

北方还阳参、屠还阳参、驴打滚儿、还羊参
Crepis crocea (Lam.) Babc.

形态特征　多年生草本，高5~30cm，全株灰绿色。根直伸或倾斜，深褐色，颈部被覆多数褐色枯叶柄。茎直立，具不明显沟棱，疏被腺毛，混生短柔毛。基生叶丛生，倒披针形，先端锐尖或尾状渐尖，基部渐狭成具窄翅的长柄或短柄，边缘具波状齿，或倒向锯齿至羽状半裂，裂片条形或三角形，全缘或有小尖齿，两面疏被皱曲柔毛或近无毛；茎上部叶披针形或条形，全缘或羽状分裂，无柄或具短柄；最上部叶小，苞叶状。头状花序单生于枝端，或2~4在茎顶排列成疏伞房状；总苞钟状，混生蛛丝状毛、长硬毛以及腺毛，外层总苞片6~8，不等长，条状披针形，先端尖，内层者13，较长，矩圆状披针形，边缘膜质，先端钝或尖；舌状花黄色。瘦果纺锤形，暗紫色或黑色，直或稍弯，具10~12条纵肋，上部有小刺；冠毛白色，长7~8mm。花、果期6~7月。

生境分布　生于山坡草地、田边、路旁。分布于我国河北西部、河南西部和北部、山西、陕西北部、宁夏、甘肃东部、青海、西藏、新疆中北部。内蒙古大兴安岭牙克石市、鄂温克族自治旗、科尔沁右翼前旗、阿鲁科尔沁旗、克什克腾旗有分布。

药用部位　中药：根。

采收加工　秋季采挖，洗净泥土，晒干。

性味归经　中药：苦、甘，凉。

功能主治　中药：止咳平喘，健脾消食，下乳。用于支气管炎，肺结核，小儿疳积，乳汁不足。

用法用量　中药：15~30g，煎汤，或入膏、丸剂；外用适量，熬膏涂敷。

资源状况　资源一般。

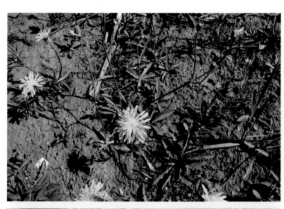

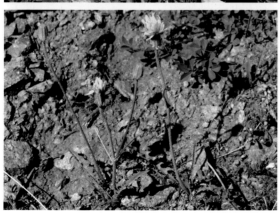

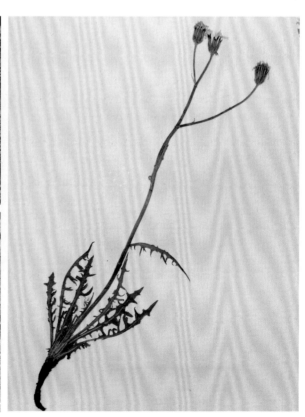

矢车菊 | 蓝花矢车菊、蓝芙蓉、车轮花
Cyanus segetum Hill

形态特征 一年生或二年生草本，高 30~70cm，直立，自中部分枝。全部茎枝灰白色，被薄蛛丝状卷毛。基生叶及下部茎叶长椭圆状倒披针形或披针形，不分裂，边缘全缘无锯齿或边缘疏锯齿至大头羽状分裂，侧裂片 1~3 对，长椭圆状披针形、线状披针形或线形，边缘全缘无锯齿；中部茎叶线形、宽线形或线状披针形，顶端渐尖，基部楔状，无叶柄边缘全缘无锯齿，上部茎叶与中部茎叶同形；全部茎叶两面异色或近异色，上面绿色或灰绿色，被稀疏蛛丝毛或脱毛，下面灰白色，被薄绒毛。头状花序多数或少数在茎枝顶端排成伞房花序或圆锥花序；总苞椭圆状，总苞片约 7 层，全部苞片顶端有浅褐色或白色的附属物；边花增大，超长于中央盘花，蓝色、白色、红色或紫色，檐部 5~8 裂；盘花浅蓝色或红色。瘦果椭圆形，有细条纹，被稀疏的白色柔毛；冠毛白色或浅土红色，2 列，外列长达 3mm，内列 1 层，极短，全部冠毛刚毛毛状。花、果期 7~9 月。

生境分布 我国新疆、青海、甘肃、陕西、河北、山东、江苏、湖北、湖北、广东及西藏等各地公园、花园及校园有栽培。内蒙古大兴安岭有栽培，有时成为逸生种。

药用部位 中药：全草。

采收加工 夏、秋二季采收，洗净泥土，晒干。

功能主治 中药：清热解毒，消肿利尿。

用法用量 中药：3~9g，煎汤。

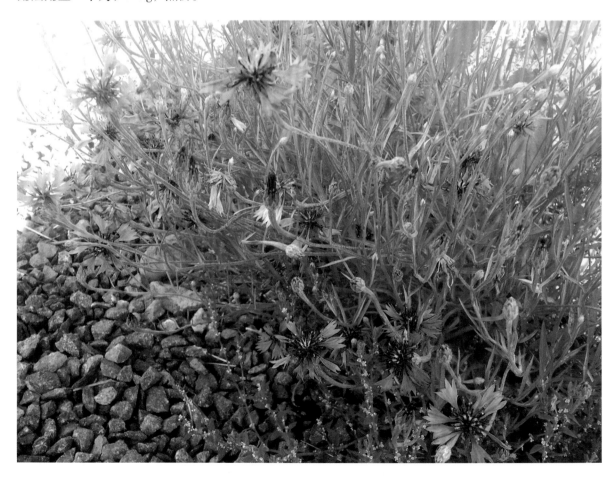

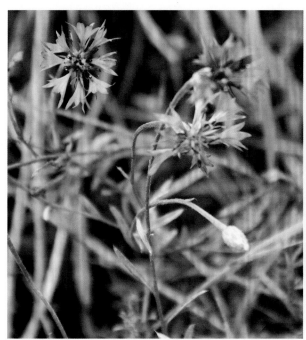
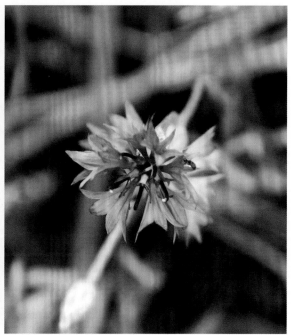

褐毛蓝刺头

天蓝刺头、天蓝漏芦
Echinops dissectus Kitag.

形态特征 多年生草本，高40~70cm。根粗壮，圆柱形，褐色。茎直立，具纵沟棱，上部密被蛛丝状绵毛，下部常被褐色长节毛。茎下部与中部叶宽椭圆形，二回或近二回羽状深裂，一回裂片卵形或披针形，先端锐尖或渐尖，具刺尖头，有缺刻状披针形或条形的小裂片，小裂片全缘或具1~2小齿，小裂片与齿端以及裂片边缘均有短刺，上面疏被蛛丝状毛，下面密被白色绵毛。复头状花序，淡蓝色，单生于茎顶或枝端；头状花序基毛多数，白色，扁毛状，不等长；总苞片16~19个，外层者较短，条形，上部菱形扩大，先端锐尖，褐色，边缘有少数睫毛；中层者较长，菱状倒披针形，自最宽处向上渐尖成芒刺状，淡蓝色，中上部边缘有睫毛；内层者比中层者稍短，条状披针形，先端芒裂。花冠管部长约6mm，白色，有腺点与极疏的柔毛，花冠裂片条形，淡蓝色，外侧有微毛。瘦果圆柱形，密被黄褐色柔毛；冠毛长约1mm，中下部联合。花期7月，果期8月。

生境分布 生于林缘草甸。分布于我国黑龙江西南部、吉林西部、辽宁、河北北部、山东、山西北部。内蒙古大兴安岭额尔古纳市、牙克石市、鄂伦春自治旗、阿尔山市、鄂温克族自治旗、莫力达瓦达斡尔族自治旗、阿荣旗、扎兰屯市、科尔沁右翼前旗、科尔沁右翼中旗、乌兰浩特市、阿鲁科尔沁旗、扎鲁特旗、巴林左旗、巴林右旗、克什克腾旗有分布。

药用部位 **中药：**根（禹州漏芦）。

采收加工 春、秋二季采挖，洗净泥土，晒干。

性味归经 **中药：**苦，寒。归胃经。

功能主治 **中药：**清热解毒，排脓止血，消痈下乳。用于诸疮痈肿，乳痈肿痛，乳汁不通，瘰疬疮毒。

用法用量 **中药：**4.5~9g，煎汤。

资源状况 资源丰富。

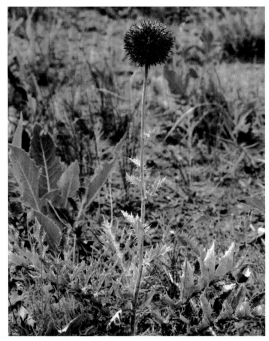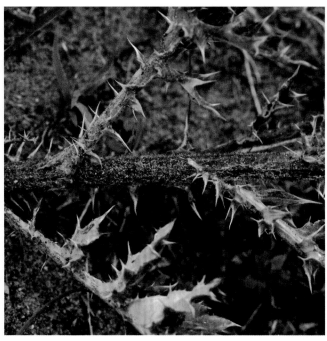

砂蓝刺头

刺头、砂漏芦、火绒草
Echinops gmelinii Turcz.

形态特征　一年生草本，高15~40cm。茎直立，稍具纵沟棱，白色或淡黄色，无毛、疏被腺毛或腺点，不分枝或有分枝。叶条形或条状披针形，先端锐尖或渐尖，基部半抱茎，无柄，边缘有具白色硬刺的牙齿，两面均为淡黄绿色，有腺点，或被极疏的蛛丝状毛、短柔毛，或无毛、无腺点，上部叶有腺毛，下部叶密被绵毛。复头状花序单生于枝端，白色或淡蓝色；头状花序，基毛多数，污白色，不等长，糙毛状；外层总苞片较短，条状倒披针形，中层者较长，长椭圆形，内层者长矩圆形；花冠管部白色，有毛和腺点，花冠裂片条形，淡蓝色。瘦果倒圆锥形，密被贴伏的棕黄色长毛；冠毛长约1mm，下部联合。花期6月，果期8~9月。

生境分布　生于干旱沙质草原上。分布于我国河北北部、河南北部、山西北部、陕西北部、宁夏、甘肃河西走廊、青海柴达木盆地、新疆。内蒙古大兴安岭陈巴尔虎旗、扎赉特旗、科尔沁右翼前旗、科尔沁右翼中旗、阿鲁科尔沁旗、巴林左旗、巴林右旗、克什克腾旗有分布。

药用部位　中药：根（砂漏芦根）、全草（砂漏芦）。蒙药：根（乌日格斯图－呼和）。

采收加工　春、秋二季采挖根，洗净泥土，切片，晒干。夏、秋二季采收全草，洗净泥土，切碎，晒干。

性味归经　中药：根咸、苦，寒。全草咸、苦，寒。蒙药：苦，凉，稀、轻、柔、钝。

功能主治　中药：根清热解毒，通乳，排脓。用于疮痈肿痛，乳汁不通，乳腺炎，淋巴结结核，肋腺炎，痔漏。全草止血，安胎。用于先兆流产，产后出血。蒙药：强筋接骨，愈伤，清热止痛。用于筋骨者伤，骨伤热，金创，刺痛症。

用法用量　中药：根6~12g，煎汤。全草6~12g，煎汤。蒙药：多配方用。

资源状况　资源一般。

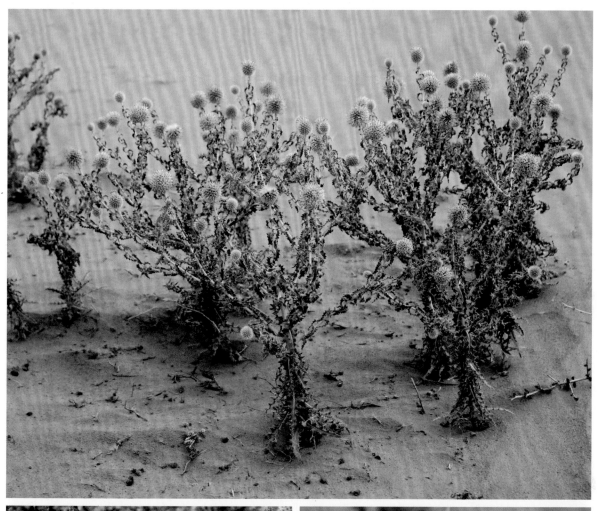

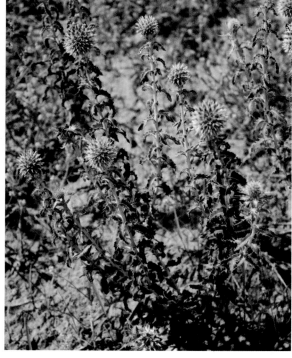
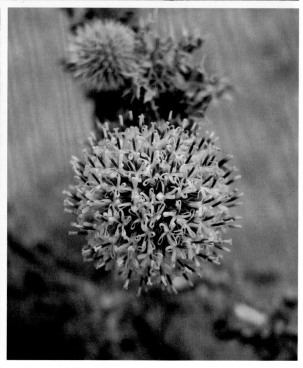

牛膝菊
辣子草
Galinsoga quadriradiata Ruiz ex Pavon

形态特征　一年生草本，高30cm。茎纤细，不分枝或自基部分枝，枝斜升，具纵条棱，疏被柔毛和腺毛。叶卵形至披针形，先端渐尖或钝，基部圆形、宽楔形或楔形，边缘有波状浅锯齿或近全缘，掌状三出脉或不明显五出脉，两面疏被伏贴的柔毛，沿叶脉及叶柄上的毛较密。头状花序直径3~4mm；总苞半球形，总苞片1~2层，外层者卵形，顶端稍尖，内层者宽卵形，顶端钝圆，绿色，近膜质；舌状花花冠白色，顶端3齿裂，管部外面密被短柔毛；管状花冠下部密被短柔毛；托片倒披针形，先端3裂或不裂。瘦果长，具3棱或中央的瘦果具4~5棱，黑褐色，被微毛。舌状花的冠毛毛状，管状花的冠毛膜片状，白色，披针形。花、果期7~9月。

生境分布　原产于南美。生于居民区附近草地。分布于我国黑龙江、吉林、辽宁、河北、山西、浙江、江西、四川、贵州、云南、西藏等地。内蒙古大兴安岭牙克石市、鄂伦春自治旗、莫力达瓦达斡尔族自治旗、扎兰屯市、科尔沁右翼前旗、科尔沁右翼中旗、乌兰浩特市、突泉县、阿鲁科尔沁旗有分布。

药用部位　中药：全草。

采收加工　夏、秋二季采收，洗净泥土，晒干。

功能主治　中药：清热解毒，止咳平喘，止血。用于外伤出血，扁桃体炎，咽喉炎，黄疸性肝炎，咳嗽，肺结核。

用法用量　中药：30~60g，煎汤；外用适量，研末敷患处。

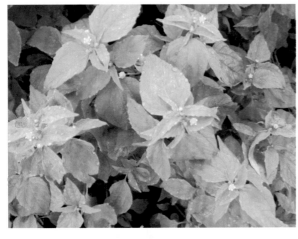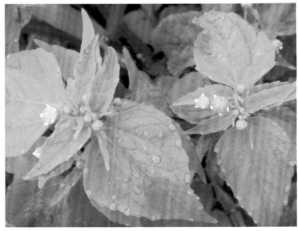

蒿子杆
茼蒿
Glebionis carinata (Schousb.) Tzvel.

形态特征　一年生草本，高30~70cm，光滑无毛或近无毛。茎直立，具纵条棱，不分枝或中上部有分枝。基生叶花期枯萎；中下部叶倒卵形或长椭圆形，二回羽状分裂，一回深裂或几全裂，侧裂片3~8对，叶轴有狭翅，二回深裂或浅裂，小裂片披针形、斜三角形或条形。头状花序3~8生于茎枝顶端，有长花序梗，并不形成明显伞房状，或无分枝而头状花序单生茎顶；总苞宽杯状，总苞片4层，无毛，外层总苞片狭卵形，先端尖，边缘狭膜质，中层与内层的矩圆形，先端淡黄色，宽膜质；花序托半球形；花黄色，舌状花 1 层，先端 3 齿裂；管状花极多数。舌状花瘦果有 3 条宽翅肋；管状花瘦果两侧压扁，有 2 条凸起的肋。花、果期 7~9 月。

生境分布 原产于北非摩洛哥。内蒙古大兴安岭有栽培。

药用部位 **中药**：茎叶。

采收加工 春、夏二季采收，鲜用。

性味归经 **中药**：辛、甘，凉。归心、脾、胃经。

功能主治 **中药**：和脾胃，消痰饮，安心神。用于脾胃不和，二便不通，咳嗽痰多，烦热不安。

用法用量 **中药**：鲜品 60~90g，煎汤。

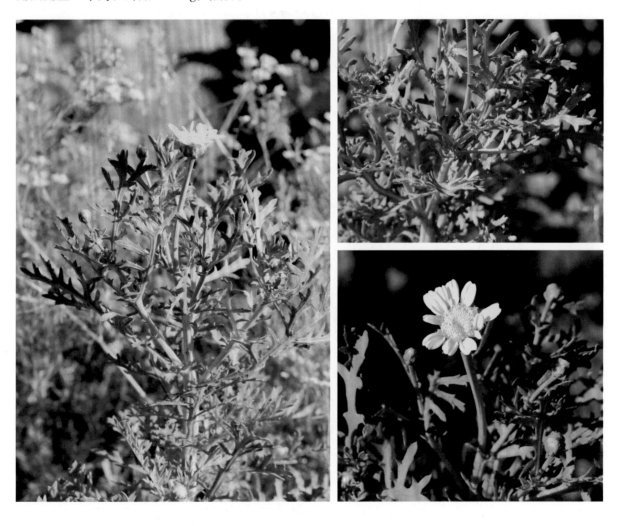

向日葵

葵花、朝阳花、望日莲
Helianthus annuus L.

形态特征 一年生高大草本，高 1~3m。茎直立，粗壮，被长硬毛，髓部发达，不分枝或有时上部分枝。叶互生，心状宽卵形或宽卵形，先端锐尖或渐尖，基部心形或截形，边缘有粗锯齿，两面被短硬毛，基出三脉，具长柄。头状花序直径 10~30cm，常下倾；总苞片多层，叶质，卵形或卵状披针形，先端尾状渐尖，被长硬毛；花序托托片半膜质；舌状花的舌片矩圆状卵形或矩圆形；管状花棕色或紫色，裂片披针形，结实。瘦果有细肋，灰色或黑色，常被白色短柔毛；冠毛膜片状，早落。花期7~9月，果期8~10月。

生境分布　原产于北美。内蒙古大兴安岭各地多有栽培。

药用部位　中药：根、茎髓、叶、花、花盘、种子。

采收加工　夏、秋二季采挖根，洗净泥土，鲜用或晒干。秋季采收茎髓，鲜用或晒干。夏、秋二季采收叶，鲜用或晒干。夏季开花时采摘花，鲜用或晒干。秋季采收花盘，去净果实，鲜用或晒干。秋季果实成熟后，割取花盘，晒干，打下果实，取出种子，再晒干。

性味归经　中药：根甘、淡，微寒。归胃、膀胱经。茎髓甘，平。归膀胱经。叶苦，凉。花微甘，平。花盘甘，寒。归肝经。种子甘，平。

功能主治　中药：根清热利湿，行气止痛。用于淋浊，水肿，带下病，疝气，脘腹胀痛，跌打损伤。茎髓清热，利尿，止咳。用于淋浊，白带异常，乳糜尿，百日咳，风疹。叶降压，截疟，解毒。用于高血压，疟疾，疔疮。花祛风，平肝，利湿。用于头晕，耳鸣，小便淋漓。花盘清热，平肝，止痛，止血。用于高血压，头晕，头痛，耳鸣，脘腹痛，痛经，子宫出血，疮疹。种子透疹，止痢，透痈脓。用于疹发不透，血痢，慢性骨髓炎。

用法用量　中药：根9~15g，煎汤，鲜者加倍，或研末服；外用适量，捣敷。茎髓9~15g，煎汤。叶25~30g，煎汤，鲜用加量；外用适量，捣敷。花15~30g，煎汤。花盘15~60g，煎汤；外用适量，捣敷，或研粉敷。种子15~30g，捣碎或开水炖；外用适量，捣敷，或榨油涂。

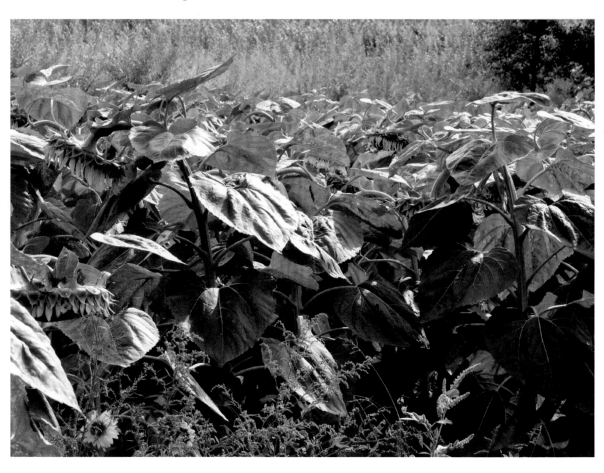

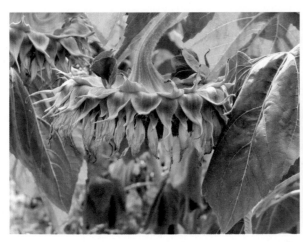
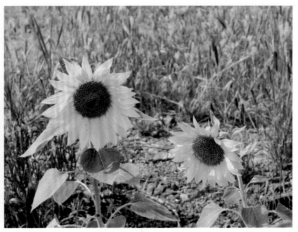

菊 芋

洋姜、鬼子姜、洋地梨儿
Helianthus tuberosus L.

形态特征 多年生高大草本，高可达 3m，有块状的地下茎及纤维状根。茎直立，被短硬毛或刚毛，上部有分枝。基部叶对生，上部叶互生；下部叶卵形或卵状椭圆形，先端渐尖或锐尖，基部宽楔形或圆形，有时微心形，边缘有粗锯齿，具离基三出脉，上面被短硬毛，下面叶脉上有短硬毛；上部叶长椭圆形至宽披针形，先端渐尖，基部宽楔形；两者均有具狭翅的叶柄。头状花序直径 2~9cm，少数或多数，单生于枝端；苞叶 1~2，条状披针形；总苞片多层，披针形，开展，先端长渐尖，背面及边缘被硬毛；托片矩圆形，上端不等 3 浅裂，有长毛，边缘膜质，背部有细肋；舌状花通常

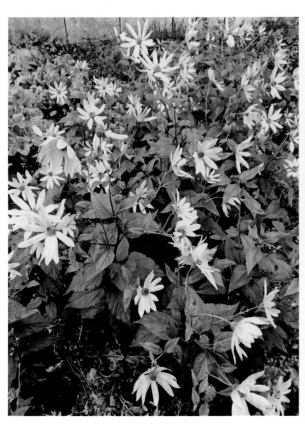
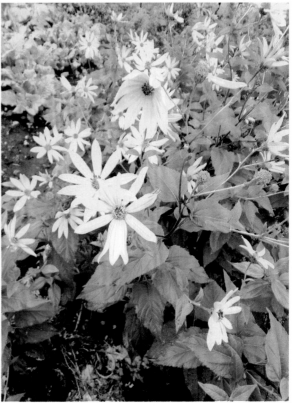

12~20，舌片椭圆形，长 1.5~3cm；管状花长约 8mm。瘦果楔形，有毛，上端有 2~4 个有毛的锥状扁芒。花、果期 8~10 月。

生境分布 原产于北美。内蒙古大兴安岭有栽培。

药用部位 **中药**：块根、茎叶。

采收加工 秋季采挖块茎，夏、秋二季采收茎叶，鲜用或晒干。

性味归经 **中药**：甘、微苦，凉。

功能主治 **中药**：清热凉血，消肿。用于热病，肠热出血，跌打损伤，骨折肿痛。

用法用量 **中药**：10~15g，煎汤；或块根 1 个，生嚼服。

砂狗娃花 | 毛枝狗娃花
Heteropappus meyendorffii (Reg. et Maack) Kom. et Klob.-Alis.

形态特征 一年生草本，高 30~50cm。茎直立，粗壮，具纵条纹，灰绿色，密被开展的粗长毛，通常自中部分枝，基生叶及下部叶花时枯萎，卵状披针形或倒卵状矩圆形，先端钝或锐尖，基部渐狭成柄，全缘，具 3 脉；中部茎生叶狭矩圆形，先端钝或锐尖，基部渐狭，无柄，上部边缘有粗齿或全缘，两面被伏短硬毛；上部叶渐小，条状披针形至披针形，全缘，1 脉。头状花序直径 3~5cm，基部具苞叶；总苞半球形，总苞片 2~3 层，草质，条状披针形，先端渐尖，背部被开展的粗长毛和腺点，内层者下部边缘膜质；舌状花蓝紫色，舌片先端 3 裂或全缘；管状花疏生短硬毛。瘦果仅在管状花的能育，倒卵形，被短硬毛；冠毛糙毛状，淡红褐色，不等长。花、果期 7~9 月。

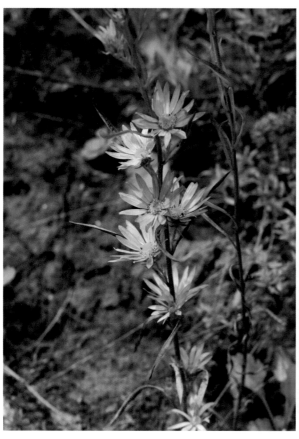
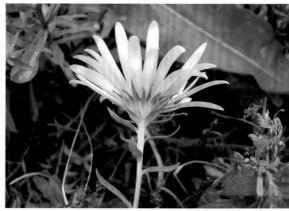
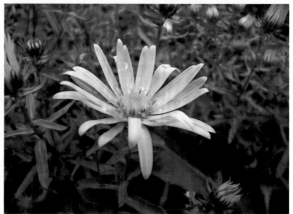

生境分布 生于森林草原带的林缘、河岸、沙质草地、沙丘、山坡草地。分布于我国黑龙江、吉林东部、河北西北部、山西、陕西北部、甘肃西南部。内蒙古大兴安岭额尔古纳市、西乌珠穆沁旗、扎赉特旗、科尔沁右翼前旗、科尔沁右翼中旗、扎鲁特旗、巴林右旗、克什克腾旗有分布。

药用部位 蒙药：头状花序（巴嘎－浩宁－尼都－其其格）。

采收加工 夏、秋二季采收，阴干。

性味归经 蒙药：甘、苦，凉。

功能主治 蒙药：杀黏，清热解毒。用于瘟疫，血热，毒热，宝日热，瘟病，麻疹不透。

用法用量 蒙药：多配方用。

资源状况 资源一般。

柳叶旋覆花 | 歌仙草、单茎旋覆花
Inula salicina L.

形态特征 多年生草本，高 30~40cm。根状茎细长；茎直立，有纵沟棱，下部有疏或密的短硬毛，不分枝或上部分枝。叶较多；下部叶矩圆状匙形，花期常凋落；中部叶稍直立，椭圆形或矩圆状披针形，先端锐尖，有小尖头，基部心形或有圆形小耳，半抱茎，边缘疏生有小尖头的细齿，稍革质，两面无毛或仅下面中脉有糙硬毛，有时两面有糙硬毛与腺点，边缘具密糙硬毛，侧脉 5~6 对，网脉明显而稍凸起；上部叶较小。头状花序直径 2.5~4cm，单生于茎顶或枝端，外围有多数披针形苞叶；总苞半球形，总苞片 4~5 层，外层稍短，披针形或卵状披针形，先端钝或尖，上部草质，边缘紫红色，下部革质，背部密被短毛，常有缘毛，内层者条状披针形，渐尖，上部背面密被短毛；舌状花长 13~15mm，舌片条形；管状花长 7~9mm。瘦果具细沟棱，无毛；冠毛 1 层，白色或下部稍红色，约与管状花冠等长。花、果期 7~10 月。

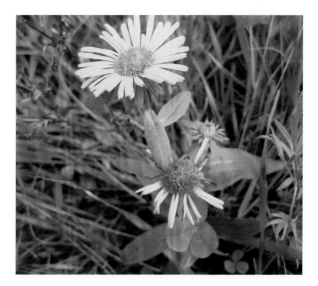

生境分布 生于森林带和森林草原带的山地草甸、低湿地草甸。分布于我国黑龙江东部、吉林中部和北部、辽宁北部、山东东北部、山西南部、河南西部。内蒙古大兴安岭额尔古纳市、根河市、牙克石市、鄂伦春自治旗、阿尔山市、鄂温克族自治旗、陈巴尔虎旗、东乌珠穆沁旗、科尔沁右翼前旗、科尔沁右翼中旗有分布。

药用部位 中药：花序。

采收加工 夏、秋二季花开放时采收，除去杂质，阴干或晒干。

性味归经 中药：苦、辛、咸，微温。归肺、脾、胃、大肠经。

功能主治 中药：降气，消痰，行水，止呕。用于风寒咳嗽，痰饮蓄结，胸膈痞满，喘咳痰多，呕吐噫气，心下痞硬。

用法用量　中药：3~9g，包煎。

资源状况　资源一般。

苦荬菜 | 黄瓜菜、苦菜
Ixeris denticulata (Houtt.) Stebb.

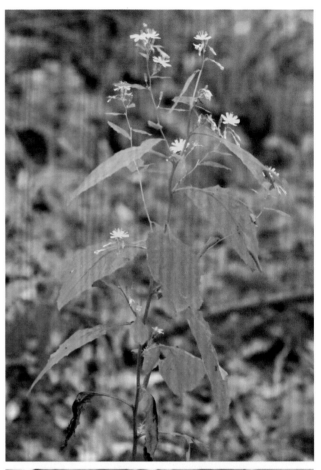

形态特征　一年生或二年生草本，高 30~80cm，无毛。茎直立，多分枝，常带紫红色。基生叶花期凋萎；下部叶与中部叶质薄，倒长卵形、宽椭圆形、矩圆形或披针形，先端锐尖或钝，基部渐狭成短柄，或无柄而抱茎，边缘疏具波状浅齿，稀全缘，上面绿色，下面灰绿色，有白粉；最上部叶变小，基部宽，具圆耳而抱茎。头状花序多数，在枝端排列成伞房状，具细梗；总苞圆筒形，总苞片无毛，先端尖或钝，外层者 3~6，短小，卵形，内层者 7~9，较长，条状披针形；舌状花 10~17，黄色。瘦果纺锤形，黑褐色；冠毛白色，长 3~4mm。花、果期 8~9 月。

生境分布　生于阔叶林带的林缘、草甸、沟谷，也见于路边、田野。分布于我国黑龙江南部、吉林、辽宁东南部、河北、河南南部、山东、山西、江苏西南部、安徽中西部、浙江北部、江西西北部、湖北西南部、湖南、广东北部、广西东北部、贵州、四川东北部、陕西北部、甘肃东南部、青海。内蒙古大兴安岭鄂伦春自治旗有分布。

药用部位　中药：全草。

采收加工　春季采收，阴干或鲜用。

性味归经　中药：苦，凉。

功能主治　中药：清热解毒，消肿止痛。用于痈疖肿毒，乳痈，咽喉肿痛，黄疸，痢疾，淋证，带下病，跌打损伤。

用法用量　中药：9~15g，煎汤，鲜品 30~60g；外用适量，捣敷，或研末调搽，煎汤洗或漱。

资源状况　资源少。

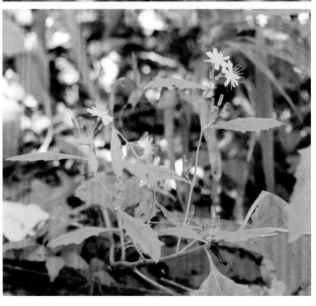

山马兰

山野粉团花、山鸡儿肠
Kalimeris lautureana (Debx.) Kitam.

形态特征　植株高 40~80cm。茎直立，单一或上部分枝，具纵沟棱，上部疏被向上的短硬毛，下部近无毛。基生叶与茎下部叶花时凋落；茎中部叶质厚，披针形、倒披针形或条状披针形，先端渐尖或钝，基部渐狭，全缘或有疏锯齿，常被稀疏的糙硬毛，上面绿色，密被腺点，下面淡绿色，沿叶脉被短硬毛或微毛，无叶柄；上部叶渐小，条状披针形。头状花序直径 2~3cm；总苞片 2 层，近革质，卵形至倒披针状矩圆形，先端钝，边缘膜质，并具流苏状睫毛，外层者与内层者不等长；舌状花 1 层，舌片淡紫色；管状花有微毛及腺点。瘦果倒卵形，无毛或有毛；冠毛长 0.5~1mm，不等长，褐色，易脱落。花、果期 7~9 月。

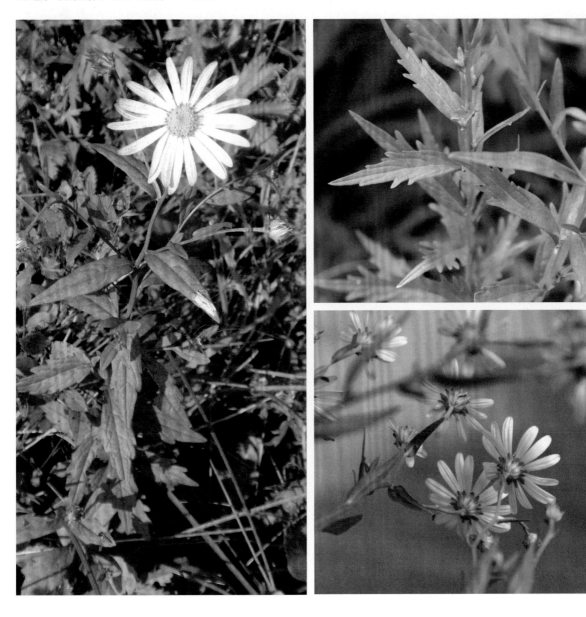

生境分布 生于阔叶林带的杂木林、灌木林、山坡。分布于我国黑龙江、吉林北部、辽宁、河北、河南西部、山东东北部、山西东部、陕西东部。内蒙古大兴安岭额尔古纳市、根河市、鄂温克族自治旗有分布。

药用部位 中药：根及全草。

采收加工 8~9月采收全草，洗净，鲜用或晒干。秋季采挖根，洗净泥土，晒干。

性味归经 中药：苦，寒。

功能主治 中药：清热解毒，止血。用于感冒发热，咳嗽，急性咽炎，扁桃体炎，病毒性肝炎，胃及十二指肠溃疡，疮疖肿毒，乳腺炎，外伤出血。

用法用量 中药：10~15g，煎汤；外用适量，捣敷。

资源状况 资源一般。

绢茸火绒草 *Leontopodium smithianum* Hand.-Mazz.

形态特征 多年生草本。植株高10~30cm。根状茎短，粗壮，有少数簇生的花茎和不育茎；茎直立或稍弯曲，被灰白色或上部被白色绵毛或常黏结的绢状毛。全部有等距而密生或上部疏生的叶，下部叶在花期枯萎宿存；中部和上部叶多少开展或直立，条状披针形，先端稍尖或钝，有小尖头，基部渐狭，无柄，边缘平展，上面被灰白色柔毛，下面有白色密绵毛或黏结的绢状毛。苞叶3~10，长椭圆形或条状披针形，较花序稍长或长2~3倍，边缘常反卷，两面被白色或灰白色厚绵毛，排列成稀疏的、不整齐的苞叶群，或有长花序梗成几个分苞叶群。头状花序，常3~25个密集；总苞半球形，被白色密绵毛；总苞片3~4层，披针形，先端浅或深褐色，尖或稍撕裂；小花异形，有少数雄花，或通常雌雄异株；雄花花冠管状漏斗状；雌花花冠丝状。瘦果矩圆形，有乳头状短毛；冠毛白色，较花冠稍长，雄花冠毛上端粗厚，有细锯齿。花、果期7~10月。

生境分布 生于森林带和森林草原带的山地草原、山地灌丛。分布于我国河北、河南西部、山西中部和北部、陕西南部、宁夏、甘肃东部、青海东部。内蒙古大兴安岭额尔古纳市、牙克石市、鄂伦春自治旗、巴林右旗、克什克腾旗有分布。

药用部位 中药：地上部分。蒙药：地上部分（查干 – 阿荣）。

采收加工 夏、秋二季采收，洗净，晒干。

性味归经 蒙药：苦，凉。效柔、软、钝。

功能主治 中药：清热凉血，利尿。用于急、慢性肾炎，尿血，尿道炎。蒙药：清肺，止咳，燥肺脓。用于肺热咳嗽，讧热，多痰，气喘，陈久性肺病，咽喉感冒，咯血，肺脓肿。

用法用量 中药：9~15g，煎汤。蒙药：煮散剂，3~5g，或入丸、散剂。

资源状况 资源一般。

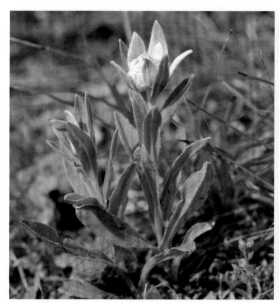 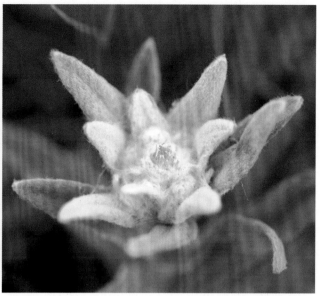

橐 吾

西伯利亚橐吾、北橐吾
Ligularia sibirica (L.) Cass.

形态特征 多年生草本，高 30~90cm。茎直立，单一，具明显的纵沟棱，疏被蛛丝状毛或近无毛，常带紫红色，基部为枯叶纤维所包裹。基生叶 2~3，心形、卵状心形、箭状卵形、三角状心形或肾形，先端钝或稍尖，基部心形、近箭形，甚至向外开展成戟形，边缘有细齿，上面深绿色，下面浅绿色，两面无毛或疏被蛛丝状毛，叶柄基部呈鞘状；茎生叶 2~3，渐小，三角形、三角状心形或卵状心形，有基部扩大而抱茎的短柄；上部叶渐变成为卵形或披针形的苞叶。头状花序在茎顶排列成总状，10~40 个，梗花后期常下垂；总苞钟状或筒状，基部有条形苞叶；总苞片 7~10，外侧的披针状条形或条形，内侧的矩圆状披针形；舌状花 6~10，舌片矩圆形，先端有 2~3 齿；管状花 20 余个。瘦果褐色；冠毛污白色，约与管状花冠等长。花、果期 7~9 月。

生境分布 生于森林带和草原带的林缘草甸、河滩柳灌丛、沼泽。分布于我国黑龙江西北部、吉林东部、河北中北部、山西南部、安徽南部、四川东部、湖北、湖南、广西东北部、贵州。内蒙古大兴安岭额尔古纳市、根河市、牙克石市、鄂伦春自治旗、鄂温克族自治旗、科尔沁右翼前旗、扎鲁特旗、巴林左旗乌兰坝保护区、克什克腾旗有分布。

药用部位 **中药**：根及根茎。**蒙药**：幼苗（汗达盖 - 赫勒）。

采收加工 春、秋二季采挖，洗净泥土，晒干。春末夏初采收幼苗，洗净泥土，晒干。

性味归经 **蒙药**：甘、苦，凉。效轻、浮、糙、稀。

功能主治 **中药**：化痰，定喘，止咳，止血，止痛。用于肺痨。**蒙药**：祛巴达干，协日，催吐，收敛，燥协日乌素，解毒。用于协日病，不消化症，铁垢巴达干，食欲不振，肺脓肿，中毒症。

用法用量 **蒙药**：煮散剂，3~5g，或入丸、散剂。

资源状况 资源丰富。

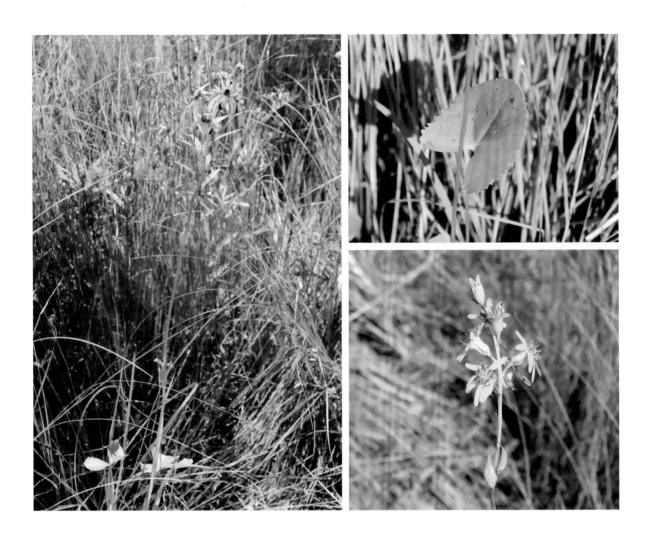

同花母菊　*Matricaria matricarioides* (Less.) Porter ex Britton

形态特征　一年生草本，高 5~10cm。茎单一，直立，有分枝，无毛，有时被短柔毛。茎生叶轮廓长椭圆形，二回羽状全裂，小裂片条形，先端锐尖，两面无毛或疏被柔毛，基部扩大而稍抱茎；上部叶渐变小。头状花序小，具短梗；总苞片 3 层，椭圆形，先端钝圆，边缘宽膜质，外层者较短，中层和内层者近等长；舌状花缺；管状花冠黄绿色，先端具 4 齿。瘦果矩圆形，褐色，腹面具 3 纵肋；冠毛呈短冠状。花、果期 7~9 月。

生境分布　生于森林带的山坡路旁。分布于我国吉林西部、辽宁东部。内蒙古大兴安岭额尔古纳市、根河市、牙克石市、巴林左旗乌兰坝保护区有分布。

药用部位　**中药**：花序。

采收加工　8~9 月花期采摘，阴干。

功能主治　**中药**：驱虫，解表。

资源状况　资源少。

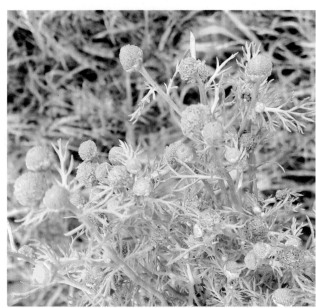
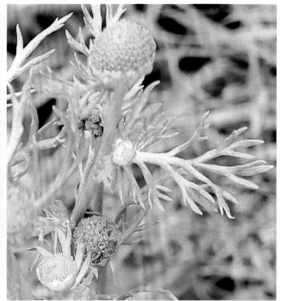

栉叶蒿

篦齿蒿
Neopallasia pectinata (Pall.) Poljak.

形态特征 一年生或二年生草本，高 15~50cm。茎单一或自基部以上分枝，被白色长或短的绢毛。茎生叶无柄，矩圆状椭圆形，一至二回栉齿状的羽状全裂，小裂片刺芒状，稍坚硬，无毛。头状花序卵形或宽卵形，几无梗，3 至数枚在分枝或茎端排列成稀疏的穗状，再在茎上组成狭窄的圆锥状；苞叶栉齿状羽状全裂；总苞片 3~4 层，椭圆状卵形；边缘雌花 3~4 枚，结实，花冠狭管状，顶端截形或微凹，无明显裂齿；中央小花两性，9~16 枚，有 4~8 枚着生于花序托下部，结实，其余着生于花序托顶部的不结实，全部两性花花冠管状钟形 5 裂；花序托圆锥形，裸露。瘦果椭圆形，深褐色，具不明显纵肋，在花序托下部排成 1 圈。花期 7~8 月，果期 8~9 月。

生境分布 生于壤质或黏壤质的土壤上。分布于我国黑龙江、吉林西北部、辽宁西北部、河北北部、山西中北部、陕西北部、宁夏、甘肃东部、青海、四川西北部、西藏东北部、新疆。内蒙古大兴安岭各地均有分布。

药用部位 中药：地上部分（篦齿蒿）。蒙药：地上部分（乌赫日 – 舒鲁黑）。

采收加工 夏、秋二季采收，晒干。

性味归经 中药：微苦、涩，寒。蒙药：微苦、辛，凉。效钝、稀。

功能主治 中药：清利肝胆，消炎止痛。用于急性黄疸性肝炎，头痛，头晕。蒙药：抑协日，解毒，杀虫。用于上吐下泻，肝胆热症。

用法用量 中药：3~4.5g，煎汤，或研末冲服。蒙药：煮散剂，3~5g，或入丸、散剂。

资源状况 资源丰富。

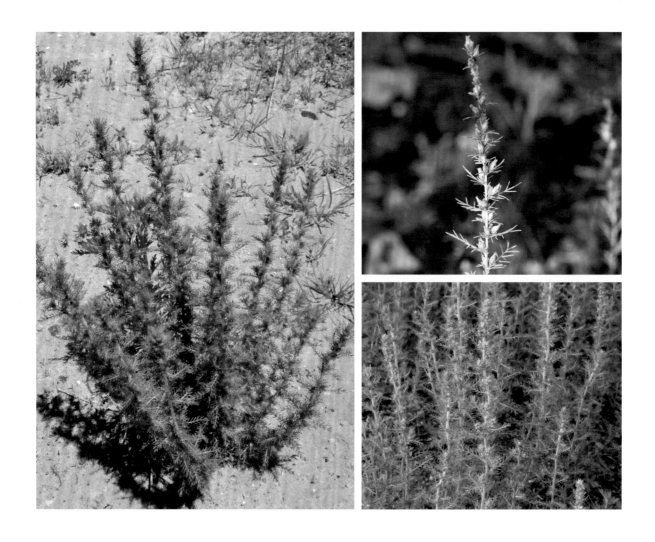

管花蒲公英 | *Neo-taraxacum siphonanthum* (X. D. Sun, Xue-Jun Ge, Jirschner et Stipanek.) Y. R. Ling et X. D. Sun

形态特征 多年生草本，高10~20cm。叶柄绿色或桃红色，具狭翅；叶片深绿色至墨绿色，倒披针形，近光滑或疏被蛛丝状柔毛，羽状半裂至羽状全裂，侧裂片4~6，三角形或狭三角形，平展，边缘全缘或上部侧裂片近基部具少数细齿，中部裂片短，宽约5mm，边缘全缘，顶端裂片三角形或3深裂，短，边缘全缘，先端急尖。花葶褐绿色，长于叶，上部被蛛丝状柔毛，后常脱落而光滑无毛。头状花序直径2~3cm；总苞基部近圆锥形或狭圆形，外层总苞片9~12，绿色，中脉黑绿色或中间部分为黑绿色，不呈覆瓦状排列，卵形或狭卵形，最外层的总苞片长为内层总苞片的2/5~1/2，通常贴生而不反卷，表面具有明显的脉纹，近顶端具角状突起或具角，内层总苞片先端具角状突起或具角；舌状花黄色，完全管状，外层者无条纹，内层者顶端具黑褐色小齿，花被管被柔毛；柱头棕黄色，不伸出；花药具花粉，花粉粒不规则。瘦果浅灰色或灰褐色，下部近光滑，上部具密的小刺，向上渐狭成果喙；冠毛白色，长7~8mm。花期在春季末期。无融合生殖种。

生境分布 生于阔叶林林带沟谷。内蒙古大兴安岭牙克石市、扎兰屯市有分布。

药用部位 中药：全草。

采收加工 春季至秋季花初开时采挖，洗净泥土，晒干。

性味归经 **中药：**苦、甘，寒。归肝、胃经。

功能主治 **中药：**清热解毒，消肿散结，利尿通淋。用于疔疮肿毒，乳痈，瘰疬，目赤，咽痛，肺痈，肠痈，湿热黄疸，热淋涩痛。

用法用量 **中药：**9~15g，煎汤；外用鲜品适量，捣敷或煎汤熏洗患处。

资源状况 资源稀少。

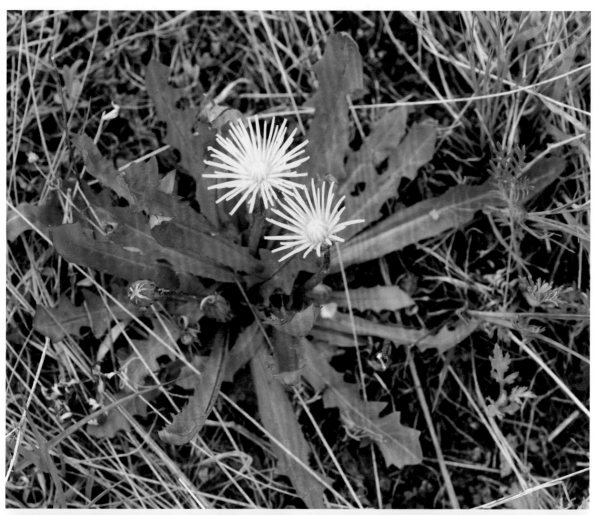

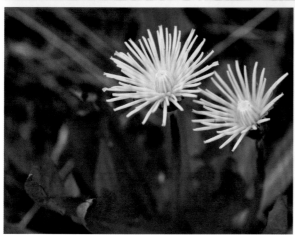
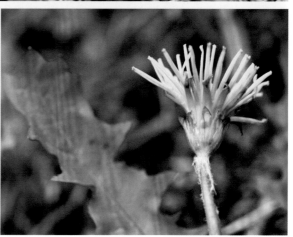

猬 菊

蝟菊
Olgaea lomonossowii (Trautv.) Iljin

形态特征 多年生草本，高 15~30cm。茎直立，具纵沟棱，密被灰白色绵毛。叶近革质，基生叶矩圆状倒披针形，先端钝尖，基部渐狭成柄，羽状浅裂或深裂，裂片三角形、卵形或卵状矩圆形，边缘具不等长小刺齿，上面浓绿色，有光泽，无毛，叶脉凹陷，下面密被灰白色毡毛，脉隆起；茎生叶矩圆形或矩圆状倒披针形，向上渐小，羽状分裂或具齿缺，有小刺尖，基部沿茎下延成窄翅；最上部叶条状披针形，全缘或具小刺齿。头状花序较大，单生于茎顶或枝端；总苞碗形或宽钟形；总苞片多层，条状披针形，先端具硬长刺尖，暗紫色，具中脉 1 条，外层者短，质硬而外弯，内层者较长；管状花两性，紫红色，花冠裂片 5，顶端钩状内弯；花药尾部结合成鞘状，包围花丝。瘦果矩圆形；冠毛污黄色，不等长，长达 22mm，基部结合。花、果期 8~9 月。

生境分布 生于草原沙壤质、砾质栗钙土及山地阳坡石质土上。分布于我国吉林西部、河北西北部、山西、陕西、宁夏西北部、甘肃中部。内蒙古大兴安岭科尔沁右翼中旗、扎鲁特旗、阿鲁科尔沁旗、乌兰浩特市、突泉县、巴林左旗乌兰坝保护区、巴林右旗赛罕乌拉保护区、林西县、克什克腾旗有分布。

药用部位 中药：全草。

采收加工 春、夏二季采收，洗净泥土，鲜用或晒干。

性味归经 中药：甘、凉。

功能主治 中药：清热解毒，凉血止血。用于疮痈肿毒，瘰疬，吐血，衄血，异常子宫出血，外伤出血。

用法用量 中药：9~15g，煎汤；外用适量，鲜品捣敷。

资源状况 资源丰富。

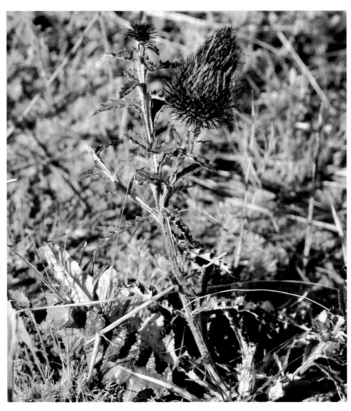
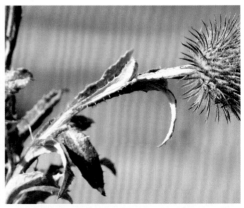
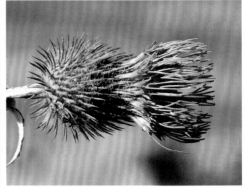

紫苞风毛菊

紫苞雪莲
Saussurea iodostegia Hance

形态特征 多年生草本，高 30~50cm。茎单生，直立，具纵沟棱，带紫色，密被或疏被白色长柔毛。基生叶条状披针形或披针形，先端长渐尖，基部渐狭成长柄，柄基呈鞘状，半抱茎，边缘有稀疏锐细齿，两面疏被白色长柔毛；茎生叶披针形或宽披针形，先端渐尖，基部楔形，无柄，半抱茎，边缘有疏细齿；最上部叶苞叶状，椭圆形或宽椭圆形，膜质，紫色，全缘。头状花序 4~6 个在茎顶密集成伞房状或复伞房状，有短梗，密被长柔毛；总苞钟形或钟状筒形，长约 15mm，直径 8~15mm，总苞片 4 层，近革质，边缘或全部暗紫色，被白色长柔毛和腺体，顶端钝或稍尖，内层者披针形，顶端渐尖或稍钝；花冠紫色。瘦果圆柱形，褐色；冠毛 2 层，淡褐色，内层者长约 9mm。

生境分布 生于阔叶林带和森林草原带的山地草甸、山地草甸草原。分布于我国河北、河南西部、山西、陕西秦岭北、宁夏南部、甘肃东部。内蒙古大兴安岭西乌珠穆沁旗、巴林右旗赛罕乌拉保护区、克什克腾旗有分布。

药用部位 中药：全草。

采收加工 夏、秋二季采收，洗净泥土，晒干。

功能主治 中药：祛风活络，散瘀止痛。用于感冒头痛，风湿痹痛，腰腿痛，跌打损伤。

用法用量 中药：10~15g，煎汤，或泡酒服。

资源状况 资源一般。

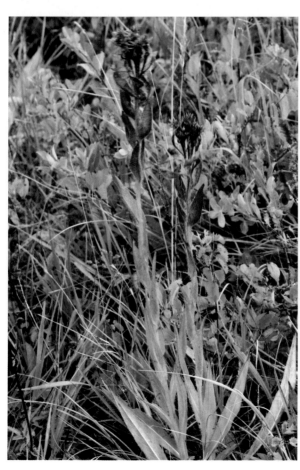
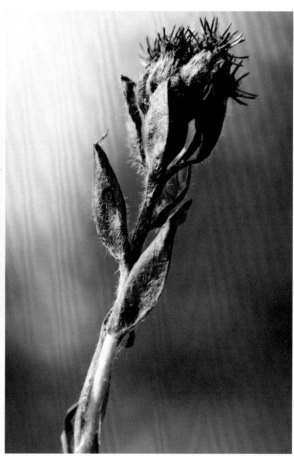

风毛菊
日本风毛菊
Saussurea japonica (Thunb.) DC.

形态特征　二年生草本，高 50~150cm。茎直立，有纵沟棱，疏被短柔毛和腺体，上部多分枝。基生叶与下部叶具长柄，矩圆形或椭圆形，羽状半裂或深裂，顶裂片披针形，侧裂片 7~8 对，矩圆形、矩圆状披针形或条状披针形至条形，先端钝或锐尖，全缘，两面疏被短毛和腺体；茎中部叶向上渐小；上部叶条形、披针形或长椭圆形，羽状分裂或全缘，无柄。头状花序多数，在茎顶和枝端排列成密集的伞房状；总苞筒状钟形，疏被蛛丝状毛，总苞片 6 层，外层者短小，卵形，先端钝尖，中层至内层者条形或条状披针形，先端有膜质、圆形而具小齿的附片，带紫红色；花冠紫色或淡紫色。瘦果暗褐色，圆柱形；冠毛 2 层，淡褐色，外层者短，内层者长约 8mm。花、果期 8~9 月。

生境分布　生于森林带和草原带的山地、河岸草甸、路旁、撂荒地。分布于我国黑龙江、吉林东北部、辽宁西北部和西南部、河北、河南西部、山东东北部、山西中部和南部、陕西、宁夏南部、甘肃东北部、青海东部、四川中部、西藏东北部、安徽中部、江苏西南部、浙江西北部、福建、台湾、江西东部、湖北、湖南西南部、广东中部、广西北部和西北部、贵州、云南东部、西藏。内蒙古大兴安岭额尔古纳市、根河市、东乌珠穆沁旗、科尔沁右翼前旗、科尔沁右翼中旗、阿鲁科尔沁旗、突泉县、巴林左旗乌兰坝保护区、克什克腾旗有分布。

药用部位　中药：全草。

采收加工　夏、秋二季采收，洗净泥土，鲜用或晒干。

性味归经　中药：苦、辛，温。

功能主治　中药：祛风活络，散瘀止痛。用于风湿关节痛，腰腿痛，跌打损伤。

用法用量　中药：9~15g，煎汤，或泡酒服。

资源状况　资源丰富。

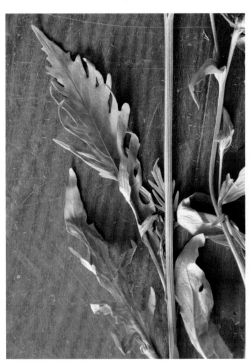
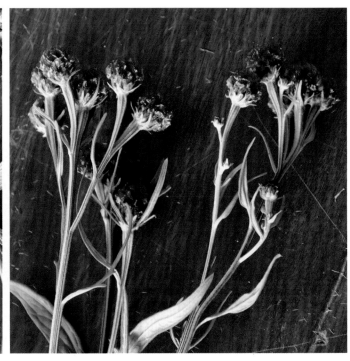

小花风毛菊

燕尾风毛菊
Saussurea parviflora (Poir.) DC.

形态特征　多年生草本，高 40~80cm。茎直立，具纵沟棱，有狭翅，无毛或疏被短柔毛，单一或上部有分枝。叶质薄；茎下部叶及中部叶长椭圆形或矩圆状椭圆形，先端长渐尖，基部渐狭而下延成狭翅，边缘具尖的锯齿，上面绿色，下面灰绿色，无毛或被疏或密的灰白色蛛丝状毛，边缘有糙硬毛；上部叶披针形或条状披针形，有细齿或近全缘，无柄。头状花序多数，在茎顶或枝端密集成伞房状，有短梗，近无毛；总苞筒状钟形，总苞片 3~4 层，顶端常黑色，无毛或疏被毛，外层者卵形或卵圆形，顶端钝，内层者矩圆形，顶端钝；花冠紫色。瘦果；冠毛 2 层，白色，内层者长 5~9mm。花、果期 7~9 月。

生境分布　生于森林带和森林草原带的山地林下、灌丛、林缘草甸。分布于我国黑龙江、河北、山西、宁夏南部、甘肃东部、青海东部、四川北部、西藏南部、云南、新疆北部。内蒙古大兴安岭额尔古纳市、根河市、鄂伦春自治旗、阿尔山市、东乌珠穆沁旗、阿荣旗、扎兰屯市、阿鲁科尔沁旗、巴林左旗乌兰坝保护区、巴林右旗、克什克腾旗有分布。

药用部位　中药：根和花序。

采收加工　秋季采挖根部，洗净泥土，晒干。花期采摘花序，阴干。

功能主治　中药：清热解毒，活血消肿。用于痈肿疮疡，损伤瘀痛。

用法用量　中药：外用适量，捣敷或熬膏敷。

资源状况　资源丰富。

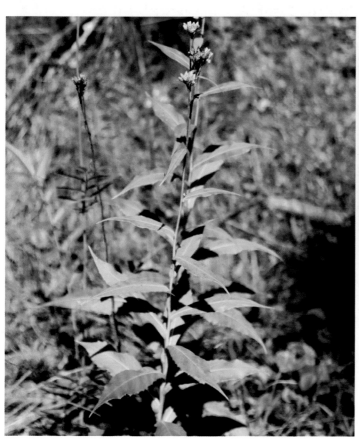
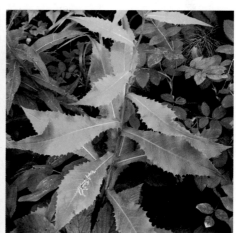
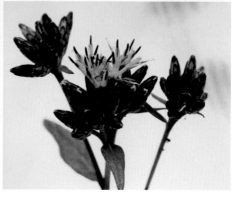

乌苏里风毛菊 | *Saussurea ussuriensis* Maxim.

形态特征　多年生草本，高 50~120cm。茎直立，有条棱，无毛。叶质硬；基生叶及茎下部叶有长柄，叶片卵状三角形、长圆状卵形或广卵形或三角状卵形，基部心形、截形或近戟形，先端长渐尖，边缘具突尖牙齿、常有羽状裂片或羽状浅裂，侧裂片 3~7 对，开展，倒卵形，上部边缘具牙齿或弯波状，两面绿色，被微毛或无毛；中上部叶向上渐小，具短柄至无柄，叶片卵形、长椭圆状卵形至披针形，基部截形或楔形，先端渐尖，边缘有裂片或突尖牙齿。头状花序多数，排列成伞房状圆锥花序；总苞筒状钟形，被蛛丝状毛，常带紫色，总苞片 5~7 层，覆瓦状排列，外层卵形，先端短渐尖，中层长圆形，内层线形，先端钝；花同型，两性，花冠淡紫色，下筒部较上筒部稍长，先端 5 深裂。瘦果长圆形，微扁，有黑紫色斑点，先端截形；冠毛 2 层，淡褐色，外层糙毛状，内层羽毛状，长 9mm。花、果期 7~9 月。

生境分布　生于森林带和草原带的山坡草地、林下、河边。分布于我国黑龙江东部和南部、吉林东部、辽宁东部、河北、河南、山东、山西、陕西北部、宁夏南部、甘肃东部、青海东部。内蒙古大兴安岭额尔古纳市、牙克石市、鄂伦春自治旗、鄂温克族自治旗、阿荣旗、扎兰屯市、科尔沁右翼前旗、科尔沁右翼中旗、突泉县、扎鲁特旗、阿鲁科尔沁旗、巴林右旗、克什克腾旗有分布。

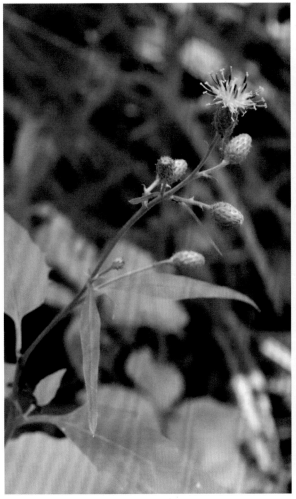
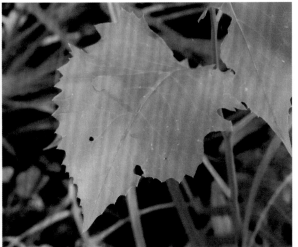
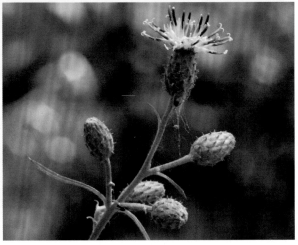

药用部位　**中药**：根。

采收加工　秋季采挖，洗净泥土，晒干。

性味归经　**中药**：辛，温。

功能主治　**中药**：祛风，散寒，止痛。用于感冒头痛，风寒湿痹，劳伤疼痛。

用法用量　**中药**：6~15g，煎汤，或浸酒。

资源状况　资源丰富。

东北绢蒿
东北蚓蒿
Seriphidium finitum (Kitag.) Y. Ling et Y. R. Ling

形态特征　半灌木状草本，高 20~60cm。主根粗。根状茎粗短，黑色，常有褐色枯叶柄，具木质的营养枝；茎少数或单一，中部以上有多数分枝，密被灰白色蛛丝状毛。茎下部叶及营养枝叶矩圆形或长卵形，二至三回羽状全裂，侧裂片（3~）4~5 对，小裂片狭条形，先端钝尖，叶两面密被灰白色蛛丝状毛，花期枯萎；中部叶卵形或长卵形，一至二回羽状全裂，小裂片狭条形或条状披针形，叶柄短，基部有羽状全裂的假托叶；上部叶与苞叶 3 全裂或不分裂。头状花序矩圆状倒卵形或矩圆形，无梗或具短梗，基部有条形的小苞叶，多数在茎上排列成狭窄或稍开展的圆锥状；总苞片 4~5 层，外层者小，卵形，中层者长卵形，内层者长卵形或矩圆状倒卵形；两性花 3~9（~13）枚，花冠管状。瘦果长倒卵形。花、果期 8~10 月。

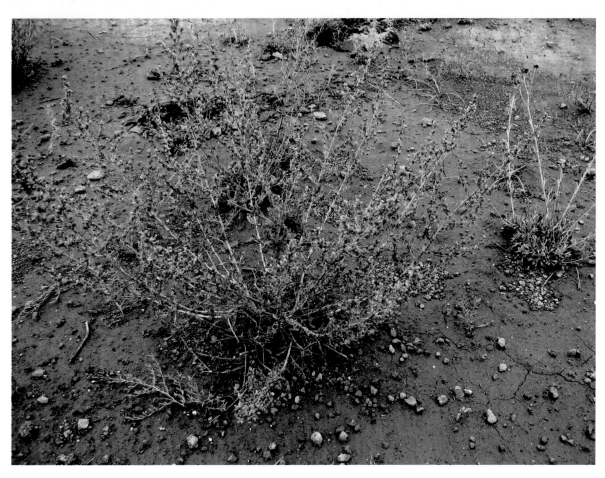

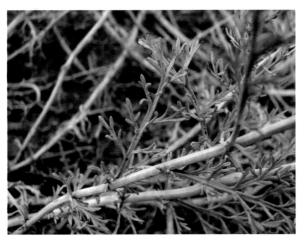
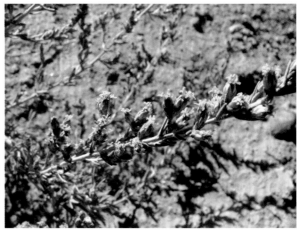

生境分布 生于干旱砾石质土壤上。内蒙古大兴安岭根河市得耳布尔、新巴尔虎左旗有分布。

药用部位 **中药**：花序。

采收加工 8~9月花期采摘，阴干。

功能主治 **中药**：头状花序可作为驱蛔虫药的原料。

资源状况 资源少。

水飞蓟
水飞雉、奶蓟、老鼠筋
Silybum marianum (L.) Gaertn.

形态特征 一年生草本，高1.2m。茎直立，分枝，有条棱，全部茎枝有白色粉质复被物。莲座状基生叶与下部茎叶有叶柄，椭圆形或倒披针形，羽状浅裂至全裂；中部与上部茎叶渐小，长卵形或披针形，羽状浅裂或边缘浅波状圆齿裂，基部尾状渐尖，基部心形，半抱茎；最上部茎叶更小，不分裂，披针形，基部心形抱茎；全部叶两面同色，绿色，具大型白色花斑，无毛，质地薄，边缘或裂片边缘及顶端有坚硬的黄色的针刺。头状花序较大，生枝端，植株含多数头状花序；总苞球形或卵球形；总苞片6层，中外层宽匙形、椭圆形、长菱形至披针形，包括顶端针刺长，基部或下部或大部紧贴，边缘无针刺，上部有坚硬的叶质附属物，内层苞片线状披针形，边缘无针刺，上部无叶质附属物，全部苞片无毛，中外层苞片质地坚硬，革质；小花红紫色；花丝短而宽。瘦果压扁，长椭圆形或长倒卵形，褐色，有线状长椭圆形的深褐色色斑；冠毛多层，刚毛状，白色，向中层或内层渐长，长达1.5cm。花、果期6~9月。

生境分布 原产于欧洲、地中海地区、北非及亚洲中部。内蒙古大兴安岭牙克石市、根河市、额尔古纳市有规模栽培。

药用部位 **中药**：果实。

采收加工 秋季果实成熟时采收果序，晒干，打果实，除去杂质，晒干。

性味归经 **中药**：苦，凉。归肝、胆经。

功能主治 **中药**：清热解毒，疏肝利胆。用于肝胆湿热，胁痛，黄疸。

用法用量 **中药**：6~15g，供配制成药用。

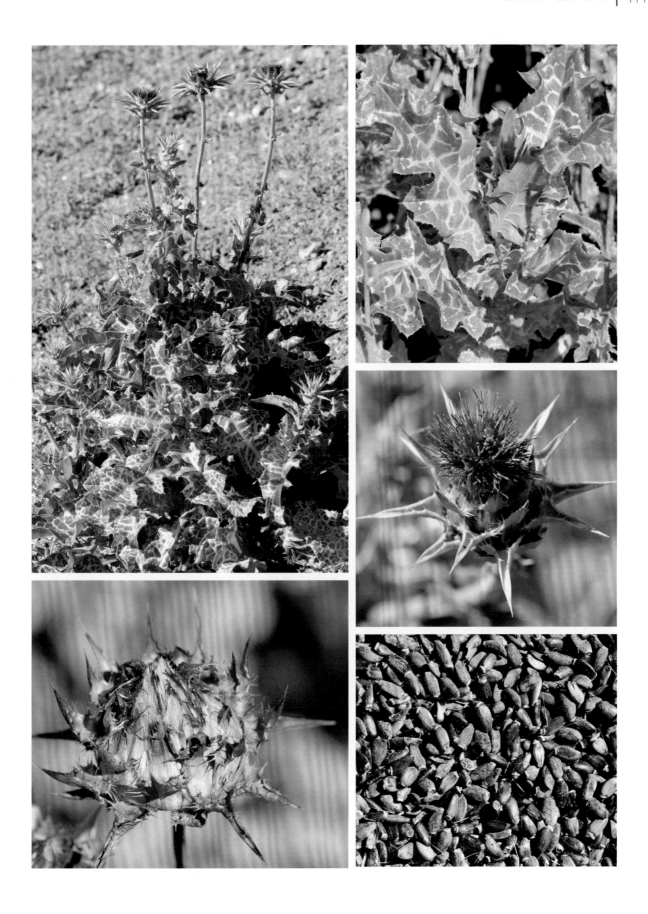

碱小苦苣菜 | 碱黄鹌菜
Sonchella stenoma (Turcz. ex DC.) Sennikov

形态特征　多年生草本，高10~40cm。茎单一或数个簇生，直立，具纵沟棱，无毛，有时基部淡红紫色。叶质厚，灰绿色，基生叶与茎下部叶条形或条状倒披针形，先端渐尖或钝，基部渐狭成具窄翅的长柄，全缘或有微牙齿，两面无毛；中部叶与上部叶较小，条形或狭条形，先端渐尖，全缘，中部叶具短柄，上部叶无柄。头状花序具8~12小花，多数在茎顶排列成总状或狭圆锥状，梗细；总苞圆筒状，总苞片无毛，顶端鸡冠状，背面近顶端有角状突起，外层者5~6，短小，卵形或矩圆状披针形，先端尖，内层者8，较长，矩圆状条形，先端钝，有缘毛，边缘宽膜质；舌状花舌片顶端的齿紫色。瘦果纺锤形，暗褐色，具11~14条不等形的纵肋，沿肋密被小刺毛，向上收缩成喙状；冠毛白色，长6~7mm。花、果期7~9月。

生境分布　生于森林草原带的盐渍地。分布于我国宁夏北部、甘肃河西走廊、西藏东南部。内蒙古大兴安岭根河市、鄂温克族自治旗、陈巴尔虎旗、阿鲁科尔沁旗、巴林右旗、克什克腾旗有分布。

药用部位　中药：全草。

采收加工　夏、秋二季采收，洗净泥土，晒干。

功能主治　中药：清热解毒，消肿止痛。用于疮肿疔毒。

资源状况　资源少。

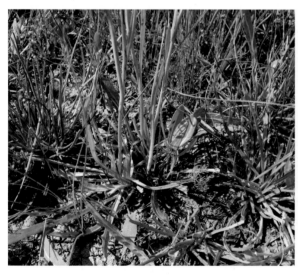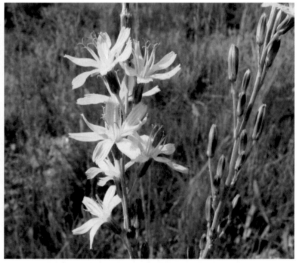

花叶苣荬菜 | 续断菊、花叶滇苦菜
Sonchus asper (L.) Hill

形态特征　一年生草本，高30~85cm。根倒圆锥状。茎单一，直立，上部分枝，无毛或上部被腺毛。基生叶长圆形或倒卵形，基部渐狭成翼状柄；茎生叶无柄，长倒卵形，基部扩大成圆形叶耳抱茎，先端渐尖，急尖或钝，边缘具牙齿状刺毛。头状花序排列成伞房状；花序梗及总苞背部被腺毛，总

苞钟状，总苞片 2~3 层，暗绿色，先端急尖，外层卵状披针形，内层椭圆状披针形；舌状花黄色。瘦果长椭圆形，褐色，压扁，边缘无微齿，每面具 3 条纵肋，肋间无横纹；冠毛长约 6mm，白色，柔软，基部联合成环，脱落。花、果期 7~9 月。

生境分布　生于森林带、森林草原带的荒地、路边。分布于我国黑龙江、吉林、山东、江苏、浙江、安徽、江西、湖北、四川、云南、西藏、新疆。内蒙古大兴安岭牙克石市、鄂伦春自治旗有分布。

药用部位　中药：全草或根。

采收加工　春、夏二季采收全草，鲜用或切段晒干。秋季采挖根，洗净泥土，晒干。

性味归经　中药：苦，寒。

功能主治　中药：清热解毒，止血。用于疮疡肿毒，小儿咳喘，肺痨咳血。

用法用量　中药：9~15g，煎汤，鲜品加倍；外用适量，鲜品捣敷。

资源状况　资源一般。

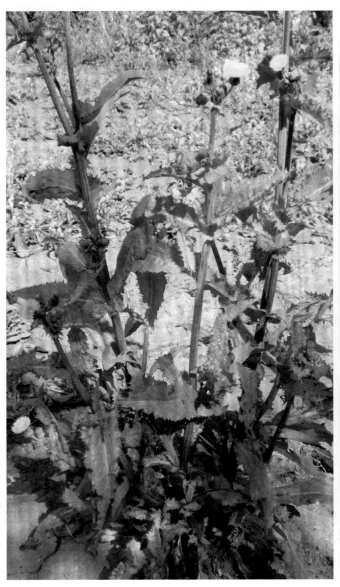
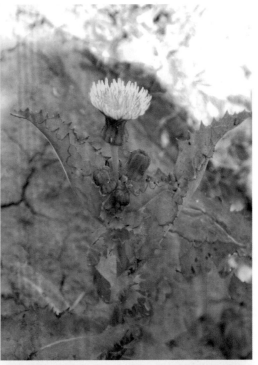
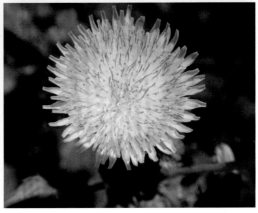

粉绿蒲公英 *Taraxacum dealbatum* Hand.-Mazz.

形态特征 植株高 10~20cm。根颈部密被黑褐色残存叶基。叶倒披针形或倒披针状条形，羽状深裂，顶裂片条状戟形，全缘，先端急尖或渐尖，侧裂片 4~9 对，长三角形或条形，平展或下倾，先端渐尖，全缘，裂片间无齿或小裂片，叶基常显紫红色。花葶 1~7，花时等长或稍长于叶，果时长于叶许多，常带粉红色，顶端被大量蛛丝状短毛；总苞钟状；总苞片先端常显紫红色，无角，外层总苞片淡绿色，卵状披针形至披针形，直立，边缘白色膜质，等宽或稍宽于内层总苞片，内层总苞片绿色，长为外层的 2 倍；舌状花亮黄色或白色，花冠喉部及舌片下部外面被短柔毛；花柱分枝深黄色。瘦果淡黄褐色或浅褐色，上部 1/3 有不多的小刺，其余部分具小瘤状突起；冠毛白色，长 6~7mm。花、果期 6~8 月。

生境分布 生于森林草原带的盐渍化草地、河边。分布于我国甘肃、青海、新疆。内蒙古大兴安岭牙克石市、鄂温克族自治旗有分布。

药用部位 **中药**：全草。**蒙药**：全草（巴克巴海－其其格）。

采收加工 春季至秋季花初开时采挖，除去杂质，洗净泥土，晒干。

性味归经 **中药**：苦、甘，寒。归肝、胃经。**蒙药**：苦、微甘，凉。

功能主治 **中药**：清热解毒，消肿散结，利尿通淋。用于疔疮肿毒，乳痈，瘰疬，目赤，咽痛，肺痈，肠痈，湿热黄疸，热淋涩痛。**蒙药**：平息协日，清热，解毒，开胃。用于乳痈，淋巴结肿，协日热，黄疸，瘟疫，口渴，食欲不振，急性中毒，宝日巴达干，胃热，陈热。

用法用量 **中药**：9~15g，煎汤；外用鲜品适量，捣敷或煎汤熏洗患处。**蒙药**：煮散剂，3~5g，或入丸、散剂。

资源状况 资源少。

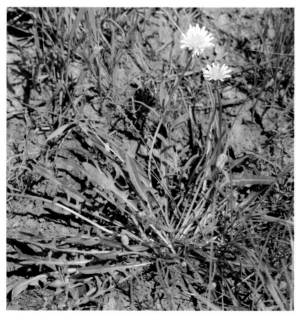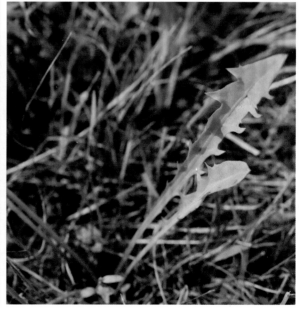

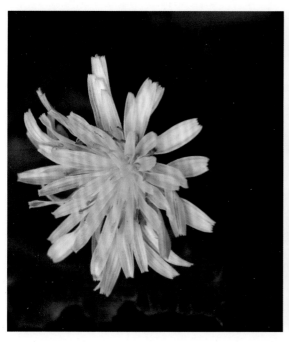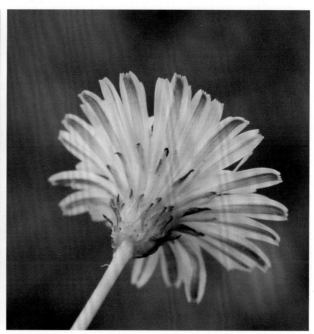

多裂蒲公英 | *Taraxacum dissectum* (Ledeb.) Ledeb.

形态特征　多年生草本，高 5~25cm。根圆锥状，粗壮，根颈部密被黑褐色残叶基，腋间被褐色细毛。叶条形或倒披针形，羽状全裂，顶端裂片长三角状戟形，先端尖或稍钝，通常全缘；侧裂片 3~7 对，狭窄，全缘，两面被蛛丝状短毛，叶基显紫红色。花葶数个，通常长于叶，密被蛛丝状毛；总苞钟状，绿色；总苞片绿色，先端常紫红色，外层卵圆形至卵状披针形，无小角状突起，中央绿色，边缘白色膜质，内层者矩圆状条形，长于外层者 2 倍，先端无角状突起；舌状花黄色。瘦果淡褐色，中上部有刺状突起，下部具小瘤状突起；冠毛白色，长 6~7mm。花、果期 7~9 月。

生境分布　生于森林草原地带的盐渍化草甸、砾质沙地。分布于我国山西、陕西、甘肃、青海、西藏、新疆天山。内蒙古大兴安岭东乌珠穆沁旗、科尔沁右翼中旗有分布。

药用部位　**中药**：全草。**蒙药**：全草（巴克巴海 – 其其格）。

采收加工　春季至秋季花初开时采挖，除去杂质，洗净泥土，晒干。

性味归经　**中药**：苦、甘，寒。归肝、胃经。**蒙药**：苦、微甘，凉。

功能主治　**中药**：清热解毒，消肿散结，利尿通淋。用于疔疮肿毒，乳痈，瘰疬，目赤，咽痛，肺痈，肠痈，湿热黄疸，热淋涩痛。**蒙药**：平息协日，清热，解毒，开胃。用于乳痈，淋巴结肿，协日热，黄疸，瘟疫，口渴，食欲不振，急性中毒，宝日巴达干，胃热，陈热。

用法用量　**中药**：9~15g，煎汤；外用鲜品适量，捣敷或煎汤熏洗患处。**蒙药**：煮散剂，3~5g，或入丸、散剂。

资源状况　资源少。

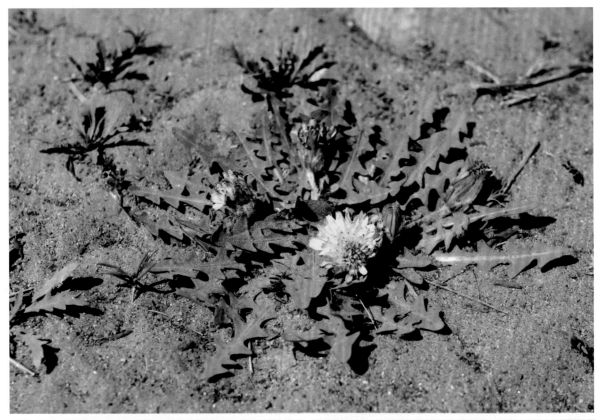

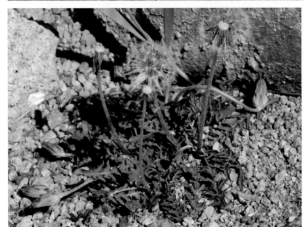
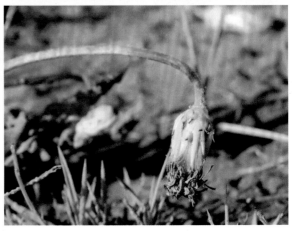

红梗蒲公英 | *Taraxacum erythropodium* Kitag.

形态特征 多年生草本。根圆柱形，褐色。叶长圆状倒披针形，基部渐狭成柄，鲜红紫色；叶片羽状深裂，表面绿色，有黑紫色斑点，背面苍白色，光滑，中脉粗厚有光泽，常为淡紫色，顶端裂片三角形或长椭圆形，先端钝圆，有小突尖，侧裂片三角状椭圆形，常下向，先端钝，全缘或具小齿。花葶近花期与叶近等长，鲜红紫色，上部密或疏被蛛丝状绵毛，后渐无毛；总苞基部圆形；总苞片3~4层，外层短，卵形，背部先端具小角状突起，内层线状披针形，绿色，先端紫色，有胼胝体；舌状花深黄色，背面有黑色条纹；花序托无托片。瘦果狭倒卵形，淡褐色，中间有龙骨状突起，两面有 2 条深沟槽，基部具瘤状小突起，上部具刺状突起；冠毛白色，长 7mm。花、果期 6~8 月。

生境分布　生于森林带和森林草原带山地草甸、轻盐渍化草甸。分布于我国黑龙江、吉林、辽宁、河北。内蒙古大兴安岭额尔古纳市、阿尔山市、科尔沁右翼前旗、科尔沁右翼中旗、乌兰浩特市、扎鲁特旗、巴林左旗乌兰坝保护区有分布。

药用部位　中药：全草。蒙药：全草（乌兰 – 巴格巴海 – 其其格）。

采收加工　春季至秋季花初开时采挖，除去杂质，洗净泥土，晒干。

性味归经　中药：苦、甘，寒。归肝、胃经。蒙药：苦、微甘，凉。

功能主治　中药：清热解毒，消肿散结，利尿通淋。用于疔疮肿毒，乳痈，瘰疬，目赤，咽痛，肺痈，肠痈，湿热黄疸，热淋涩痛。蒙药：平息协日，清热，解毒，开胃。用于乳痈，淋巴结肿，协日热，黄疸，瘟疫，口渴，食欲不振，急性中毒，宝日巴达干，胃热，陈热。

用法用量　中药：9~15g，煎汤；外用鲜品适量，捣敷或煎汤熏洗患处。蒙药：煮散剂，3~5g，或入丸、散剂。

资源状况　资源一般。

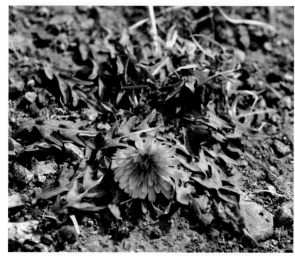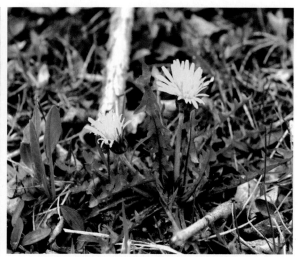

凸尖蒲公英 | *Taraxacum sinomongolicum* Kitag.

形态特征　多年生草本。叶质薄，线形或线状披针形，基部渐狭成柄，两面疏被蛛丝状柔毛或近无毛，羽状深裂，顶端裂片三角形或三角状戟形，全缘，侧裂片4~7对，长三角形或披针状线形，先端渐尖，全缘或边缘具少数小齿，平展或稍下向。花葶超出叶，幼时被蛛丝状毛，后渐脱落；总苞钟形；总苞片3~4层，外层卵状披针形，具狭膜质边，背部先端具胼胝体或不明显角状突起，带紫色，内层线状披针形，先端突尖或渐尖，先端稍带紫色，背部先端具胼胝或短角状突起；舌状花黄色。瘦果倒卵状长圆形，上部具刺状突起，中下部具小瘤状突起或光滑；喙长5mm；冠毛白色。花、果期4~6月。

生境分布　生于森林草原带和草原带的砾石质草地、河滩、路旁。分布于我国黑龙江哈尔滨、河北。

内蒙古大兴安岭额尔古纳市、牙克石市、鄂伦春自治旗、科尔沁右翼中旗、乌兰浩特市、巴林左旗乌兰坝保护区、巴林右旗赛罕乌拉保护区有分布。

药用部位　中药：全草。蒙药：全草（巴克巴海－其其格）。

采收加工　春季至秋季花初开时采挖，除去杂质，洗净泥土，晒干。

性味归经　中药：苦、甘，寒。归肝、胃经。蒙药：苦、微甘，凉。

功能主治　中药：清热解毒，消肿散结，利尿通淋。用于疔疮肿毒，乳痈，瘰疬，目赤，咽痛，肺痈，肠痈，湿热黄疸，热淋涩痛。蒙药：平息协日，清热，解毒，开胃。用于乳痈，淋巴结肿，协日热，黄疸，瘟疫，口渴，食欲不振，急性中毒，宝日巴达干，胃热，陈热。

用法用量　中药：9~15g，煎汤；外用鲜品适量，捣敷或煎汤熏洗患处。蒙药：煮散剂，3~5g，或入丸、散剂。

资源状况　资源一般。

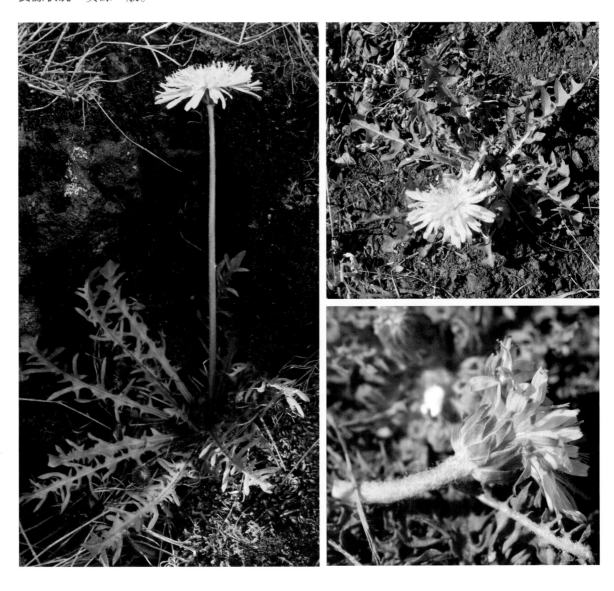

香蒲科 Typhaceae

无苞香蒲 | 拉氏香蒲、短穗香蒲
Typha laxmannii Lepech.

形态特征　多年生草本，高80~100cm。须根多数，圆柱形，土黄色。根状茎褐色；茎直立。叶狭条形，基部具长宽的鞘，两边稍膜质。穗状花序长20cm，雌雄花序通常不连接，花序轴具毛。雄花序长圆柱形；雄花具2~3雄蕊，花药矩圆形，花粉单粒，花丝丝状，下部合生。雌花序圆柱形；雌花无小苞片，不育雌蕊倒卵形，先端圆形，褐色，比毛短，子房条形，花柱很细，柱头菱状披针形，棕色，向一侧弯曲，基部具乳白色的长毛，比柱头短。果实狭椭圆形，褐色，具细长的柄。花、果期7~9月。

生境分布　生于森林区的水沟、水塘、河边等浅水中。分布于我国黑龙江、吉林、辽宁、河北、河南、山东、山西、陕西北部、宁夏西部、甘肃河西走廊、青海、四川西北部、江苏、新疆中部和北部及西北部。内蒙古大兴安岭额尔古纳市、牙克石市、鄂伦春自治旗、鄂温克族自治旗、扎赉特旗、科尔沁右翼前旗、巴林右旗、克什克腾旗有分布。

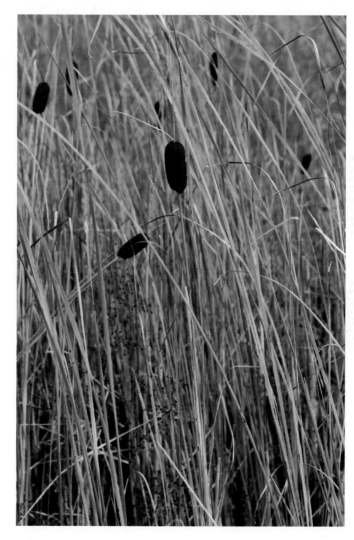

药用部位　**中药**：花粉（蒲黄）、全草（香蒲）。

采收加工　夏季采收蒲棒上部的黄色雄花序，晒干后辗轧，筛取花粉。秋季采收全草，除去杂质，晒干。

性味归经　**中药**：花粉甘，平。归肝、心包经。

功能主治　**中药**：花粉止血，化瘀，通淋。用于吐血，衄血，咯血，崩漏，外伤出血，经闭痛经，胸腹刺痛，跌扑肿痛，血淋涩痛。全草利尿，消肿。用于小便不利，痈肿。

用法用量　**中药**：花粉5~10g，包煎；外用适量，敷患处。全草5~15g，或研末服，或烧灰入丸、散剂；外用适量，捣敷。

资源状况　资源一般。

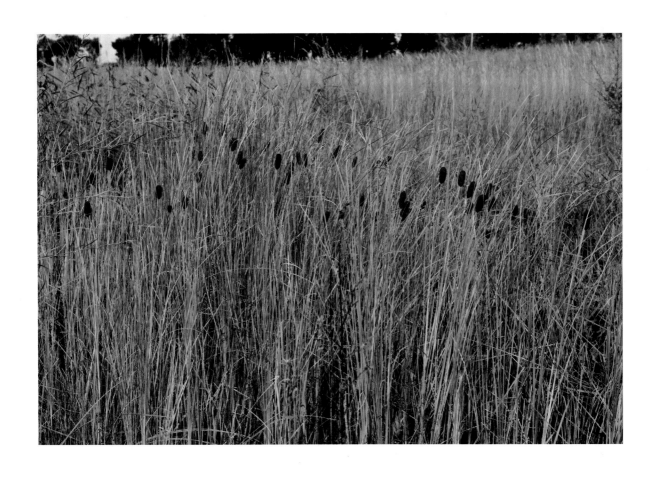

香 蒲

东方香蒲
Typha orientalis C. Presl

形态特征 多年生草本，高100~150cm。地下具粗壮根状茎。茎直立，粗壮。叶条形，基部扩大，呈鞘状，两边膜质。穗状花序圆柱形，长9~15cm，雌雄花序相连接不间隔。雄花序在上，约为雌花序的一半；雄花具2~4雄蕊；花粉单粒。雌花序在下；雌花无小苞片，有多数基生乳白色长毛，毛与柱头近等长；子房具细长的柄；花柱细长。柱头紫黑色，披针形。果穗长椭圆形，有时呈紫褐色。花、果期6~7月。

生境分布 生于森林区的湖边浅水中及沼泽草甸。分布于我国黑龙江东部和东南部、吉林东北部和南部、辽宁中部、河北、河南西部、山东、山西中部、陕西南部、安徽南部、江苏南部、浙江西北部、台湾、湖北、江西西部、广东西部、贵州、云南东南部。内蒙古大兴安岭牙克石市、鄂伦春自治旗有分布。

药用部位 中药：全草、花粉（蒲黄）。

采收加工 夏、秋二季采收全草，晒干。夏季采收蒲棒上部的黄色雄花序，晒干后碾轧，筛取花粉。

性味归经 中药：花粉甘，平。归肝、心包经。

功能主治 中药：全草润燥凉血。用于小便不利，乳痈。花粉止血，化瘀，通淋。用于吐血，衄血，咯血，崩漏，外伤出血，经闭痛经，胸腹刺痛，跌扑肿痛，血淋涩痛。

用法用量 **中药**：全草 3~9g，煎汤，研末或烧灰入丸、散剂；外用适量，捣敷。花粉 5~10g，包煎；外用适量，敷患处。

资源状况 资源丰富。

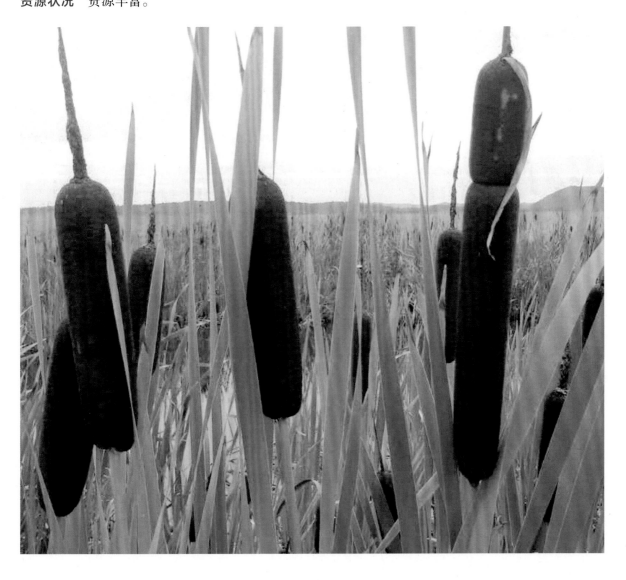

黑三棱科 Sparganiaceae

小黑三棱 | 单歧黑三棱
***Sparganium emersum* Rehmann**

形态特征　多年生草本。根状茎细；茎直立，高30~60cm，通常不分枝，具细的纵条纹。叶条形，先端钝，上部扁平，基部呈鞘状，在背面中下部呈龙骨状突起，边缘稍呈膜质。花序枝顶生，长15~25cm。雌头状花序2~4个生于花序下部，最下部1或2个具梗，雌花密集；花被片3~5，褐色，膜质，匙形或条形，先端三角形或稍呈圆形，具不规则浅裂；子房纺锤形，花柱柱头钻形，基部具短柄。雄头状花序5~7个生于花序顶端；花被片膜质，狭条形，先端通常锐尖；花药黄色，花丝丝状。聚花果，果实纺锤形，顶端渐尖，基部渐狭具短柄。花、果期8~10月。

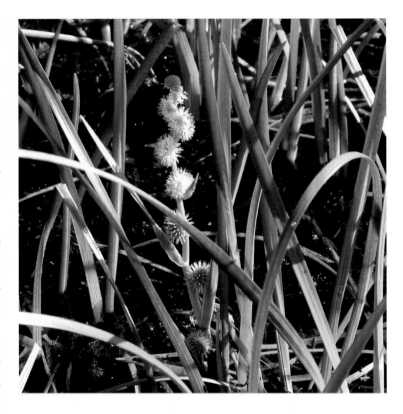

生境分布　生于森林区的河边或池塘浅水中。分布于我国黑龙江东部、吉林东部、辽宁东部和西部、河北中部、河南北部、陕西南部、甘肃东南部、新疆北部。内蒙古大兴安岭额尔古纳市、牙克石市、鄂伦春自治旗、鄂温克族自治旗、扎兰屯市、扎赉特旗、科尔沁右翼前旗、巴林左旗乌兰坝保护区、巴林右旗赛罕乌拉保护区有分布。

药用部位　中药：块茎（三棱）。蒙药：块茎（郭日勃勒吉－额布斯）。

采收加工　秋季采挖，洗净泥土，晒干。

性味归经　中药：辛、苦，平。归肝、脾经。蒙药：苦，凉。效软、柔、钝。

功能主治　中药：破血行气，消积止痛。用于癥瘕痞块，痛经，瘀血经闭，胸痹心痛，食积胀痛。蒙药：清热，祛瘀，润肺。用于肝、肺陈热，浊热，肺脓痛，骨伤，骨热。

用法用量　中药：5~10g，煎汤。蒙药：煮散剂，3~5g，或入丸、散剂。

资源状况　资源一般。

眼子菜科 Potamogetonaceae

菹　草	扎草、虾藻 *Potamogeton crispus* L.

形态特征　多年生草本。根状茎匍匐，横生，近四棱形，节部向下生出多数不定根；茎扁圆柱形，稍带4棱，上部多分枝。叶互生，条形，先端钝或稍尖，基部圆形或宽楔形而半抱茎，边缘有微齿，具波状皱褶，常具3脉，二级细脉网状；托叶膜质，与叶分离，淡黄白色，早落；繁殖芽生于叶腋，球形，密生多数叶；叶宽卵形，肥厚，坚硬，边缘具齿。花序梗不增粗，常和茎等粗；穗状花序具少数花，长5~10mm，连续或间断。果实在基部稍合生，扁卵球形，背部有具齿的龙骨状突起，顶端有镰状外弯的长喙。花期6~7月，果期8~9月。

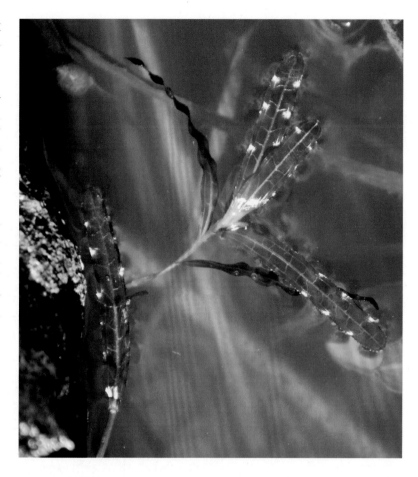

生境分布　生于静水池沼、沟渠。分布于我国各地。内蒙古大兴安岭牙克石市、阿尔山市、科尔沁右翼中旗、阿鲁科尔沁旗、克什克腾旗有分布。

药用部位　**中药**：全草。

采收加工　夏、秋二季采收，洗净，鲜用或晒干。

功能主治　**中药**：清热利水，止血，消肿，驱蛔。用于目赤红肿，痢疾，水肿，带下病，小儿疳积。

资源状况　资源丰富。

小眼子菜	线叶眼子菜、丝藻 *Potamogeton pusillus* L.

形态特征　一年生草本。无根状茎；茎丝状，圆柱形或稍扁，多分枝，有节间。叶互生，花序梗下的叶对生；狭条形，先端渐尖，全缘，通常具3脉，少具1脉，中脉常在下面凸起；托叶白色膜质，

与叶离生，幼时合生为套管状抱茎，先端不分裂，早落。花序梗纤细，不增粗，基部具 2 膜质总苞，早落；穗状花序由 2~3 簇花间断排列而成。小坚果斜卵形，稍扁，背部具龙骨状突起，腹部外凸，顶端具短喙。花、果期 7~9 月。

生境分布　生于静水池沼及沟渠。分布于我国各地。内蒙古大兴安岭除北部外均有分布。

药用部位　中药：全草。

采收加工　夏、秋二季采收，洗净，晒干。

性味归经　中药：苦，寒。

功能主治　中药：清热，利水，止血，消肿，驱蛔。用于痢疾，黄疸，淋病，带下病，血崩，痔血，蛔虫病，疮疡红肿。

用法用量　中药：9~12g，鲜品 50~100g，煎汤；外用适量，捣敷。

资源状况　资源丰富。

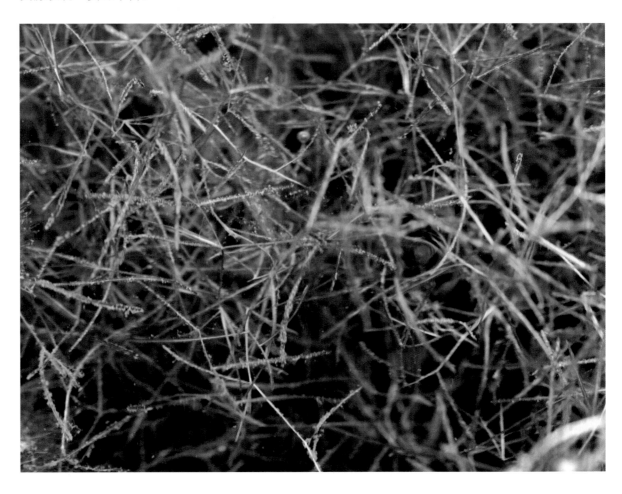

竹叶眼子菜　*Potamogeton wrightii* Morong

形态特征　多年生草本。根状茎纤细，伸长，淡黄白色；茎细长，不分枝或少分枝，长约 100cm，有节间长。沉水叶互生，花序梗下部叶对生；膜状纸质，条状披针形或条形，先端骤尖，有针尖或芒，基部渐狭或楔形，边缘波状且有不明显的细齿，叶脉 7~11，中脉较粗，二级细脉呈梯状；叶柄扁圆形；托叶膜质，与叶片离生，抱茎。总花梗圆柱形，常上部增粗；穗状花序，密生多数花。小坚果宽倒卵形，侧面扁平，背部具 3 脊，中脊明显凸出，具短喙。花期 6~7 月，果期 8~9 月。

生境分布　生于静水池沼、河沟。分布于我国黑龙江、吉林、辽宁、河北、河南、山东、安徽、江苏、浙江、江西、福建、台湾、湖北、湖南、广东、云南、四川、西藏。内蒙古大兴安岭扎赉特旗、科尔沁右翼中旗、阿鲁科尔沁旗有分布。

药用部位　**中药**：全草。

采收加工　秋季采收，洗净，晒干。

功能主治　**中药**：清热解毒，利尿，消积。用于目赤肿痛，黄疸，水肿，白带异常，小儿疳积；外用于痈疖肿毒。

资源状况　资源少。

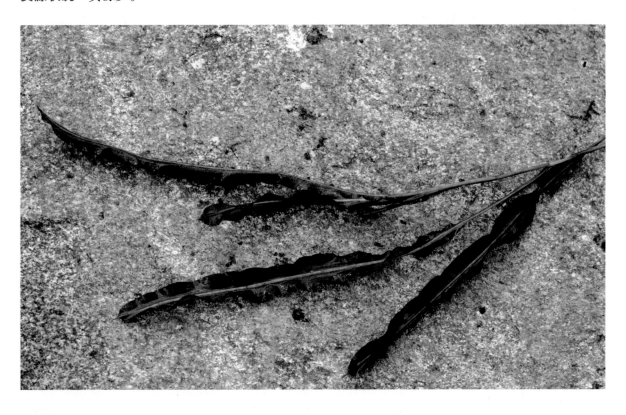

水麦冬科 Juncaginaceae

海韭菜 | 圆果水麦冬
Triglochin maritima L.

形态特征 多年生草本，高20~50cm。根状茎粗壮，斜生或横生，被棕色残叶鞘，有多数须根。叶基生，条形，横切面半圆形，较花序短，稍肉质，光滑，生于花葶两侧，基部具宽叶鞘。花葶直立，圆柱形，光滑，中上部着生多数花；总状花序，花梗果熟后可延长；花小；花被6，2轮排列，卵形，内轮较狭，绿色；雄蕊6；心皮6，柱头毛刷状。果实椭圆形或卵形，具6棱。花期6月，果期7~8月。

生境分布 生于河湖边盐渍化草甸。分布于我国河北、山东、山西、陕西、宁夏、甘肃、青海、四川西部、西藏、云南西部、新疆。内蒙古大兴安岭鄂伦春自治旗、阿尔山市、额尔古纳市、牙克石市、陈巴尔虎旗、鄂温克族自治旗、莫力达瓦达斡尔族自治旗、阿荣旗、扎兰屯市、科尔沁右翼前旗、克什克腾旗有分布。

药用部位 中药：全草。蒙药：果实（锡勒－额布斯）。

采收加工 夏、秋二季采收全草，洗净泥土，切段，晒干。秋季采收果实，晒干。

性味归经 中药：甘，平。蒙药：甘、涩、温、轻、燥。

功能主治 中药：清热养阴，生津止渴。用于阴虚潮热，胃热烦渴，口干舌燥。蒙药：止泻，健胃。用于久泻腹痛，嗳气。

用法用量 中药：6~12g，煎汤。蒙药：多入丸、散剂。

资源状况 资源少。

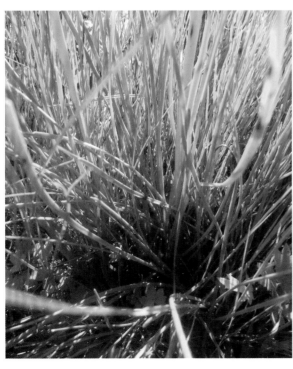
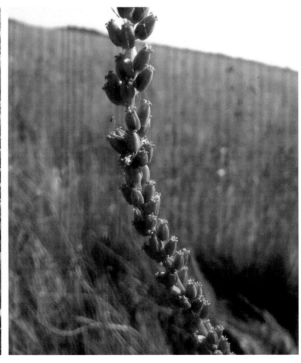

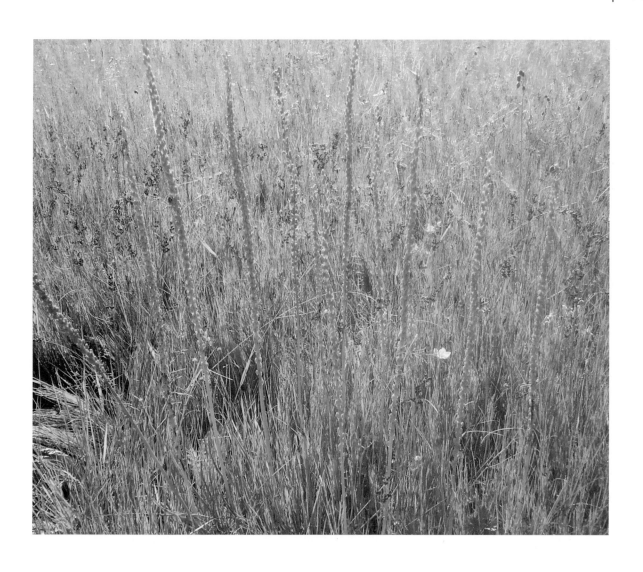

禾本科 Gramineae

芨芨草 | 积机草
Achnatherum splendens (Trin.) Nevski

形态特征 多年生禾草。秆密丛生，直立或斜升，坚硬，高80~200cm，通常光滑无毛。叶鞘无毛或微粗糙，边缘膜质；叶舌披针形，先端渐尖；叶片坚韧，纵向内卷或有时扁平，上面脉纹凸起，微粗糙，下面光滑无毛。圆锥花序开展，开花时呈金字塔形，主轴平滑或具纵棱而微粗糙，分枝数枚簇生，细弱，基部裸露；小穗披针形，具短柄，灰绿色、紫褐色或草黄色；颖披针形或矩圆状披针形，膜质，顶端尖或锐尖，具1~3脉，第一颖显著短于第二颖，具微毛，基部常呈紫褐色；外稃具5脉，密被柔毛，顶端具2微齿；基盘钝圆，有柔毛；芒长5~10mm，自外稃齿间伸出，直立或微曲，但不膝曲扭转，微粗糙，易断落；内稃脉间有柔毛，成熟后背部多少露出外稃之外；花药条形，顶端具毫毛。花、果期6~9月。

生境分布 生于森林草原带的盐化低地、湖盆边缘、丘间低地、干河床、阶地、侵蚀洼地、低山丘坡等地。分布于我国黑龙江西南部、吉林西部、河北西北部、河南北部、山西、陕西北部、宁夏、甘肃、青海、四川、西藏西部和东部、云南、新疆。内蒙古大兴安岭鄂温克族自治旗、陈巴尔虎旗、扎兰屯市、乌兰浩特市、科尔沁右翼前旗、科尔沁右翼中旗、突泉县、扎鲁特旗、阿鲁科尔沁旗、巴林左旗、巴林右旗、克什克腾旗有分布。

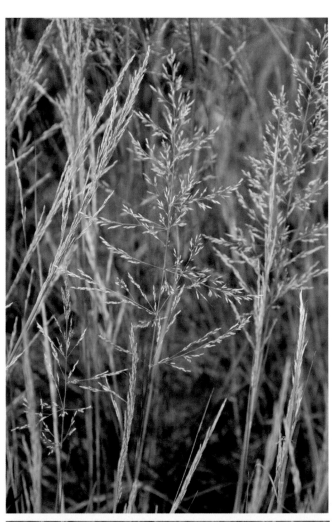

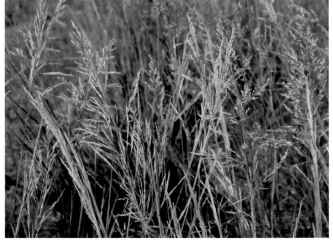

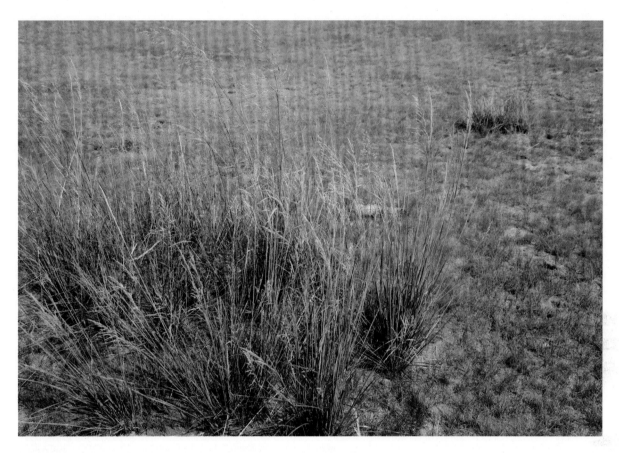

药用部位 中药：茎、根或种子（荩草草）、花（荩草草花）。

采收加工 春、夏、秋三季采收茎、根，洗净泥土，晒干。秋季采收种子，晒干。夏、秋二季开花时采收花，晒干。

性味归经 中药：茎、根或种子甘、淡，平。

功能主治 中药：茎、根或种子清热利尿。用于尿路感染，尿闭。花利尿，止血。用于小便不利，内出血。

用法用量 中药：茎、根 15~30g，煎汤。种子 10~15g，煎汤。花 15~30g，煎汤。

资源状况 资源丰富。

毛秆野古草 | *Arundinella hirta* (Thunb.) Tanaka

形态特征 多年生禾草，具密被鳞片的横走根状茎。秆常单生，高 50~75cm，无毛或仅于节上密被髯毛。叶鞘无毛或粗糙，有时边缘具纤毛或生有疣毛；叶舌甚短，干膜质，撕裂，先端被毛；叶片扁平或边缘稍内卷，无毛或边缘及两面均生有疣毛，上面基部被长硬毛，近鞘口处更密。圆锥花序，主轴粗糙或疏生小刺毛，分枝斜升；小穗灰绿色或带深紫色；颖卵状披针形，具 3~5 显明的脉，无毛或脉上粗糙，第一颖长为小穗的 1/3~1/2，第二颖比第一颖长；第一外稃具 3~5 脉，先端无芒，基盘无毛，内稃较短，含 3 雄蕊；第二外稃具不明显 5 脉，无芒或由主脉延伸成小尖头，基盘两侧及腹面之毛长为稃体的 1/3~1/2，内稃稍短。花、果期 7~9 月。

生境分布　生于森林带和草原带的河滩、山地草甸、草甸草原。分布于我国黑龙江南部和西南部、吉林、辽宁、河北、河南、山东、山西东南部、陕西中部、宁夏南部、安徽、江苏、浙江、福建、台湾、江西、湖北、湖南、广东、广西、贵州、四川中部、云南。内蒙古大兴安岭根河市、鄂温克族自治旗、陈巴尔虎旗、牙克石市、西乌珠穆沁旗、莫力达瓦达斡尔族自治旗、阿荣旗、扎兰屯市、扎赉特旗、科尔沁右翼前旗、科尔沁右翼中旗、霍林郭勒市、巴林右旗有分布。

药用部位　中药：全草。

采收加工　夏、秋二季采收，洗净泥土，晒干。

功能主治　中药：清热，凉血。

资源状况　资源一般。

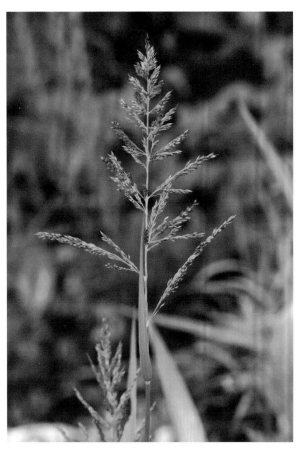 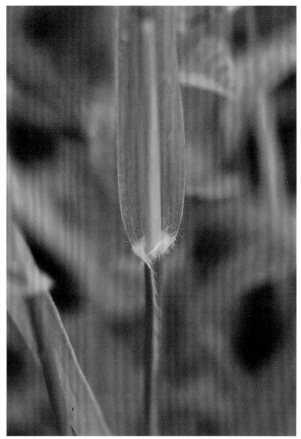

大看麦娘
草原看麦娘
Alopecurus pratensis L.

形态特征　多年生禾草，具短根状茎。秆少数丛生，直立或基部的节稍膝曲，高50~80cm。叶鞘松弛，光滑无毛；叶舌膜质，先端钝圆，背部被微毛；叶片扁平，上面粗糙，下面平滑。圆锥花序圆柱状，灰绿色；小穗颖下部1/3联合，脊上具长纤毛，两侧被短毛，侧脉上及脉间有时亦可疏生长柔毛；外稃与颖等长或稍短，顶端被微毛，芒自稃体中部以下伸出，膝曲，长4~5mm，显著伸出于颖外，上部粗糙。花、果期7~9月。

生境分布　生于森林带和草原带的河滩草甸、潮湿草地。分布于我国黑龙江、新疆。内蒙古大兴安岭各地均有分布。

药用部位　中药：全草。

采收加工　春、夏二季采收，洗净泥土，晒干或鲜用。

性味归经　中药：淡，凉。

功能主治　中药：清热利湿，止泻，解毒。用于水肿，水痘，泄泻，黄疸性肝炎，赤眼，毒蛇咬伤。

用法用量　中药：30~60g，煎汤；外用适量，捣敷，或煎汤洗。

资源状况　资源一般。

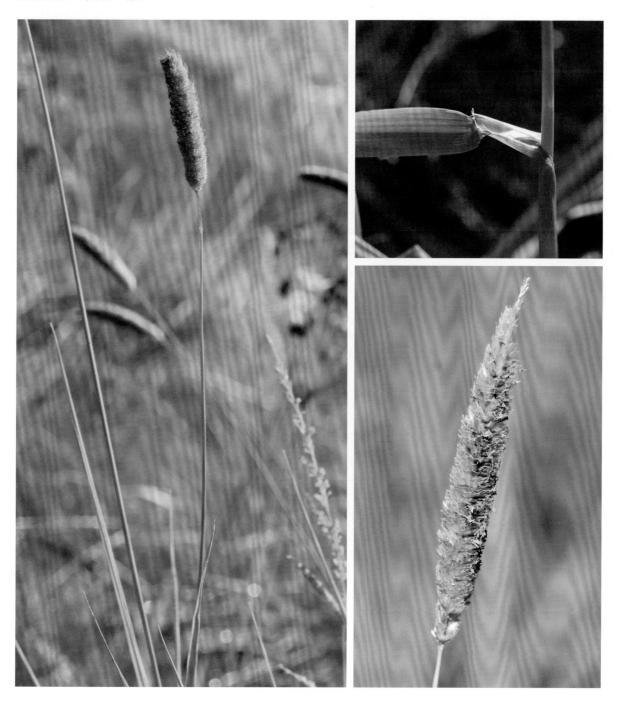

拂子茅 | *Calamagrostis epigeios* (L.) Roth

形态特征　多年生禾草，具根状茎。秆直立，高 75~135cm，直径可达 3mm，平滑无毛。叶鞘平滑无毛；叶舌膜质，先端尖或 2 裂；叶片扁平或内卷，上面及边缘糙涩，下面较平滑。圆锥花序直立，有间断，分枝直立或斜上，粗糙；小穗条状锥形，黄绿色或带紫色；两颖近于相等或第二颖稍短，先端长渐尖，具 1~3 脉；外稃透明膜质，长约为颖体的 1/2（或稍超 1/2），先端齿裂，基盘之长柔毛几与颖等长或较之略短，背部中部附近伸出 1 细直芒，芒长 2.5~3mm；内稃透明膜质，长为外稃的 2/3，先端微齿裂。花、果期 7~9 月。

生境分布　生于森林草原带的河滩草甸、山地草甸、沟谷、低地、沙地。分布于我国各地。内蒙古大兴安岭各地均有分布。

药用部位　中药：全草。

采收加工　夏、秋二季果实成熟时采收，阴干。

功能主治　中药：催产助生。用于催产，产后止血。

用法用量　中药：6~9g，煎汤。

资源状况　资源丰富。

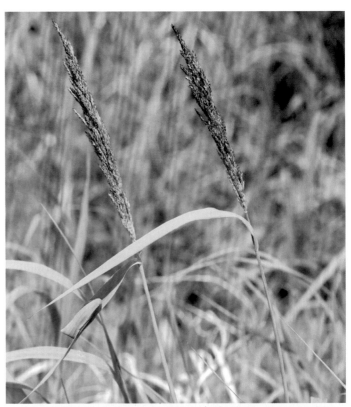

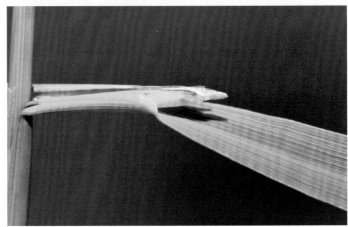

多叶隐子草 | *Cleistogenes polyphylla* Keng ex P. C. Keng et L. Liu

形态特征　多年生禾草。秆丛生，较粗壮，直立，高 15~40cm，具多节，节间较短，干后叶片常自叶鞘口处脱落，上部左右弯曲，与叶鞘近于叉状分离。叶鞘多少具疣毛，层层包裹直达花序基部；叶舌平截，具短纤毛；叶片披针形至条状披针形，多直立上升，扁平或内卷，质厚，较硬。圆锥花序狭窄，基部常为叶鞘所包；小穗绿色或带紫色，含 3~7 小花；颖披针形或矩圆形，具 1~3（5）脉；

外稃披针形，5脉，第一外稃先端具短芒；内稃与外稃近等长。花、果期7~10月。

生境分布 生于森林草原带和草原带的山地阳坡、丘陵、砾石质草原。分布于我国黑龙江西南部、吉林西部、辽宁西部、河北北部、河南西部、山东西部、山西北部、陕西北部。内蒙古大兴安岭额尔古纳市、牙克石市、鄂伦春自治旗、莫力达瓦达斡尔族自治旗、阿荣旗、扎兰屯市、科尔沁右翼中旗、扎鲁特旗、阿鲁科尔沁旗、巴林左旗、巴林右旗、克什克腾旗有分布。

药用部位 **中药**：全草。

采收加工 夏、秋二季采收，洗净泥土，晒干。

功能主治 **中药**：利尿，消肿。

资源状况 资源丰富。

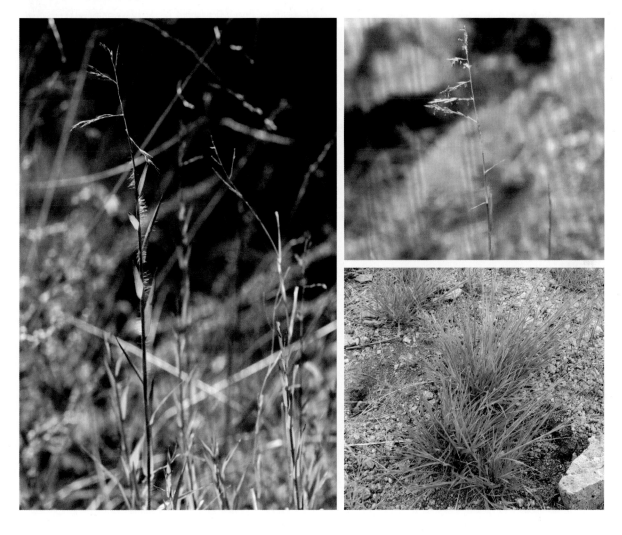

毛马唐

升马唐
Digitaria ciliaris (Retz.) Koel. var. *chrysoblephara* (Fig. et De Not.) R. R. Stewart.

形态特征 一年生禾草。秆基部展开或斜升，高15~60cm，无毛。叶鞘疏松裹茎，疏生疣毛；叶舌膜质；叶片条状披针形，两面疏生柔毛或无毛，边缘较厚而粗糙，被微刺毛。穗状总状花序

4~6 枚生于秆顶，呈指状，穗轴边缘常具细齿；小穗狭披针形，灰绿色，通常 2 枚生于每节，其中 1 具长柄 1 具极短的柄；第一颖微小，略呈三角形，薄膜质，第二颖长为小穗的 1/2~3/4，狭窄，具不明显的 3 脉，被丝状长柔毛；第一外稃与小穗等长，具 5~7 脉，在两侧具丝状长柔毛且杂有疣毛，果实成熟时有毛向外伸展。花、果期 7~9 月。

生境分布　生于田野、路边。分布于我国黑龙江、吉林、辽宁、河北、河南、山东、山西、陕西、宁夏、甘肃、安徽、江苏、浙江、福建、台湾、江西、湖北、湖南、广东、海南、广西、贵州、四川、西藏、新疆。内蒙古大兴安岭科尔沁右翼中旗、阿鲁科尔沁旗、巴林右旗有分布。

药用部位　中药：全草。

采收加工　夏、秋二季采收全草，洗净泥土，晒干。

性味归经　中药：甘，寒。

功能主治　中药：明目润肺。用于目暗不明，肺热咳嗽。

用法用量　中药：9~15g，煎汤。

资源状况　资源少。

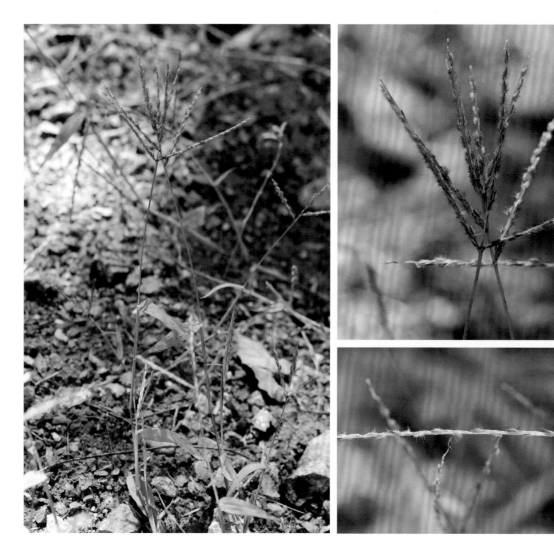

马 唐　*Digitaria sanguinalis* (L.) Scop.

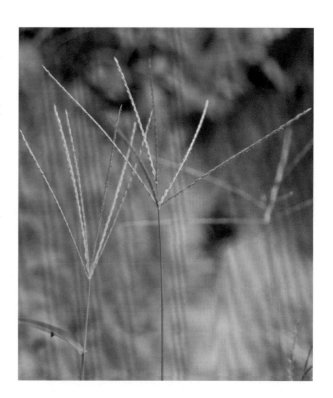

形态特征　一年生禾草。秆直立或下部倾斜，膝曲上升，高10~80cm，无毛或节生柔毛。叶鞘短于节间，无毛或散生疣基柔毛；有叶舌；叶片线状披针形，基部圆形，边缘较厚，微粗糙，具柔毛或无毛。总状花序，4~12枚呈指状着生于主轴上；穗轴直伸或开展，两侧具宽翼，边缘粗糙；小穗椭圆状披针形；第一颖小，短三角形，无脉；第二颖具3脉，披针形，长约为小穗的1/2，脉间及边缘大多具柔毛；第一外稃等长于小穗，具7脉，中脉平滑，两侧的脉间距离较宽，无毛，边脉上具小刺状粗糙，脉间及边缘生柔毛；第二外稃近革质，灰绿色，顶端渐尖，等长于第一外稃。

生境分布　生于田野、路边。分布于我国黑龙江、吉林、辽宁、河北、河南、山东、山西、陕西、宁夏、甘肃、江苏、台湾、安徽、湖北、四川、贵州、西藏、新疆。内蒙古大兴安岭阿鲁科尔沁旗、巴林右旗有分布。

药用部位　中药：全草。

采收加工　夏、秋二季采收全草，洗净泥土，晒干。

性味归经　中药：甘，寒。

功能主治　中药：明目润肺。用于目暗不明，肺热咳嗽。

用法用量　中药：9~15g，煎汤。

资源状况　资源少。

无芒稗　落地稗　*Echinochloa crusgalli* (Linnaeus) P. Beauvois var. *mitis* (Pursh) Peterm.

形态特征　一年生禾草。秆丛生，直立或基部倾斜，高 50~150cm，光滑无毛。叶鞘疏松，微粗糙或平滑无毛，上部具狭膜质边缘；叶片条形或宽条形，边缘粗糙，无毛或上面微粗糙。圆锥花序较疏松，直立，其分枝不作弓形弯曲，挺直，常再分枝，穗轴较粗壮，粗糙，基部具硬刺疣毛，分枝柔软、斜上或贴生，具小分枝；小穗密集排列于穗轴的一侧，单生或成不规则簇生，卵状椭圆形，无芒或具极短的芒；第一颖长为小穗的 1/3~1/2，基部包卷小穗，具 5 脉，边脉仅于基部较明显，具较多的短硬毛或硬刺疣毛，第二颖比谷粒长，草质，先端渐尖成小尖头，具 5 脉，脉上具硬刺状疣毛，脉间被短硬毛；第一外稃草质，上部具 7 脉，脉上具硬刺疣毛，脉间被短硬毛，先端延伸成一粗壮的芒，芒长 5~15（~30）mm，粗糙，第一内稃与其外稃几等长，薄膜质，具 2 脊，脊上微粗糙；第二外稃外凸内平，革质，上部边缘常平展，内稃先端外露。谷粒椭圆形，易脱落，白色、淡黄色或棕色，先端具粗糙的小尖头。花、果期 7~8 月。

生境分布 生于田野、耕地、宅旁、路边、渠沟边水湿地、沼泽地、水稻田中。分布于全国各地。内蒙古大兴安岭各地均有分布。

药用部位 中药：全草（稗）、种子（稗米）。

采收加工 夏、秋二季采收全草，洗净泥土，晒干。果实成熟时采收，打下种子，晒干。

性味归经 中药：辛、甘、苦，微寒。

功能主治 中药：全草消肿，止血。用于跌打损伤，出血不止。种子益气健脾。用于不思饮食，倦怠无力。

用法用量 中药：全草外用适量，捣烂或研末敷患处。种子 15~30g，煎汤。

资源状况 资源丰富。

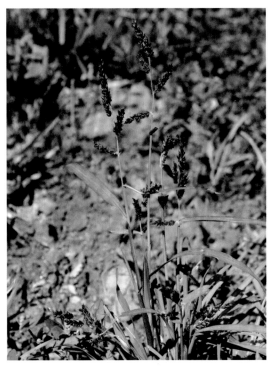
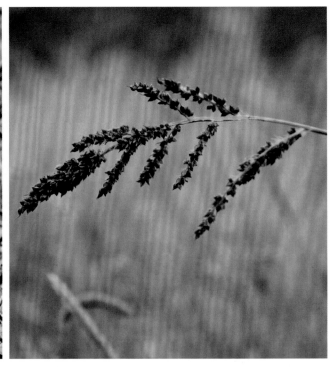

牛筋草

蟋蟀草
Eleusine indica (L.) Gaertn.

形态特征 一年生禾草。秆丛生，常斜生，高 10~40cm。叶鞘压扁而具脊，开裂，光滑，鞘口被柔毛，边缘膜质；有叶舌、叶片从中脉卷折，光滑，有时具疣状突起。穗状花序，2~10 枚呈指状簇生于秆顶；小穗椭圆形，含 3~6 小花；颖披针形，具粗糙的脊，白色，膜质，背脊具绿色纵纹；外稃披针形，白色，具绿色纵纹，光滑，脊粗糙；内稃短于外稃。囊果尖椭圆形。种子卵形或矩圆形，深褐色，具皱纹。花、果期 7~8 月。

生境分布　生于草原带的居民点、路边。分布于我国黑龙江南部、吉林、辽宁、河北、河南、山东、山西、安徽、江苏、浙江、福建、台湾、江西、湖北、湖南、广东、贵州、海南、宁夏、甘肃东南部、四川、西藏东南部、云南。内蒙古大兴安岭阿荣旗、莫力达瓦达斡尔族自治旗、扎兰屯市、扎赉特旗、乌兰浩特市、科尔沁右翼前旗、科尔沁右翼中旗、突泉县、扎鲁特旗、阿鲁科尔沁旗、巴林左旗、巴林右旗、克什克腾旗有分布。

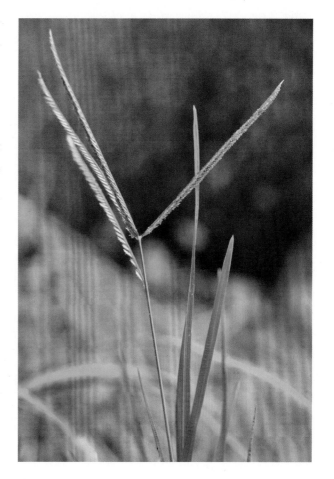

药用部位　中药：全草（千金草）。

采收加工　夏、秋二采收，洗净泥土，晒干。

性味归经　中药：甘、淡，平。

功能主治　中药：清热利湿，凉血解毒。用于伤暑发热，小儿惊风，流行性乙型脑炎，流行性脑脊髓膜炎，黄疸，淋证，小便不利，痢疾，便血，疮疡肿痛，跌打损伤。

用法用量　中药：9~15g，煎汤，鲜品 30~90g。

资源状况　资源丰富。

小画眉草　*Eragrostis minor* Host

形态特征　一年生禾草。秆直立或自基部向四周扩展而斜升，节常膝曲，高 10~20（~35）cm。叶鞘脉上具腺点，鞘口具长柔毛，脉间亦疏被长柔毛；叶舌为 1 圈细纤毛；叶片扁平，上面粗糙，背面平滑，脉上及边缘具腺体。圆锥花序疏松而开展，分枝单生，腋间无毛；小穗卵状披针形至条状矩圆形，绿色或带紫色，含 4 至多数小花，小穗柄具腺体；颖卵形或卵状披针形，先端尖；外稃宽卵圆形，先端钝；内稃稍短于外稃，宿存，脊上具极短的纤毛。花、果期 7~9 月。

生境分布　生于田野、撂荒地、路边。分布于我国黑龙江、河北、河南、山东、山西、宁夏、陕西、青海、安徽、福建、浙江、台湾、湖北、贵州、云南、西藏、新疆。内蒙古大兴安岭各地均有分布。

药用部位　中药：全草。

采收加工　夏季采收，洗净泥土，鲜用或晒干。

性味归经　中药：淡，凉。

功能主治　中药：疏风清热，凉血，利尿。用于目赤云翳，崩漏，热淋，小便不利。

用法用量　中药：15~30g，鲜品 60~120g，煎汤，或研末；外用适量，煎汤洗。

资源状况　资源一般。

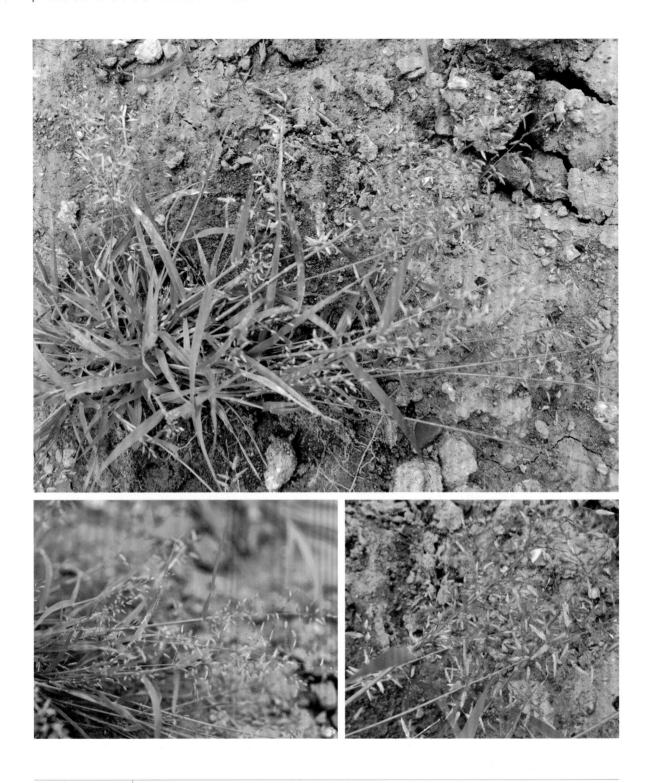

野　黍 ｜ 唤猪草
Eriochloa villosa (Thunb.) Kunth

形态特征　一年生禾草。秆丛生，直立或基部斜升，有分枝，下部节有时膝曲，高 50~100cm。叶鞘无毛或被微毛，节部具须毛；叶舌短小，具较多纤毛；叶片披针状条形，疏被短柔毛，边缘粗糙。

圆锥花序狭窄，顶生，总状花序少数或多数，密生白色长柔毛，常排列于主轴的一侧；小穗卵形或卵状披针形，单生，成 2 行排列于穗轴的一侧；第二颖与第一外稃均膜质，和小穗等长，均被短柔毛，先端微尖，无芒；第二外稃以腹面对向穗轴。颖果卵状椭圆形，稍短于小穗，先端钝或微凸尖，细点状粗糙。花、果期 7~10 月。

生境分布 生于森林带和草原带的路边、田野、山坡、耕地、潮湿地。分布于我国黑龙江、吉林、辽宁、山东中南部、河南、安徽、江苏、浙江、福建、台湾、湖北、江西、广东北部、贵州、陕西南部、四川东部和南部。内蒙古大兴安岭扎兰屯市、莫力达瓦达斡尔族自治旗、科尔沁右翼前旗、科尔沁右翼中旗、扎赉特旗、阿鲁科尔沁旗、巴林左旗、巴林右旗有分布。

药用部位 **中药**：全草。

采收加工 夏、秋二季采收全草，洗净泥土，晒干。

功能主治 **中药**：清热明目。用于风火眼，结膜炎，视力模糊。

用法用量 **中药**：外用适量，研末敷患处。

资源状况 资源一般。

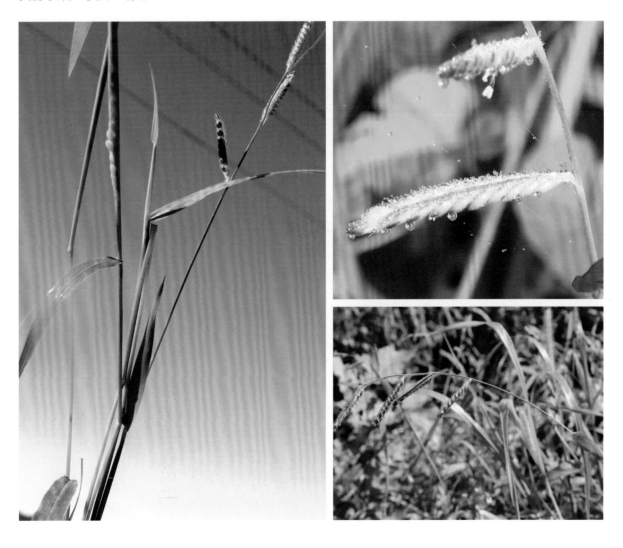

白茅

茅根
Imperata cylindrica (L.) Raeuschel var. *major* (Ness) C. E. Hubb.

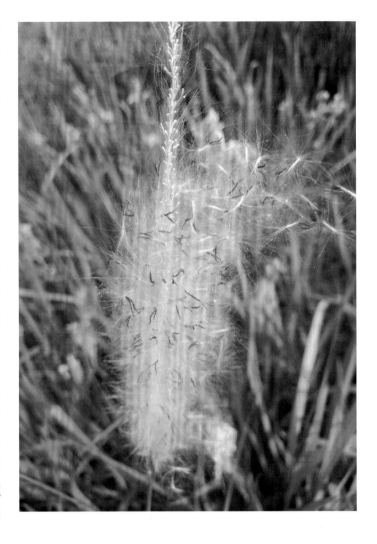

形态特征　多年生禾草。根状茎密被鳞片；秆丛生，直立，高20~70cm。叶鞘无毛，或有时在边缘和鞘口具纤毛，基部叶鞘常可碎裂成纤维状；叶舌干膜质，先端钝，并具纤毛，在其后方与叶片基部的腋间，具长柔毛；叶片扁平，主脉在下面明显突出且渐向基部而愈粗大而质硬，两面平滑或下面粗糙，边缘糙涩或具细纤毛。圆锥花序圆柱状，分枝短缩而密集，在花序基部有时较疏或有间断；小穗披针形或矩圆形，成对而生，一具长柄，一具短柄，均结实且同形，含2小花，仅第二小花结实，基部的柔毛长为小穗的3~4倍；颖边缘具丝状纤毛，背部疏生丝状长柔毛，第一颖较狭，两侧具脊，具3~4脉，第二颖较宽，具4~6脉；第一外稃卵形至卵圆形，先端钝，具丝状纤毛，内稃缺；第二外稃卵圆形，先端具丝状纤毛，两侧略呈细齿状，内稃与外稃等长，先端截平，具数齿，亦疏具丝状纤毛；雄蕊2；柱头黑紫色。花、果期7~9月。

生境分布　生于森林草原带、草原带的路旁、撂荒地、山坡、草甸、沙地。分布于我国黑龙江西南部、辽宁、河北、河南、山东、山西、陕西南部、安徽北部、江苏、浙江、福建、台湾、江西、湖北、湖南南部、广东北部、广西北部、贵州、海南、四川西南部、西藏东部、云南、新疆。内蒙古大兴安岭扎赉特旗、科尔沁右翼前旗、科尔沁右翼中旗、阿鲁科尔沁旗有分布。

药用部位　中药：根。蒙药：根（乌力吉图-额布斯）。

采收加工　春、秋二季采挖，洗净泥土，晒干，除去须根及膜质叶鞘，捆成小把。

性味归经　中药：甘，寒。归肺、胃、膀胱经。蒙药：甘、涩，平。

功能主治　中药：凉血止血，清热利尿。用于血热吐血，衄血，尿血，热病烦渴，湿热黄疸，水肿尿少，热淋涩痛。蒙药：利尿，解毒，止血，补阳。用于尿频，尿闭，水肿，内出血，血衄，外伤出血，中毒，体虚。

用法用量　中药：9~30g，鲜品30~60g，煎汤。蒙药：煮散剂，3~5g，或入丸、散剂。

资源状况　资源丰富。

赖 草

老披碱、厚穗碱草
Leymus secalinus (Georgi) Tzvel.

形态特征 多年生禾草。秆单生或成疏丛，质硬，直立，高 45~90cm，上部密生柔毛，尤以花序以下部分更多。叶鞘大都光滑，或在幼嫩时上部边缘具纤毛，有叶耳；叶舌膜质，截平；叶片扁平或干时内卷，上面及边缘粗糙或生短柔毛，下面光滑或微糙涩，或两面均被微毛。穗状花序直立，灰绿色，穗轴被短柔毛，每节着生小穗 2~4 枚；小穗含 5~7 小花，小穗轴贴生微柔毛；颖锥形，先端尖如芒状，具 1 脉，上半部粗糙，边缘具纤毛；外稃披针形，背部被短柔毛，边缘的毛尤长且密，先端渐尖或具短芒，脉在中部以上明显，基盘具毛；内稃与外稃等长，先端微 2 裂，脊的上半部具纤毛。花、果期 6~9 月。

生境分布 生于草甸、沙地、丘陵地、山坡、田间、路旁。分布于我国黑龙江、吉林、辽宁、河北、河南西部、山西、陕西、宁夏、甘肃、青海、四川西北部、西藏中部和西部、新疆。内蒙古大兴安岭除根河市外均有分布。

药用部位 **中药**：根茎、全草。

采收加工 夏、秋二季采收，晒干。

性味归经 **中药**：苦，微寒。

功能主治 **中药**：清热利湿，止血。用于淋病，赤白带下，哮喘，痰中带血。

用法用量 **中药**：25~50g，煎汤。

资源状况 资源丰富。

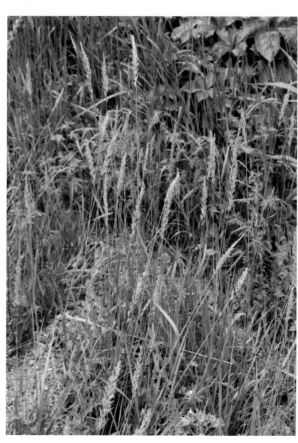
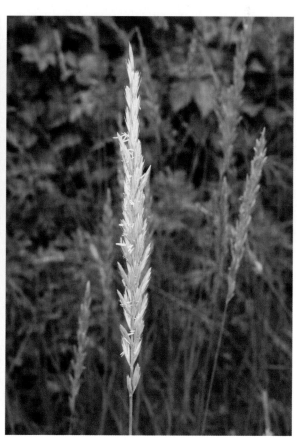

臭 草

肥马草、枪草
Melica scabrosa Trin.

形态特征　多年生禾草。秆密丛生直立或基部膝曲，高30~60cm。叶鞘粗糙；叶舌膜质透明，顶端撕裂；叶片上面被疏柔毛，下面粗糙。圆锥花序狭窄；小穗柄短而弯曲，上部被微毛；小穗含2~4枚能育小花；颖狭披针形，几相等，膜质，具3~5脉；第一外稃卵状矩圆形，背部颗粒状粗糙；内稃短于外稃或相等，倒卵形。花、果期6~8月。

生境分布　生于山地阳坡、田野。分布于我国黑龙江南部、河北、河南、山东、山西、安徽、江苏、陕西、宁夏、甘肃东部、青海东部、湖北西北部、四川中北部、西藏东部。内蒙古大兴安岭克什克腾旗有分布。

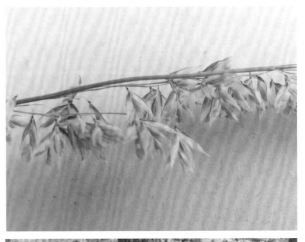

药用部位　中药：全草。

采收加工　夏季采收，洗净泥土，晒干。

性味归经　中药：甘，凉。

功能主治　中药：利水通淋，清热。用于淋病，肾炎、黄疸性肝炎、消渴。

用法用量　中药：30~60g，煎汤。

资源状况　资源少。

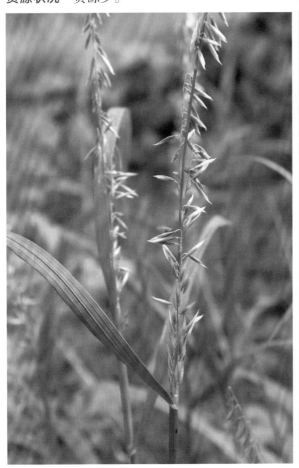

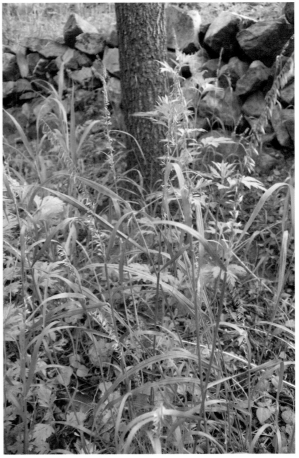

荻 *Miscanthus sacchariflorus* (Maxim.) Hack.

形态特征 多年生禾草。植株具粗壮且被有鳞片的根状茎；秆直立，除节处具长须毛外，余皆无毛，高可达 160cm。叶鞘无毛或有毛；叶舌短，先端钝圆，具小纤毛；叶片扁平，宽线形，上面基部密生柔毛，其余部分均无毛。圆锥花序疏展成扇形，分枝节处及腋间有短毛及长柔毛，穗轴每节具 1 短柄和 1 长柄小穗，小穗柄无毛，先端稍膨大；小穗基盘具白色丝状长柔毛，其长约为小穗的 2 倍；第一颖具 2 脊，无脉或在脊间具 1 不明显的脉，先端膜质而渐尖，边缘及上部具长逾小穗 2 倍的丝状柔毛，第二颖舟形，具 3 脉，背部无毛或具稀少长柔毛，先端及边缘膜质并具小纤毛；第一外稃条状披针形，具 3 脉，被小纤毛，第二外稃披针形，长约为颖体的 3/4，无脉或具不明显的脉，先端渐尖，无芒，稀可具 1 微小的短芒；内稃卵形，长约为外稃之半，先端不规则齿裂，具长纤毛。花、果期 7~9 月。

生境分布 生于森林带、森林草原带的河岸湿地、沼泽草甸、山坡草地。分布于我国河北、河南、山东、山西、陕西、甘肃。内蒙古大兴安岭莫力达瓦达斡尔族自治旗、扎兰屯市、科尔沁右翼前旗察尔森水库、巴林右旗大板有分布。

药用部位 **中药**：根茎。

采收加工 秋季采挖，洗净泥土，晒干。

性味归经 **中药**：甘，凉。

功能主治 **中药**：清热，活血。用于妇女干血痨，潮热，产妇失血，口渴，牙痛。

用法用量 **中药**：30~60g，煎汤。

资源状况 资源丰富。

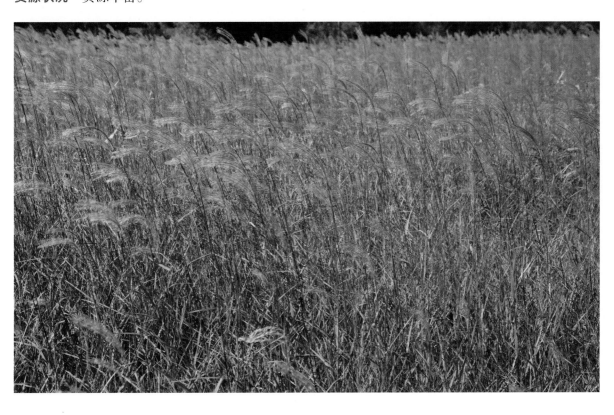

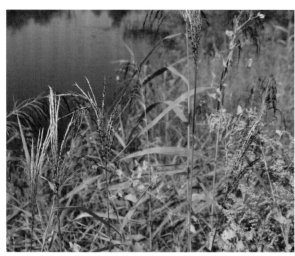
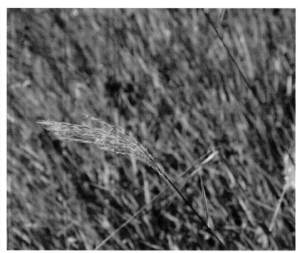

稻 *Oryza sativa* L.

形态特征　一年生栽培植物。秆丛生，直立，高约 1m。叶鞘无毛；叶舌膜质较硬，披针形，先端 2 深裂；叶片扁平，长宽因品种不同而有变化。圆锥花序松散，成熟时弯曲下垂；小穗矩圆形；颖极退化，2 退化外稃锥刺状，无毛；孕花外稃与内稃均遍被细毛，稀无毛，外稃顶端无芒或具长可达 7cm 的芒。收割期 8~9 月。

生境分布　原产于我国长江流域以南。内蒙古大兴安岭鄂伦春自治旗、扎兰屯市、阿荣旗、莫力达瓦达斡尔族自治旗、扎赉特旗、乌兰浩特市、科尔沁右翼前旗有栽培。

药用部位　中药：茎叶（稻草）、成熟果实经发芽干燥的炮制加工品（稻芽）、去壳的种仁（粳米）、根及茎基（糯稻根）、果实上的细芒刺（稻谷芒）。

采收加工　收获稻谷时，收集脱粒的稻秆，晒干。将稻谷用水浸泡后，保持适宜的温、湿度，待须根长至约 1cm 时，干燥。秋季颖果成熟时采收，脱下果实，晒干，除去稻壳即可。秋季采挖根，洗净泥土，干燥。脱粒、晒谷或扬谷时收集果实上的细芒刺，晒干。

性味归经　中药：茎叶辛，温。归脾、肺经。成熟果实经发芽干燥的炮制加工品甘，温。归脾、胃经。去壳的种仁甘，平。归脾、胃、肺经。根及茎基甘，平。归肺、肝、肾经。

功能主治　中药：茎叶宽中，下气，消食，解毒。用于噎膈，反胃，食滞，腹痛，泄泻，消渴，黄疸，喉痹，痔疮，烫火伤。成熟果实经发芽干燥的炮制加工品消食和中，健脾开胃。用于食积不消，腹胀口臭，脾胃虚弱，不饥食少。去壳的种仁补气健脾，除烦渴，止泻痢。用于脾胃气虚，食少纳呆，倦怠乏力，心烦口渴，泻下痢疾。根及茎基益胃生津，退虚热，止盗汗。用于阴虚发热，自汗，盗汗，口渴咽干。果实上的细芒刺利湿退黄。用于黄疸。

用法用量　中药：茎叶 50~150g，煎汤，或烧灰淋汁澄清；外用适量，煎汤浸洗。成熟果实经发芽干燥的炮制加工品 9~15g，煎汤。去壳的种仁 9~30g，煎汤。根及茎基 15~30g，大剂量可用 60~120g，煎汤，以鲜品为佳。果实上的细芒刺内服适量，炒黄研末酒冲。

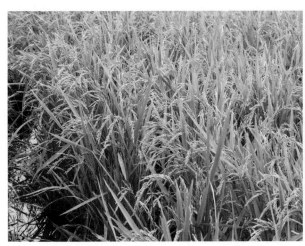
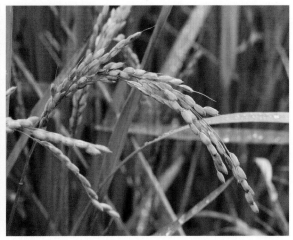

黍

稷、穈、黄米
Panicum miliaceum L.

形态特征 一年生禾草。秆直立或有时基部稍倾斜，高50~120cm，可生分枝，节下具疣毛。叶鞘疏松，被疣毛；叶舌短而厚，具纤毛；叶片披针状条形，疏生长柔毛或无毛，边缘常粗糙。圆锥花序直立而不下垂，分枝硬挺而开展，分枝斜向上升或水平开展，具角棱，边缘具糙刺毛，下部裸露，上部密生小枝和小穗；小穗卵状椭圆形；第一颖长为小穗的1/2~2/3，具5~7凸起脉，第二颖常具11脉，其脉于顶端汇合成喙状；外稃较狭，第一外稃多具1弓脉，第一内稃如存在，膜质，先端常凹或不整齐状；第二外稃乳白色、褐色或棕黑色。颖果圆形或椭圆形。

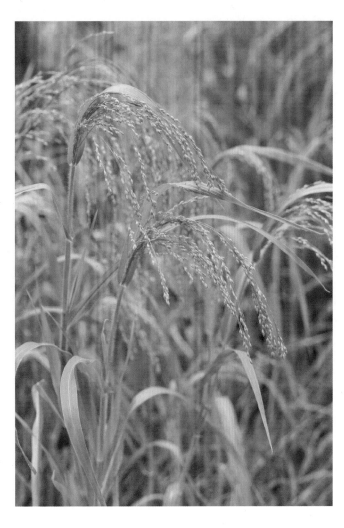

生境分布 内蒙古大兴安岭南部和东部有栽培。

药用部位 中药：种子。

采收加工 秋季采收，晒干。

性味归经 中药：甘，微温。归大肠、肺、胃、脾经。

功能主治 中药：益气补中，除烦止渴，解毒。用于烦渴，泻痢，吐逆，咳嗽，胃痛，小儿鹅口疮，疮痈，烫伤。

用法用量 中药：30~90g，煎汤，或煮粥，或淘取泔汁；外用适量，研末调敷。

白 草 *Pennisetum flaccidum* Griseb.

形态特征　多年生禾草，具横走根状茎。秆单生或丛生，直立或基部略倾斜，高35~55cm，节处多少常具毛。叶鞘无毛或于鞘口及边缘具纤毛，有时基部叶鞘密被微细倒毛；叶舌膜质，顶端具纤毛；叶片条形，无毛或有柔毛。穗状圆锥花序呈圆柱形，直立或微弯曲，主轴具棱，无毛或有微毛，小穗簇总梗极短，刚毛绿白色或紫色，具向上微小刺毛；小穗多数单生，有时2~3枚成簇，总梗不显著；第一颖先端尖或钝，脉不显，第二颖先端尖，具3~5脉；第一外稃与小穗等长，具7~9脉，先端渐尖成芒状小尖头，内稃膜质而较之为短或退化，具3雄蕊或退化；第二外稃与小穗等长，先端亦具芒状小尖头，具3脉，脉向下渐不明显，内稃较之略短。花、果期7~9月。

生境分布　生于森林草原带和草原带的干燥的丘陵坡地、沙地。分布于我国黑龙江西南部、吉林西部、辽宁西部和西北部、河北北半部、河南西部、山东、山西、陕西、宁夏、甘肃中部和东部、青海东半部、湖北西部、四川西半部、西藏、云南、新疆西北部。内蒙古大兴安岭陈巴尔虎旗、科尔沁右翼前旗、科尔沁右翼中旗、巴林右旗、克什克腾旗有分布。

药用部位　**中药**：根茎。**蒙药**：根茎（乌伦－查干）。

采收加工　秋季采挖，洗净泥土，以纸遮蔽，晒干。

性味归经　**中药**：甘，寒。**蒙药**：甘、涩，平。

功能主治　**中药**：清热利尿，凉血止血。用于热淋，尿血，肺热咳嗽，鼻衄，胃热烦渴。**蒙药**：利尿，止血，杀虫，敛疮，解毒。用于尿闭，毒热，吐血，衄血，尿血，创伤出血，口舌牛疮。

用法用量　**中药**：15~24g，煎汤。**蒙药**：多入丸、散剂。

资源状况　资源丰富。

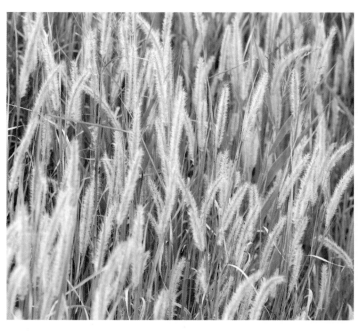
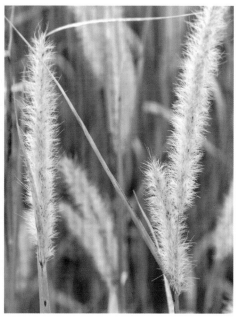

虉 草 *Phalaris arundinacea* L.

形态特征 多年生禾草，具根状茎。秆单生或少数丛生，直立，高70~150cm。叶鞘无毛；叶舌薄膜质；叶片扁平，灰绿色，两面粗糙或贴生细微毛。圆锥花序紧密狭窄，分枝向上斜升，密生小穗；小穗无毛或被极细小之微毛；颖脊上粗糙，上部具狭翼，孕花外稃宽披针形，上部具柔毛；内稃披针形，质薄，短于外稃，2脉不明显，具1脊，脊两旁疏生柔毛；不孕外稃条形，具柔毛。

生境分布 生于森林草原带的河滩草甸、沼泽草甸、水湿地。分布于我国黑龙江、吉林东部、辽宁北部、河北中北部、河南、山东东部、山西、宁夏南部、陕西西南部、甘肃东部、青海东南部、四川西北部和西南部、云南东北部、安徽、江苏、浙江、台湾西南部、江西西北部、湖北、湖南中部和西南部、新疆北部和中部。内蒙古大兴安岭额尔古纳市、陈巴尔虎旗、鄂温克族自治旗、牙克石市、莫力达瓦达斡尔族自治旗、阿荣旗、扎兰屯市、扎赉特旗、科尔沁右翼前旗、扎鲁特旗、阿鲁科尔沁旗、巴林右旗、克什克腾旗有分布。

药用部位 中药：根茎。

采收加工 夏、秋二季采收，洗净泥土，晒干。

性味归经 中药：苦、辛，平。

功能主治 中药：调经，止带。用于月经不调，赤白带下。

用法用量 中药：9~15g，煎汤。

资源状况 资源丰富。

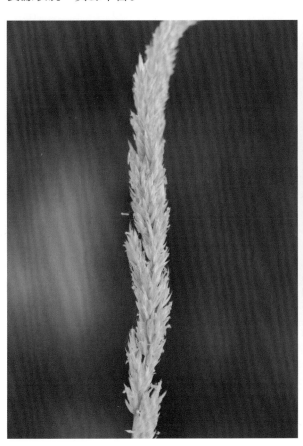
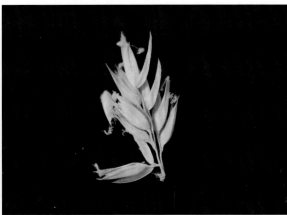
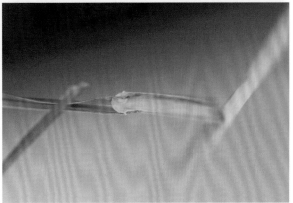

梯牧草 | *Phleum pratense* L.

形态特征 多年生禾草，具短根状茎。秆疏丛生，直立，高可达80cm或更高。叶鞘无毛；叶舌干膜质，先端钝圆；叶片扁平或有时卷折，灰绿色，两面微粗糙，边缘具微小刺毛。圆锥花序紧密成穗状，狭圆柱形，灰绿色；小穗倒卵状长圆形；颖膜质，被微柔毛，脊上具长纤毛，先端具短芒；外稃背部主脉成脊，于先端延伸成小芒尖，边脉形成细齿，脊上及两侧被微毛；内稃稍短于外稃，透明膜质，脊上微粗糙。花、果期7~9月。

生境分布 生于森林带的山地草甸化草原、林缘。分布于我国新疆。内蒙古大兴安岭牙克石市、阿尔山市、新巴尔虎左旗罕达盖有分布。

药用部位 中药：全草。

采收加工 夏、秋二季采收全草，洗净泥土，晒干。

性味归经 中药：淡，凉。

功能主治 中药：用于消化不良，泄泻，痢疾，小便淋痛不利。

资源状况 资源少。

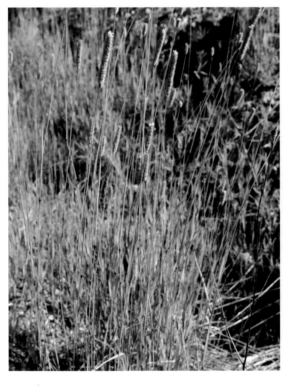 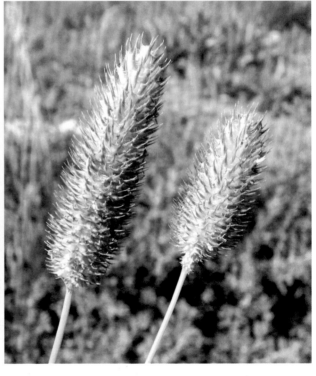

草地早熟禾 | *Poa pratensis* L.

形态特征 多年生禾草，具根状茎。秆单生或疏丛生，直立，高30~75cm。叶鞘疏松裹茎，具纵条纹，光滑；叶舌膜质，先端截平；叶片条形，扁平或有时内卷，上面微粗糙，下面光滑。圆锥花序卵圆形或金字塔形，开展，每节具 3~5 分枝；小穗卵圆形，绿色或罕稍带紫色，成熟后草黄色，含 2~5 小花；颖卵状披针形，先端渐尖，脊上稍粗糙；外稃披针形，先端尖且略膜质，脊下部 2/3 或 1/2 与边脉基部 1/2 或 1/3 具长柔毛，基盘具稠密而长的白色绵毛；内稃稍短于或最上者等长于外稃，脊具微纤毛。花期 6~7 月，果期 7~8 月。

生境分布 生于森林带和草原带的草甸、草甸化草原、山地林缘及林下。分布于我国黑龙江、吉林、辽宁、河北、河南、山东、山西、陕西、宁夏、甘肃、青海、四川、西藏、云南、安徽、江苏、江西、湖北、台湾、新疆。内蒙古大兴安岭额尔古纳市、根河市、牙克石市、鄂伦春自治旗、阿尔山市、鄂温克族自治旗、东乌珠穆沁旗、西乌珠穆沁旗、莫力达瓦达斡尔族自治旗、阿荣旗、扎兰屯市、科尔沁右翼前旗、科尔沁右翼中旗、扎鲁特旗、阿鲁科尔沁旗、巴林左旗、巴林右旗、林西县、克什克腾旗有分布。

药用部位 中药：根茎。

采收加工 夏、秋二季采挖，洗净泥土，鲜用或晒干。

性味归经 中药：甘、淡、平。

功能主治 中药：清热利尿，生津止渴。用于伤暑发热，口渴，尿赤，消渴。

用法用量 中药：10~15g，煎汤。

资源状况 资源丰富。

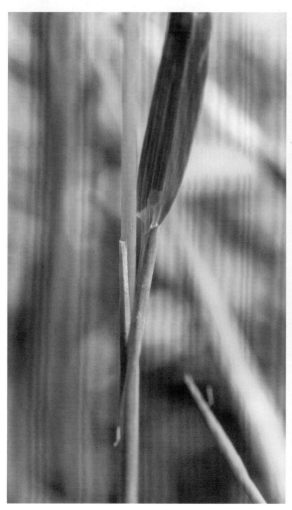
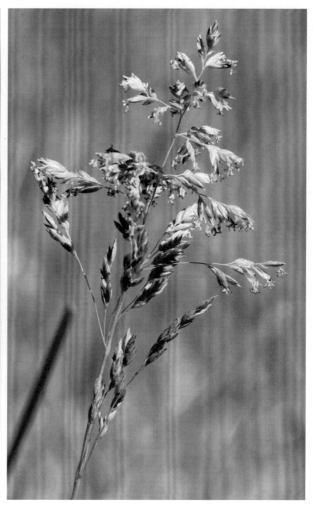

硬质早熟禾 | *Poa sphondylodes* Trin.

形态特征 多年生禾草。须根纤细，根外常具沙套。秆直立，密丛生，高 20~60cm，近花序下稍粗糙。叶鞘长于节间，无毛，基部者常呈淡紫色；叶舌膜质，先端锐尖，易撕裂；叶片扁平，稍粗糙。圆锥花序紧缩，每节具 2~5 分枝，粗糙；小穗绿色，成熟后呈草黄色，含 3~6 小花；颖披针形，先端锐尖，稍粗糙；外稃披针形，先端狭膜质，脊下部 2/3 与边脉基部 1/2 具较长柔毛，基盘具中量的长绵毛；内稃稍短于或上部小花者可稍长于外稃，先端微凹，脊上粗糙以至具极短纤毛。花期 6 月，果期 7 月。

生境分布 生于森林带和森林草原带的山地、沙地、草原、草甸、盐化草甸。分布于我国黑龙江、吉林、辽宁、河北、河南、山东、山西、安徽、江苏、台湾、四川。内蒙古大兴安岭额尔古纳市、根河市、牙克石市、陈巴尔虎旗、鄂温克族自治旗、科尔沁右翼前旗、科尔沁右翼中旗、巴林右旗、克什克腾旗有分布。

药用部位 中药：地上部分。

采收加工 秋季割取地上部分，洗净，晒干，切段。

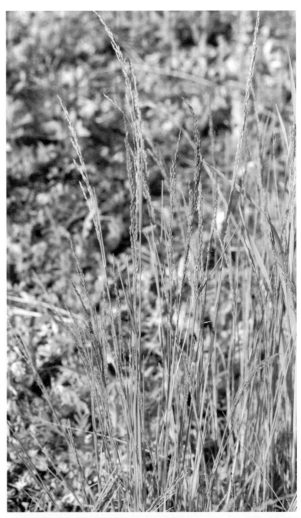

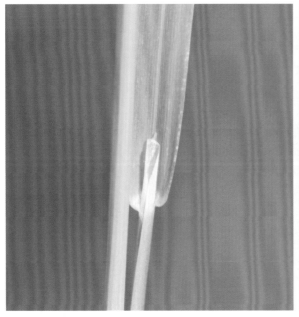

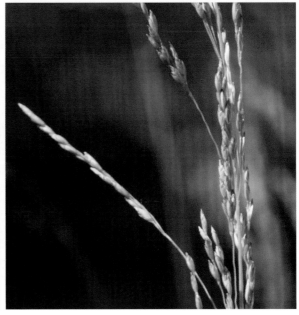

性味归经　**中药**：甘、淡，平。

功能主治　**中药**：清热解毒，利尿通淋。用于小便淋涩，黄水疮。

用法用量　**中药**：6~9g，煎汤。

资源状况　资源丰富。

星星草 | *Puccinellia tenuiflora* (Griseb.) Scribn. et Merr.

形态特征　多年生禾草。秆丛生，直立或基部膝曲，灰绿色，高30~40cm。叶鞘光滑无毛；叶舌干膜质，先端半圆形；叶片通常内卷，上面微粗糙，下面光滑。圆锥花序开展，主轴平滑，分枝每节2~5，细弱，多平展，与小穗柄微粗糙；小穗含3~4小花，紫色，稀为绿色；第一颖先端较尖，具1脉，第二颖具3脉，先端钝；外稃先端钝，基部光滑或略被微毛；内稃平滑或脊上部微粗糙；花药条形。花、果期6~8月。

生境分布　生于森林草原带，可形成群落。分布于我国黑龙江西南部、吉林西部和东北部、辽宁西北部、河北中部、山东、山西中部和北部、甘肃东北部、青海东北部、安徽、新疆。内蒙古大兴安岭额尔古纳市、鄂温克族自治旗、牙克石市、新巴尔虎左旗、扎兰屯市、扎赉特旗、科尔沁右翼前旗、科尔沁右翼中旗、扎鲁特旗、阿鲁科尔沁旗、巴林右旗、克什克腾旗有分布。

药用部位　**中药**：地上部分。

采收加工　秋季割取地上部分，晒干。

功能主治　**中药**：清热解毒，利尿，止痛。用于黄水疮，小便不利。

用法用量　**中药**：6~9g，煎汤。

资源状况　资源丰富。

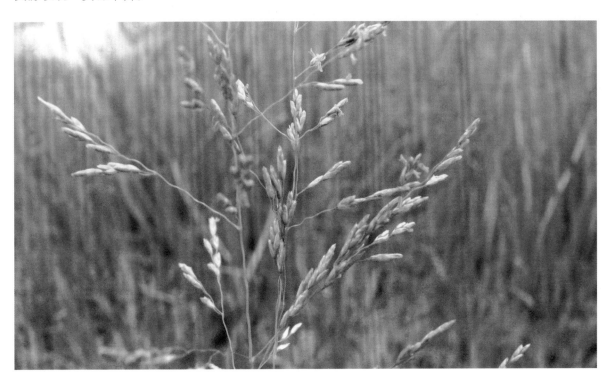

鹅观草 | *Roegneria kamoji* (Ohwi) Keng et S. L. Chen

形态特征 多年生禾草。秆丛生，直立或基部倾斜，高 45~80cm。叶鞘光滑，常于外侧边缘具纤毛；叶舌短，截平；叶片扁平，无毛。穗状花序，弯曲下垂，穗轴边缘粗糙或具小纤毛；小穗绿色、灰绿色或带紫色，含 3~10 小花，小穗轴被微小短毛；颖卵状披针形至矩圆状披针形，先端尖或具长短芒，具 3~5 粗壮的脉，边缘白色膜质；外稃披针形，具宽膜质边缘，背部无毛，有时基盘两侧可具极微小的短毛，上部具明显的 5 脉，先端具直芒或芒的上部稍有弯曲，长（20~）25~33mm；内稃比外稃稍长或稍短，先端钝头，脊显著具翼，翼缘具微小纤毛。花、果期 5~8 月。

生境分布 生于森林带和森林草原带的山坡、山沟林缘湿润草甸。分布于我国黑龙江东南部、河北、河南、山东、山西、陕西南部、青海东部、四川中部和东部、西藏、云南、安徽、浙江、福建、湖北、广西北部、贵州。内蒙古大兴安岭东乌珠穆沁旗宝格达山、科尔沁右翼前旗、巴林右旗、克什克腾旗有分布。

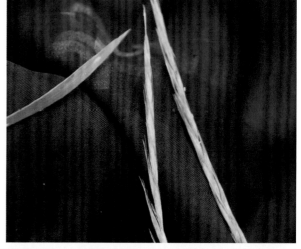

药用部位 中药：全草。

采收加工 夏、秋二季采收，洗净泥土，晒干。

功能主治 中药：清热凉血，止痛。用于肺热咳嗽，痰中咳嗽，痰中带血，劳伤疼痛。

用法用量 中药：20~30g，煎汤。

资源状况 资源一般。

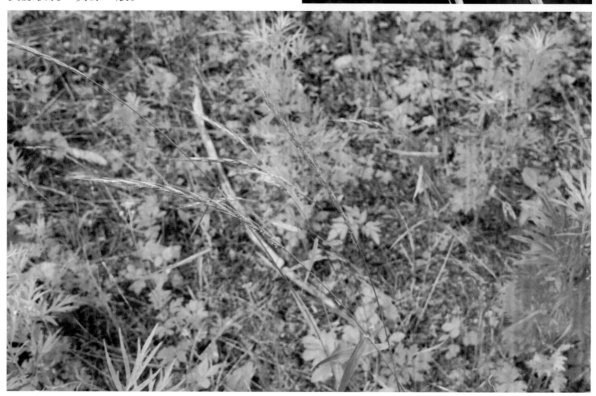

断穗狗尾草 | *Setaria arenaria* Kitag.

形态特征 一年生禾草。秆直立，细，丛生或近于丛生，高15~45cm，光滑无毛。叶鞘鞘口边缘具纤毛，基部叶鞘上常具瘤或瘤毛；叶舌由1圈纤毛所组成；叶片狭条形，稍粗糙。圆锥花序紧密成细圆柱形，直立，其下部常有疏隔间断现象，刚毛较短，且数目较少（与其他种相比），上举，粗糙；小穗狭卵形；第一颖卵形，长约为小穗的1/3，先端稍尖，第二颖卵形，与小穗等长；第一外稃与小穗等长，其内稃膜质狭窄；第二外稃狭椭圆形，先端微尖，有轻微的横皱纹。花、果期7~9月。

生境分布 生于森林带和草原带的沙地、沙丘、阳坡、下湿滩地。分布于我国黑龙江、河北、山西。内蒙古大兴安岭根河市、额尔古纳市、新巴尔虎左旗、扎兰屯市、科尔沁右翼前旗、巴林右旗、克什克腾旗有分布。

药用部位 中药：全草。

采收加工 夏、秋二季采收全草，洗净泥土，晒干。

功能主治 中药：祛风明目，清热利湿，利尿，消肿排脓。用于风热感冒，目赤肿痛，目翳，沙眼，黄疸性肝炎，小便不利，痈肿，疮癣，瘰疬。

用法用量 中药：9~15g，煎汤。

资源状况 资源一般。

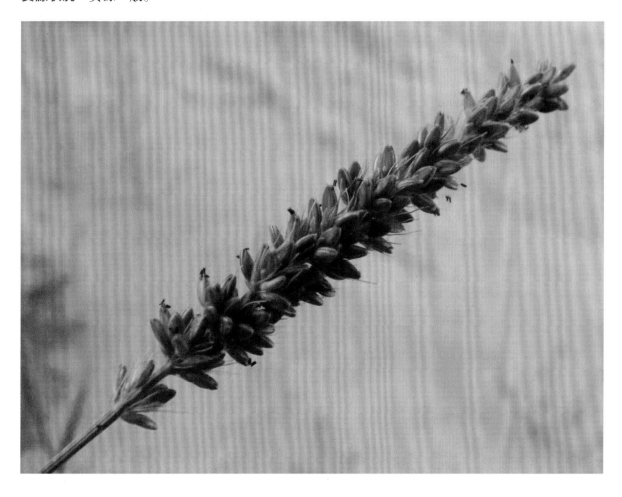

粟

粱、谷子、小米
Setaria italica (L.) P. Beauv.

形态特征　一年生禾草，栽培作物（有时可逸生）。秆直立，粗壮，秆高达 1m，基部节处可生有支柱根，花序下方粗糙。叶鞘无毛；叶舌短，具纤毛；叶片条状披针形，先端渐尖细，基部钝圆，上面粗糙，下面较光滑。圆锥花序穗状下垂，其簇丛明显，常延伸成裂片状，或紧密成圆柱状，主轴密生柔毛，刚毛长为小穗的（1.5~）2~3 倍；小穗椭圆形；第一颖长为小穗的 1/3~1/2，具 3 脉，第二颖长仅为小穗的 1/5~1/4；第一外稃与小穗等长，其内稃短小；第二外稃与第一外稃等长，卵形，黄色、红色或紫黑色，具细点状皱纹，成熟时圆球形，自颖片与第一外稃上脱落。

生境分布　内蒙古大兴安岭南部和东部有栽培。

药用部位　中药：成熟果实经发芽干燥的炮制加工品（谷芽）、种子（粟米）。蒙药：果实（聂日木）。

采收加工　将粟谷用水浸泡后，保持适宜的温、湿度，待须根长至约 6mm 时，晒干或低温干燥。秋季果实成熟时采收，晒干，打下果实。果实除去杂质，碾去粟皮，取出种子。

性味归经　中药：成熟果实经发芽干燥的炮制加工品甘，温。归脾、胃经。种子甘、咸，凉。归肾、脾、胃经。

功能主治　中药：成熟果实经发芽干燥的炮制加工品消食和中，健脾开胃。用于食积不消，腹胀口臭，脾胃虚弱，不饥食少。种子和中益肾，除热，解毒。用于脾胃虚热，反胃呕吐，腹满食少，消渴，泻痢，烫火伤。蒙药：愈伤，接骨。用于骨折，创伤。

用法用量　中药：成熟果实经发芽干燥的炮制加工品 10~15g，大剂量 30g，煎汤，或研末。种子15~30g，煎汤，或煮粥；外用适量，研末撒，或熬汁涂。蒙药：多入丸、散剂。

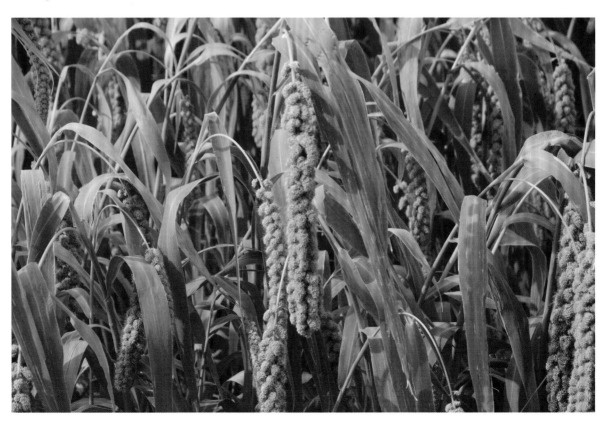

紫穗狗尾草 | *Setaria viridis* (L.) Beauv. var. *purpurascens* Maxim.

形态特征 一年生禾草。秆高 20~60cm，直立或基部稍膝曲，单生或疏丛生，通常较细弱，于花序下方多少粗糙。叶鞘较松弛，无毛或具柔毛；叶舌由 1 圈纤毛所成；叶片扁平，条形或披针形，绿色，先端渐尖，基部略呈钝圆形或渐窄，上面极粗糙，下面稍粗糙，边缘粗糙。圆锥花序紧密成圆柱状，直立，刚毛长于小穗的 2~4 倍，粗糙，紫红色至紫褐色；小穗椭圆形，先端钝；第一颖卵形，紫红色至紫褐色，长约为小穗的 1/3，具 3 脉，第二颖与小穗几乎等长，具 5 脉；第一外稃与小穗等长，紫红色至紫褐色，具 5 脉，内稃狭窄；第二外稃具有细点皱纹。谷粒长圆形，顶端钝，成熟时稍肿胀。花、果期 7~9 月。

生境分布 生于田野、河边、水边。分布于我国各地。内蒙古大兴安岭乌兰浩特市、科尔沁右翼前旗、科尔沁右翼中旗、突泉县、扎鲁特旗、阿鲁科尔沁旗、巴林左旗、巴林右旗、克什克腾旗有分布。

药用部位 中药：全草。

采收加工 夏、秋二季采收全草，洗净泥土，晒干。

功能主治 中药：清热解毒，利湿消积，活血化瘀。

用法用量 中药：15~30g，煎汤；外用适量，煎汤洗患处。

资源状况 资源丰富。

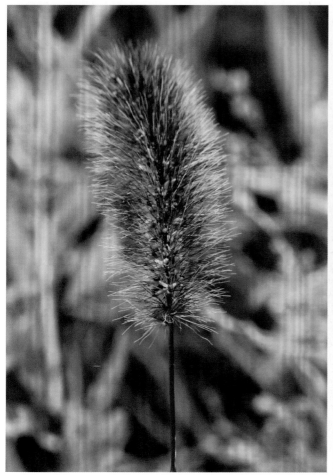
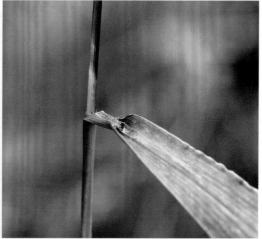
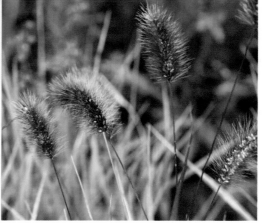

高 粱 | 蜀黍
Sorghum bicolor (L.) Moench

形态特征 一年生禾草。秆实心，高2~3m。叶鞘无毛，常被白粉；叶舌短，硬膜质，先端钝圆，具纤毛；叶片线形至线状披针形，无毛，具锐尖粗糙的边缘，基部与叶舌之间被密毛。圆锥花序卵形或椭圆形，紧缩似穗状或略开展，分枝轮生，上升；无柄小穗宽卵形至卵状椭圆形；有柄小穗披针形，颖革质，被微毛或于成熟时光滑无毛；第一外稃（不孕小花）透明膜质，第二外稃透明膜质，先端具芒，芒长3.5~8mm，基部扭转或否。

生境分布 原产于非洲。内蒙古大兴安岭南部和东部有栽培。

药用部位 中药：种仁（高粱）、种皮（高粱米糠）、根（高粱根）、黑穗病花序（高粱乌米）。

采收加工 秋季种子成熟后采收种仁，晒干。收集加工高粱时舂下的种皮，晒干。秋季采挖根，洗净泥土，晒干。秋季采摘病穗，收集孢子堆，晒干。

性味归经 中药：种仁甘、涩，温。归脾、胃、肺经。根甘，平。黑穗病花序甘，平。归肝经。

功能主治 中药：种仁健脾止泻，化痰安神。用于脾虚泄泻，霍乱，消化不良，痰湿咳嗽，失眠多梦。种皮和胃消食。用于小儿消化不良。根平喘，利水，止血，通络。用于咳嗽喘满，小便不利，产后出血，血崩，足膝疼痛。黑穗病花序调经，止血。用于月经不调，崩漏，大便下血。

用法用量 中药：种仁 30~60g，煎汤，或研末。种皮内服，炒香，每次 1.5~3g，每日 3~4 次。根 15~30g，煎汤，或烧存性研末。黑穗病花序 9~15g，煎汤。

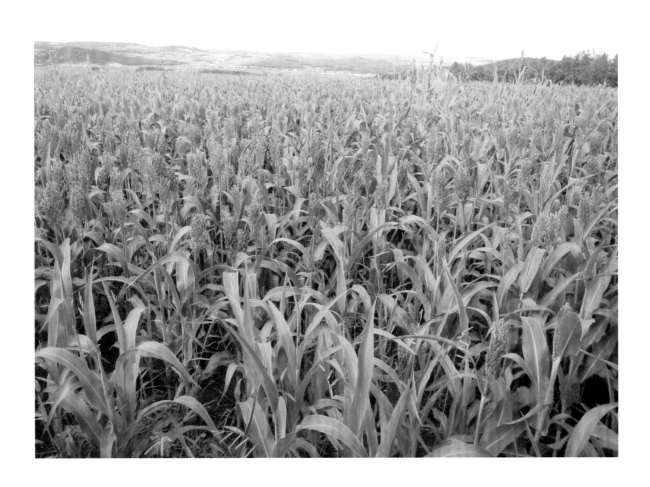

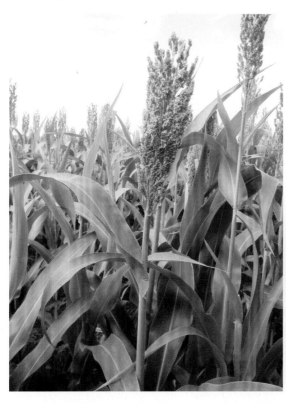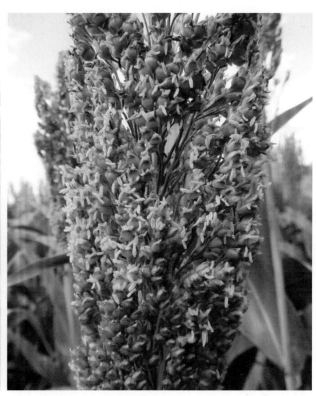

小　麦　*Triticum aestivum* L.

形态特征　一年生禾草。秆直立，高30~120cm。叶鞘平滑无毛；叶舌短小，膜质；叶片条状披针形，扁平或边缘稍内卷。穗状花序直立，穗轴每节着生1小穗；颖卵形，近革质，具5~9脉，中部主脉隆起成锐利的脊，顶端延伸成短尖头或短芒；外稃扁圆形，具5~9脉，背部稍具脊，顶端无芒或有芒，其芒长短不一，长1~15cm，芒上密生斜上的细短刺；内稃与外稃近等长，具2脊。颖果。

生境分布　内蒙古大兴安岭各地均有栽培。

药用部位　**中药**：果实（小麦）、未成熟果实（浮小麦）。**蒙药**：果实（宝谷代）。

采收加工　夏、秋二季果实成熟时采收，除去杂质，干燥。成熟果实收后，采收瘪瘦而轻浮的及未脱净皮的麦皮粒，晒干。

性味归经　**中药**：果实甘，凉。归心、脾经。未成熟果实甘、咸，凉。归心经。**蒙药**：甘，凉。

功能主治　**中药**：果实养心，除热，止渴，敛汗。用于脏躁，烦热，消渴，多汗，泻痢，痈肿，外伤出血，烫伤。未成熟果实止汗，退虚热。用于自汗，盗汗，骨蒸劳热。**蒙药**：滋补，接骨，镇赫依协日。用于体虚，骨折损伤，赫依协日病。

用法用量　**中药**：果实 50~100g，煎汤，或熬粥；外用适量，小麦炒黑研末调敷。小麦面炒黄温水调服；小麦面外用适量，干撒或炒黄调敷。未成熟果实 15~30g，煎汤，或研末。止汗，宜微炒用。**蒙药**：多入丸、散剂。

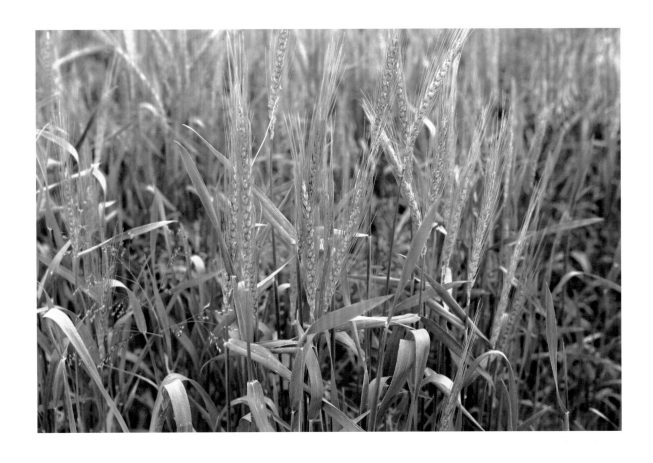

玉蜀黍

玉米
Zea mays L.

形态特征　·年生禾草，高大粗壮之栽培谷物。秆实心，表面常被蜡粉层，直立，基部各节具气生支柱根，高1~4m。叶鞘具横脉，无毛，鞘口被毛茸；叶舌干膜质，先端钝圆，不规则齿裂；叶片扁平宽大，线状披针形，上面粗糙，疏被细纤毛，近基部较密的生有茸毛，下面平滑无毛，边缘波状皱，无毛或被睫毛状纤毛，先端渐尖，基部圆形，常生有细长柔毛。雄花序分枝穗形总状，轴被微细毛；雄小穗孪生，1近无柄，1有柄，被微毛，颖膜质，等长，被微细纤毛，具7~11脉（脉分布不匀，边脉较密），外稃与内稃均透明膜质，稍短于颖，先端齿裂，有时被微毛；雌花序肉穗状，腋生；雌小穗成对排列，8~14（~20）行；颖无脉，宽短，拱圆而环抱2小花，背部较厚呈肉质，顶端缘口常具微细纤毛，第一小花不育，外稃透明膜质，比颖短小，内稃很小或退化而不存在，第二小花正常发育，具膜质透明的内外稃；雌蕊具1极长、纤细且被短毛的丝状花柱，远伸出于鞘状苞叶以外，绿黄色、紫红色，熟后呈黑褐色，柱头不等长，极短。

生境分布　原产于美洲。内蒙古大兴安岭除北部外均有栽培。

药用部位　中药：花柱和柱头（玉米须）、种子（玉蜀黍）、叶（玉蜀黍叶）、根（玉蜀黍根）。

采收加工　玉米成熟时采收，摘取花柱和柱头，晒干。玉米成熟时采收玉米棒，脱下种子，晒干。夏、秋二季采收叶，鲜用或晒干。秋季采挖根，洗净泥土，鲜用或晒干。

性味归经　中药：花柱和柱头甘、淡，平。归肾、胃、肝、胆经。种子甘，平。归胃、大肠经。叶微甘，凉。归心、肾经。根甘，平。归心、肾、膀胱经。

功能主治　中药：花柱和柱头利尿消肿，清肝利胆。用于水肿，小便淋沥，黄疸，胆囊炎，胆结石，高血压，糖尿病，乳汁不通。种子调中开胃，益肺宁心。用于食欲不振，小便不利，水肿，尿路结石。叶利尿，通淋。用于砂淋，小便涩痛。根利尿通淋，祛瘀止血。用于小便不利，水肿，砂淋，胃痛，吐血。

用法用量　中药：花柱和柱头 15~30g，大剂量 60~90g，煎汤，或烧存性研末；外用适量，烧烟吸入。种子 30~60g，煎汤，煮食或磨成细粉作饼。叶 9~15g，煎汤。根 30~60g，煎汤。

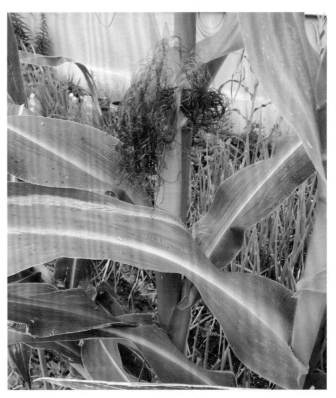

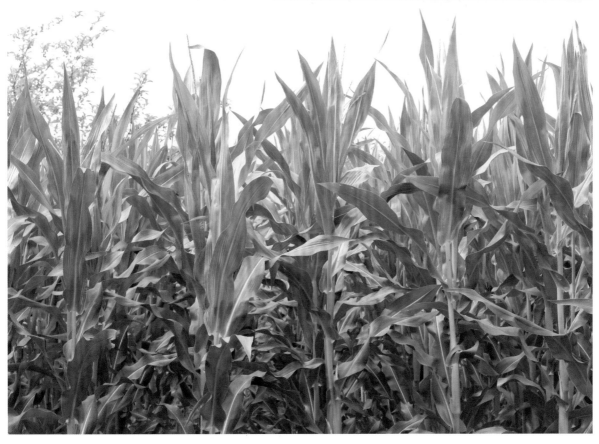

莎草科 Cyperaceae

扁秆荆三棱 扁秆藨草、水莎草
Bolboschoenus planiculmis (F. Schmidt) T. V. Egorova

形态特征 多年生草本。根状茎匍匐，其顶端增粗成球形或倒卵形的块茎，黑褐色；秆单一，高 10~85cm，三棱形。基部叶鞘黄褐色，脉间具横隔；叶片长条形，扁平。苞片 1~3，叶状，比花序长 1 至数倍；长侧枝聚伞花序短缩成头状或有时具 1 至数枚短的辐射枝，辐射枝常具 1~4（~6）小穗；小穗卵形或矩圆状卵形，黄褐色或深棕褐色，具多数花；鳞片卵状披针形或近椭圆形，先端微凹或撕裂，深棕色，背部绿色，具 1 脉，顶端延伸成反曲的短芒；下位刚毛 2~4 条，等于或短于小坚果的一半，具倒刺；雄蕊 3，花药黄色；柱头 2。小坚果倒卵形，扁平或中部微凹，有光泽。花、果期 7~9 月。

生境分布 生于河边盐化草甸及沼泽。分布于我国各地。内蒙古大兴安岭各地均有分布。

药用部位 中药：块茎。

采收加工 秋季采挖，洗净泥土，晒干。

性味归经 中药：苦，平。

功能主治 中药：止咳，破血，通经，行气，消积，止痛。用于慢性支气管炎，癥瘕积聚，产后瘀阻腹痛，消化不良，闭经，一切气血瘀滞，胸腹胁痛。

用法用量 中药：3~9g，煎汤。

资源状况 资源丰富。

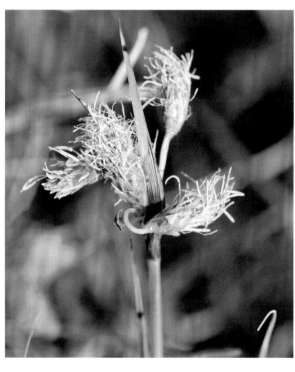
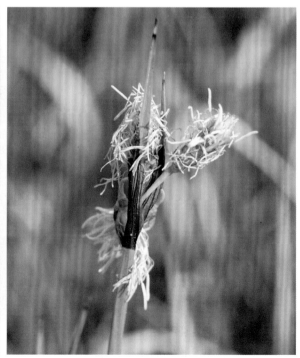

等穗薹草

青绿薹草、青菅、青薹草
Carex breviculmis R. Brown

形态特征 多年生草本。根状茎短；秆密丛生，纤细，高 30~40cm，扁三棱形，上部微粗糙，下部生叶。基部叶鞘无叶片，淡褐色；叶片扁平，质硬，短于秆，淡绿色，边缘微粗糙。苞片短叶状，最下一片长于花序，具短苞鞘，其余为刚毛状；小穗 2~4 个，直立，接近生；顶生者为雄小穗，条状披针形，通常与相邻一雌小穗近等高；雄花鳞片倒卵状矩圆形，苍白色，中部绿色，常具短尖；侧生 2~3 个为雌小穗，矩圆形或矩圆状卵形，着花稍密，无柄或近无柄；雌花鳞片矩圆形或矩圆状倒卵形，中部淡绿色，具 3 条脉，两侧绿白色膜质，先端具粗糙长芒，长于果囊；果囊膜质，倒卵状椭圆形，圆三棱形，淡绿色或绿白色，具 4~6 条细脉，疏被短柔毛，基部楔形，具短柄，顶端渐狭为短喙；喙口具 2 微齿；花柱基部膨大，呈圆锥状，柱头 3。小坚果紧包于果囊中，倒卵形，圆三棱状，顶端缢缩成盘状。果期 6~7 月。

生境分布 生于森林带的山地河谷草甸、石质山坡。分布于我国黑龙江、吉林、辽宁、河北、河南、山东、山西、陕西、安徽、江苏、浙江、福建、台湾、江西、湖北、湖南、广东、贵州、甘肃、四川、云南。内蒙古大兴安岭扎兰屯市有分布。

药用部位 中药：全草。

采收加工 夏、秋二季采收，洗净泥土，晒干。

功能主治 中药：用于肺热咳嗽，咯血，哮喘，顿咳。

资源状况 资源少。

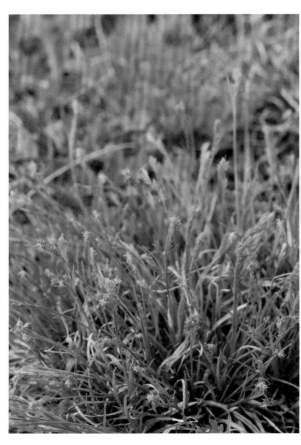
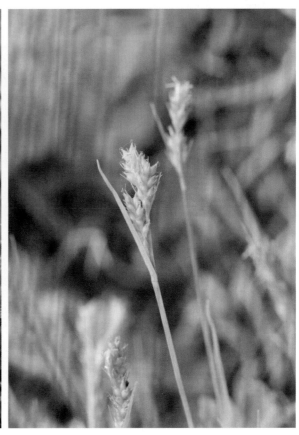

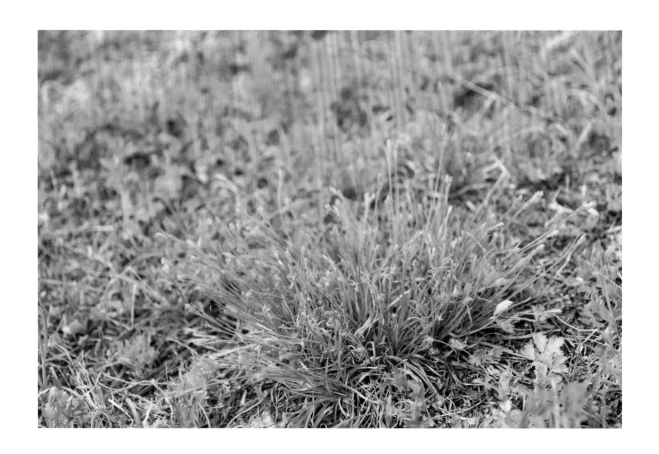

翼果薹草

脉果薹草
Carex neurocarpa Maxim.

形态特征 多年生草本，全株常具锈色点线。根状茎短，密生须根；秆丛生，较粗壮，高20~60cm，钝三棱状，微扁，具细纵棱槽，近平滑。基部叶鞘无叶片或具极短舌状叶片，淡黄棕色或褐色；叶片扁平或稍内卷，灰绿色，稍硬，长于或短于秆，边缘粗糙。穗状花序呈尖塔状圆柱形，稍带红褐色；苞片下部 1~3 片较大，叶状，长于花序若干倍，中部者狭锥形或刚毛状，上部者纤细或不明显；小穗多数，密集，卵形，雄雌顺序，有时下部小穗分枝；雌花鳞片卵形或矩圆状椭圆形，中间黄白色，两侧浅锈色，膜质，具 3 条脉，先端细渐尖，呈芒状，短于果囊；果囊膜质，宽卵形或卵状椭圆形，锈色，扁平，平滑，背腹面具多数深锈色细脉，中部以上边缘具宽翅，翅缘微波状不整齐，基部圆，海绵质，具短柄，顶端渐狭为长喙；喙扁平，两侧的翅缘具细齿，喙口 2 齿裂；花柱基部不膨大，柱头 2。小坚果疏松包于果囊中，椭圆形或矩圆形，平凸状，褐色，光泽，基部具短柄，顶端具凸尖。果期 7~8 月。

生境分布 生于森林带和森林草原带的沼泽化草甸。分布于我国黑龙江、吉林、辽宁、河北、河南、山东、山西、陕西南部、甘肃东南部、安徽、江苏。内蒙古大兴安岭额尔古纳市、牙克石市、扎兰屯市、扎赉特旗、科尔沁右翼前旗有分布。

药用部位 中药：全草。

采收加工 夏、秋二季采收，洗净泥土，晒干。

性味归经 中药：辛、甘，平。

功能主治　中药：凉血，止血，解表透疹。用于痢疾，麻疹不出，消化不良。
资源状况　资源丰富。

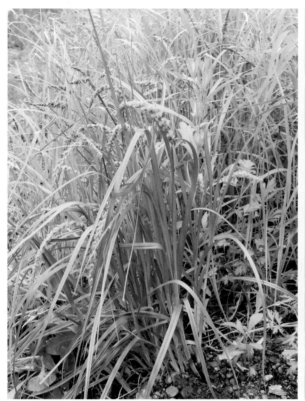 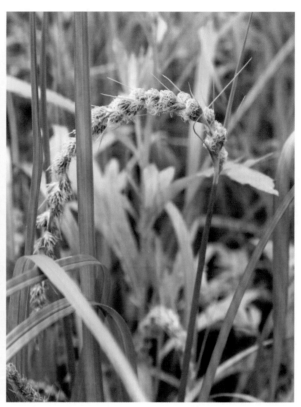

球穗莎草　异形莎草
Cyperus difformis L.

形态特征　一年生草本，具须根。秆丛生，高 5~20（~50）cm，三棱形，平滑，具纵条纹。叶基生，叶鞘稍带红褐色；叶片扁平，短于秆。苞片 2~3，叶状，不等长；长侧枝聚伞花序简单，稀少复出，常具 2~7 不等长的辐射枝，辐射枝顶端着生多数小穗，密集成球状或头状；小穗椭圆状披针形或条形，先端钝；鳞片倒卵状圆形或扁圆形，先端钝，具 3 脉，背部中部绿色，两侧紫红色、黄褐色或黑色，具光泽，边缘稍带白色膜质；雄蕊 1~2；柱头 3。小坚果倒卵状椭圆形，具 3 棱。花、果期 7~9 月。
生境分布　生于森林带和草原带的草甸、水边沼泽。分布于我国黑龙江、吉林、辽宁、河北、河南、山东、山西、陕西、宁夏、安徽、江苏、浙江、福建、台湾、湖北、湖南、广东、广西、海南、贵州、四川、云南、新疆。内蒙古大兴安岭牙克石市、乌兰浩特市、科尔沁右翼中旗有分布。
药用部位　中药：全草。
采收加工　夏、秋二季采收，洗净泥土，晒干。
性味归经　中药：咸、微苦，凉。
功能主治　中药：行气，活血，通淋，利小便。用于热淋，小便不利，跌打损伤，吐血。
用法用量　中药：9~15g，鲜品 30~60g，煎汤，或烧存性研末。
资源状况　资源一般。

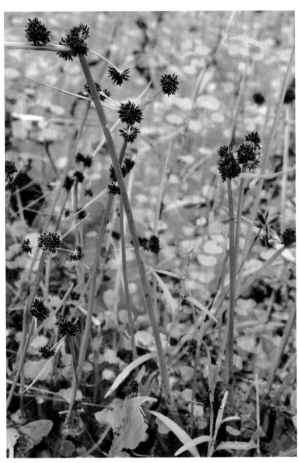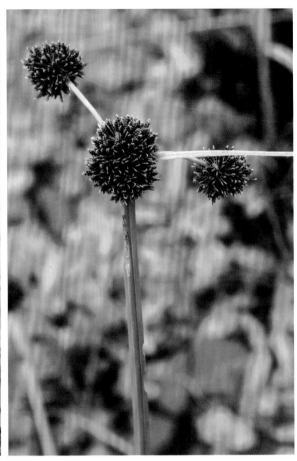

头状穗莎草
聚穗莎草、头穗莎草
Cyperus glomeratus L.

形态特征 一年生草本，灰绿色，具须根。秆三棱形，平滑，高 15~60（~90）cm。叶鞘松弛，黄褐色，质薄，脉间具横隔；叶片条形，扁平，边缘粗糙，常短于秆。苞片 3~5，叶状，比花序长数倍或稍长，先端渐尖；长侧枝聚伞花序复出，辐射枝 3~9，不等长，多数小穗密集成矩圆形或卵圆形的穗状或稀为头状花序；小穗条形或狭披针形，近扁平，8~12 花；鳞片矩圆状披针形，黄棕色或稍带红褐色，背部绿色，1 脉；雄蕊 3；柱头 3。小坚果狭矩圆状三棱形。花、果期 7~9 月。

生境分布 生于森林带和草原带的河滩沼泽、沼泽草甸。分布于我国黑龙江、吉林、辽宁、河北、河南、山东、山西、陕西、甘肃东南部、安徽东部、江苏、浙江北部、湖北东部。内蒙古大兴安岭扎兰屯市、科尔沁右翼前旗、科尔沁右翼中旗、乌兰浩特市、巴林右旗有分布。

药用部位 中药：全草。

采收加工 夏、秋二季采收，洗净泥土，晒干。

性味归经 中药：辛、微苦，平。归肺经。

功能主治 中药：止咳化痰。用于慢性支气管炎。

用法用量 中药：15~30g，煎汤。

资源状况 资源少。

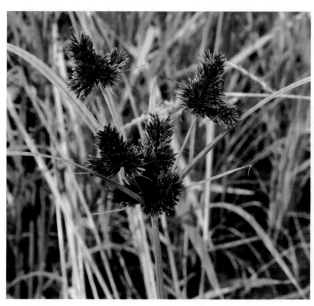
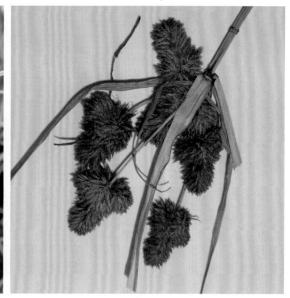

黄颖莎草

具芒碎米莎草
Cyperus microiria Steud.

形态特征　一年生草本，具须根。秆丛生，高5~20cm，纤细，锐三棱形。叶鞘疏松，红棕色；叶片条形，扁平。苞片3~4，叶状，其中2~3长于花序；长侧枝聚伞花序复出，花序轴平滑无毛，具白色狭翼，具5~7辐射枝；不发育；穗状花序卵形或宽卵形，具多数小穗；小穗条形或条状披针形，具8~15花，小穗轴具翅；鳞片排列疏松，倒卵形，两侧黄棕色，背部绿色，具3~5脉，中脉延伸成短尖；雄蕊3；柱头3。小坚果三棱状倒卵形，黄褐色，具细点。花、果期7~9月。

生境分布　生于森林带的稻田、水边沼泽。分布于我国黑龙江、吉林东南部、辽宁、河北、河南、山东、山西、陕西南部、甘肃东南部、安徽、江苏、浙江、福建、江西、湖北、湖南、广东、广西、贵州、四川东部和南部、云南东部。内蒙古大兴安岭扎兰屯市有分布。

药用部位　**中药**：全草。

采收加工　夏、秋二季采收，洗净泥土，晒干。

功能主治　**中药**：利湿通淋，活血行气。

资源状况　资源少。

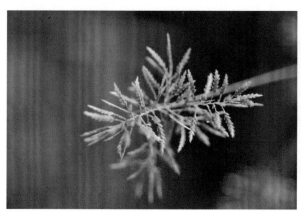
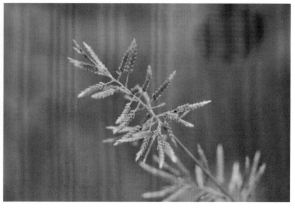

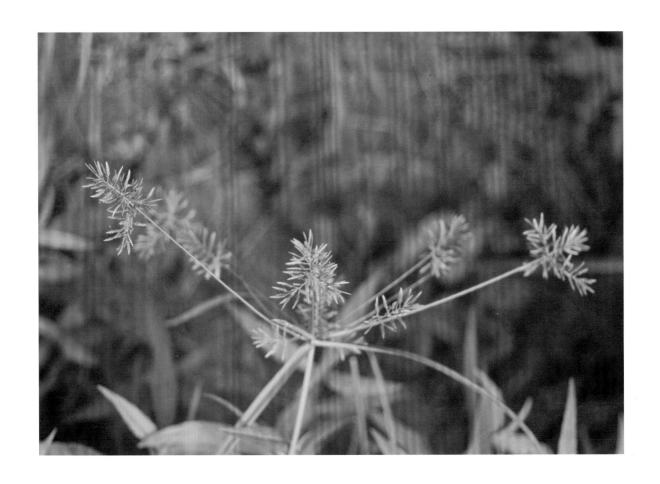

毛笔莎草

三轮草
Cyperus orthostachyus Franch. et Sav.

形态特征 一年生草本，具须根。秆丛生，高 10~45cm，三棱形，平滑。叶基生，叶鞘疏松，稍带红褐色；叶片条形，扁平，边缘粗糙。苞片 3~5，叶状，其中 1~2 枚长于花序；长侧枝聚伞花序疏展，简单，稀少复出，辐射枝 3~8，不等长，稀甚短缩，不发育；小穗 8~35（~40）着生于辐射枝的中轴上，条形或条状披针形，扁平，具 10~20（~30）花，中轴粗糙，具缘毛；鳞片宽椭圆形，先端钝，暗棕色或紫红色，上部边缘白色膜质，背部绿色，具 4~5 脉；雄蕊 3；柱头 3。小坚果倒卵形，三棱形，褐色，具细点。花、果期 7~9 月。

生境分布 生于森林带的水边沼泽、沼泽化草甸。分布于我国黑龙江、吉林、辽宁、河北东北部、河南南部、山东东部、安徽西部和南部、江苏、浙江、福建、湖北、湖南、四川东部、贵州东北部。内蒙古大兴安岭阿尔山市、鄂伦春自治旗、扎兰屯市、巴林右旗有分布。

药用部位 中药：全草、根。

采收加工 夏、秋二季采收，洗净泥土，晒干。

功能主治 中药：全草祛风止痛，清热泻火。用于感冒，咳嗽，疟疾。根用于妇科病。

资源状况 资源一般。

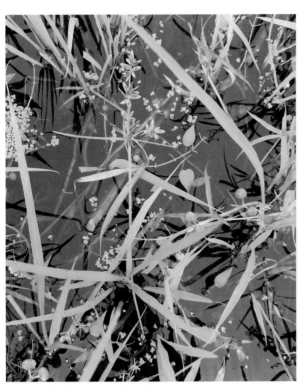
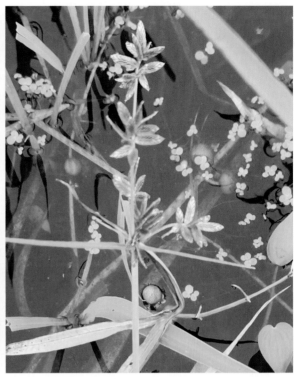

牛毛毡　*Eleocharis yokoscensis* (Franch. et Sav.) Tang et F. T. Wang

形态特征　多年生草本，具细长匍匐根状茎。秆密丛生，直立或斜生，高 3~12cm，具沟槽，纤细。叶鞘管状膜质，淡红褐色。小穗卵形或卵状披针形，具花 2~4；所有鳞片皆有花，最下方 1 枚较大，长约等于小穗 1/2，其余较小，淡绿色，中部绿色，边缘白色膜质；下位刚毛 4，长于小坚果约 1 倍，具倒刺；雄蕊 3；花柱基乳突状圆锥形，柱头 3。小坚果矩圆形，表面具十几条纵棱及数十条密集的细横纹，呈梯状网纹。花、果期 6~8 月。

生境分布　生于森林带的水边沼泽，常呈片状分布。分布于我国南北各地。内蒙古大兴安岭额尔古纳市、牙克石市、阿尔山市、鄂温克族自治旗、西乌珠穆沁旗、巴林右旗有分布。

药用部位　中药：全草。

采收加工　夏季采收，洗净泥土，晒干。

性味归经　中药：辛，温。归肺经。

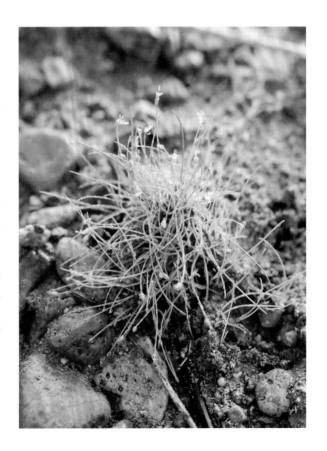

功能主治 中药：发散风寒，祛痰平喘，活血散瘀。用于风寒感冒，支气管炎，跌打伤痛。

用法用量 中药：15~30g，煎汤，或研末 3~9g。

水莎草 *Juncellus serotinus* (Rottb.) C. B. Clarke

形态特征 多年生草本，具细长匍匐的根状茎。秆粗壮，常单生，高 22~90cm，扁三棱形。叶鞘疏松；叶片条形，扁平，短于秆，下面具明显的中脉。苞片 3，叶状，开展，长于花序；长侧枝聚伞花序复出，具 7~10 个不等长的辐射枝，每一辐射枝具 1~3（~6）穗状花序，穗状花序着生 5~15（~20）小穗；小穗矩圆状披针形或条状披针形；鳞片宽卵形，红棕色，背部绿色，具多数脉，先端钝圆，边缘白色膜质；雄蕊 3；柱头 2。小坚果宽倒卵形，扁平，中部微凹，黄褐色，有细点。

生境分布 生于森林带和草原带的沼泽草甸、浅水沼泽、水边沙土。分布于我国黑龙江、吉林、辽宁、河北、河南、山东、山西、陕西、宁夏、甘肃、安徽、江苏、浙江、福建、台湾、江西、湖北、广东、贵州、云南、新疆。内蒙古大兴安岭额尔古纳市、根河市、牙克石市、鄂伦春自治旗、阿尔山市、陈巴尔虎旗、鄂温克族自治旗、乌兰浩特市、科尔沁右翼中旗、阿鲁科尔沁旗、巴林左旗、巴林右旗有分布。

药用部位 中药：全草（水莎草）。

采收加工 夏、秋二季采挖，洗净泥土，晒干。

功能主治 中药：止咳，化痰。用于慢性支气管炎。

用法用量 中药：10~20g，煎汤。

资源状况 资源少。

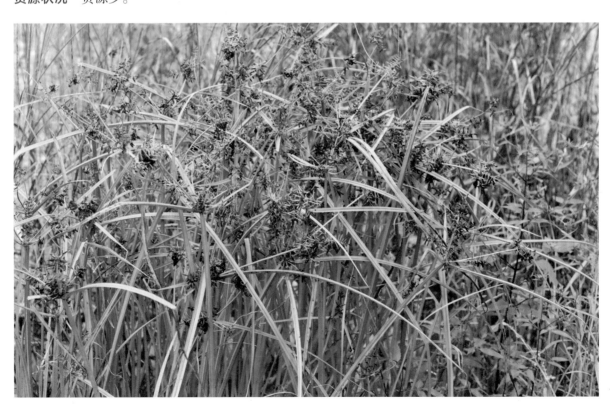

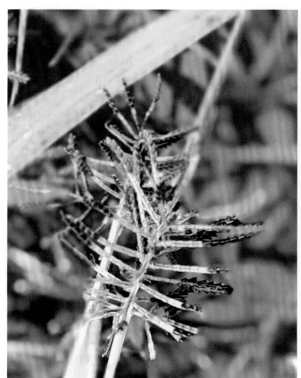
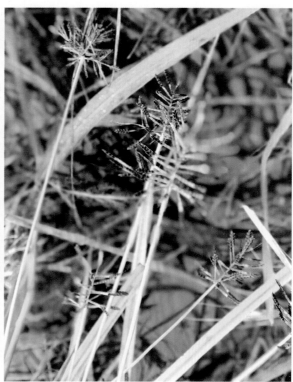

鸭跖草科 Commelinaceae

竹叶子

猪耳草、水百步还魂、大叶竹菜、猪鼻孔
Streptolirion volubile Edgew.

形态特征 多年生缠绕草本。茎被稀疏短硬毛，常于节部生根。叶心形或卵状心形，先端渐尖成尾状，基部心形，边缘密被短毛，两面有时被稀疏短柔毛；叶柄细长，密被短柔毛；叶鞘圆筒形、膜质，先端截形，边缘有长柔毛；叶脉弧形，具 9~15 条。蝎尾状聚伞花序，有花 2~5 朵，具叶状苞片；花梗密被短柔毛；花直径 3~5mm，萼片椭圆形或倒卵形；花瓣白色，条形，约与萼片等长；花丝被绵毛；子房三棱状卵形，花柱条形。蒴果卵状三棱形，花柱宿存。种子椭圆形，具 3 棱，表面具不规则疣状突起。花、果期 7~9 月。

生境分布 生于溪边阔叶林下。分布于我国辽宁、河北、河南西部、山东、山西东部和南部、陕西南部、甘肃东南部、浙江西北部、湖北西部、湖南西北部、广西西北部、贵州、四川西半部、西藏东南部、云南。内蒙古大兴安岭科尔沁右翼中旗蒙格罕山保护区有分布。

药用部位 中药：全草。

采收加工 夏、秋二季采收，洗净泥土，晒干。

性味归经 中药：甘，平。归肺、心、肝、胃经。

功能主治 中药：清热，利水，解毒，化瘀。用于感冒发热，肺痨咳嗽，口渴心烦，水肿，热淋，白带异常，咽喉疼痛，痈疮肿毒，跌打劳伤，风湿骨痛。

用法用量 中药：15~30g，鲜品 30~60g，煎汤；外用适量，鲜品捣敷。

资源状况 资源少。

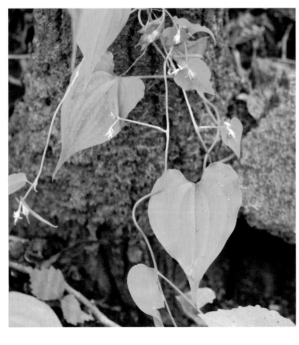
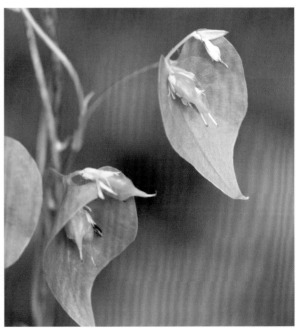

雨久花科 Pontederiaceae

鸭舌草 | 猪耳草、水锦葵
Monochoria vaginalis (Burm. f.) C. Presl ex Kunth

形态特征 一年生水生草本，高20~30cm，植株光滑无毛，具短根状茎。须根细条形，浅土黄色。叶卵状披针形，先端渐尖，基部圆形或略呈浅心形；基生叶具长柄，茎生叶柄较短，下部具较膨大叶鞘。圆锥花序从叶鞘中抽出，花序梗不超过叶的长度；花序长3~4cm，具花3~6；花梗长短不等；花蓝紫色，略带红色；花被裂片椭圆形，先端钝圆；花药矩圆形；其中1枚较大，浅蓝色，其他5枚较小，黄色，花丝丝状；子房卵形，花柱条形，基部膨大，长约与子房相等，柱头头状，被腺毛，6裂。蒴果卵形。种子椭圆形，灰褐色，具细纵条纹。花、果期8~10月。

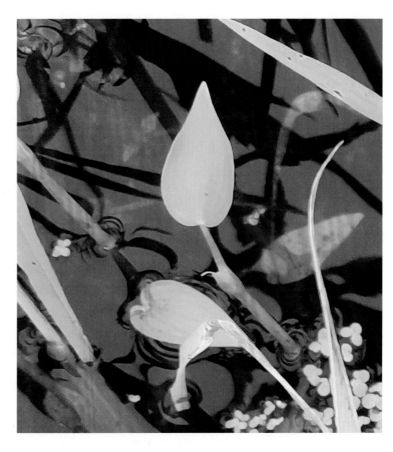

生境分布 生于池塘浅水、水田。分布于我国各地。内蒙古大兴安岭扎兰屯市成吉思汗有分布。

药用部位 中药：全草。

采收加工 夏、秋二季采收，洗净，鲜用或晒干。

性味归经 中药：甘，凉。

功能主治 中药：清热，凉血，利尿，解毒。用于感冒高热，肺热咳喘，百日咳，咯血，吐血，崩漏，尿血，热淋，痢疾，肠炎，肠痛，丹毒，疮肿，咽喉肿痛，牙龈肿痛，风火赤眼，毒蛇咬伤，毒菇中毒。

用法用量 中药：15~30g，鲜品30~60g，煎汤，或捣汁；外用适量，捣敷。

资源状况 资源少。

灯心草科 Juncaceae

小灯心草 | *Juncus bufonius* L.

形态特征　一年生草本，高 4~20（~30）cm。有多数细弱、浅褐色须根。茎丛生，细弱，直立或斜升，有时稍下弯，基部常红褐色。叶基生和茎生；茎生叶常 1 枚；叶片线形，扁平，顶端尖；叶鞘具膜质边缘，无叶耳。花序呈二歧聚伞状，或排列成圆锥状，生于茎顶，占整个植株的 1/4~4/5，花序分枝细弱而微弯；叶状总苞片，常短于花序；花排列疏松，很少密集，具花梗和小苞片；小苞片 2~3 枚，三角状卵形，膜质；花被片披针形，外轮者背部中间绿色，边缘宽膜质，白色，顶端锐尖，内轮者稍短，几乎全为膜质，顶端稍尖；雄蕊 6 枚，长为花被的 1/3~1/2，花药长圆形，淡黄色，花丝丝状；雌蕊具短花柱，柱头 3，外向弯曲。蒴果三棱状椭圆形，黄褐色，顶端稍钝。种子椭圆形，两端细尖，黄褐色，有纵纹。花期 5~7 月，果期 6~9 月。

生境分布　生于沼泽草甸和盐化沼泽草甸。分布于我国东北、华北、华东、西北、西南及台湾。内蒙古大兴安岭牙克石市、鄂伦春自治旗、莫力达瓦达斡尔族自治旗、阿荣旗、扎兰屯市、扎赉特旗、科尔沁右翼前旗有分布。

药用部位　中药：全草（野灯草）。

采收加工　夏、秋二季采收，洗净泥土，晒干。

功能主治　中药：清热，通淋，利尿，止血。用于热淋，小便涩痛，水肿，尿血。

用法用量　中药：3~6g，煎汤。

资源状况　资源少。

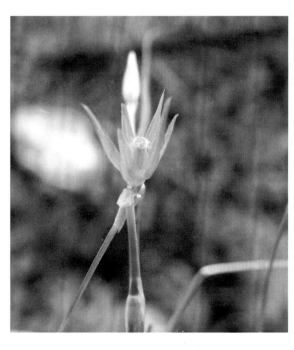
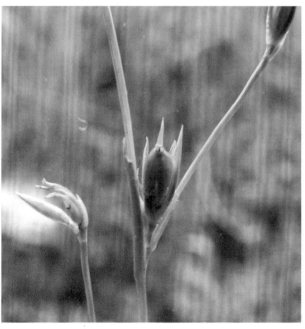

百合科 Liliaceae

砂 韭

砂葱、双齿葱
Allium bidentatum Fisch. ex Prokh. et Ikonikov-Galitzky

形态特征 多年生草本。鳞茎数枚紧密聚生，圆柱状；鳞茎外皮褐色至灰褐色，薄革质，条状撕裂，有时顶端破裂呈纤维状。叶半圆柱状，边缘具疏微齿，短于花葶。花葶圆柱状，高 10~35cm，近基部被叶鞘；总苞 2 裂，膜质，宿存；伞形花序半球状，具多而密集的花；小花梗近等长，基部无小苞片；花淡紫红色至淡紫色；外轮花被片矩圆状卵形，内轮花被片椭圆状矩圆形，先端截平，常具不规则小齿；花丝等长，稍短于或近等长于花被片，基部合生并与花被片贴生，外轮者锥形，内轮的基部 1/3~4/5 扩大成卵状矩圆形，扩大部分每侧各具 1 钝齿，稀无齿或仅一侧具齿；子房卵状球形，基部无凹陷的蜜穴，花柱略长于子房，但不伸出花被外。花、果期 7~8 月。

生境分布 生于森林草原带和草原带的草原、山地阳坡。分布于我国黑龙江西南部、吉林东南部、辽宁、河北北部、山西北部、新疆东北部。内蒙古大兴安岭额尔古纳市、陈巴尔虎旗、科尔沁右翼中旗、阿鲁科尔沁旗、扎鲁特旗、巴林左旗、巴林右旗、克什克腾旗有分布。

药用部位 中药：种子（韭子）。

采收加工 秋季果实成熟时采收果序，搓出种子，除去杂质，晒干。

性味归经 中药：辛、甘，温。归肝、肾经。

功能主治 中药：补肝肾，暖腰膝，助阳固精。用于阳痿，遗精，遗尿，腰膝酸软冷痛，泻痢，白带过多，淋浊。

用法用量 中药：3~10g，煎汤，或入丸、散剂。

资源状况 资源一般。

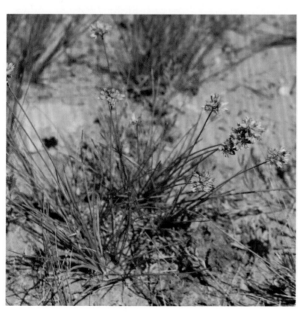
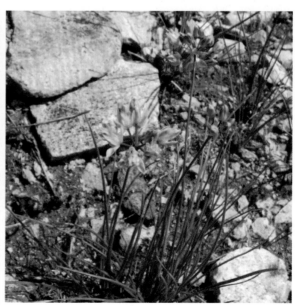

洋 葱 | 玉葱、葱头
Allium cepa L.

形态特征　多年生草本。鳞茎球状至扁球状；鳞茎外皮紫红色、褐红色或淡黄色，纸质至薄革质，内皮肥厚，肉质，均不破裂。叶圆筒状，中空，中部以下变粗，向上渐狭。花葶圆筒状，高可达 1m，中空，中部以下膨大，向上渐细，下部被叶鞘；总苞 2~3 裂；伞形花序球状，具多而密集的花；花粉白色；花被片中脉绿色，矩圆状卵形；花丝等长，稍长于花被片，基部合生并与花被片贴生，外轮的锥形，内轮的基部极扩大，扩大部分每侧各具 1 齿；子房近球形，腹缝线基部具有帘的凹陷蜜穴。花、果期 6~8 月。

生境分布　原产于亚洲西部。内蒙古大兴安岭有栽培。

药用部位　中药：鲜茎。

采收加工　当下第 1~2 片叶枯黄，鳞茎停止晾 3~4 天，当叶片晒至七八成干时，编成辫子贮藏。

性味归经　中药：辛、甘、温。

功能主治　中药：健胃理气，解毒杀虫，降血脂。用于食少腹胀，创伤，溃疡，滴虫阴道炎，高脂血症。

用法用量　中药：生食或烹食，50~100g；外用适量，捣敷或捣汁涂。

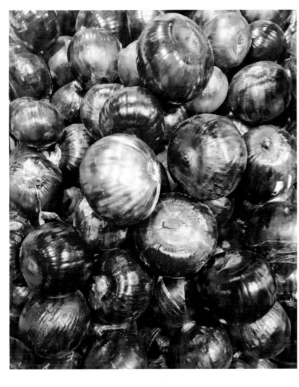 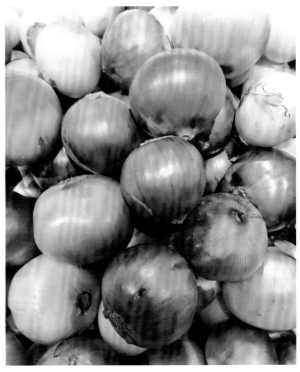

黄花葱 | *Allium condensatum* Turcz.

形态特征　多年生草本。鳞茎近圆柱形，外皮深红褐色，革质，有光泽，条裂。叶圆柱状或半圆柱状，具纵沟槽，中空，短于花葶。花葶圆柱状，实心，高 30~60cm，近中下部被以具明显脉纹的膜质叶鞘；总苞 2 裂，膜质，宿存；伞形花序球状，具多而密集的花；小花梗近等长，基部具膜质小苞片；花淡黄色至白色，花被片卵状矩圆形，钝头，外轮略短；花丝等长，锥形，无齿，比花被片长 1/3~1/2，基部合生并与花被片贴生；子房倒卵形，腹缝线基部具短帘的凹陷蜜穴，花柱伸出花被外。花、果期 7~8 月。

生境分布　生于森林草原带的山地草原、草原、草甸草原及草甸。分布于我国黑龙江、吉林中北部和西南部、辽宁北部和西部、河北北部、山西北部、山东。内蒙古大兴安岭陈巴尔虎旗、鄂温克族自治旗、扎赉特旗、科尔沁右翼前旗、科尔沁右翼中旗、阿鲁科尔沁旗、巴林右旗、克什克腾旗有分布。

药用部位　**中药**：鳞茎或全草。

采收加工　夏、秋二季采挖，洗净泥土，晒干。

功能主治　**中药**：养精血，散瘀，止血，止痛，化痰。

用法用量　**中药**：15~30g，煎汤；外用适量，捣敷患处。

资源状况　资源一般。

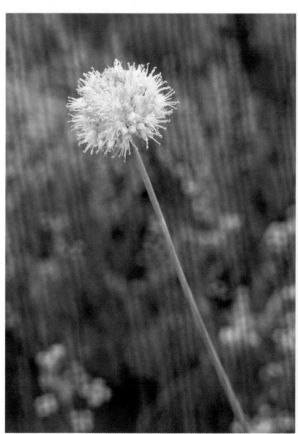
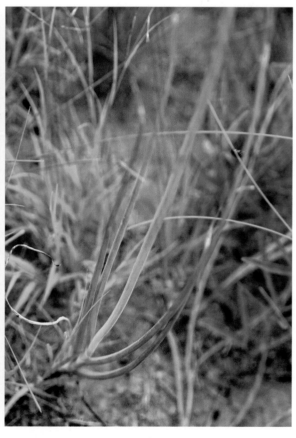

葱　*Allium fistulosum* L.

形态特征　多年生草本。鳞茎单生，圆柱状，直径 2~3cm；鳞茎外皮白色，稀淡红褐色，膜质至薄革质，不破裂。叶圆筒状，中空。花葶圆柱状，中空，高 30~100cm，中部以下膨大，向顶端渐狭，约在 1/3 以下被叶鞘；总苞 2 裂，膜质；伞形花序球状，大而较松散，具多花；小花梗纤细，长为花被片的 2~3 倍，基部无小苞片；花白色；花被片近卵形，先端渐尖，具反折的尖头，外轮稍短于内轮；花丝等长，长为其花被片的 1.5~2 倍，锥形，在基部合生并与花被片贴生；子房倒卵状，腹缝线基部具不明显的蜜穴，花柱伸出花被外。花、果期 6~8 月。

生境分布　原产于亚洲。内蒙古大兴安岭各地广泛栽培。

药用部位　**中药**：鳞茎（葱白）。**蒙药**：全草（松根）。

采收加工　鳞茎用时需剥去外膜，去须根及叶。夏、秋二季采收全草，洗净，鲜用。

性味归经　**中药**：辛，温。归肺、胃经。**蒙药**：辛，温。

功能主治　**中药**：发表，通阳，解毒，杀虫。用于感冒风寒，阴寒腹痛，二便不通，痢疾，疮痈肿痛，虫积腹痛。**蒙药**：活血，解表发汗，消肿，杀虫，燥协日乌素，开胃，祛巴达干赫依。用于消化不良，巴木病，妇女赫依症，协日乌素病，虫疾。

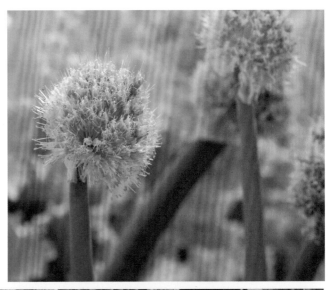

用法用量　**中药**：9~15g，煎汤，或酒煎，或煮粥食，每次可用鲜品15~30g；外用适量，捣敷，炒熨，煎汤洗，蜂蜜或醋调敷。**蒙药**：外用，取根葱汁，加适量白糖，涂于患处。

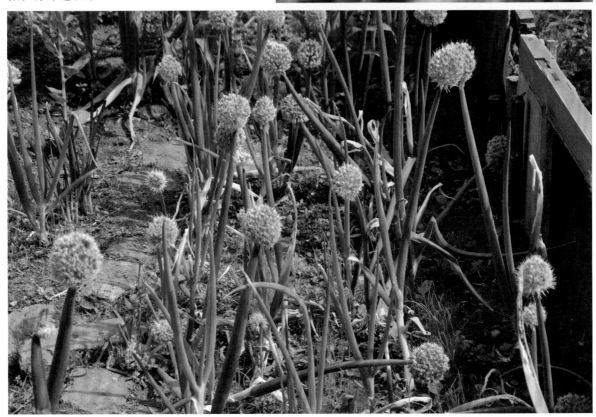

薤 白

小根蒜
Allium macrostemon Bunge

形态特征 多年生草本。鳞茎近球状；鳞茎外皮棕黑色，纸质，不破裂，内皮白色。叶半圆柱状，中空，上面具纵沟，短于花葶。花葶圆柱状，高 30~90cm，下部 1/4~1/3 被叶鞘；总苞 2 裂，膜质，宿存；伞形花序半球状至球状，具多而密集的花，或间具珠芽；小花梗近等长，基部具白色膜质小苞片；珠芽暗紫色，基部亦具白色膜质小苞片；花淡红色或淡紫色；花被片先端钝，外轮的舟状矩圆形，常较内轮稍宽而短，内轮的矩圆状披针形；花丝等长，比花被片稍长直到比其长 1/3，基部合生并与花被片贴生，分离部分的基部呈狭三角形扩大，向上渐狭成锥形，内轮的基部比外轮基部稍宽或近相等；子房近球状，基部具有帘的凹陷蜜穴，花柱伸出花被外。

生境分布 生于阔叶林带和草原带的山地林缘、沟谷、草甸。我国除海南、青海、新疆外均有分布。内蒙古大兴安岭科尔沁右翼中旗、巴林左旗乌兰坝保护区有分布。

药用部位 中药：鳞茎（薤白）。

采收加工 夏、秋二季采挖，洗净，除去须根，蒸透或置沸水中烫透，晒干。

性味归经 中药：辛、苦，温。归心、肺、胃、大肠经。

功能主治 中药：通阳散结，行气导滞。用于胸痹心痛，脘腹痞满胀痛，泻痢后重。

用法用量 中药：5~10g，煎汤。

资源状况 资源一般。

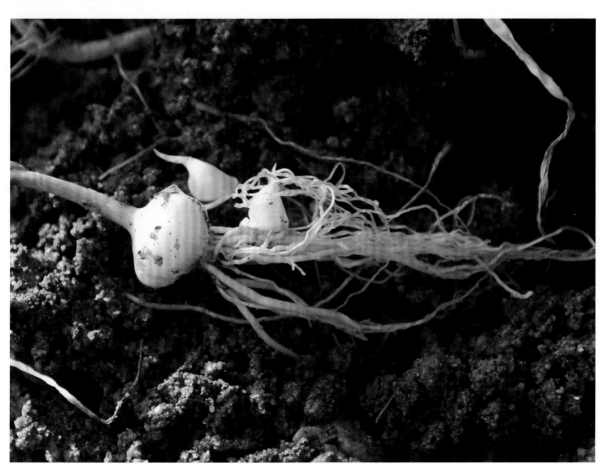

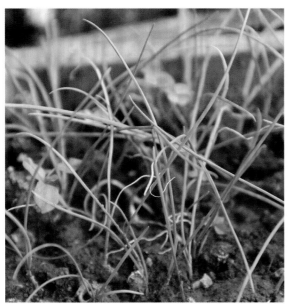
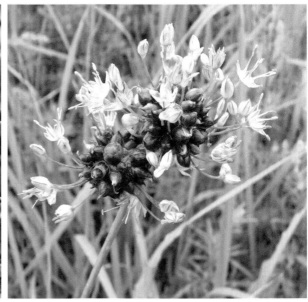

蒙古韭

蒙古葱
Allium mongolicum Regel

形态特征 多年生草本。鳞茎数枚紧密丛生，圆柱状；鳞茎外皮灰褐色，撕裂成松散的纤维状。叶半圆柱状至圆柱状，短于花葶。花葶圆柱状，高10~35cm，近基部被叶鞘；总苞单侧开裂，膜质，宿存；伞形花序半球状至球状，通常具多而密集的花；小花梗近等长，基部无小苞片；花较大，淡红色至紫红色；花被片卵状矩圆形，先端钝圆；花丝近等长，长为花被片的1/2~2/3，基部合生并与花被片贴生，外轮者锥形，内轮的基部约1/2扩大成狭卵形，不具裂齿；子房卵状球形，基部无蜜穴，花柱长于子房，但不伸出花被外。花、果期7~9月。

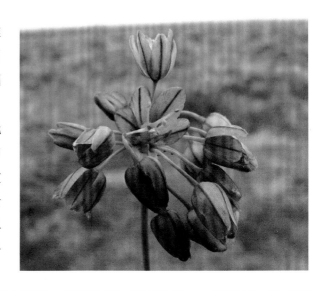

生境分布 生于沙地、干旱山坡。分布于我国辽宁西部、山西北部、陕西北部、宁夏北部、甘肃河西走廊、青海中部、新疆北部。内蒙古大兴安岭陈巴尔虎旗、鄂温克族自治旗、科尔沁右翼前旗、巴林右旗有分布。

药用部位 蒙药：地上部分（呼木乐）。

采收加工 夏、秋二季割取地上部分，晒干。

功能主治 蒙药：开胃，消食，杀虫。用于消化不良，不思饮食，秃疮，巴木病。

用法用量 蒙药：15~60g，煎汤；外用适量，煎汤洗，或鲜品捣烂敷患处。

资源状况 资源一般。

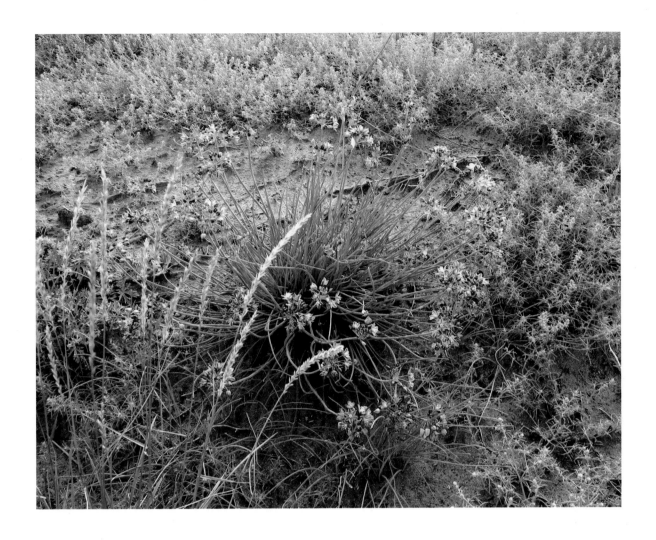

蒜 *Allium sativum* L.

形态特征 多年生草本。鳞茎球状，通常由 2 至数枚肉质、瓣状的小鳞茎紧密地排列而成；鳞茎外皮白色至紫色，膜质，数层。叶宽条形至条状披针形，扁平，先端渐尖。花葶圆柱状，高可达 60cm，实心，中部以下被叶鞘；总苞具长喙，早落；伞形花序密具珠芽，间有数花；小花梗纤细，基部具小苞片，卵形，膜质，具短尖；花常为粉红色；花被片披针形至卵状披针形，内轮的较短；花丝等长，短于花被片，基部合生并与花被片贴生，外轮的锥形，内轮的基部扩大，扩大部分每侧各具 1 齿，齿端呈长丝状，其长度远超过花被片；子房球状，花柱不伸出花被外。花期 7~8 月。

生境分布 原产于亚洲西部。内蒙古大兴安岭广泛栽培。

药用部位 **中药**：鳞茎（大蒜）。**蒙药**：鳞茎（赛日木斯格）。

采收加工 秋季叶枯时采挖，除去须根和泥沙，通风晾晒至外皮干燥。

性味归经 **中药**：辛，温。归脾、胃、肺经。**蒙药**：辛，温。效锐、重、腻。

功能主治 **中药**：解毒消肿，杀虫，止痢。用于痈肿疮疡，疥癣，肺痨，顿咳，泄泻，痢疾。**蒙药**：镇赫依，平喘，祛痰，杀虫，解毒，燥协日乌素，温中，开欲，破痞。用于赫依热，心赫依病，主脉赫依病，支气管炎，百日咳，哮喘，蛲虫病，滴虫阴道炎，赫依性痞，蛇咬伤，药物、食物中毒，狂犬病，慢性铅中毒。

用法用量　中药：9~15g，煎汤；外用适量。**蒙药**：煮散剂，3~5g，或入丸、散剂。

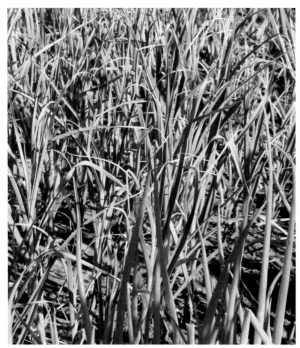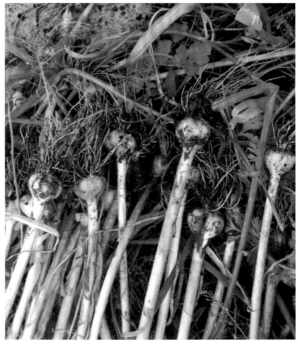

雾灵韭　雾灵葱
Allium stenodon Nakai et Kitag.

形态特征　多年生草本。须根紫色。鳞茎簇生或单生，圆柱状；鳞茎外皮黑褐色，破裂成纤维状。叶狭条形，扁平，短于花葶。花葶圆柱状，高20~50cm，中部以下常被略带紫色的叶鞘；总苞单侧开裂，先端具短喙，宿存；伞形花序半球状，具多而密集的花；小花梗近等长，基部无小苞片；花蓝色至紫蓝色；花被片外轮的舟状卵形，稍短于内轮，内轮的卵状矩圆形；花丝等长，比花被片长可达1.5倍，基部合生并与花被片贴生，外轮的锥状，内轮的基部扩大，扩大部分每侧各具1长齿，齿上一侧又具1小裂齿或否；子房倒卵状，腹缝线基部具有帘的凹陷蜜穴，花柱伸出花被外。花、果期7~9月。

生境分布　生于森林带、森林草原带的山地林缘、草甸。分布于我国河北、山西、河南西部和北部。内蒙古大兴安岭阿尔山市、巴林右旗、林西县、克什克腾旗有分布。

药用部位　中药：全草。

采收加工　夏季采收，洗净泥土，晒干。

功能主治　中药：益肾补虚。用于阴虚内热。

用法用量　中药：10~15g，煎汤，或煮作羹。

资源状况　资源少。

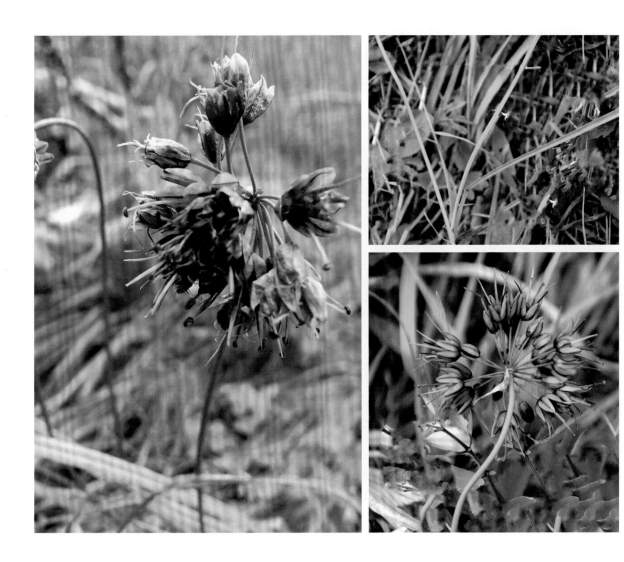

辉 韭

辉葱、条纹葱
Allium strictum Schrad.

形态特征 多年生草本。鳞茎单生或 2 枚聚生，近圆柱状；鳞茎外皮黄褐色至灰褐色，破裂成纤维状，呈网状。叶狭条形，短于花葶。花葶圆柱状，高 40~70cm，中下部 1/3~1/2 被叶鞘；总苞片 2 裂，淡黄白色，不具喙，宿存；伞形花序球状或半球形，具多而密集的花；小花梗近等长，基部具膜质小苞片；花淡紫色至淡紫红色；花被片具暗紫色的中脉，外轮花被片矩圆状卵形，内轮花被片矩圆形至椭圆形；花丝等长，略长于花被片，基部合生并与花被片贴生，外部者锥形，内轮的基部扩大，扩大部分常高于其宽，每侧常各具 1 短齿或齿的上部有时又具 2~4 枚不规则的小齿；子房倒卵状球形，基部具凹陷的蜜穴，花柱稍伸出花被外。花、果期 7~8 月。

生境分布 生于森林带和草原带的山地林下、林缘、沟边、低湿地。分布于我国黑龙江、吉林东部、辽宁、宁夏、甘肃河西走廊、新疆北部和西部。内蒙古大兴安岭牙克石市、鄂伦春自治旗、阿尔山市、额尔古纳市、陈巴尔虎旗、鄂温克族自治旗、巴林左旗乌兰坝保护区、巴林右旗、克什克腾旗有分布。

药用部位 中药：全草及种子。

采收加工 8~9月采收全草，洗净泥土，鲜用。果实成熟时采收种子，除去杂质，晒干。

性味归经 中药：辛，温。

功能主治 中药：发汗解表，温中祛寒。用于感冒风寒，寒热无汗，中寒腹痛，泄泻。

用法用量 中药：6~12g，煎汤。

资源状况 资源一般。

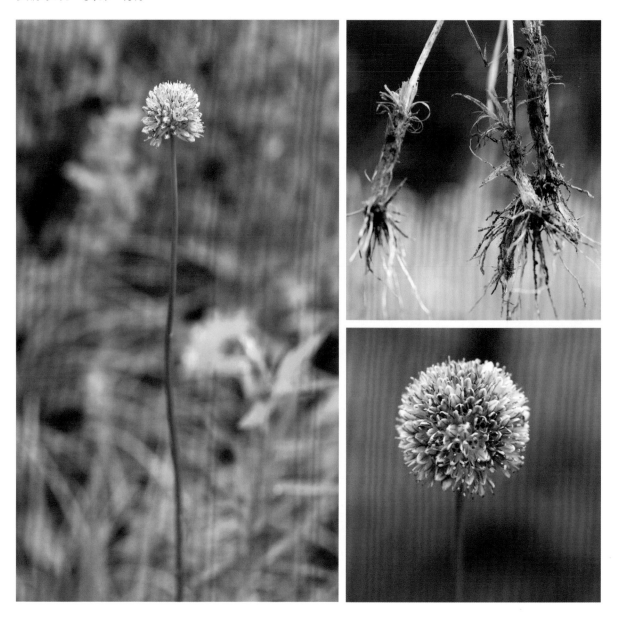

细叶韭

细叶葱、细丝韭、札麻麻花
Allium tenuissimum L.

形态特征 多年生草本。鳞茎近圆柱状，数枚聚生，多斜生；鳞茎外皮紫褐色至黑褐色，膜质，不规则破裂。叶半圆柱状至近圆柱状，光滑，长于或近等长于花葶。花葶圆柱状，具纵棱，光滑，高

10~40cm，中下部被叶鞘；总苞单侧开裂，膜质，具短喙，宿存；伞形花序半球状或近聚状，松散；小花梗近等长，基部无小苞片；花白色或淡红色，稀紫红色；外轮花被片卵状矩圆形，先端钝圆，内轮花被片倒卵状矩圆形，先端钝圆状平截；花丝长为花被片的1/2~2/3，基部合生并与花被片贴生，外轮的稍短而呈锥形，有时基部稍扩大，内轮的下部扩大成卵圆形，扩大部分约为其花丝的2/3，全缘或具齿；子房卵球状，花柱不伸出花被外。花、果期5~8月。

生境分布　生于森林带、森林草原带的山坡、沙地。分布于我国黑龙江西南部和西北部、吉林东南部、辽宁北部、河北、河南、山东东北部、山西、陕西、宁夏、甘肃东南部、青海东部、四川中北部、江苏、浙江、新疆北部。内蒙古大兴安岭牙克石市、鄂伦春自治旗、阿尔山市、额尔古纳市、陈巴尔虎旗、鄂温克族自治旗、莫力达瓦达斡尔族自治旗、阿荣旗、扎兰屯市、扎赉特旗、科尔沁右翼前旗、科尔沁右翼中旗、扎鲁特旗、巴林左旗、巴林右旗、林西县、克什克腾旗有分布。

药用部位　中药：全草。

采收加工　夏季采收，洗净泥土，晒干。

功能主治　中药：益肾补虚。用于阴虚内热。

用法用量　中药：10~15g，煎汤，或煮作羹。

资源状况　资源丰富。

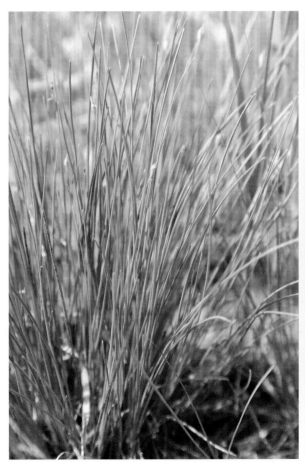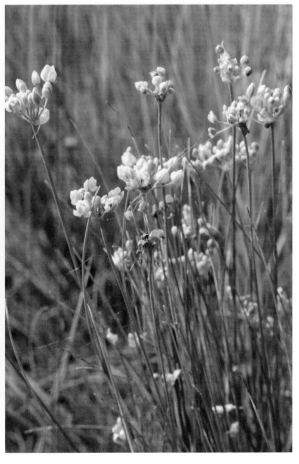

韭 *Allium tuberosum* Rottl. ex Spreng.

形态特征 多年生草本。根状茎倾斜横生；鳞茎簇生，近圆柱状；鳞茎外皮黄褐色，破裂成纤维状，呈网状。叶条形，扁平，实心，短于花葶。花葶近圆柱状，常具 2 纵棱，高 30~50cm，下部被叶鞘；总苞单侧开裂或 2~3 裂，宿存；伞形花序近球状，具多而较疏的花；小花梗近等长，基部具白色膜质的披针状小苞片，且数枚小花梗的基部又为 1 枚共同的苞片所包围；花白色；花被片中脉绿色或黄绿色，外轮花被片矩圆状披针形，先端具短尖头，内轮花被片矩圆状卵形，先端微尖或稍钝；花丝等长，长仅为花被片的 4/5，基部合生并与花被片贴生；子房倒圆锥状球形，具 3 圆棱，外壁具小的疣状突起。种子黑色，具多棱。花、果期 7~9 月。

生境分布 原产于亚洲东南部。内蒙古大兴安岭各地广泛栽培。

药用部位 **中药**：成熟种子（韭菜子）、叶（韭菜）、根（韭根）。**蒙药**：种子（高告德）。

采收加工 秋季果实成熟时采收果序，晒干，搓出种子，除去杂质。春、夏、秋三季采收叶，洗净泥土，鲜用。春、夏、秋三季采挖根，洗净泥土，鲜用或晒干。

性味归经 **中药**：成熟种子辛、甘，温。归肝、肾经。叶辛，温。归肝、胃、肾、肺、脾经。根辛，温。归脾、胃经。**蒙药**：辛、甘，温。

功能主治 **中药**：成熟种子温补肝肾，壮阳固精。用于肝肾亏虚，腰膝酸痛，阳痿遗精，遗尿尿频，白浊带下。叶补肾，温中，行气，散瘀，解毒。用于肾虚阳痿，胃寒腹痛，噎膈反胃，胸痹疼痛，衄血，吐血，尿血，痢疾，痔疮，痈疮肿毒，漆疮，跌打损伤。根温中，行气，散瘀，解毒。用于胃寒腹痛，食积腹胀，胸痹疼痛，赤白带下，衄血，吐血，漆疮，疮癣，跌打损伤。**蒙药**：祛巴达干赫依，温胃，开胃，消积，杀虫，祛协日乌素。用于食积，不思饮食，失眠，协日乌素病，巴木病。

用法用量 **中药**：成熟种子 3~9g，煎汤。叶捣汁，60~120g，或煮粥、炒熟，作羹；外用适量，捣敷，或煎汤熏洗，或热烫。根煎汤，鲜者 30~60g，或捣汁；外用适量，捣敷，或温烫，或研末调敷。**蒙药**：多入丸、散剂。

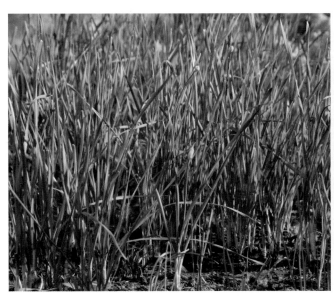
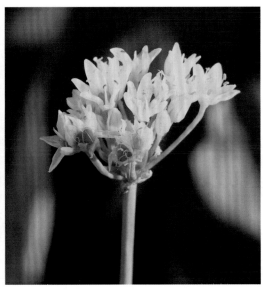

茖 葱 *Allium victorialis* L.

形态特征 多年生草本。鳞茎多单生，近圆柱状，外皮暗褐色，破裂成纤维状，呈明显的网状。叶2~3，倒披针状椭圆形至宽椭圆形，先端渐尖或具短尖，基部楔形渐狭成柄。花葶圆柱状，高60~80cm，自1/4被叶鞘；总苞片2裂，宿存；伞形花序球状，具多而密集的花；小花梗近等长，基部无小苞片；花白色；外轮花被片较狭而短，舟形，内轮花被片较宽而长，椭圆形；花丝比花被片长可达1倍，基部合生并与花被片贴生，外轮者锥形，内轮者狭长三角形；子房具3圆棱，基部变狭成短柄。花、果期6~7月。

生境分布 生于山地阔叶林林下、林缘、林间草甸。分布于我国黑龙江东北部、吉林东部、辽宁、河北、河南西部、山东、山西、陕西南部、甘肃东部、四川北部、湖北西部、浙江北部。内蒙古大兴安岭阿鲁科尔沁旗、巴林左旗乌兰坝保护区、巴林右旗赛罕乌拉保护区、克什克腾旗有分布。

药用部位 中药：鳞茎。

采收加工 夏、秋二季采挖，洗净泥土，鲜用。

性味归经 中药：辛，温。归肺经。

功能主治 中药：散瘀，止血，解毒。用于跌打损伤，血瘀肿痛，衄血，疮痈肿痛。

用法用量 中药：鲜品15~30g，煎汤；外用适量，捣敷。

资源状况 资源一般。

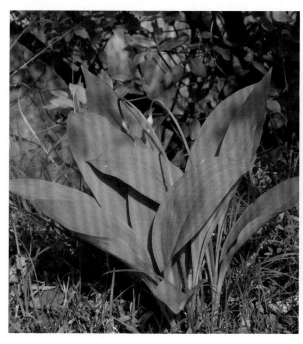 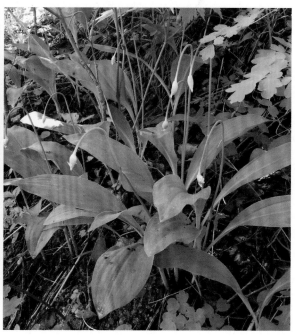

曲枝天门冬 | *Asparagus trichophyllus* Bunge

形态特征　多年生草本，具根状茎。须根细长。茎平滑，近直立，高20~70cm，中部和上部强烈回折状，分枝先下弯而后上升，几呈半圆形，小枝多少具软骨质齿。叶状枝通常5~10簇生，稠密，刚毛状，稍弧曲，常伏贴于小枝而上升，有时稍具软骨质齿；茎上的鳞片状叶基部有刺状距，但不呈硬刺，分枝上的距不明显。花1~2朵腋生，绿黄色而稍带紫色；花梗较长，关节位于近中部；雄花的花丝中部以下贴生于花被片上；雌花较小。浆果球形，成熟时紫红色。花期6~7月，果期7~8月。

生境分布　生于森林草原带的山坡草地、荒地、灌丛。分布于我国辽宁西南部、河北西部至北部、山西中部至北部。内蒙古大兴安岭东乌珠穆沁旗、巴林左旗、巴林右旗有分布。

药用部位　中药：根。

采收加工　春、秋二季采挖，洗净泥土，晒干。

性味归经　中药：甘、微苦，凉。归肝经。

功能主治　中药：祛风除湿。用于风湿腰腿痛，局部性浮肿；外用于疮疡，瘙痒症，渗出性皮肤病，各种疮疖红肿。

用法用量　中药：6~9g，煎服；外用鲜品100g，揭烂外敷，已溃烂者敷周围，每日换1次。

资源状况　资源少。

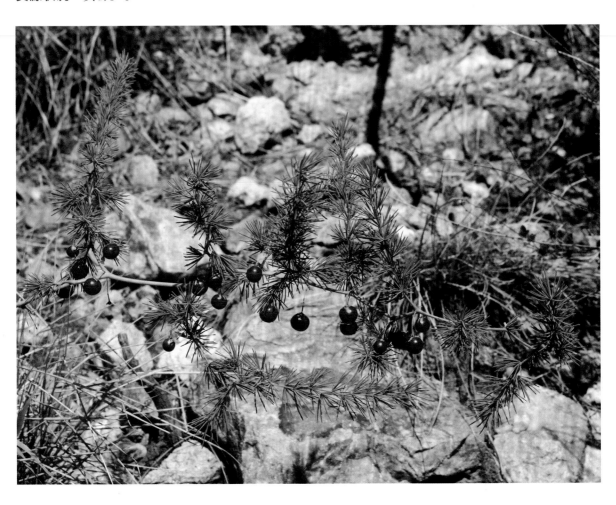

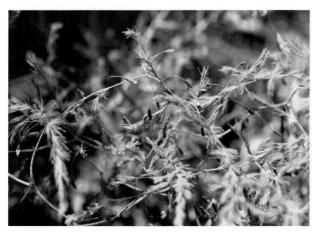
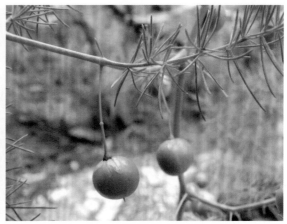

七筋姑 | *Clintonia udensis* Trautv. et C. A. Mey.

形态特征 多年生草本。根状茎短，横走，簇生多数纤细的须根，顶端有枯死的撕裂成纤维状膜质的残存鞘叶。叶基生，3~5，纸质或厚纸质，倒卵状矩圆形或倒披针形，无毛，直脉较细，多数，有横脉纹，顶端骤短尖，基部楔形下延成鞘状抱茎或后期伸长成柄状。花葶直立，密生白色短柔毛；疏总状花序顶生，有花4~6朵，花梗向上，密被柔毛；苞片披针形，早落；花钟状，常白色；花被片矩圆形，先端钝圆，具5~7脉。果实初为浆果状，后自顶端开裂，蓝色或蓝黑色，矩圆形。种子卵形或梭形。果期7~8月。

生境分布 生于山地阔叶林下。分布于我国黑龙江、吉林东部、辽宁东部、河北北部、河南、山西北部、陕西南部、甘肃东部、湖北、青海东部、四川、云南西北部、西藏南部。内蒙古大兴安岭巴林右旗赛罕乌拉保护区、西乌珠穆沁旗哈拉根太林场有分布。

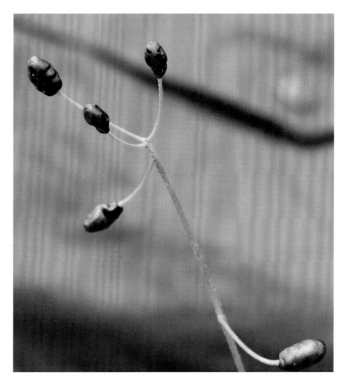

药用部位 中药：全草或根（雷公七）。

采收加工 春、秋二季采挖，洗净泥土，鲜用或晾干。

性味归经 中药：苦、微辛，凉。有小毒。

功能主治 中药：散瘀止痛。用于跌打损伤，劳伤。

用法用量 中药：全草3~6g，煎汤。根0.3~1g，浸酒服。

资源状况 资源稀少。

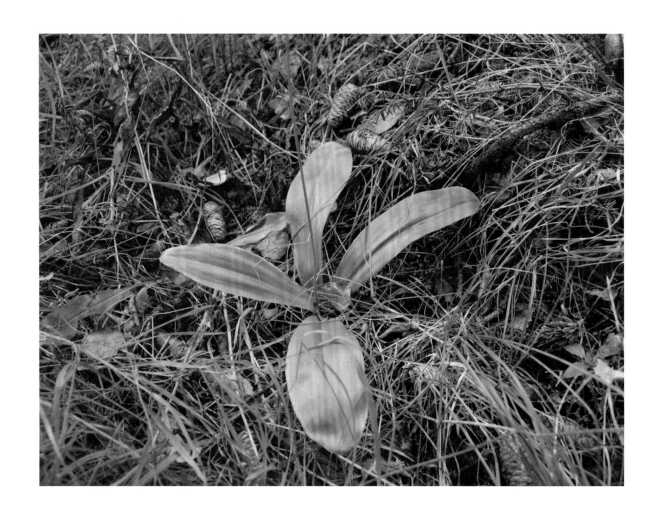

北黄花菜 *Hemerocallis lilio-asphodelus* L.

形态特征　多年生草本。根大小变化较大，但一般稍肉质，多少绳索状。叶狭条形。花葶长于或稍短于叶；花序分枝，常为假二歧状的总状花序或圆锥花序，具4至多朵花；苞片披针形；花梗明显，长短不一；花被淡黄色。蒴果椭圆形。花、果期6~9月。

生境分布　生于草甸、湿草地。分布于我国黑龙江东部、辽宁、河北、山东（泰山、崂山）、江苏（连云港）、山西、陕西（太白山、华山、佛坪）、甘肃南部。内蒙古大兴安岭莫力达瓦达斡尔族自治旗有分布。

药用部位　中药：根、嫩苗。

采收加工　夏、秋二季采挖根，洗净泥土，晒干。春季采收嫩苗，鲜用。

性味归经　中药：根甘，凉。归脾、肝、膀胱经。嫩苗甘，凉。

功能主治　中药：根清热利湿，凉血止血，解毒消肿。用于黄疸，水肿，淋浊，带下病，衄血，便血，崩漏，乳痈，瘰疬，乳汁不通。嫩苗清热利湿。用于胸膈烦热，黄疸，小便短赤。

用法用量　中药：根6~12g，煎汤；外用适量，捣敷。嫩苗鲜品15~20g，煎汤；外用适量，捣敷。

资源状况　资源一般。

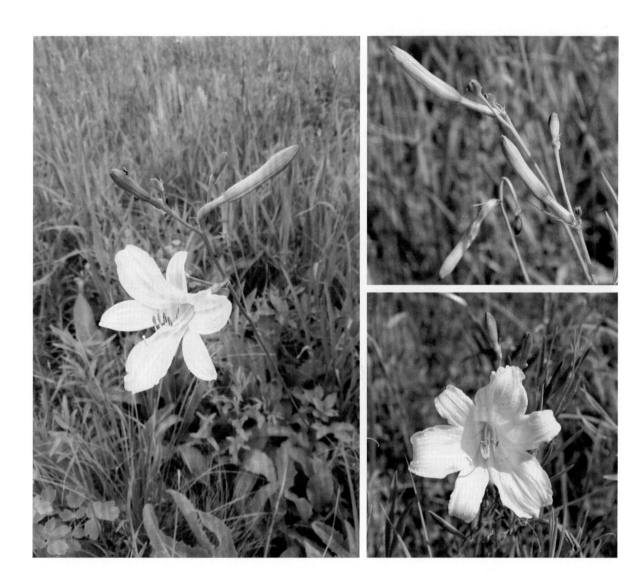

条叶百合 | *Lilium callosum* Seib. et Zucc.

形态特征 多年生草本。鳞茎卵形或卵球形；鳞片卵形，先端锐尖，白色，鳞茎上方茎上有须根；茎直立，圆柱形，纤细，高 30~40cm，基部带紫色，有小乳头状突起。叶散生，稀疏，狭条形，先端渐尖，无柄，全缘，叶脉 3~7 条，边缘常反卷并具小乳头状突起，两面无毛，茎上部叶较狭而短。花单生于茎顶端，苞片 1~3，狭条形，顶端加厚；花梗弯曲；花下垂；花被片开展，开花时中上部向外反卷，深红色，无斑点，外轮花被片匙形，内轮花被片倒披针形，具明显隆起的黄色中脉，蜜腺两边具乳头状突起；花丝长约 1.8cm，无毛，花药狭矩圆形；子房圆柱形，花柱与子房近等长，柱头膨大，3 裂。花期 7~8 月，果期 8~9 月。

生境分布 生于河滩草甸、草地。分布于我国吉林南部、辽宁中北部、河南西部、安徽南部、江苏西南部、浙江东部、台湾北部、广东、广西。内蒙古大兴安岭莫力达瓦达斡尔族自治旗、扎兰屯市、科尔沁右翼中旗、阿鲁科尔沁旗有分布。

药用部位　中药：鳞茎。

采收加工　秋季采挖，洗净，剥取鳞叶，置沸水中略烫，干燥。

性味归经　中药：甘，寒。归心、肺经。

功能主治　中药：养阴润肺，清心安神。用于阴虚久咳，痰中带血，虚烦惊悸，失眠多梦，精神恍惚。

用法用量　中药：6~12g，煎汤。

资源状况　资源一般。

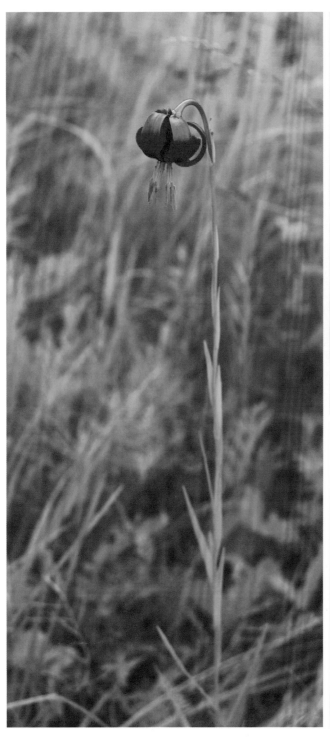
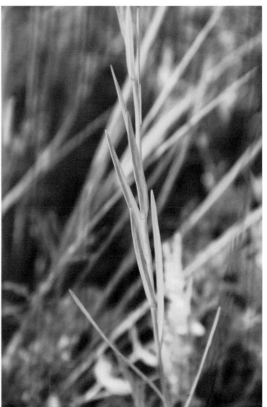
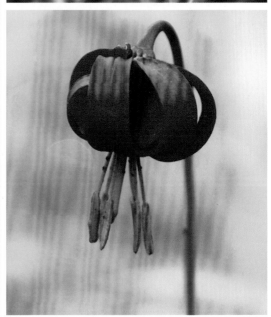

热河黄精 _{多花黄精}
多花黄精
Polygonatum macropodum Turcz.

形态特征 多年生草本。根状茎粗壮，圆柱形；茎圆柱形，高达80cm。叶互生，卵形、卵状椭圆形或卵状矩圆形，先端尖，下面无毛。花序腋生，具8~10花，近伞房状；总花梗粗壮，弧曲形；苞片膜质或近草质，钻形，微小，位于花梗中部以下；花被钟状至筒状，白色或带红点，顶端具裂片；花丝长具3狭翅，呈皮屑状粗糙，着生于花被筒近中部，花药黄色；花柱不伸出花被外。浆果成熟时深蓝色，有种子7~8粒。花、果期7~9月。

生境分布 生于阔叶林带的林下、山地阴坡。分布于我国辽宁、河北、山东中南部、山西北部。内蒙古大兴安岭林西县、巴林左旗、巴林右旗有分布。

药用部位 中药：根茎。

采收加工 春、秋二季采挖，除去须根，洗净泥土，置沸水中略烫或蒸至透心，干燥。

性味归经 中药：甘，平。归脾、肺、肾经。

功能主治 中药：补气养阴，健脾，润肺，益肾。用于脾胃虚弱，体倦乏力，口干食少，肺虚燥咳，精血不足，内热消渴。

用法用量 中药：9~15g，煎汤。

资源状况 资源少。

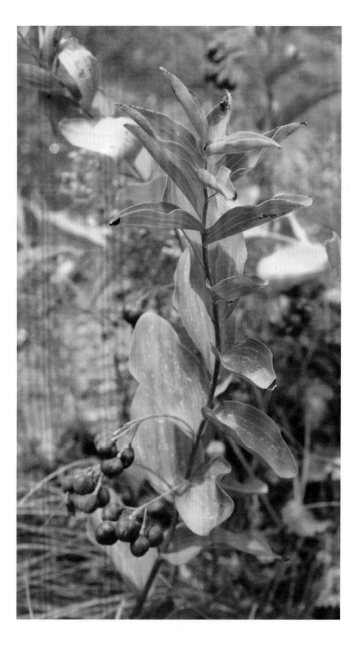

轮叶黄精 _{红果黄精}
红果黄精
Polygonatum verticillatum (L.) All.

形态特征 多年生草本。根状茎一头粗、一头细，粗的一头有短分枝；茎有纵棱，无毛，高20~40cm。叶通常为3叶轮生，间有互生或对生，披针形至矩圆状披针形，先端急尖至渐尖。花腋生，2朵成花序或单生，总花梗（指成花序时的梗）和花梗（包括单朵花时的梗）均较长，下垂；苞片膜质，钻形，微小，着生于花梗上；花被淡黄色或淡紫色，顶端有裂片；花丝极短，贴生于花被筒近中部；子房长约3mm，花柱与子房近相等或稍短。浆果熟时红色。花期7月。

生境分布　生于森林草原带的山地林缘草甸。分布于我国山西北部、陕西西南部、甘肃东部、青海、四川西半部、云南西北部、西藏东部和南部。内蒙古大兴安岭科尔沁右翼前旗有分布。

药用部位　中药：根茎。蒙药：根茎（查干－霍日）。

采收加工　春、秋二季采挖，除去须根，洗净泥土，置沸水中略烫或蒸至透心，干燥。

性味归经　中药：甘，平。归脾、肺、肾经。

功能主治　中药：补气养阴，健脾，润肺，益肾。用于脾胃虚弱，体倦乏力，口干食少，肺虚燥咳，精血不足，内热消渴。蒙药：开胃，排胀，清协日乌素，强壮，生津，祛巴达干。用于身体虚弱，胃寒，消化不良，食积，食泻，滑精，阳痿，头晕目眩，寒性协日乌素病，腰腿痛，巴达干病。

用法用量　中药：9~15g，煎汤。蒙药：多入丸、散剂。

资源状况　资源稀少。

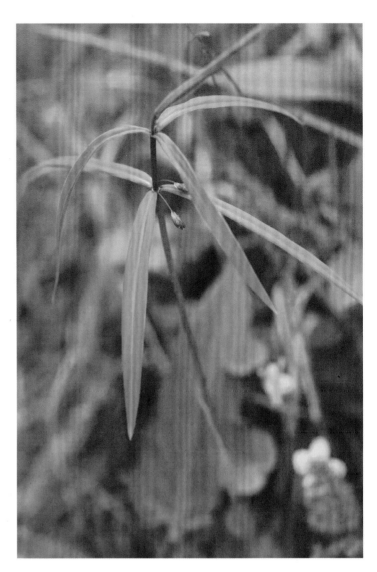

鸢尾科 Iridaceae

细叶鸢尾
老牛揣
Iris tenuifolia Pall.

形态特征 多年生草本，高 20~40cm，形成稠密草丛。须根细绳状，黑褐色。根状茎匍匐。植株基部被稠密的宿存叶鞘，丝状或薄片状，棕褐色，坚韧；基生叶丝状条形，纵卷，极坚韧，光滑，具 5~7 条纵脉。花葶长约 10cm；苞叶 3~4，披针形，鞘状膨大成纺锤形，白色膜质，果期宿存，内有花 1~2 朵；花淡蓝色或蓝紫色，花被管细长，花被有裂片，外轮花被片倒卵状披针形，基部狭，中上部较宽，上面有时被须毛，无沟纹，内轮花被片倒披针形，比外轮略短；花柱狭条形，顶端 2 裂。蒴果卵球形，具 3 棱。花期 5 月，果期 6~7 月。

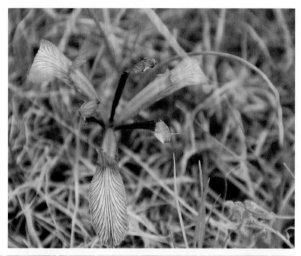

生境分布 生于森林草原带的草原、沙地、石质坡地。分布于我国黑龙江、吉林、辽宁、河北、山东、山西、陕西、宁夏、甘肃、青海、西藏、新疆。内蒙古大兴安岭鄂温克族自治旗、陈巴

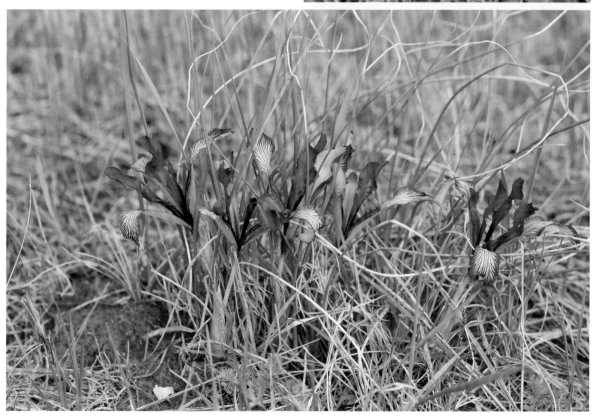

尔虎旗、牙克石市、扎兰屯市、科尔沁右翼前旗、科尔沁右翼中旗、扎鲁特旗、阿鲁科尔沁旗、巴林左旗、巴林右旗、克什克腾旗有分布。

药用部位　中药：根茎或根、种子。

采收加工　春、秋二季采挖根茎或根，洗净泥土，晒干。8~9 月果实成熟时采收，将种子剥出，除去果壳及杂质，晒干。

性味归经　中药：根茎或根甘、微苦，凉。种子甘、淡，凉。

功能主治　中药：根茎或根养血安胎，止血。用于胎动不安。种子清热解毒，利尿止血。用于咽喉肿痛，湿热黄疸，小便不利，吐血，衄血，崩漏。

用法用量　中药：根茎或根 6~15g，煎汤。种子 3~10g，煎汤，或入丸、散剂。

资源状况　资源一般。

兰科 Orchidaceae

东北杓兰 | *Cypripedium × ventricosum* Sw.

形态特征 植株高达 50cm。茎直立，通常具 3~5 枚叶。叶片椭圆形至卵状椭圆形，无毛或两面脉上偶见有微柔毛。花序顶生，通常具 2 花；花红紫色、粉红色至白色，大小变化较大；花瓣通常多少扭转；唇瓣深囊状，椭圆形或倒卵状球形，通常囊口周围有浅色的圈；有退化雄蕊。花期 5~6 月。

生境分布 生于森林带的山地林下、林缘、林间草甸。分布于我国黑龙江。内蒙古大兴安岭牙克石市、鄂伦春自治旗有分布。

药用部位 中药：全草。

采收加工 6~7 月采收，洗净泥土，晒干。

功能主治 中药：利尿消肿，活血祛瘀，祛风除湿，止痛。用于全身浮肿，小便不利，白带异常，淋病，风湿腰腿痛，跌打损伤。

用法用量 中药：6~9g，煎汤，或浸酒服。

资源状况 资源稀少。

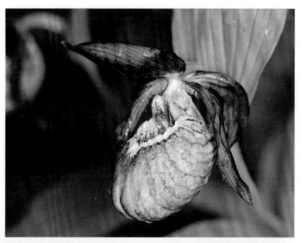

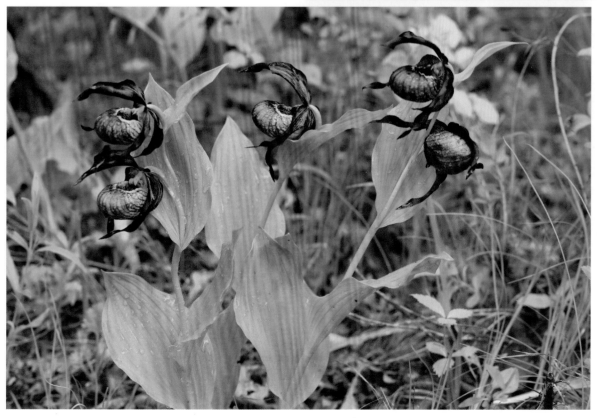

附录一　大兴安岭中药资源名录

编号	中文名	拉丁学名	科名	分布地	野生或栽培
1	美味石耳	*Umbilicaria esculenta* (Miyoshi) Minks. Mem.	石耳科	ND、HD	野生
2	雀石蕊	*Cladonia rangiferina* (L.) F. H. Wigg.	石蕊科	ND、HD	野生
3	石蕊	*Cladonia stellaris* (Opiz.) Pouzar & Vezda	石蕊科	ND、HD	野生
4	东方珊瑚枝	*Stereocaulon paschale* (L.) Hoffm.	珊瑚枝科	ND、HD	野生
5	雪地茶	*Thamnolia subuliformis* (Ehrh.) W. L. Culb.	霜降衣科	ND、HD	野生
6	裸扁枝衣	*Evernia esorediosa* (Müll. Arg.) Du Rietz.	梅衣科	ND、HD	野生
7	环裂松萝	*Usnea diffracta* Vain.	梅衣科	ND、HD	野生
8	长松萝	*Usnea longissima* (L.) Ach.	梅衣科	ND、HD	野生
9	地钱	*Marchantia polymorpha* L.	地钱科	ND、HD	野生
10	蛇苔	*Conocephalum conicum* (L.) Dum	蛇苔科	ND、HD	野生
11	葫芦藓	*Funaria hygrometrica* Hedw.	葫芦藓科	ND、HD	野生
12	粗叶泥炭藓	*Sphagnum squarrosum* Crome	泥炭藓科	ND、HD	野生
13	大金发藓	*Polytrichum commune* Hedw.	金发藓科	ND、HD	野生
14	多穗石松	*Lycopodium annotinum* L.	石松科	ND、HD	野生
15	亚洲石松	*Lycopodium clavatum* L. var. *robustius* (Hook. et Grev.) Nakai	石松科	ND、HD	野生
16	小卷柏	*Selaginella helvetica* (L.) Link	卷柏科	ND、HD	野生
17	红枝卷柏	*Selaginella sanguinolenta* (L.) Spring	卷柏科	ND、HD	野生
18	西伯利亚卷柏	*Selaginella sibirica* (Milde) Hieron.	卷柏科	ND、HD	野生
19	中华卷柏	*Selaginella sinensis* (Desv.) Spring	卷柏科	ND	野生
20	卷柏	*Selaginella tamariscina* (P. Beauv.) Spring	卷柏科	ND	野生
21	问荆	*Equisetum arvense* L.	木贼科	ND、HD	野生
22	溪木贼	*Equisetum fluviatile* L.	木贼科	ND、HD	野生
23	无枝溪木贼	*Equisetum fluviatile* L. f. *linnaeanum* (Doll.) Broun.	木贼科	ND、HD	野生
24	木贼	*Equisetum hyemale* L.	木贼科	ND	野生
25	犬问荆	*Equisetum palustre* L.	木贼科	ND、HD	野生

注：ND——内蒙古自治区大兴安岭，HD——黑龙江省大兴安岭。

续表

编号	中文名	拉丁学名	科名	分布地	野生或栽培
26	草问荆	*Equisetum pratense* Ehrhart	木贼科	ND、HD	野生
27	蔺木贼	*Equisetum scirpoides* Michoux	木贼科	ND、HD	野生
28	林木贼	*Equisetum sylvaticum* L.	木贼科	ND、HD	野生
29	斑纹木贼	*Equisetum variegatum* Schleich. ex F. Weber et D. Mohr.	木贼科	ND、HD	野生
30	节节草	*Hippochaete ramosissima* (Desf.) Milde ex Bruhin	木贼科	ND	野生
31	蕨	*Pteridium aquilinum* (L.) Kuhn var. *latiusculum* (Desv.) Underw. ex Heller	蕨科(碗蕨科)	ND、HD	野生
32	银粉背蕨	*Aleuritopteris argentea* (Gmél.) Fée	中国蕨科	ND、HD	野生
33	无粉银粉背蕨	*Aleuritopteris argentea* (Gmél.) Fée var. *obscura* (Christ) Ching	中国蕨科	ND	野生
34	东北蹄盖蕨	*Athyrium brevifrons* Nakai ex Kitagawa	蹄盖蕨科	ND、HD	野生
35	中华蹄盖蕨	*Athyrium sinense* Rupr.	蹄盖蕨科	ND、HD	野生
36	冷蕨	*Cystopteris fragilis* (L.) Bernh.	蹄盖蕨科	ND	野生
37	北京铁角蕨	*Asplenium pekinense* Hance	铁角蕨科	ND	野生
38	过山蕨	*Asplenium ruprechtii* Sa. Kurata	铁角蕨科	ND	野生
39	荚果蕨	*Matteuccia struthiopteris* (L.) Todaro	球子蕨科	ND、HD	野生
40	球子蕨	*Onoclea sensibilis* L.	球子蕨科	ND、HD	野生
41	耳羽岩蕨	*Woodsia polystichoides* Eaton	岩蕨科	ND、HD	野生
42	广布鳞毛蕨	*Dryopteris expansa* (Presl) Fraser-Jenkins et Jermy	鳞毛蕨科	ND、HD	野生
43	香鳞毛蕨	*Dryopteris fragrans* (L.) Schott	鳞毛蕨科	ND、HD	野生
44	东北多足蕨	*Polypodium virginianum* L.	水龙骨科	ND、HD	野生
45	华北石韦	*Pyrrosia davidii* (Giesenh. ex Diels) Ching	水龙骨科	ND	野生
46	长柄石韦	*Pyrrosia petiolosa* (Christ) Ching	水龙骨科	ND	野生
47	落叶松	*Larix gmelinii* (Ruprecht) Kuzeneva	松科	ND、HD	野生
48	黄花落叶松	*Larix olgensis* Henry	松科	ND、HD	栽培
49	华北落叶松	*Larix principis-rupprechtii* Mayr.	松科	ND	野生
50	鱼鳞云杉	*Picea jezoensis* (Sieb. et Zucc.) Carr. var. *microsperma* (Lindl.) W. C. Cheng et L. K. Fu	松科	HD	野生
51	红皮云杉	*Picea koraiensis* Nakai	松科	ND、HD	野生

编号	中文名	拉丁学名	科名	分布地	野生或栽培
52	白杆	*Picea meyeri* Rehd. et E. H. Wilson	松科	ND	野生
53	青杆	*Picea wilsonii* Mast.	松科	ND	栽培
54	红松	*Pinus koraiensis* Sieb. et Zucc.	松科	ND、HD	栽培
55	偃松	*Pinus pumila* (Pall.) Regel	松科	ND、HD	野生
56	西伯利亚红松	*Pinus sibirica* (Loud.) Mayr	松科	ND、HD	野生
57	樟子松	*Pinus sylvestris* L. var. *mongolica* Litv.	松科	ND、HD	野生
58	油松	*Pinus tabuliformis* Carr.	松科	ND	野生
59	兴安圆柏	*Juniperus sabina* L. var. *davurica* (Pall.) Farjon	柏科	ND、HD	野生
60	杜松	*Juniperus rigida* Sieb. et Zucc.	柏科	ND	野生
61	西伯利亚刺柏	*Juniperus sibirica* Burgsd.	柏科	ND、HD	野生
62	侧柏	*Platycladus orientalis* (L.) Franco	柏科	ND	栽培
63	叉子圆柏	*Sabina vulgaris* Ant.	柏科	ND	野生
64	木贼麻黄	*Ephedra major* Host.	麻黄科	ND	野生
65	单子麻黄	*Ephedra monosperma* Gmel. ex Mey.	麻黄科	ND	野生
66	草麻黄	*Ephedra sinica* Stapf	麻黄科	ND	野生
67	山杨	*Chosenia arbutifolia* (Pallas) A. K. Skv.	杨柳科	ND、HD	野生
68	青杨	*Populus cathayana* Rehd.	杨柳科	ND	野生
69	钻天柳	*Populus davidiana* Dode	杨柳科	ND、HD	野生
70	小叶杨	*Populus simonii* Carr.	杨柳科	ND	栽培
71	甜杨	*Populus suaveolens* Fisch.	杨柳科	ND、HD	野生
72	乌柳	*Salix cheilophila* C. K. Schneid.	杨柳科	ND	野生
73	筐柳	*Salix linearistipularis* (Franch.) Hao	杨柳科	ND、HD	野生
74	旱柳	*Salix matsudana* Koidz.	杨柳科	ND	野生
75	龙爪柳	*Salix matsudana* Koidz. f. *tortuosa* (Vilm.) Rehd.	杨柳科	ND、HD	野生
76	小红柳	*Salix microstachya* Turcz. var. *bordensis* (Nakai) C. F. Fang	杨柳科	ND	野生
77	三蕊柳	*Salix nipponica* Franchet & Savatier	杨柳科	ND、HD	野生
78	五蕊柳	*Salix pentandra* L.	杨柳科	ND、HD	野生
79	蒿柳	*Salix schwerinii* E. L. Wolf	杨柳科	ND、HD	野生

续表

编号	中文名	拉丁学名	科名	分布地	野生或栽培
80	卷边柳	*Salix siuzevii* Seemen	杨柳科	ND、HD	野生
81	细叶蒿柳	*Salix viminalis* L. var. *angustifoli*a Turcz.	杨柳科	ND、HD	野生
82	胡桃楸	*Juglans mandshurica* Maxim.	胡桃科	ND	野生
83	辽东桤木	*Alnus hirsuta* Turczaninow ex Ruprecht	桦木科	ND、HD	野生
84	东北桤木	*Alnus mandshurica* (Callier ex C. K. Schneider) Hand.-Mazz.	桦木科	ND、HD	野生
85	黑桦	*Betula dahurica* Pall.	桦木科	ND、HD	野生
86	岳桦	*Betula ermanii* Cham.	桦木科	ND、HD	野生
87	扇叶桦	*Betula middendorfii* Trautv. et Mey.	桦木科	ND、HD	野生
88	白桦	*Betula platyphylla* Suk.	桦木科	ND、HD	野生
89	毛榛	*Corylus mandshurica* Maxim.	桦木科	ND	野生
90	榛	*Corylus heterophylla* Fisch. ex Trautv.	桦木科	ND、HD	野生
91	虎榛子	*Ostryopsis davidiana* Decne.	桦木科	ND	野生
92	蒙古栎	*Quercus mongolica* Fischer ex Ledebour	壳斗科	ND、HD	野生
93	小叶朴	*Celtis bungeana* Blume	榆科	ND	野生
94	春榆	*Ulmus davidiana* Planch. var. *japonica* (Rehd.) Nakai	榆科	ND、HD	野生
95	裂叶榆	*Ulmus laciniata* (Trautv.) Mayr	榆科	ND	野生
96	大果榆	*Ulmus macrocarpa* Hance	榆科	ND、HD	野生
97	榆树	*Ulmus pumila* L.	榆科	ND、HD	野生
98	桑	*Morus alba* L.	桑科	ND	栽培
99	蒙桑	*Morus mongolica* (Bureau.) C. K. Schneid.	桑科	ND	野生
100	大麻	*Cannabis sativa* L.	大麻科	ND、HD	野生
101	野大麻	*Cannabis sativa* L. f. *ruderalis* (Janisch.) Chu	大麻科	ND、HD	野生
102	啤酒花	*Humulus lupulus* L.	大麻科	ND	栽培
103	葎草	*Humulus scandens* (Lour.) Merr.	大麻科	ND、HD	野生
104	蝎子草	*Girardinia diversifolia* (Link) Friis subsp. *suborbiculata* (C. J. Chen) C. J. Chen et Friis	荨麻科	ND	野生
105	墙草	*Parietaria micrantha* Ledeb.	荨麻科	ND、HD	野生
106	透茎冷水花	*Pilea pumila* (L.) A. Gray	荨麻科	ND、HD	野生
107	狭叶荨麻	*Urtica angustifolia* Fisch. ex Hornem.	荨麻科	ND、HD	野生

编号	中文名	拉丁学名	科名	分布地	野生或栽培
108	麻叶荨麻	*Urtica cannabina* L.	荨麻科	ND、HD	野生
109	宽叶荨麻	*Urtica laetevirens* Maxim.	荨麻科	ND、HD	野生
110	百蕊草	*Thesium chinense* Turcz.	檀香科	ND	野生
111	长叶百蕊草	*Thesium longifolium* Turcz.	檀香科	ND、HD	野生
112	急折百蕊草	*Thesium refractum* C. A. Mey.	檀香科	ND、HD	野生
113	槲寄生	*Viscum coloratum* (Kom.) Nakai	桑寄生科	ND、HD	野生
114	北马兜铃	*Aristolochia contorta* Bunge	马兜铃科	ND	野生
115	苦荞麦	*Fagopyrum tataricum* (L.) Gaertn.	蓼科	ND、HD	野生
116	蔓首乌	*Fallopia convolvulus* (Linnaeus) A. Love	蓼科	ND、HD	野生
117	狐尾蓼	*Polygonum alopecuroides* Turcz. ex Besser	蓼科	ND、HD	野生
118	高山蓼	*Polygonum alpinum* All.	蓼科	ND、HD	野生
119	两栖蓼	*Polygonum amphibium* L.	蓼科	ND、HD	野生
120	萹蓄	*Polygonum aviculare* L.	蓼科	ND、HD	野生
121	拳参	*Polygonum bistorta* L.	蓼科	ND、HD	野生
122	柳叶刺蓼	*Polygonum bungeanum* Turcz.	蓼科	ND	野生
123	叉分蓼	*Polygonum divaricatum* L.	蓼科	ND、HD	野生
124	水蓼	*Polygonum hydropiper* L.	蓼科	ND、HD	野生
125	酸模叶蓼	*Polygonum lapathifolium* L.	蓼科	ND、HD	野生
126	绵毛酸模叶蓼	*Polygonum lapathifolium* L. var. *salicifolium* Sibth.	蓼科	ND、HD	野生
127	头序蓼	*Polygonum nepalense* Meisn.	蓼科	ND	野生
128	红蓼	*Polygonum orientale* L.	蓼科	ND、HD	野生
129	杠板归	*Polygonum perfoliatum* L.	蓼科	ND、HD	野生
130	春蓼	*Polygonum persicaria* L.	蓼科	ND、HD	野生
131	箭头蓼	*Polygonum sagittatum* Linnaeus	蓼科	ND、HD	野生
132	西伯利亚蓼	*Polygonum sibiricum* Laxm.	蓼科	ND、HD	野生
133	戟叶蓼	*Polygonum thunbergii* Sieb. et Zucc.	蓼科	ND	野生
134	珠芽蓼	*Polygonum viviparum* L.	蓼科	ND、HD	野生
135	密序大黄	*Rheum compactum* L.	蓼科	ND	野生
136	华北大黄	*Rheum franzenbachii* Munt.	蓼科	ND	野生

编号	中文名	拉丁学名	科名	分布地	野生或栽培
137	波叶大黄	*Rheum rhabarbarum* Linnaeus	蓼科	ND、HD	野生
138	酸模	*Rumex acetosa* L.	蓼科	ND、HD	野生
139	皱叶酸模	*Rumex crispus* L.	蓼科	ND、HD	野生
140	毛脉酸模	*Rumex gmelinii* Turcz. ex Ledeb.	蓼科	ND、HD	野生
141	巴天酸模	*Rumex patientia* L.	蓼科	ND	野生
142	直根酸模	*Rumex thyrsiflorus* Fingerh.	蓼科	ND	野生
143	长刺酸模	*Rumex trisetifer* Stokes	蓼科	ND、HD	野生
144	沙蓬	*Agriophyllum squarrosum* (L.) Moq.	藜科	ND	野生
145	野滨藜	*Atriplex fera* (L.) Bunge	藜科	ND、HD	野生
146	西伯利亚滨藜	*Atriplex sibirica* L.	藜科	ND	野生
147	轴藜	*Axyris amaranthoides* L.	藜科	ND、HD	野生
148	雾冰藜	*Bassia dasyphylla* (Fisch. et C. A. Mey.) Kuntze	藜科	ND	野生
149	甜菜	*Beta vulgaris* L. var. *altissima* Doll	藜科	ND、HD	栽培
150	尖头叶藜	*Chenopodium acuminatum* Willd.	藜科	ND	野生
151	藜	*Chenopodium album* L.	藜科	ND、HD	野生
152	灰绿藜	*Chenopodium glaucum* L.	藜科	ND、HD	野生
153	杂配藜	*Chenopodium hybridum* L.	藜科	ND、HD	野生
154	兴安虫实	*Corispermum chinganicum* Iljin	藜科	ND	野生
155	绳虫实	*Corispermum declinatum* Steph. ex Iljin	藜科	ND	野生
156	软毛虫实	*Corispermum puberulum* Iljin	藜科	ND	野生
157	刺藜	*Dysphania aristata* (Linnaeus) Mosyakin et Clemants	藜科	ND、HD	野生
158	菊叶香藜	*Dysphania schraderiana* (Roemer et Schultes) Mosyakin et Clemants	藜科	ND	野生
159	木地肤	*Kochia prostrata* (L.) Schrad.	藜科	ND、HD	野生
160	地肤	*Kochia scoparia* (L.) Schrad.	藜科	ND、HD	野生
161	碱地肤	*Kochia sieversiana* (Pall.) C. A. Mey.	藜科	ND、HD	野生
162	华北驼绒藜	*Krascheninnikovia arborescens* (Losina-Losinsk.) Czerep.	藜科	ND	野生
163	猪毛菜	*Salsola collina* Pall.	藜科	ND、HD	野生
164	刺沙蓬	*Salsola tragus* L.	藜科	ND	野生

续表

编号	中文名	拉丁学名	科名	分布地	野生或栽培
165	菠菜	*Spinacia oleracea* L.	藜科	ND、HD	栽培
166	碱蓬	*Suaeda glauca* (Bunge) Bunge	藜科	ND	野生
167	反枝苋	*Amaranthus retroflexus* L.	苋科	ND、HD	野生
168	马齿苋	*Portulaca oleracea* L.	马齿苋科	ND、HD	野生
169	麦仙翁	*Agrostemma githago* L.	石竹科	ND、HD	野生
170	老牛筋	*Arenaria capillaris* Poir.	石竹科	ND、HD	野生
171	毛叶老牛筋	*Arenaria juncea* M. Bieb.	石竹科	ND、HD	野生
172	簇生卷耳	*Cerastium fontanum* Baumg. subsp. *vulgare* (Hartman) Greuter et Burdet	石竹科	ND、HD	野生
173	石竹	*Dianthus chinensis* L.	石竹科	ND、HD	野生
174	蒙古石竹	*Dianthus chinensis* L. var. *subulifolius* (Kitag.) Ma	石竹科	ND	野生
175	兴安石竹	*Dianthus chinensis* L. var. *veraicolor* (Flsch. ex Link) Ma	石竹科	ND、HD	野生
176	瞿麦	*Dianthus repens* Willd.	石竹科	ND、HD	野生
177	簇茎石竹	*Dianthus superbus* L.	石竹科	ND	野生
178	浅裂剪秋罗	*Lychnis cognata* Maxim.	石竹科	ND	野生
179	剪秋罗	*Lychnis fulgens* Fischer ex Sprengel	石竹科	ND、HD	野生
180	兴安女娄菜	*Melandrium brachypetalum* (Horn.) Fenzl	石竹科	ND	野生
181	光萼女娄菜	*Melandrium firmum* (Sieb. et Zucc.) Rohrb. Monogr.	石竹科	ND、HD	野生
182	蔓孩儿参	*Pseudostellaria davidii* (Franch.) Pax	石竹科	ND	野生
183	毛孩儿参	*Pseudostellaria japonica* (Korsh.) Pax	石竹科	ND	野生
184	女娄菜	*Silene aprica* Turcx. ex Fisch. et Mey.	石竹科	ND、HD	野生
185	山蚂蚱草	*Silene jenisseensis* Willd.	石竹科	ND、HD	野生
186	蔓茎蝇子草	*Silene repens* Patr.	石竹科	ND、HD	野生
187	白玉草	*Silene venosa* (Gilib.) Aschers.	石竹科	ND、HD	野生
188	叉歧繁缕	*Stellaria dichotoma* L.	石竹科	ND、HD	野生
189	沙地繁缕	*Stellaria gypsophyloides* Fenzl	石竹科	ND	野生
190	银柴胡	*Stellaria lanceolata* (Bunge) Y. S. Lian	石竹科	ND	野生
191	繁缕	*Stellaria media* (L.) Villars	石竹科	ND、HD	野生
192	缕瓣繁缕	*Stellaria radians* L.	石竹科	ND、HD	野生

编号	中文名	拉丁学名	科名	分布地	野生或栽培
193	麦蓝菜	*Vaccaria hispanica* (Miller) Rauschert	石竹科	ND	野生
194	睡莲	*Nymphaea tetragona* Georgi	睡莲科	ND、HD	野生
195	芍药	*Paeonia lactiflora* Pall.	芍药科	ND、HD	野生
196	草芍药	*Paeonia obovata* Maxim.	芍药科	ND	野生
197	兴安乌头	*Aconitum ambiguum* Reichb.	毛茛科	ND、HD	野生
198	细叶黄乌头	*Aconitum barbatum* Pers.	毛茛科	ND、HD	野生
199	西伯利亚乌头	*Aconitum barbatum* Patrin ex Pers. var. *hispidum* (DC.) DC.	毛茛科	ND	野生
200	薄叶乌头	*Aconitum fischeri* Reichb.	毛茛科	ND、HD	野生
201	北乌头	*Aconitum kusnezoffii* Reichb.	毛茛科	ND、HD	野生
202	细叶乌头	*Aconitum macrorhynchum* Turcz.	毛茛科	ND、HD	野生
203	宽叶蔓乌头	*Aconitum sczukinii* Turcz.	毛茛科	ND	野生
204	红果类叶升麻	*Actaea erythrocarpa* Fisch.	毛茛科	ND、HD	野生
205	北侧金盏花	*Adonis sibirica* Patr. ex Ledeb.	毛茛科	ND、HD	野生
206	二歧银莲花	*Anemone dichotoma* L.	毛茛科	ND、HD	野生
207	小花草玉梅	*Anemone flore-minore* (Maxim.) Y. Z. Zhao	毛茛科	ND	野生
208	大花银莲花	*Anemone sylvestris* Linnaeus	毛茛科	ND、HD	野生
209	尖萼耧斗菜	*Aquilegia oxysepala* Trautv. et Mey.	毛茛科	ND、HD	野生
210	小花耧斗菜	*Aquilegia parviflora* Ledeb.	毛茛科	ND、HD	野生
211	耧斗菜	*Aquilegia viridiflora* Pall.	毛茛科	ND、HD	野生
212	水毛茛	*Batrachium bungei* (Steud.) L. Liou	毛茛科	ND、HD	野生
213	白花驴蹄草	*Caltha natans* Pall.	毛茛科	ND、HD	野生
214	三角叶驴蹄草	*Caltha palustris* L. var. *sibirica* Regel	毛茛科	ND、HD	野生
215	兴安升麻	*Cimicifuga dahurica* (Turcz. ex Fischer et C. A. Meyer) Maxim.	毛茛科	ND、HD	野生
216	单穗升麻	*Cimicifuga simplex* Wormsk.	毛茛科	ND、HD	野生
217	芹叶铁线莲	*Clematis aethusifolia* Turcz.	毛茛科	ND	野生
218	宽芹叶铁线莲	*Clematis aethusifolia* Turcz. var. *latisecta* Maxim.	毛茛科	ND	野生
219	短尾铁线莲	*Clematis brevicaudata* DC.	毛茛科	ND、HD	野生
220	褐毛铁线莲	*Clematis fusca* Turcz.	毛茛科	ND、HD	野生

续表

编号	中文名	拉丁学名	科名	分布地	野生或栽培
221	棉团铁线莲	*Clematis hexapetala* Pall.	毛茛科	ND、HD	野生
222	长瓣铁线莲	*Clematis macropetala* Ledeb.	毛茛科	ND、HD	野生
223	西伯利亚铁线莲	*Clematis sibirica* Miller	毛茛科	ND、HD	野生
224	辣蓼铁线莲	*Clematis terniflora* DC. var. *mandshurica* (Rupr.) Ohwi	毛茛科	ND	野生
225	翠雀	*Delphinium grandiflorum* L.	毛茛科	ND、HD	野生
226	东北高翠雀花	*Delphinium korshinskyanum* Nevski	毛茛科	ND、HD	野生
227	长叶碱毛茛	*Halerpestes ruthenica* (Jacq.) Ovcz.	毛茛科	ND	野生
228	碱毛茛	*Halerpestes sarmentosa* (Adams) Komarov et Alissova	毛茛科	ND、HD	野生
229	蓝堇草	*Leptopyrum fumarioides* (L.) Reichb.	毛茛科	ND、HD	野生
230	白头翁	*Pulsatilla chinensis* (Bunge) Regel	毛茛科	ND	野生
231	兴安白头翁	*Pulsatilla dahurica* (Fisch.) Spreng.	毛茛科	ND、HD	野生
232	掌叶白头翁	*Pulsatilla patens* (L.) Mill. subsp. *multifida* (Pritzel) Zamelis	毛茛科	ND、HD	野生
233	黄花白头翁	*Pulsatilla sukaczevii* Juz.	毛茛科	ND	野生
234	细叶白头翁	*Pulsatilla turczaninovii* Kryl. et Serg.	毛茛科	ND、HD	野生
235	茴茴蒜	*Ranunculus chinensis* Bunge	毛茛科	ND	野生
236	毛茛	*Ranunculus japonicus* Thunb.	毛茛科	ND、HD	野生
237	匍枝毛茛	*Ranunculus repens* L.	毛茛科	ND、HD	野生
238	石龙芮	*Ranunculus sceleratus* L.	毛茛科	ND、HD	野生
239	唐松草	*Thalictrum aquilegifolium* Linn. var. *sibiricum* Linnaeus	毛茛科	ND、HD	野生
240	贝加尔唐松草	*Thalictrum baicalense* Turcz.	毛茛科	ND、HD	野生
241	腺毛唐松草	*Thalictrum foetidum* L.	毛茛科	ND、HD	野生
242	欧亚唐松草	*Thalictrum minus* L.	毛茛科	ND、HD	野生
243	东亚唐松草	*Thalictrum minus* L. var. *hypoleucum* (Sieb. et Zucc.) Miq.	毛茛科	ND、HD	野生
244	瓣蕊唐松草	*Thalictrum petaloideum* L.	毛茛科	ND、HD	野生
245	卷叶唐松草	*Thalictrum petaloideum* L. var. *supradecompositum* (Nakai) Kitag.	毛茛科	ND	野生
246	直梗唐松草	*Thalictrum przewalskii* Maxim.	毛茛科	ND、HD	野生

编号	中文名	拉丁学名	科名	分布地	野生或栽培
247	箭头唐松草	*Thalictrum simplex* L.	毛茛科	ND、HD	野生
248	短梗箭头唐松草	*Thalictrum simplex* L. var. *brevipes* H. Hara	毛茛科	ND、HD	野生
249	展枝唐松草	*Thalictrum squarrosum* Steph. et Willd.	毛茛科	ND、HD	野生
250	短瓣金莲花	*Trollius ledebourii* Reichenbach	毛茛科	ND、HD	野生
251	长瓣金莲花	*Trollius macropetalus* Fr. Schmidt	毛茛科	ND	野生
252	黄芦木	*Berberis amurensis* Rupr.	小檗科	ND、HD	野生
253	细叶小檗	*Berberis poiretii* C. K. Schneid.	小檗科	ND	野生
254	西伯利亚小檗	*Berberis sibirica* Pall.	小檗科	ND、HD	野生
255	蝙蝠葛	*Menispermum dauricum* DC.	防己科	ND、HD	野生
256	五味子	*Schisandra chinensis* (Turcz.) Baill.	五味子科	ND、HD	野生
257	白屈菜	*Chelidonium majus* L.	罂粟科	ND、HD	野生
258	角茴香	*Hypecoum erectum* L.	罂粟科	ND	野生
259	野罂粟	*Papaver nudicaule* L.	罂粟科	ND、HD	野生
260	黑水罂粟	*Papaver nudicaule* L. f. *amurense* (N. Busch) H. Chuang	罂粟科	ND、HD	野生
261	岩罂粟	*Papaver nudicaule* L. var. *saxatile* Kitag.	罂粟科	ND、HD	野生
262	小黄紫堇	*Corydalis raddeana* Regel	紫堇科	ND、HD	野生
263	北紫堇	*Corydalis sibirica* (L. F.) Pers.	紫堇科	ND、HD	野生
264	齿瓣延胡索	*Corydalis turtschaninovii* Bess.	紫堇科	ND、HD	野生
265	垂果南芥	*Arabis pendula* L.	十字花科	ND、HD	野生
266	芥菜	*Brassica juncea* (L.) Czern.	十字花科	ND、HD	栽培
267	油芥菜	*Brassica juncea* (L.) Czern. var. *gracilis* Tsen et Lee	十字花科	ND、HD	栽培
268	雪里蕻	*Brassica juncea* (L.) Czern. var. *multiceps* Tsen et Lee	十字花科	ND、HD	栽培
269	根用芥	*Brassica juncea* (L.) Czern. var. *napiformis* (Pailleux et Bois) Kitam.	十字花科	ND、HD	栽培
270	芜菁甘蓝	*Brassica napus* L. var. *napobrassica* (L.) Reich.	十字花科	ND、HD	栽培
271	花椰菜	*Brassica oleracea* L. var. *botrytis* L.	十字花科	ND、HD	栽培
272	甘蓝	*Brassica oleracea* L. var. *capitata* L.	十字花科	ND、HD	栽培
273	擘蓝	*Brassica oleracea* L. var. *gongylodes* L.	十字花科	ND、HD	栽培
274	芜菁	*Brassica rapa* L.	十字花科	ND、HD	栽培

编号	中文名	拉丁学名	科名	分布地	野生或栽培
275	青菜	*Brassica rapa* L. var. *chinensis* (L.) Kitam.	十字花科	ND、HD	栽培
276	白菜	*Brassica rapa* L. var. *glabra* Regel	十字花科	ND、HD	栽培
277	芸苔	*Brassica rapa* L. var. *oleifera* DC.	十字花科	ND、HD	栽培
278	荠	*Capsella bursa-pastoris* (L.) Medic.	十字花科	ND、HD	野生
279	白花碎米荠	*Cardamine leucantha* (Tausch) O. E. Schulz	十字花科	ND、HD	野生
280	水田碎米荠	*Cardamine lyrata* Bunge	十字花科	ND	野生
281	伏水碎米荠	*Cardamine prorepens* Fisch. ex DC.	十字花科	ND、HD	野生
282	播娘蒿	*Descurainia sophia* (L.) Webb ex Prantl	十字花科	ND、HD	野生
283	葶苈	*Draba nemorosa* L.	十字花科	ND、HD	野生
284	糖芥	*Erysimum amurense* Kitag.	十字花科	ND、HD	野生
285	小花糖芥	*Erysimum cheiranthoides* L.	十字花科	ND、HD	野生
286	独行菜	*Lepidium apetalum* Willdenow	十字花科	ND、HD	野生
287	宽叶独行菜	*Lepidium latifolium* L.	十字花科	ND	野生
288	萝卜	*Raphanus sativus* L.	十字花科	ND、HD	栽培
289	风花菜	*Rorippa globosa* (Turcz.) Hayek	十字花科	ND、HD	野生
290	沼生蔊菜	*Rorippa palustris* (Linnaeus) Besser	十字花科	ND、HD	野生
291	垂果大蒜芥	*Sisymbrium heteromallum* C. A. Mey.	十字花科	ND	野生
292	菥蓂	*Thlaspi arvense* L.	十字花科	ND	野生
293	山菥蓂	*Thlaspi cochleariforme* de Candolle	十字花科	ND、HD	野生
294	圆叶茅膏菜	*Drosera rotundifolia* L.	茅膏菜科	ND	野生
295	白八宝	*Hylotelephium pallescens* (Freyn) H. Ohba	景天科	ND、HD	野生
296	长药八宝	*Hylotelephium spectabile* (Bor.) H. Ohba	景天科	ND	野生
297	紫八宝	*Hylotelephium triphyllum* (Haworth) Holub	景天科	ND、HD	野生
298	狼爪瓦松	*Orostachys cartilaginea* Borissova	景天科	ND	野生
299	瓦松	*Orostachys fimbriata* (Turcz.) A. Berger	景天科	ND	野生
300	钝叶瓦松	*Orostachys malacophylla* (Pallas) Fischer	景天科	ND、HD	野生
301	黄花瓦松	*Orostachys spinosa* (Linnaeus) Sweet	景天科	ND、HD	野生
302	费菜	*Phedimus aizoon* (Linnaeus) 't Hart	景天科	ND、HD	野生

续表

编号	中文名	拉丁学名	科名	分布地	野生或栽培
303	宽叶费菜	*Phedimus aizoon* (Linnaeus)' t Hart var. *latifolius* (Maxim.) H. Ohba et al.	景天科	ND、HD	野生
304	乳毛费菜	*Phedimus aizoon* (Linnaeus)'t Hart. var. *scabrus* (Maxim.) H. Ohba et al.	景天科	ND	野生
305	狭叶费菜	*Phedimus aizoon* (Linnaeus)' t Hart var. *yamatutae* (Kitagawa) H. Ohba et al.	景天科	ND	野生
306	小丛红景天	*Rhodiola dumulosa* (Franch.) S. H. Fu	景天科	ND	野生
307	红升麻	*Astilbe chinensis* (Maxim.) Franch. et Savat.	虎耳草科	ND	野生
308	毛金腰	*Chrysosplenium pilosum* Maxim.	虎耳草科	ND、HD	野生
309	五台金腰	*Chrysosplenium serreanum* Hand.-Mazz.	虎耳草科	ND、HD	野生
310	梅花草	*Parnassia palustris* L.	虎耳草科	ND、HD	野生
311	扯根菜	*Penthorum chinense* Pursh	虎耳草科	ND	野生
312	堇叶山梅花	*Philadelphus tenuifolius* Rupr. ex Maxim.	虎耳草科	ND	野生
313	双刺茶藨子	*Ribes diacanthum* Pall.	虎耳草科	ND、HD	野生
314	密穗茶藨子	*Ribes liouanum* Kitang.	虎耳草科	ND	野生
315	东北茶藨子	*Ribes mandshuricum* (Maxim.) Kom.	虎耳草科	ND、HD	野生
316	黑茶藨子	*Ribes nigrum* L.	虎耳草科	ND、HD	野生
317	英吉利茶藨子	*Ribes palczewskii* (Jancz.) Pojark.	虎耳草科	ND、HD	野生
318	水葡萄茶藨子	*Ribes procumbens* Pall.	虎耳草科	ND、HD	野生
319	美丽茶藨子	*Ribes pulchellum* Turcz.	虎耳草科	ND	野生
320	矮茶藨子	*Ribes triste* Pall.	虎耳草科	ND	野生
321	点头虎耳草	*Saxifraga cernua* L.	虎耳草科	ND、HD	野生
322	球茎虎耳草	*Saxifraga sibirica* L.	虎耳草科	ND	野生
323	龙芽草	*Agrimonia pilosa* Ldb.	蔷薇科	ND、HD	野生
324	山桃	*Amygdalus davidiana* (Carriére) de Vos ex L. Henry	蔷薇科	ND	栽培
325	柄扁桃	*Amygdalus pedunculata* Pall.	蔷薇科	ND	野生
326	山杏	*Armeniaca sibirica* (L.) Lam.	蔷薇科	ND、HD	野生
327	杏	*Armeniaca vulgaris* Lam.	蔷薇科	ND、HD	栽培
328	假升麻	*Aruncus sylvester* Kostel.	蔷薇科	ND、HD	野生
329	欧李	*Cerasus humilis* (Bunge) Sok.	蔷薇科	ND	野生

续表

编号	中文名	拉丁学名	科名	分布地	野生或栽培
330	毛樱桃	*Cerasus tomentosa* (Thunb.) Wall. ex T. T. Yu et C. L. Li	蔷薇科	ND、HD	栽培
331	榆叶梅	*Cerasus triloba* (Lindl.) Bar. et Liou	蔷薇科	ND、HD	栽培
332	地蔷薇	*Chamaerhodos erecta* (L.) Bge.	蔷薇科	ND、HD	野生
333	沼委陵菜	*Comarum palustre* L.	蔷薇科	ND、HD	野生
334	灰栒子	*Cotoneaster acutifolius* Turcz.	蔷薇科	ND	野生
335	全缘栒子	*Cotoneaster integerrimus* Medic.	蔷薇科	ND、HD	野生
336	黑果栒子	*Cotoneaster melanocarpus* Lodd.	蔷薇科	ND	野生
337	水栒子	*Cotoneaster multiflorus* Bunge	蔷薇科	ND	野生
338	光叶山楂	*Crataegus dahurica* Koehne ex Schneid.	蔷薇科	ND、HD	野生
339	毛山楂	*Crataegus maximowiczii* Schneid.	蔷薇科	ND、HD	野生
340	山楂	*Crataegus pinnatifida* Bge.	蔷薇科	ND、HD	野生
341	山里红	*Crataegus pinnatifida* Bge. var. *major* N. E. Br.	蔷薇科	ND、HD	栽培
342	辽宁山楂	*Crataegus sanguinea* Pall.	蔷薇科	ND、HD	野生
343	细叶蚊子草	*Filipendula angustiloba* (Turcz.) Maxim.	蔷薇科	ND、HD	野生
344	翻白蚊子草	*Filipendula intermedia* (Glehn) Juzep.	蔷薇科	ND、HD	野生
345	蚊子草	*Filipendula palmata* (Pall.) Maxim.	蔷薇科	ND、HD	野生
346	草莓	*Fragaria* × *ananassa* (Weston) Duch.	蔷薇科	ND、HD	栽培
347	东方草莓	*Fragaria orientalis* Lozinsk.	蔷薇科	ND、HD	野生
348	路边青	*Geum aleppicum* Jacq.	蔷薇科	ND、HD	野生
349	花红	*Malus asiatica* Nakai	蔷薇科	ND、HD	栽培
350	山荆子	*Malus baccata* (L.) Borkh.	蔷薇科	ND、HD	野生
351	楸子	*Malus prunifolia* (Willd.) Borkh.	蔷薇科	ND、HD	栽培
352	苹果	*Malus pumila* Mill.	蔷薇科	ND	栽培
353	稠李	*Padus avium* Miller	蔷薇科	ND、HD	野生
354	斑叶稠李	*Padus maackii* (Rupr.) Kom.	蔷薇科	ND、HD	栽培
355	蕨麻	*Potentilla anserina* L.	蔷薇科	ND、HD	野生
356	白萼委陵菜	*Potentilla betonicifolia* Poir.	蔷薇科	ND、HD	野生
357	二裂委陵菜	*Potentilla bifurca* L.	蔷薇科	ND、HD	野生

编号	中文名	拉丁学名	科名	分布地	野生或栽培
358	委陵菜	*Potentilla chinensis* Ser.	蔷薇科	ND、HD	野生
359	大萼委陵菜	*Potentilla conferta* Bunge	蔷薇科	ND	野生
360	翻白草	*Potentilla discolor* Bge.	蔷薇科	ND、HD	野生
361	匍枝委陵菜	*Potentilla flagellaris* Willd. ex Schlecht.	蔷薇科	ND、HD	野生
362	莓叶委陵菜	*Potentilla fragarioides* L.	蔷薇科	ND、HD	野生
363	三叶委陵菜	*Potentilla freyniana* Bornm.	蔷薇科	HD	野生
364	金露梅	*Potentilla fruticosa* L.	蔷薇科	ND、HD	野生
365	银露梅	*Potentilla glabra* Lodd.	蔷薇科	ND、HD	野生
366	腺毛委陵菜	*Potentilla longifolia* Willd. ex Schlecht.	蔷薇科	HD	野生
367	多裂委陵菜	*Potentilla multifida* L.	蔷薇科	ND、HD	野生
368	雪白委陵菜	*Potentilla nivea* L.	蔷薇科	HD	野生
369	小叶金露梅	*Potentilla parvifolia* (Fisch. ex Lehm.) Sojak.	蔷薇科	ND	野生
370	朝天委陵菜	*Potentilla supina* L.	蔷薇科	ND、HD	野生
371	菊叶委陵菜	*Potentilla tanacetifolia* Willd. ex Schlecht.	蔷薇科	ND、HD	野生
372	轮叶委陵菜	*Potentilla verticillaris* Steph. ex Willd.	蔷薇科	ND	野生
373	李	*Prunus salicina* Lindl.	蔷薇科	ND、HD	栽培
374	秋子梨	*Pyrus ussuriensis* Maxim.	蔷薇科	ND	野生
375	刺蔷薇	*Rosa acicularis* Lindl.	蔷薇科	ND、HD	野生
376	山刺玫	*Rosa davurica* Pall.	蔷薇科	ND、HD	野生
377	长白蔷薇	*Rosa koreana* Kom.	蔷薇科	ND	野生
378	玫瑰	*Rosa rugosa* Thunb.	蔷薇科	ND、HD	栽培
379	黄刺玫	*Rosa xanthina* Lindl.	蔷薇科	ND	栽培
380	北悬钩子	*Rubus arcticus* L.	蔷薇科	ND、HD	野生
381	兴安悬钩子	*Rubus chamaemorus* L.	蔷薇科	ND	野生
382	牛叠肚	*Rubus crataegifolius* Bunge	蔷薇科	ND	野生
383	华北覆盆子	*Rubus idaeus* L. var. *borealisinensis* T. T. Yu et L. T. Lu	蔷薇科	ND	栽培
384	库页悬钩子	*Rubus sachalinensis* Lévl.	蔷薇科	ND、HD	野生
385	石生悬钩子	*Rubus saxatilis* L.	蔷薇科	ND、HD	野生

续表

编号	中文名	拉丁学名	科名	分布地	野生或栽培
386	地榆	*Sanguisorba officinalis* L.	蔷薇科	ND、HD	野生
387	长蕊地榆	*Sanguisorba officinalis* L. var. *longifila* Kitag.	蔷薇科	ND、HD	野生
388	细叶地榆	*Sanguisorba tenuifolia* Fisch. ex Link	蔷薇科	ND、HD	野生
389	小白花地榆	*Sanguisorba tenuifolia* Fisch. ex Link var. *alba* Trautv. et Mey.	蔷薇科	ND、HD	野生
390	欧亚绣线菊	*Spiraea media* Schmidt	蔷薇科	ND、HD	野生
391	土庄绣线菊	*Spiraea pubescens* Turcz.	蔷薇科	ND、HD	野生
392	绣线菊	*Spiraea salicifolia* L.	蔷薇科	ND、HD	野生
393	绢毛绣线菊	*Spiraea sericea* Turcz.	蔷薇科	ND、HD	野生
394	三裂绣线菊	*Spiraea trilobata* L.	蔷薇科	ND	野生
395	珍珠梅	*Sorbaria sorbifolia* (L.) A. Br.	蔷薇科	ND、HD	野生
396	花楸树	*Sorbus pohuashanensis* (Hance) Hedl.	蔷薇科	ND、HD	野生
397	西伯利亚花楸	*Sorbus sibirica* Hedl.	蔷薇科	ND	栽培
398	紫穗槐	*Amorpha fruticosa* L.	豆科	ND	栽培
399	两型豆	*Amphicarpaea edgeworthii* Benth.	豆科	ND	野生
400	落花生	*Arachis hypogaea* L.	豆科	ND	栽培
401	华黄耆	*Astragalus chinensis* L. f.	豆科	ND	野生
402	扁茎黄耆	*Astragalus complanatus* R. Br. ex Bunge	豆科	ND	野生
403	斜茎黄耆	*Astragalus laxmannii* Jacquin	豆科	ND、HD	野生
404	黄耆	*Astragalus membranaceus* Bunge	豆科	ND、HD	野生
405	草木樨状黄耆	*Astragalus melilotoides* Pall.	豆科	ND	野生
406	蒙古黄耆	*Astragalus mongholicus* Bunge	豆科	ND	野生
407	糙叶黄耆	*Astragalus scaberrimus* Bunge	豆科	ND	野生
408	细叶黄耆	*Astragalus tenuis* Turcz.	豆科	ND	野生
409	树锦鸡儿	*Caragana arborescens* Lam.	豆科	ND、HD	栽培
410	柠条锦鸡儿	*Caragana korshinskii* Kom.	豆科	ND	栽培
411	小叶锦鸡儿	*Caragana microphylla* Lam.	豆科	ND	野生
412	狭叶锦鸡儿	*Caragana stenophylla* Pojark.	豆科	ND	野生

续表

编号	中文名	拉丁学名	科名	分布地	野生或栽培
413	山竹子	*Corethrodendron fruticosum* (Pall.) B. H. Choi et H. Ohashi	豆科	ND	野生
414	山皂荚	*Gleditsia japonica* Miq.	豆科	ND	栽培
415	大豆	*Glycine max* (L.) Merr.	豆科	ND、HD	栽培
416	野大豆	*Glycine soja* Sieb. et Zucc.	豆科	ND、HD	野生
417	刺果甘草	*Glycyrrhiza pallidiflora* Maxim.	豆科	ND	野生
418	甘草	*Glycyrrhiza uralensis* Fisch. ex DC.	豆科	ND	野生
419	米口袋	*Gueldenstaedtia multiflora* Bunge	豆科	ND	野生
420	狭叶米口袋	*Gueldenstaedtia stenophylla* Bunge	豆科	ND	野生
421	少花米口袋	*Gueldenstaedtia verna* (Georgi) Boriss.	豆科	ND、HD	野生
422	山岩黄耆	*Hedysarum alpinum* L.	豆科	ND、HD	野生
423	鸡眼草	*Kummerowia striata* (Thunb.) Schindl.	豆科	ND、HD	野生
424	扁豆	*Lablab purpureus* (L.) Sweet	豆科	ND	栽培
425	三脉山黧豆	*Lathyrus komarovii* Ohwi	豆科	ND、HD	野生
426	毛山黧豆	*Lathyrus palustris* L. var. *pilosus* (Cham.) Ledeb.	豆科	ND、HD	野生
427	山黧豆	*Lathyrus quinquenervius* (Miq.) Litv.	豆科	ND、HD	野生
428	胡枝子	*Lespedeza bicolor* Turcz.	豆科	ND、HD	野生
429	兴安胡枝子	*Lespedeza davurica* (Laxmann) Schindler	豆科	ND、HD	野生
430	多花胡枝子	*Lespedeza floribunda* Bunge	豆科	ND	野生
431	阴山胡枝子	*Lespedeza inschanica* (Maxim.) Schidl.	豆科	HD	野生
432	尖叶铁扫帚	*Lespedeza juncea* (L. f.) Pers.	豆科	ND、HD	野生
433	牛枝子	*Lespedeza potaninii* V. N. Vassil.	豆科	ND	野生
434	绒毛胡枝子	*Lespedeza tomentosa* (Thunb.) Sieb. ex Maxim.	豆科	ND	野生
435	野苜蓿	*Medicago falcata* L.	豆科	ND、HD	野生
436	天蓝苜蓿	*Medicago lupulina* L.	豆科	ND、HD	野生
437	花苜蓿	*Medicago ruthenica* (L.) Trautv.	豆科	ND	野生
438	紫花苜蓿	*Medicago sativa* L.	豆科	ND、HD	野生
439	白花草木樨	*Melilotus albus* Medic. ex Desr.	豆科	ND、HD	野生
440	细齿草木樨	*Melilotus dentatus* (Wald. et Kit.) Pers.	豆科	ND	野生

续表

编号	中文名	拉丁学名	科名	分布地	野生或栽培
441	草木樨	*Melilotus officinalis* (L.) Pall.	豆科	ND、HD	野生
442	蓝花棘豆	*Oxytropis caerulea* (Pall.) DC.	豆科	ND	野生
443	硬毛棘豆	*Oxytropis fetissovii* Bunge	豆科	ND	野生
444	薄叶棘豆	*Oxytropis leptophylla* (Pall.) DC.	豆科	ND	野生
445	多叶棘豆	*Oxytropis myriophylla* (Pall.) DC.	豆科	ND、HD	野生
446	尖叶棘豆	*Oxytropis oxyphylla* (Pall.) DC.	豆科	ND	野生
447	砂珍棘豆	*Oxytropis racemosa* Turcz.	豆科	ND	野生
448	菜豆	*Phaseolus vulgaris* L.	豆科	ND、HD	栽培
449	豌豆	*Pisum sativum* L.	豆科	ND、HD	栽培
450	苦参	*Sophora flavescens* Alt.	豆科	ND、HD	野生
451	槐	*Sophora japonica* L.	豆科	ND	野生
452	苦马豆	*Sphaerophysa salsula* (Pall.) DC.	豆科	ND	野生
453	披针叶野决明	*Thermopsis lanceolata* R. Br.	豆科	ND	野生
454	野火球	*Trifolium lupinaster* L.	豆科	ND、HD	野生
455	白花野火球	*Trifolium lupinaster* L. var. *albiflorum* Ser.	豆科	ND	野生
456	红车轴草	*Trifolium pratense* L.	豆科	ND	野生
457	白车轴草	*Trifolium repens* L.	豆科	ND	野生
458	山野豌豆	*Vicia amoena* Fisch. ex DC.	豆科	ND、HD	野生
459	狭叶山野豌豆	*Vicia amoena* Fisch. ex DC. var. *oblongifolia* Regel	豆科	ND	野生
460	黑龙江野豌豆	*Vicia amurensis* Oett.	豆科	ND、HD	野生
461	广布野豌豆	*Vicia cracca* L.	豆科	ND、HD	野生
462	灰野豌豆	*Vicia cracca* L. var. *canescens* Maxim. ex Franch.	豆科	ND、HD	野生
463	东方野豌豆	*Vicia japonica* A. Gray	豆科	ND、HD	野生
464	多茎野豌豆	*Vicia multicaulis* Ledeb.	豆科	ND、HD	野生
465	大叶野豌豆	*Vicia pseudo-orobus* Fischer et C. A. Meyer	豆科	ND、HD	野生
466	白花大叶野豌豆	*Vicia pseudo-orobus* Fischer et C. A. Meyer f. *albiflora* (Nakai) P. Y. Fu et Y. A. Chen	豆科	ND	野生
467	北野豌豆	*Vicia ramuliflora* (Maxim.) Ohwi	豆科	ND、HD	野生
468	贝加尔野豌豆	*Vicia ramuliflora* (Maxim.) Ohwi f. *baicalensis* (Turcz.) P. Y. Fu et Y. A. Chen	豆科	ND、HD	野生

续表

编号	中文名	拉丁学名	科名	分布地	野生或栽培
469	歪头菜	*Vicia unijuga* A. Br.	豆科	ND、HD	野生
470	赤豆	*Vigna angularis* (Willd.) Ohwi et H. Ohashi	豆科	ND	栽培
471	绿豆	*Vigna radiata* (L.) R. Wilczek	豆科	ND	栽培
472	酢浆草	*Oxalis corniculata* L.	酢浆草科	ND	野生
473	芹叶牻牛儿苗	*Erodium cicutarium* (L.) L'Herit. ex Ait.	牻牛儿苗科	ND	野生
474	牻牛儿苗	*Erodium stephanianum* Willd.	牻牛儿苗科	ND、HD	野生
475	粗根老鹳草	*Geranium dahuricum* DC.	牻牛儿苗科	ND、HD	野生
476	突节老鹳草	*Geranium krameri* Franch. et Savat.	牻牛儿苗科	ND	野生
477	兴安老鹳草	*Geranium maximowiczii* Regel et Maack	牻牛儿苗科	ND、HD	野生
478	毛蕊老鹳草	*Geranium platyanthum* Duthie	牻牛儿苗科	ND、HD	野生
479	草地老鹳草	*Geranium pratense* L.	牻牛儿苗科	ND	野生
480	鼠掌老鹳草	*Geranium sibiricum* L.	牻牛儿苗科	ND、HD	野生
481	老鹳草	*Geranium wilfordii* Maxim.	牻牛儿苗科	ND	野生
482	灰背老鹳草	*Geranium wlassovianum* Fischer ex Link	牻牛儿苗科	ND、HD	野生
483	垂果亚麻	*Linum nutans* Maxim.	亚麻科	ND	野生
484	宿根亚麻	*Linum perenne* L.	亚麻科	ND、HD	野生
485	野亚麻	*Linum stelleroides* Planch.	亚麻科	ND	野生
486	蒺藜	*Tribulus terrestris* Linnaeus	蒺藜科	ND	野生
487	白鲜	*Dictamnus dasycarpus* Turcz.	芸香科	ND、HD	野生
488	黄檗	*Phellodendron amurense* Rupr.	芸香科	ND、HD	野生
489	西伯利亚远志	*Polygala sibirica* L.	远志科	ND、HD	野生
490	远志	*Polygala tenuifolia* Willd.	远志科	ND、HD	野生
491	铁苋菜	*Acalypha australis* L.	大戟科	ND	野生
492	乳浆大戟	*Euphorbia esula* L.	大戟科	ND、HD	野生
493	狼毒大戟	*Euphorbia fischeriana* Steud.	大戟科	ND、HD	野生
494	地锦草	*Euphorbia humifusa* Willd.	大戟科	ND、HD	野生
495	甘肃大戟	*Euphorbia kansuensis* Prokh.	大戟科	ND	野生
496	钩腺大戟	*Euphorbia sieboldiana* C. Morr. et Decaisne	大戟科	ND	野生
497	一叶萩	*Flueggea suffruticosa* (Pall.) Baill.	大戟科	ND、HD	野生

续表

编号	中文名	拉丁学名	科名	分布地	野生或栽培
498	地构叶	*Speranskia tuberculata* (Bunge) Baill.	大戟科	ND	野生
499	沼生水马齿	*Callitriche palustris* L.	水马齿科	ND、HD	野生
500	东北岩高兰	*Empetrum nigrum* L. var. *japonicum* K. Koch	岩高兰科	ND、HD	野生
501	火炬树	*Rhus typhina* L.	漆树科	ND	栽培
502	卫矛	*Euonymus alatus* (Thunb.) Sieb.	卫矛科	ND	野生
503	白杜	*Euonymus maackii* Rupr.	卫矛科	ND、HD	野生
504	梣叶槭	*Acer negundo* L.	槭树科	ND、HD	栽培
505	色木槭	*Acer mono* Maxim.	槭树科	ND	野生
506	茶条槭	*Acer ginnala* Maxim.	槭树科	ND、HD	野生
507	元宝槭	*Acer truncatum* Bunge	槭树科	ND	野生
508	文冠果	*Xanthoceras sorbifolium* Bunge	无患子科	ND	野生
509	凤仙花	*Impatiens balsamina* L.	凤仙花科	ND、HD	野生
510	水金凤	*Impatiens noli-tangere* L.	凤仙花科	ND、HD	野生
511	鼠李	*Rhamnus davurica* Pall.	鼠李科	ND、HD	野生
512	薄叶鼠李	*Rhamnus leptophylla* Schneid.	鼠李科	ND	栽培
513	小叶鼠李	*Rhamnus parvifolia* Bunge	鼠李科	ND、HD	野生
514	乌苏里鼠李	*Rhamnus ussuriensis* J. Vass.	鼠李科	ND、IID	野生
515	枣	*Ziziphus jujuba* Mill. var. *inermis* (Bunge) Rehd.	鼠李科	ND	栽培
516	酸枣	*Ziziphus jujuba* Mill. var. *spinosa* (Bunge) Hu ex H. F. Chow	鼠李科	ND	野生
517	掌裂蛇葡萄	*Ampelopsis delavayana* Planch. var. *glabra* (Diels et Gilg) C. L. Li	葡萄科	ND	野生
518	葎叶蛇葡萄	*Ampelopsis humulifolia* Bunge	葡萄科	ND	野生
519	白蔹	*Ampelopsis japonica* (Thunb.) Makino	葡萄科	ND	野生
520	山葡萄	*Vitis amurensis* Rupr.	葡萄科	ND、HD	野生
521	紫椴	*Tilia amurensis* Rupr.	椴树科	ND、HD	野生
522	蒙椴	*Tilia mongolica* Maxim.	椴树科	ND	野生
523	苘麻	*Abutilon theophrasti* Medicus	锦葵科	ND、HD	野生
524	野西瓜苗	*Hibiscus trionum* L.	锦葵科	ND、HD	野生
525	锦葵	*Malva cathayensis* M. G. Gilbert Y. Tang et Dorr	锦葵科	ND、HD	野生

编号	中文名	拉丁学名	科名	分布地	野生或栽培
526	野葵	*Malva verticillata* L.	锦葵科	ND、HD	野生
527	黄海棠	*Hypericum ascyron* L.	藤黄科	ND、HD	野生
528	短柱黄海棠	*Hypericum ascyron* L. subsp. *gebleri* (Ledebour) N. Robson	藤黄科	ND、HD	野生
529	赶山鞭	*Hypericum attenuatum* Choisy	藤黄科	ND、HD	野生
530	柽柳	*Tamarix chinensis* Lour.	柽柳科	ND	野生
531	鸡腿堇菜	*Viola acuminata* Ledeb.	堇菜科	ND、HD	野生
532	双花堇菜	*Viola biflora* L.	堇菜科	ND	野生
533	球果堇菜	*Viola collina* Bess.	堇菜科	ND、HD	野生
534	裂叶堇菜	*Viola dissecta* Ledeb.	堇菜科	ND、HD	野生
535	溪堇菜	*Viola epipsiloides* A. Love et D. Love	堇菜科	ND、HD	野生
536	东北堇菜	*Viola mandshurica* W. Beck.	堇菜科	ND、HD	野生
537	蒙古堇菜	*Viola mongolica* Franch.	堇菜科	ND	野生
538	白花地丁	*Viola patrinii* DC. ex Ging.	堇菜科	ND、HD	野生
539	紫花地丁	*Viola philippica* Cav.	堇菜科	ND、HD	野生
540	早开堇菜	*Viola prionantha* Bunge	堇菜科	ND、HD	野生
541	库页堇菜	*Viola sacchalinensis* H. de Boiss.	堇菜科	ND、HD	野生
542	斑叶堇菜	*Viola variegata* Fisch. ex Link.	堇菜科	ND、HD	野生
543	阴地堇菜	*Viola yezoensis* Maxim.	堇菜科	ND	野生
544	草瑞香	*Diarthron linifolium* Turcz.	瑞香科	ND	野生
545	狼毒	*Stellera chamaejasme* L.	瑞香科	ND、HD	野生
546	沙枣	*Elaeagnus angustifolia* L.	胡颓子科	ND	栽培
547	中国沙棘	*Hippophae rhamnoides* L. subsp. *sinensis* Rousi	胡颓子科	ND、HD	栽培
548	千屈菜	*Lythrum salicaria* L.	千屈菜科	ND、HD	野生
549	欧菱	*Trapa natans* L.	菱科	ND、HD	野生
550	柳兰	*Chamerion angustifolium* (L.) Holub	柳叶菜科	ND、HD	野生
551	高山露珠草	*Circaea alpina* L.	柳叶菜科	ND、HD	野生
552	水珠草	*Circaea quadrisulcata* (Maxim.) Franch. et Sav.	柳叶菜科	ND、HD	野生
553	多枝柳叶菜	*Epilobium fastigiatoramosum* Nakai	柳叶菜科	ND、HD	野生

编号	中文名	拉丁学名	科名	分布地	野生或栽培
554	沼生柳叶菜	*Epilobium palustre* L.	柳叶菜科	ND、HD	野生
555	月见草	*Oenothera biennis* L.	柳叶菜科	ND、HD	野生
556	楤木	*Aralia elata* (Miq.) Seem	五加科	ND、HD	栽培
557	刺五加	*Eleutherococcus senticosus* (Rupr. et Maxim.) Maxim.	五加科	HD	野生
558	穗状狐尾藻	*Myriophyllum spicatum* L.	小二仙草科	ND、HD	野生
559	狐尾藻	*Myriophyllum verticillatum* L.	小二仙草科	ND、HD	野生
560	杉叶藻	*Hippuris vulgaris* L.	杉叶藻科	ND、HD	野生
561	东北羊角芹	*Aegopodium alpestre* Ledeb.	伞形科	ND、HD	野生
562	黑水当归	*Angelica amurensis* Schischk.	伞形科	ND、HD	野生
563	狭叶当归	*Angelica anomala* Ave-Lall.	伞形科	ND、HD	野生
564	白芷	*Angelica dahurica* (Fisch. ex Hoffm.) Benth. et Hook. f. ex Franch. et. Sav.	伞形科	ND、HD	野生
565	当归	*Angelica sinensis* (Oliv.) Diels	伞形科	ND	栽培
566	刺果峨参	*Anthriscus nemorosa*（Marschall von Bieb.）Spreng.	伞形科	ND、HD	野生
567	峨参	*Anthriscus sylvestris* (L.) Hoffm.	伞形科	ND、HD	野生
568	芹菜	*Apium graveolens* L.	伞形科	ND、HD	栽培
569	锥叶柴胡	*Bupleurum bicaule* Helm	伞形科	ND	野生
570	北柴胡	*Bupleurum chinense* DC.	伞形科	ND、HD	野生
571	大叶柴胡	*Bupleurum longiradiatum* Turcz.	伞形科	ND、HD	野生
572	红柴胡	*Bupleurum scorzonerifolium* Willd.	伞形科	ND、HD	野生
573	兴安柴胡	*Bupleurum sibiricum* Vest	伞形科	ND、HD	野生
574	黑柴胡	*Bupleurum smithii* H. Wolff.	伞形科	ND	野生
575	银州柴胡	*Bupleurum yinchowense* R. H. Shan et Y. Li	伞形科	ND	野生
576	田葛缕子	*Carum buriaticum* Turcz.	伞形科	ND、HD	野生
577	葛缕子	*Carum carvi* L.	伞形科	ND、HD	野生
578	毒芹	*Cicuta virosa* L.	伞形科	ND、HD	野生
579	兴安蛇床	*Cnidium dauricum* (Jacquin) Fischer et C. A. Meyer	伞形科	ND、HD	野生
580	蛇床	*Cnidium monnieri* (L.) Cuss.	伞形科	ND、HD	野生
581	芫荽	*Coriandrum sativum* L.	伞形科	ND、HD	栽培

编号	中文名	拉丁学名	科名	分布地	野生或栽培
582	胡萝卜	*Daucus carota* L. var. *sativa* Hoffm.	伞形科	ND、HD	栽培
583	沙茴香	*Ferula bungeana* Kitag.	伞形科	ND、HD	野生
584	茴香	*Foeniculum vulgare* Mill.	伞形科	ND、HD	栽培
585	兴安独活	*Heracleum dissectum* Ledeb.	伞形科	ND、HD	野生
586	短毛独活	*Heracleum moellendorffii* Hance	伞形科	ND、HD	野生
587	香芹	*Libanotis seseloides* (Fisch. et Mey. ex Turcz.) Turcz.	伞形科	ND、HD	野生
588	岩茴香	*Ligusticum tachiroei* (Franch. et Sav.) Hiroe et Constance	伞形科	ND	野生
589	宽叶羌活	*Notopterygium franchetii* H. de Boiss.	伞形科	ND	野生
590	水芹	*Oenanthe javanica* (Blume) DC.	伞形科	ND、HD	野生
591	全叶山芹	*Ostericum maximowiczii* (Fr. Schmidt ex Maxim.) Kitagawa	伞形科	ND、HD	野生
592	绿花山芹	*Ostericum viridiflorum* (Turcz.) Kitagawa	伞形科	ND、HD	野生
593	华北前胡	*Peucedanum harry-smithii* Fedde ex Wolff	伞形科	ND、HD	野生
594	石防风	*Peucedanum terebinthaceum* (Fisch.) Fisch. ex Turcz.	伞形科	ND、HD	野生
595	胀果芹	*Phlojodicarpus sibiricus* (Steph. ex Spreng.) K.-Pol.	伞形科	ND、HD	野生
596	羊红膻	*Pimpinella thellungiana* Wolff	伞形科	ND、HD	野生
597	棱子芹	*Pleurospermum uralense* Hoffm.	伞形科	ND	野生
598	防风	*Saposhnikovia divaricata* (Turcz.) Schischk.	伞形科	ND、HD	野生
599	泽芹	*Sium suave* Walt.	伞形科	ND、HD	野生
600	迷果芹	*Sphallerocarpus gracilis* (Bess.) K.-Pol.	伞形科	ND、HD	野生
601	红瑞木	*Cornus alba* Linnaeus	山茱萸科	ND、HD	野生
602	松下兰	*Monotropa hypopitys* L.	鹿蹄草科	ND、HD	野生
603	钝叶单侧花	*Orthilia obtusata* (Turcz.) Hara	鹿蹄草科	ND、HD	野生
604	红花鹿蹄草	*Pyrola asarifolia* Michaux subsp. *incarnata* (de Candolle) E. Haber & H. Takahashi	鹿蹄草科	ND、HD	野生
605	日本鹿蹄草	*Pyrola japonica* Klenze ex Alef.	鹿蹄草科	ND、HD	野生
606	圆叶鹿蹄草	*Pyrola rotundifolia* L.	鹿蹄草科	ND	野生
607	杜香	*Ledum palustre* L.	杜鹃花科	ND、HD	野生
608	宽叶杜香	*Ledum palustre* L. var. *dilatatum* Wahlenberg	杜鹃花科	ND、HD	野生

编号	中文名	拉丁学名	科名	分布地	野生或栽培
609	兴安杜鹃	*Rhododendron dauricum* L.	杜鹃花科	ND、HD	野生
610	高山杜鹃	*Rhododendron lapponicum* (L.) Wahl.	杜鹃花科	ND、HD	野生
611	照山白	*Rhododendron micranthum* Turcz.	杜鹃花科	ND	野生
612	迎红杜鹃	*Rhododendron mucronulatum* Turcz.	杜鹃花科	ND	野生
613	小果红莓苔子	*Vaccinium microcarpum* (Turcz. ex Rupr.) Schmalh.	杜鹃花科	ND、HD	野生
614	笃斯越橘	*Vaccinium uliginosum* L.	杜鹃花科	ND、HD	野生
615	越橘	*Vaccinium vitis-idaea* L.	杜鹃花科	ND、HD	野生
616	东北点地梅	*Androsace filiformis* Retz.	报春花科	ND、HD	野生
617	小点地梅	*Androsace gmelinii* (Gaertn.) Roem. et Schuit.	报春花科	ND、HD	野生
618	白花点地梅	*Androsace incana* Lam.	报春花科	ND、HD	野生
619	大苞点地梅	*Androsace maxima* L.	报春花科	ND	野生
620	北点地梅	*Androsace septentrionalis* L.	报春花科	ND、HD	野生
621	点地梅	*Androsace umbellata* (Lour.) Merr.	报春花科	ND、HD	野生
622	假报春	*Cortusa matthioli* L.	报春花科	ND	野生
623	河北假报春	*Cortusa matthioli* L. subsp. *pekinensis* (Al. Richt.) Kitag.	报春花科	ND	野生
624	海乳草	*Glaux maritima* L.	报春花科	ND、HD	野生
625	狼尾花	*Lysimachia barystachys* Bunge	报春花科	ND、HD	野生
626	黄连花	*Lysimachia davurica* Ledeb.	报春花科	ND、HD	野生
627	球尾花	*Lysimachia thyrsiflora* L.	报春花科	ND、HD	野生
628	粉报春	*Primula farinosa* L.	报春花科	ND、HD	野生
629	胭脂花	*Primula maximowiczii* Regel	报春花科	ND	野生
630	天山报春	*Primula nutans* Georgi	报春花科	ND、HD	野生
631	樱草	*Primula sieboldii* E. Morren	报春花科	ND、HD	野生
632	黄花补血草	*Limonium aureum* (L.) Hill.	白花丹科	ND	野生
633	二色补血草	*Limonium bicolor* (Bunge) Kuntze	白花丹科	ND	野生
634	雪柳	*Fontanesia fortunei* Carr.	木樨科	ND	栽培
635	连翘	*Forsythia suspensa* (Thunb.) Vahl.	木樨科	ND、HD	栽培
636	中国白蜡	*Fraxinus chinensis* Roxb.	木樨科	ND	栽培

续表

编号	中文名	拉丁学名	科名	分布地	野生或栽培
637	花曲柳	*Fraxinus chinensis* subsp. *rhynchophylla* (Hance) E. Murray	木樨科	ND	栽培
638	水曲柳	*Fraxinus mandschurica* Rupr.	木樨科	ND、HD	野生
639	洋白蜡	*Fraxinus pennsylvanica* Marsh.	木樨科	ND	栽培
640	小叶丁香	*Syringa microphylla* Diels	木樨科	ND、HD	栽培
641	紫丁香	*Syringa oblata* Lindl.	木樨科	ND、HD	栽培
642	白丁香	*Syringa oblata* Lindl. var. *alba* Hort. ex Rehd.	木樨科	ND、HD	栽培
643	暴马丁香	*Syringa reticulata* subsp. *amurensis* (Rupr.) P. S. Green et M. C. Chang	木樨科	HD	野生
644	红丁香	*Syringa villosa* Vahl	木樨科	ND、HD	栽培
645	腺鳞草	*Anagallidium dichotomum* (L.) Griseb.	龙胆科	ND	野生
646	百金花	*Centaurium pulchellum* var. *altaicum* (Griseb.) Kitag. et H. Hara	龙胆科	ND	野生
647	达乌里秦艽	*Gentiana dahurica* Fisch.	龙胆科	ND	野生
648	兴安龙胆	*Gantianna hsinganica* J. H. Yu	龙胆科	ND	野生
649	秦艽	*Gentiana macrophylla* Pall.	龙胆科	ND、HD	野生
650	条叶龙胆	*Gentiana manshurica* Kitag.	龙胆科	ND	野生
651	假水生龙胆	*Gentiana pseudoaquatica* Kusn.	龙胆科	ND	野生
652	龙胆	*Gentiana scabra* Bunge	龙胆科	ND、HD	野生
653	鳞叶龙胆	*Gentiana squarrosa* Ledeb.	龙胆科	ND、HD	野生
654	三花龙胆	*Gentiana triflora* Pall.	龙胆科	ND、HD	野生
655	朝鲜龙胆	*Gentiana uchiyamae* Nakai	龙胆科	ND	野生
656	尖叶假龙胆	*Gentianella acuta* (Michx.) Hulten	龙胆科	ND、HD	野生
657	扁蕾	*Gentianopsis barbata* (Froel.) Ma	龙胆科	ND、HD	野生
658	花锚	*Halenia corniculata* (L.) Cornaz	龙胆科	ND、HD	野生
659	肋柱花	*Lomatogonium carinthiacum* (Wulf.) Reichb.	龙胆科	ND	野生
660	短萼肋柱花	*Lomatogonium floribundum* (Franch.) Y. Z. Zhao	龙胆科	ND	野生
661	辐状肋柱花	*Lomatogonium rotatum* (L.) Fries ex Nym.	龙胆科	ND、HD	野生
662	翼萼蔓	*Pterygocalyx volubilis* Maxim.	龙胆科	ND	野生
663	北方獐牙菜	*Swertia diluta* (Turcz.) Benth. et Hook. f.	龙胆科	ND	野生

编号	中文名	拉丁学名	科名	分布地	野生或栽培
664	瘤毛獐牙菜	*Swertia pseudochinensis* Hara	龙胆科	ND、HD	野生
665	睡菜	*Menyanthes trifoliata* L.	睡菜科	ND、HD	野生
666	荇菜	*Nymphoides peltata* (S. G. Gmelin) Kuntze	睡菜科	ND、HD	野生
667	罗布麻	*Apocynum venetum* L.	夹竹桃科	ND	野生
668	合掌消	*Cynanchum amplexicaule* (Sieb. et Zucc.) Hemsl.	萝藦科	ND	野生
669	白薇	*Cynanchum atratum* Bunge	萝藦科	ND、HD	野生
670	白首乌	*Cynanchum bungei* Decne.	萝藦科	ND	野生
671	鹅绒藤	*Cynanchum chinense* R. Br.	萝藦科	ND	野生
672	徐长卿	*Cynanchum paniculatum* (Bunge) Kitagawa	萝藦科	ND、HD	野生
673	紫花杯冠藤	*Cynanchum purpureum* (Pallas) K. Schumann	萝藦科	ND、HD	野生
674	地梢瓜	*Cynanchum thesioides* (Freyn) K. Schum.	萝藦科	ND	野生
675	萝藦	*Metaplexis japonica* (Thunb.) Makino	萝藦科	ND、HD	野生
676	杠柳	*Periploca sepium* Bunge	萝藦科	ND	野生
677	打碗花	*Calystegia hederacea* Wall. ex Roxb.	旋花科	ND、HD	野生
678	旋花	*Calystegia sepium* (L.) R. Br.	旋花科	ND、HD	野生
679	银灰旋花	*Convolvulus ammannii* Desr.	旋花科	ND	野生
680	田旋花	*Convolvulus arvensis* L.	旋花科	ND、HD	野生
681	北鱼黄草	*Merremia sibirica* (L.) H. Hall.	旋花科	ND、HD	野生
682	圆叶牵牛	*Ipomoea purpurea* Lam.	旋花科	ND、HD	野生
683	菟丝子	*Cuscuta chinensis* Lam.	菟丝子科	ND、HD	野生
684	欧洲菟丝子	*Cuscuta europaea* L.	菟丝子科	ND、HD	野生
685	金灯藤	*Cuscuta japonica* Choisy	菟丝子科	ND	野生
686	啤酒花菟丝子	*Cuscuta lupuliformis* Krock.	菟丝子科	ND	野生
687	花荵	*Polemonium caeruleum* Linnaeus	花荵科	ND、HD	野生
688	钝背草	*Amblynotus obovatus* (Ledeb.) Johnst.	紫草科	ND、HD	野生
689	柔弱斑种草	*Bothriospermum zeylanicum* (J. Jacq.) Druce	紫草科	ND	野生
690	狭苞斑种草	*Bothriospermum kusnezowii* Bunge	紫草科	ND	野生
691	大果琉璃草	*Cynoglossum divaricatum* Stephan ex Lehmann	紫草科	ND、HD	野生
692	少花齿缘草	*Eritrichium pauciflorum* (Ledeb.) de Candolle	紫草科	ND、HD	野生

续表

编号	中文名	拉丁学名	科名	分布地	野生或栽培
693	蓝刺鹤虱	*Lappula consanguinea* (Fisch. et C. A. Mey.) Gurke	紫草科	ND	野生
694	蒙古鹤虱	*Lappula intermedia* (Ledeb.) Popov	紫草科	ND	野生
695	鹤虱	*Lappula myosotis* Moench	紫草科	ND、HD	野生
696	紫草	*Lithospermum erythrorhizon* Sieb. et Zucc.	紫草科	ND	野生
697	小花紫草	*Lithospermum officinale* L.	紫草科	ND	野生
698	紫筒草	*Stenosolenium saxatile* (Pall.) Turcz.	紫草科	ND	野生
699	砂引草	*Tournefortia sibirica* Linnaeus	紫草科	ND	野生
700	森林附地菜	*Trigonotis coreana* Nakai	紫草科	ND	野生
701	附地菜	*Trigonotis peduncularis* (Trev.) Benth. ex Baker et Moore	紫草科	ND、HD	野生
702	荆条	*Vitex negundo* L. var. *heterophylla* (Franch.) Rehd.	马鞭草科	ND	野生
703	藿香	*Agastache rugosa* (Fisch. et Mey.) O. Ktze.	唇形科	ND、HD	野生
704	多花筋骨草	*Ajuga multiflora* Bunge	唇形科	ND	野生
705	水棘针	*Amethystea caerulea* L.	唇形科	ND、HD	野生
706	麻叶风轮菜	*Clinopodium urticifolium* (Hance) C. Y. Wu et Hsuan ex H. W. Li	唇形科	ND、HD	野生
707	光萼青兰	*Dracocephalum argunense* Fisch. ex Link	唇形科	ND、HD	野生
708	香青兰	*Dracocephalum moldavica* L.	唇形科	ND	野生
709	垂花青兰	*Dracocephalum nutans* L.	唇形科	ND	野生
710	香薷	*Elsholtzia ciliata* (Thunb.) Hyland.	唇形科	ND、HD	野生
711	密花香薷	*Elsholtzia densa* Benth.	唇形科	ND、HD	野生
712	鼬瓣花	*Galeopsis bifida* Boenn.	唇形科	ND、HD	野生
713	活血丹	*Glechoma longituba* (Nakai) Kupr.	唇形科	ND	野生
714	蓝萼香茶菜	*Isodon japonicus* (Burm. f.) H. Hara var. *glaucocalyx* (Maxim.) H. W. Li	唇形科	ND、HD	野生
715	夏至草	*Lagopsis supina* (Steph. ex Willd.) Ik. -Gal. ex Knorr.	唇形科	ND	野生
716	短柄野芝麻	*Lamium album* L.	唇形科	ND、HD	野生
717	兴安益母草	*Leonurus deminutus* V. Krecz. ex Kuprian.	唇形科	ND	野生
718	益母草	*Leonurus japonicus* Houttuyn	唇形科	ND、HD	野生
719	细叶益母草	*Leonurus sibiricus* L.	唇形科	ND	野生

续表

编号	中文名	拉丁学名	科名	分布地	野生或栽培
720	地笋	*Lycopus lucidus* Turcz.	唇形科	ND、HD	野生
721	薄荷	*Mentha canadensis* Linnaeus	唇形科	ND、HD	野生
722	兴安薄荷	*Mentha dahurica* Fisch. ex Benth.	唇形科	ND、HD	野生
723	多裂叶荆芥	*Nepeta multifida* Linnaeus	唇形科	ND、HD	野生
724	紫苏	*Perilla frutescens* (L.) Britt.	唇形科	ND、HD	栽培
725	尖齿糙苏	*Phlomis dentosa* Franch.	唇形科	ND	野生
726	串铃草	*Phlomis mongolica* Turcz.	唇形科	ND	野生
727	块根糙苏	*Phlomis tuberosa* L.	唇形科	ND	野生
728	糙苏	*Phlomis umbrosa* Turcz.	唇形科	ND	野生
729	黄芩	*Scutellaria baicalensis* Georgi	唇形科	ND、HD	野生
730	纤弱黄芩	*Scutellaria dependens* Maxim.	唇形科	ND	野生
731	盔状黄芩	*Scutellaria galericulata* L.	唇形科	ND、HD	野生
732	京黄芩	*Scutellaria pekinensis* Maxim.	唇形科	ND、HD	野生
733	狭叶黄芩	*Scutellaria regeliana* Nakai	唇形科	ND、HD	野生
734	并头黄芩	*Scutellaria scordifolia* Fisch. ex Schrank	唇形科	ND、HD	野生
735	白花黄芩	*Scutellaria spectabillis* Pax et Limp. et Hoffm.	唇形科	ND	野生
736	粘毛黄芩	*Scutellaria viscidula* Bunge	唇形科	ND	野生
737	毛水苏	*Stachys baicalensis* Fisch. ex Benth.	唇形科	ND、HD	野生
738	华水苏	*Stachys chinensis* Bunge ex Benth.	唇形科	ND、HD	野生
739	兴安百里香	*Thymus dahuricus* Serg.	唇形科	ND、HD	野生
740	白花百里香	*Thymus dahuricus* Serg. f. *albiflora* C. Y. Li	唇形科	ND	野生
741	百里香	*Thymus mongolicus* Ronn.	唇形科	ND、HD	野生
742	辣椒	*Capsicum annuum* L.	茄科	ND、HD	栽培
743	曼陀罗	*Datura stramonium* L.	茄科	ND	野生
744	天仙子	*Hyoscyamus niger* L.	茄科	ND、HD	野生
745	宁夏枸杞	*Lycium barbarum* L.	茄科	ND	栽培
746	北方枸杞	*Lycium chinense* Mill. var. *potaninii* (Pojark.) A. M. Lu	茄科	ND	栽培
747	番茄	*Lycopersicon esculentum* Mill.	茄科	ND、HD	栽培

续表

编号	中文名	拉丁学名	科名	分布地	野生或栽培
748	假酸浆	*Nicandra physalodes* (L.) Gaertn.	茄科	ND、HD	栽培
749	烟草	*Nicotiana tabacum* L.	茄科	ND	栽培
750	酸浆	*Physalis alkekengi* L. var. *franchetii* (Mast.) Makino	茄科	ND	栽培
751	灰绿酸浆	*Physalis grisea* (Waterfall) M. Martínez	茄科	ND	栽培
752	泡囊草	*Physochlaina physaloides* (L.) G. Don	茄科	ND	野生
753	茄	*Solanum melongena* L.	茄科	ND、HD	栽培
754	龙葵	*Solanum nigrum* L.	茄科	ND、HD	野生
755	青杞	*Solanum septemlobum* Bunge	茄科	ND	野生
756	马铃薯	*Solanum tuberosum* L.	茄科	ND、HD	栽培
757	达乌里芯苞	*Cymbaria daurica* Linnaeus	玄参科	ND	野生
758	小米草	*Euphrasia pectinata* Tenore	玄参科	ND、HD	野生
759	新疆柳穿鱼	*Linaria acutiloba* Fisch. ex Rchb.	玄参科	ND	野生
760	多枝柳穿鱼	*Linaria buriatica* Turcz. ex Benth.	玄参科	ND	野生
761	柳穿鱼	*Linaria vulgaris* Mill.	玄参科	ND、HD	野生
762	弹刀子菜	*Mazus stachydifolius* (Turcz.) Maxim.	玄参科	ND、HD	野生
763	山罗花	*Melampyrum roseum* Maxim.	玄参科	ND、HD	野生
764	疗齿草	*Odontites vulgaris* Moench	玄参科	ND、HD	野生
765	野苏子	*Pedicularis grandiflora* Fisch.	玄参科	ND、HD	野生
766	沼生马先蒿	*Pedicularis palustris* Linn.	玄参科	ND、HD	野生
767	返顾马先蒿	*Pedicularis resupinata* L.	玄参科	ND、HD	野生
768	穗花马先蒿	*Pedicularis spicata* Pall.	玄参科	ND、HD	野生
769	红纹马先蒿	*Pedicularis striata* Pall.	玄参科	ND、HD	野生
770	轮叶马先蒿	*Pedicularis verticillata* L.	玄参科	ND	野生
771	松蒿	*Phtheirospermum japonicum* (Thunb.) Kanitz	玄参科	ND、HD	野生
772	水蔓菁	*Pseudolysimachion dilatatum* (Nakai et Kitag.) Y. Z. Zhao	玄参科	ND	野生
773	白兔儿尾苗	*Pseudolysimachion incanum* (Linnaeus) Holub	玄参科	ND、HD	野生
774	兔儿尾苗	*Pseudolysimachion longifolium* (L.) Opiz	玄参科	ND、HD	野生
775	地黄	*Rehmannia glutinosa* (Gaert.) Libosch. ex Fisch. et Mey.	玄参科	ND	野生

续表

编号	中文名	拉丁学名	科名	分布地	野生或栽培
776	砾玄参	*Scrophularia incisa* Weinm.	玄参科	ND	野生
777	阴行草	*Siphonostegia chinensis* Benth.	玄参科	ND、HD	野生
778	北水苦荬	*Veronica anagallis-aquatica* Linnaeus	玄参科	ND、HD	野生
779	东北婆婆纳	*Veronica rotunda* Nakai var. *subintegra* (Nakai) Yamazaki	玄参科	ND、HD	野生
780	水苦荬	*Veronica undulata* Wall.	玄参科	ND	野生
781	草本威灵仙	*Veronicastrum sibiricum* (L.) Pennell	玄参科	ND、HD	野生
782	梓树	*Catalpa ovata* G. Don	紫葳科	ND	野生
783	角蒿	*Incarvillea sinensis* Lam.	紫葳科	ND	野生
784	车前	*Plantago asiatica* L.	车前科	ND、HD	野生
785	平车前	*Plantago depressa* Willd.	车前科	ND、HD	野生
786	毛平车前	*Plantago depressa* Willd. subsp. *turczaninowii* (Ganjeschin) N. N. Tsvelev	车前科	ND、HD	野生
787	大车前	*Plantago major* L.	车前科	ND	野生
788	北车前	*Plantago media* L.	车前科	ND、HD	野生
789	北方拉拉藤	*Galium boreale* L.	茜草科	ND、HD	野生
790	大叶猪殃殃	*Galium dahuricum* Turcz. ex Ledeb.	茜草科	ND、HD	野生
791	车叶草	*Galium maximowiczii* (Kom.) Pobed.	茜草科	ND	野生
792	拉拉藤	*Galium spurium* L.	茜草科	ND、HD	野生
793	小叶猪殃殃	*Galium trifidum* L.	茜草科	ND、HD	野生
794	蓬子菜	*Galium verum* L.	茜草科	ND、HD	野生
795	茜草	*Rubia cordifolia* L.	茜草科	ND、HD	野生
796	黑果茜草	*Rubia cordifolia* L. var. *pratensis* Maxim.	茜草科	ND、HD	野生
797	披针叶茜草	*Rubia lanceolata* Hayata	茜草科	ND	野生
798	林生茜草	*Rubia sylvatica* (Maxim.) Nakai	茜草科	ND	野生
799	草苁蓉	*Boschniakia rossica* (Chamisso et Schlechtendal) B. Fedtschenko	列当科	ND、HD	野生
800	列当	*Orobanche coerulescens* Steph.	列当科	ND	野生
801	黄花列当	*Orobanche pycnostachya* Hance	列当科	ND、HD	野生
802	黑水列当	*Orobanche pycnostachya* Hance var. *amurensis* Beck	列当科	ND、HD	野生

编号	中文名	拉丁学名	科名	分布地	野生或栽培
803	蓝靛果忍冬	*Lonicera caerulea* L.	忍冬科	ND、HD	野生
804	宽叶蓝靛果忍冬	*Lonicera caerulea* L. var. *turczaninowii* (Pojark.) Kitag.	忍冬科	ND、HD	野生
805	金花忍冬	*Lonicera chrysantha* Turcz.	忍冬科	ND、HD	野生
806	金银忍冬	*Lonicera maackii* (Rupr.) Maxim.	忍冬科	ND、HD	野生
807	接骨木	*Sambucus williamsii* Hance	忍冬科	ND、HD	野生
808	毛接骨木	*Sambucus williamsii* Hance var. *miquelii* (Nakai) Y. C. Tang	忍冬科	ND、HD	野生
809	蒙古荚蒾	*Viburnum mongolicum* (Pall.) Rehd.	忍冬科	ND	野生
810	鸡树条	*Viburnum opulus* Linn. var. *calvescens* (Rehd.) Hara	忍冬科	ND、HD	野生
811	锦带花	*Weigela florida* (Bunge) A. DC.	忍冬科	ND、HD	栽培
812	五福花	*Adoxa moschatellina* Linn.	五福花科	ND、HD	野生
813	岩败酱	*Patrinia rupestris* (Pall.) Juss.	败酱科	ND、HD	野生
814	糙叶败酱	*Patrinia scabra* Bunge	败酱科	ND	野生
815	败酱	*Patrinia scabiosifolia* Link	败酱科	ND、HD	野生
816	黑水缬草	*Valeriana amurensis* Smir. ex Komarov	败酱科	ND、HD	野生
817	缬草	*Valeriana officinalis* L.	败酱科	ND、HD	野生
818	蓝盆花	*Scabiosa comosa* Fisch. ex Roem. et Schult.	川续断科	ND	野生
819	华北蓝盆花	*Scabiosa tschiliensis* Grun.	川续断科	ND、HD	野生
820	盒子草	*Actinostemma tenerum* Griif.	葫芦科	ND	野生
821	冬瓜	*Benincasa hispida* (Thunb.) Cogn.	葫芦科	ND、HD	栽培
822	西瓜	*Citrullus lanatus* (Thunb.) Matsum. et Nakai	葫芦科	ND、HD	栽培
823	大瓜	*Cucurbita maxima* Duch. ex Lam.	葫芦科	ND	栽培
824	香瓜	*Cucumis melo* L.	葫芦科	ND、HD	栽培
825	南瓜	*Cucurbita moschata* (Duch. ex Lam.) Duch. ex Poiret	葫芦科	ND、HD	栽培
826	西葫芦	*Cucurbita pepo* L.	葫芦科	ND、HD	栽培
827	黄瓜	*Cucumis sativus* L.	葫芦科	ND、HD	栽培
828	葫芦	*Lagenaria siceraria* (Molina) Standl.	葫芦科	ND	栽培
829	瓢瓜	*Lagenaria siceraria* (Molina) Standl. var. *depressa* (Ser.) Hara	葫芦科	ND	栽培

编号	中文名	拉丁学名	科名	分布地	野生或栽培
830	丝瓜	*Luffa aegyptiaca* Mill.	葫芦科	ND	栽培
831	苦瓜	*Momordica charantia* L.	葫芦科	ND	栽培
832	赤瓟	*Thladiantha dubia* Bge.	葫芦科	ND	野生
833	二型叶沙参	*Adenophora biformifolia* Y. Z. Zhao	桔梗科	ND	野生
834	展枝沙参	*Adenophora divaricata* Franch. et Sav.	桔梗科	ND、HD	野生
835	狭叶沙参	*Adenophora gmelinii* (Spreng.) Fisch.	桔梗科	ND、HD	野生
836	柳叶沙参	*Adenophora gmelimii* (Beihler.) Fisch. var. *coronopifolia* (Fisch.) Y. Z. Zhao	桔梗科	ND、HD	野生
837	小花沙参	*Adenophora micrantha* Hong	桔梗科	ND	野生
838	紫沙参	*Adenophora paniculata* Nannf.	桔梗科	ND	野生
839	齿叶紫沙参	*Adenophora paniculata* Nannf. var. *dentata* Y. Z. Zhao	桔梗科	ND、HD	野生
840	有柄紫沙参	*Adenophora paniculata* Nannf. var. *petiolata* Y. Z. Zhao	桔梗科	ND、HD	野生
841	长白沙参	*Adenophora pereskiifolia* (Fisch. ex Roem. et Schult.) G. Don	桔梗科	ND、HD	野生
842	石沙参	*Adenophora polyantha* Nakai	桔梗科	ND	野生
843	多歧沙参	*Adenophora potaninii* Korsh. subsp. *wawreana* (Zahlbr.) S. Ce et D. Y. Hong	桔梗科	ND	野生
844	长柱沙参	*Adenophora stenanthina* (Ledeb.) Kitag.	桔梗科	ND、HD	野生
845	丘沙参	*Adenophora stenanthina* (Ledeb.) Kitag. var. *collina* (Kitag.) Y. Z. Zhao	桔梗科	ND	野生
846	皱叶沙参	*Adenophora stenanthina* (Ledeb.) Kitag. var. *crispata* (Korsh.) Y. Z. Zhao	桔梗科	ND	野生
847	扫帚沙参	*Adenophora stenophylla* Hemsl.	桔梗科	ND	野生
848	轮叶沙参	*Adenophora tetraphylla* (Thunb.) Fisch.	桔梗科	ND、HD	野生
849	狭叶轮叶沙参	*Adenophora tetraphylla* (Thunb.) Fisch. f. *angustifolia* (Regel) C. Y. Li comb.	桔梗科	ND、HD	野生
850	荠苨	*Adenophora trachelioides* Maxim.	桔梗科	ND	野生
851	锯齿沙参	*Adenophora tricuspidata* (Fisch. ex Roem. et Schult.) A. DC.	桔梗科	ND、HD	野生
852	聚花风铃草	*Campanula glomerata* L.	桔梗科	ND、HD	野生

续表

编号	中文名	拉丁学名	科名	分布地	野生或栽培
853	紫斑风铃草	*Campanula punctata* Lam.	桔梗科	ND、HD	野生
854	山梗菜	*Lobelia sessilifolia* Lamb.	桔梗科	ND、HD	野生
855	桔梗	*Platycodon grandiflorus* (Jacq.) A. DC.	桔梗科	ND、HD	野生
856	齿叶蓍	*Achillea acuminata* (Ledeb.) Sch.-Bip.	菊科	ND、HD	野生
857	高山蓍	*Achillea alpina* L.	菊科	ND、HD	野生
858	亚洲蓍	*Achillea asiatica* Serg.	菊科	ND、HD	野生
859	蓍	*Achillea millefolium* L.	菊科	ND、HD	野生
860	短瓣蓍	*Achillea ptarmicoides* Maxim.	菊科	ND、HD	野生
861	铃铃香青	*Anaphalis hancockii* Maxim.	菊科	ND	野生
862	蝶须	*Antennaria dioica* (L.) Gaertn.	菊科	ND	野生
863	牛蒡	*Arctium lappa* L.	菊科	ND、HD	野生
864	碱蒿	*Artemisia anethifolia* Web. ex Stechm.	菊科	ND	野生
865	莳萝蒿	*Artemisia anethoides* Mattf.	菊科	ND	野生
866	黄花蒿	*Artemisia annua* L.	菊科	ND、HD	野生
867	艾	*Artemisia argyi* H. Lév. et Van.	菊科	ND	野生
868	野艾	*Artemisia argyi* H. Lév. et Van. var. *gracilis* Pamp.	菊科	ND	野生
869	山蒿	*Artemisia brachyloba* Franch.	菊科	ND、HD	野生
870	龙蒿	*Artemisia dracunculus* L.	菊科	ND、HD	野生
871	南牡蒿	*Artemisia eriopoda* Bunge	菊科	ND	野生
872	冷蒿	*Artemisia frigida* Willd.	菊科	ND	野生
873	五月艾	*Artemisia indica* Willd.	菊科	ND	野生
874	柳叶蒿	*Artemisia integrifolia* L.	菊科	ND、HD	野生
875	白山蒿	*Artemisia lagocephala* (Fisch. ex Bess.) DC.	菊科	ND、HD	野生
876	野艾蒿	*Artemisia lavandulaefolia* DC.	菊科	ND、HD	野生
877	东北牡蒿	*Artemisia manshurica* (Komr.) Komr.	菊科	ND、HD	野生
878	蒙古蒿	*Artemisia mongolica* (Fisch. ex Bess.) Nakai	菊科	ND、HD	野生
879	黑蒿	*Artemisia palustris* L.	菊科	ND	野生
880	褐苞蒿	*Artemisia phaeolepis* Krasch.	菊科	ND	野生
881	红足蒿	*Artemisia rubripes* Nakai	菊科	ND	野生

编号	中文名	拉丁学名	科名	分布地	野生或栽培
882	白莲蒿	*Artemisia sacrorum* Ledeb.	菊科	ND、HD	野生
883	密毛白莲蒿	*Artemisia sacrorum* Ledeb. var. *messerschmidiana* (Bess.) Poljak.	菊科	ND、HD	野生
884	猪毛蒿	*Artemisia scoparia* Waldst. et Kit.	菊科	ND、HD	野生
885	蒌蒿	*Artemisia selengensis* Turcz. ex Bess.	菊科	ND、HD	野生
886	大籽蒿	*Artemisia sieversiana* Ehrhart ex Willd.	菊科	ND、HD	野生
887	裂叶蒿	*Artemisia tanacetifolia* L.	菊科	ND、HD	野生
888	三脉紫菀	*Aster ageratoides* Turcz.	菊科	ND	野生
889	高山紫菀	*Aster alpinus* L.	菊科	ND、HD	野生
890	圆苞紫菀	*Aster maackii* Regel	菊科	ND、HD	野生
891	紫菀	*Aster tataricus* L. f.	菊科	ND、HD	野生
892	苍术	*Atractylodes lancea* (Thunb.) DC.	菊科	ND	野生
893	关苍术	*Atractylodes japonica* Koidz. ex Kitam.	菊科	ND、HD	野生
894	鬼针草	*Bidens bipinnata* L.	菊科	ND	野生
895	柳叶鬼针草	*Bidens cernua* L.	菊科	ND	野生
896	大狼杷草	*Bidens frondosa* L.	菊科	ND	野生
897	羽叶鬼针草	*Bidens maximowicziana* Oettingen	菊科	ND	野生
898	小花鬼针草	*Bidens parviflora* Willd.	菊科	ND、HD	野生
899	兴安鬼针草	*Bidens radiata* Thuill.	菊科	ND、HD	野生
900	狼杷草	*Bidens tripartita* L.	菊科	ND、HD	野生
901	翠菊	*Callistephus chinensis* (L.) Nees	菊科	ND	野生
902	节毛飞廉	*Carduus acanthoides* L.	菊科	ND、HD	野生
903	小红菊	*Chrysanthemum chanetii* H. Lév.	菊科	ND	野生
904	楔叶菊	*Chrysanthemum naktongense* Nakai	菊科	ND、HD	野生
905	紫花野菊	*Chrysanthemum zawadskii* Herbich	菊科	ND、HD	野生
906	莲座蓟	*Cirsium esculentum* (Sievers) C. A. Mey.	菊科	ND、HD	野生
907	刺儿菜	*Cirsium integrifolium* (Wimm. et Grab.) L. Q. Zhao et Y. Z. Zhao	菊科	ND、HD	野生
908	野蓟	*Cirsium maackii* Maxim.	菊科	ND	野生
909	烟管蓟	*Cirsium pendulum* Fisch. ex DC.	菊科	ND、HD	野生

续表

编号	中文名	拉丁学名	科名	分布地	野生或栽培
910	大刺儿菜	*Cirsium setosum* (Willd.) MB.	菊科	ND、HD	野生
911	绒背蓟	*Cirsium vlassovianum* Fisch. ex DC.	菊科	ND、HD	野生
912	小蓬草	*Conyza canadensis* (L.) Cronq.	菊科	ND、HD	野生
913	还阳参	*Crepis crocea* (Lam.) Babc.	菊科	ND	野生
914	矢车菊	*Cyanus segetum* Hill	菊科	ND	野生
915	东风菜	*Doellingeria scaber* (Thunb.) Nees	菊科	ND、HD	野生
916	驴欺口	*Echinops davuricus* Fischer ex Hornemann	菊科	ND、HD	野生
917	褐毛蓝刺头	*Echinops dissectus* Kitag.	菊科	ND	野生
918	砂蓝刺头	*Echinops gmelinii* Turcz.	菊科	ND	野生
919	飞蓬	*Erigeron acris* L.	菊科	ND、HD	野生
920	长茎飞蓬	*Erigeron acris* L. subsp. *politus* (Fries) H. Lindberg	菊科	ND、HD	野生
921	林泽兰	*Eupatorium lindleyanum* DC.	菊科	ND、HD	野生
922	线叶菊	*Filifolium sibiricum* (L.) Kitam.	菊科	ND、HD	野生
923	兴安乳菀	*Galatella dahurica* DC.	菊科	ND、HD	野生
924	牛膝菊	*Galinsoga quadriradiata* Ruiz ex Pavon	菊科	ND、HD	野生
925	蒿子杆	*Glebionis carinata* (Schousb.) Tzvel.	菊科	ND、HD	栽培
926	向日葵	*Helianthus annuus* L.	菊科	ND、HD	栽培
927	菊芋	*Helianthus tuberosus* L.	菊科	ND、HD	栽培
928	阿尔泰狗娃花	*Heteropappus altaicus* (Willd.) Novopokr.	菊科	ND	野生
929	狗娃花	*Heteropappus hispidus* (Thunb.) Less.	菊科	ND、HD	野生
930	砂狗娃花	*Heteropappus meyendorffii* (Reg. et Maack) Kom. et Klob.-Alis.	菊科	ND	野生
931	山柳菊	*Hieracium umbellatum* L.	菊科	ND、HD	野生
932	全光菊	*Hololeion maximowiczii* Kitam.	菊科	ND、HD	野生
933	猫儿菊大黄菊	*Hypochaeris ciliata* (Thunb.) Makino	菊科	ND、HD	野生
934	欧亚旋覆花	*Inula britannica* Linnaeus	菊科	ND、HD	野生
935	线叶旋覆花	*Inula linariifolia* Turczaninow	菊科	ND、HD	野生
936	旋覆花	*Inula japonica* Thunb.	菊科	ND、HD	野生
937	柳叶旋覆花	*Inula salicina* L.	菊科	ND、HD	野生

编号	中文名	拉丁学名	科名	分布地	野生或栽培
938	中华苦荬菜	*Ixeris chinensis* (Thunb.) Kitagawa	菊科	ND、HD	野生
939	苦荬菜	*Ixeris denticulata* (Houtt.) Stebb.	菊科	ND	野生
940	抱茎苦荬菜	*Ixeris sonchifolia* (Maxim.) Hance	菊科	ND、HD	野生
941	裂叶马兰	*Kalimeris incisa* (Fisch.) DC.	菊科	ND、HD	野生
942	山马兰	*Kalimeris lautureana* (Debx.) Kitam.	菊科	ND	野生
943	蒙古马兰	*Kalimeris mongolica* (Franch.) Kitam.	菊科	ND、HD	野生
944	全叶马兰	*Kalimeris integrifolia* Turcz. ex DC.	菊科	ND、HD	野生
945	麻花头	*Klasea centauroides* (L.) Cass.	菊科	ND、HD	野生
946	多头麻花头	*Klasea polycephala* (Iljin) Kitag.	菊科	ND	野生
947	山莴苣	*Lactuca sibirica* (L.) Benth. ex Maxim.	菊科	ND、HD	野生
948	乳苣	*Lactuca tatarica* (L.) C. A. Mey.	菊科	ND	野生
949	大丁草	*Leibnitzia anandria* (Linnaeus) Turczaninow	菊科	ND、HD	野生
950	团球火绒草	*Leontopodium conglobatum* (Turcz.) Hand.-Mazz.	菊科	ND、HD	野生
951	火绒草	*Leontopodium leontopodioides* (Willd.) Beauv.	菊科	ND、HD	野生
952	长叶火绒草	*Leontopodium junpeianum* Kitam.	菊科	ND	野生
953	绢茸火绒草	*Leontopodium smithianum* Hand.-Mazz.	菊科	ND	野生
954	蹄叶橐吾	*Ligularia fischeri* (Ledeb.) Turcz.	菊科	ND、HD	野生
955	全缘橐吾	*Ligularia mongolica* (Turcz.) DC.	菊科	ND、HD	野生
956	箭叶橐吾	*Ligularia sagitta* (Maxim.) Maettf.	菊科	ND、HD	野生
957	橐吾	*Ligularia sibirica* (L.) Cass.	菊科	ND、HD	野生
958	同花母菊	*Matricaria matricarioides* (Less.) Porter ex Britton	菊科	ND	野生
959	栉叶蒿	*Neopallasia pectinata* (Pall.) Poljak.	菊科	ND	野生
960	管花蒲公英	*Neo-taraxacum siphonanthum* (X. D. Sun, Xue-Jun Ge, Jirschner et Stipanek.) Y. R. Ling et X. D. Sun	菊科	ND	野生
961	鳍蓟	*Olgaea leucophylla* (Turcz.) Iljin	菊科	ND	野生
962	猬菊	*Olgaea lomonossowii* (Trautv.) Iljin	菊科	ND	野生
963	山尖子	*Parasenecio hastatus* (L.) H. Koyama	菊科	ND、HD	野生
964	无毛山尖子	*Parasenecio hastatus* (L.) H. Koyama var. *glaber* (Ledeb.) Y. L. Chen	菊科	ND、HD	野生
965	日本毛连菜	*Picris japonica* Thunb.	菊科	ND、HD	野生

续表

编号	中文名	拉丁学名	科名	分布地	野生或栽培
966	翅果菊	*Pterocypsela indica* (L.) Shih	菊科	ND、HD	野生
967	翼柄翅果菊	*Pterocypsela triangulata* (Maxim.) Shih	菊科	ND	野生
968	漏芦	*Rhaponticum uniflorum* (L.) DC.	菊科	ND、HD	野生
969	草地风毛菊	*Saussurea amara* (L.) DC.	菊科	ND	野生
970	龙江风毛菊	*Saussurea amurensis* Turcz.	菊科	ND、HD	野生
971	紫苞风毛菊	*Saussurea iodostegia* Hance	菊科	ND	野生
972	风毛菊	*Saussurea japonica* (Thunb.) DC.	菊科	ND	野生
973	齿叶风毛菊	*Saussurea neoserrata* Nakai	菊科	ND、HD	野生
974	小花风毛菊	*Saussurea parviflora* (Poir.) DC.	菊科	ND、HD	野生
975	美花风毛菊	*Saussurea pulchella* (Fisch.) Fisch.	菊科	ND、HD	野生
976	乌苏里风毛菊	*Saussurea ussuriensis* Maxim.	菊科	ND	野生
977	华北鸦葱	*Scorzonera albicaulis* Bunge	菊科	ND、HD	野生
978	鸦葱	*Scorzonera austriaca* Willd.	菊科	ND、HD	野生
979	毛梗鸦葱	*Scorzonera radiata* Fisch.	菊科	ND	野生
980	桃叶鸦葱	*Scorzonera sinensis* Lipsch. et Krasch. ex Lipsch.	菊科	ND	野生
981	额河千里光	*Senecio argunensis* Turcz.	菊科	ND	野生
982	麻叶千里光	*Senecio cannabifolius* Less.	菊科	ND、HD	野生
983	林荫千里光	*Senecio nemorensis* L.	菊科	ND、HD	野生
984	欧洲千里光	*Senecio vulgaris* L.	菊科	ND、HD	野生
985	东北绢蒿	*Seriphidium finitum* (Kitag.) Y. Ling et Y. R. Ling	菊科	ND	野生
986	伪泥胡菜	*Serratula coronata* L.	菊科	ND、HD	野生
987	水飞蓟	*Silybum marianum* (L.) Gaertn.	菊科	ND、HD	野生
988	兴安一枝黄花	*Solidago dahurica* (Kitagawa) Kitagawa ex Juzepczuk	菊科	ND、HD	野生
989	苦苣菜	*Sonchus oleraceus* L.	菊科	ND、HD	野生
990	碱小苦苣菜	*Sonchella stenoma* (Turcz. ex DC.) Sennikov	菊科	ND	野生
991	花叶苣荬菜	*Sonchus asper* (L.) Hill	菊科	ND	野生
992	苣荬菜	*Sonchus wightianus* DC.	菊科	ND、HD	野生
993	兔儿伞	*Syneilesis aconitifolia* (Bunge) Maxim.	菊科	ND、HD	野生
994	山牛蒡	*Synurus deltoides* (Ait.) Nakai	菊科	ND、HD	野生

续表

编号	中文名	拉丁学名	科名	分布地	野生或栽培
995	菊蒿	*Tanacetum vulgare* L.	菊科	ND、HD	野生
996	亚洲蒲公英	*Taraxacum asiaticum* Dahlst.	菊科	ND、HD	野生
997	芥叶蒲公英	*Taraxacum brassicaefolium* Kitag.	菊科	ND、HD	野生
998	粉绿蒲公英	*Taraxacum dealbatum* Hand.-Mazz.	菊科	ND	野生
999	多裂蒲公英	*Taraxacum dissectum* (Ledeb.) Ledeb.	菊科	ND	野生
1000	红梗蒲公英	*Taraxacum erythropodium* Kitag.	菊科	ND	野生
1001	蒲公英	*Taraxacum mongolicum* Hand.-Mazz.	菊科	ND、HD	野生
1002	东北蒲公英	*Taraxacum ohwianum* Kitam.	菊科	ND、HD	野生
1003	华蒲公英	*Taraxacum sinicum* Kitag.	菊科	ND、HD	野生
1004	凸尖蒲公英	*Taraxacum sinomongolicum* Kitag.	菊科	ND	野生
1005	红轮狗舌草	*Tephroseris flammea* (Turcz. ex DC.) Holub	菊科	ND、HD	野生
1006	狗舌草	*Tephroseris kirilowii* (Turcz. ex DC.) Holub	菊科	ND、HD	野生
1007	尖齿狗舌草	*Tephroseris subdentata* (Bunge) Holub	菊科	ND、HD	野生
1008	黄花婆罗门参	*Tragopogon orientalis* L.	菊科	ND、HD	野生
1009	女菀	*Turczaninowia fastigiata* (Fischer) DC.	菊科	ND、HD	野生
1010	苍耳	*Xanthium sibiricum* Patrin ex Widder	菊科	ND、HD	野生
1011	蒙古苍耳	*Xanthium mongolicum* Kitag.	菊科	ND、IID	野生
1012	细叶黄鹌菜	*Youngia tenuifolia* (Willd.) Babcock et Stebbins	菊科	ND、HD	野生
1013	水烛	*Typha angustifolia* L.	香蒲科	ND、HD	野生
1014	达香蒲	*Typha davidiana* (Kronf.) Hand.-Mazz.	香蒲科	ND	野生
1015	宽叶香蒲	*Typha latifolia* L.	香蒲科	ND、HD	野生
1016	无苞香蒲	*Typha laxmannii* Lepech.	香蒲科	ND	野生
1017	小香蒲	*Typha minima* Funk.	香蒲科	ND、HD	野生
1018	香蒲	*Typha orientalis* C. Presl	香蒲科	ND	野生
1019	小黑三棱	*Sparganium emersum* Rehmann	黑三棱科	ND	野生
1020	黑三棱	*Sparganium stoloniferum* (Graebn.) Buch.-Ham. ex Juz.	黑三棱科	ND、HD	野生
1021	菹草	*Potamogeton crispus* L.	眼子菜科	ND、HD	野生
1022	浮叶眼子菜	*Potamogeton natans* L.	眼子菜科	ND	野生

编号	中文名	拉丁学名	科名	分布地	野生或栽培
1023	穿叶眼子菜	*Potamogeton perfoliatus* L.	眼子菜科	ND、HD	野生
1024	小眼子菜	*Potamogeton pusillus* L.	眼子菜科	ND、HD	野生
1025	竹叶眼子菜	*Potamogeton wrightii* Morong	眼子菜科	ND	野生
1026	篦齿眼子菜	*Stuckenia pectinata* (Linnaeus) Borner	眼子菜科	ND	野生
1027	海韭菜	*Triglochin maritima* L.	水麦冬科	ND	野生
1028	水麦冬	*Triglochin palustris* Linnaeus	水麦冬科	ND、HD	野生
1029	草泽泻	*Alisma gramineum* Lej.	泽泻科	ND	野生
1030	泽泻	*Alisma plantago-aquatica* L.	泽泻科	ND、HD	野生
1031	浮叶慈姑	*Sagittaria natans* Pall.	泽泻科	ND、HD	野生
1032	野慈菇	*Sagittaria trifolia* L.	泽泻科	ND、HD	野生
1033	狭叶慈姑	*Sagittaria trifolia* L. var. *longitoba* (Turcz.) Kitag.	泽泻科	ND、HD	野生
1034	花蔺	*Butomus umbellatus* L.	花蔺科	ND、HD	野生
1035	芨芨草	*Achnatherum splendens* (Trin.) Nevski	禾本科	ND	野生
1036	冰草	*Agropyron cristatum* (L.) Gaertn.	禾本科	ND、HD	野生
1037	沙生冰草	*Agropyron desertorum* (Fisch. ex Link) Schult.	禾本科	ND	野生
1038	沙芦草	*Agropyron mongolicum* Keng	禾本科	ND	野生
1039	看麦娘	*Alopecurus aequalis* Sobol.	禾本科	ND、HD	野生
1040	大看麦娘	*Alopecurus pratensis* L.	禾本科	ND、HD	野生
1041	茅香	*Anthoxanthum nitens* (Weber) Y. Schouten & Veldkamp	禾本科	ND、HD	野生
1042	荩草	*Arthraxon hispidus* (Thunb.) Makino	禾本科	ND	野生
1043	毛秆野古草	*Arundinella hirta* (Thunb.) Tanaka	禾本科	ND	野生
1044	野燕麦	*Avena fatua* L.	禾本科	ND、HD	野生
1045	菵草	*Beckmannia syzigachne* (Steud.) Fern.	禾本科	ND、HD	野生
1046	拂子茅	*Calamagrostis epigeios* (L.) Roth	禾本科	ND、HD	野生
1047	虎尾草	*Chloris virgata* Sw.	禾本科	ND、HD	野生
1048	多叶隐子草	*Cleistogenes polyphylla* Keng ex P. C. Keng et L. Liu	禾本科	ND	野生
1049	毛马唐	*Digitaria ciliaris* (Retz.) Koel. var. *chrysoblephara* (Fig. et De Not.) R. R. Stewart.	禾本科	ND	野生
1050	止血马唐	*Digitaria ischaemum* (Schreb.) Schreb. ex Muhl.	禾本科	ND、HD	野生

编号	中文名	拉丁学名	科名	分布地	野生或栽培
1051	马唐	*Digitaria sanguinalis* (L.) Scop.	禾本科	ND	野生
1052	稗	*Echinochloa crusgalli* (Linnaeus) P. Beauvois	禾本科	ND、HD	野生
1053	无芒稗	*Echinochloa crusgalli* (Linnaeus) P. Beauvois var. *mitis* (Pursh) Peterm.	禾本科	ND	野生
1054	牛筋草	*Eleusine indica* (L.) Gaertn.	禾本科	ND	野生
1055	大画眉草	*Eragrostis cilianensis* (All.) Vign.-Lut. ex Janchen	禾本科	ND、HD	野生
1056	小画眉草	*Eragrostis minor* Host	禾本科	ND、HD	野生
1057	画眉草	*Eragrostis pilosa* (L.) P. Beauv.	禾本科	ND、HD	野生
1058	野黍	*Eriochloa villosa* (Thunb.) Kunth	禾本科	ND	野生
1059	白茅	*Imperata cylindrica* (L.) Raeuschel var. *major* (Ness) C. E. Hubb.	禾本科	ND	野生
1060	羊草	*Leymus chinensis* (Trin.) Tzvel.	禾本科	ND、HD	野生
1061	赖草	*Leymus secalinus* (Georgi) Tzvel.	禾本科	ND	野生
1062	臭草	*Melica scabrosa* Trin.	禾本科	ND	野生
1063	荻	*Miscanthus sacchariflorus* (Maxim.) Hack.	禾本科	ND	野生
1064	稻	*Oryza sativa* L.	禾本科	ND	栽培
1065	黍	*Panicum miliaceum* L.	禾本科	ND	栽培
1066	白草	*Pennisetum flaccidum* Griseb.	禾本科	ND	野生
1067	䅟草	*Phalaris arundinacea* L.	禾本科	ND、HD	野生
1068	梯牧草	*Phleum pratense* L.	禾本科	ND	野生
1069	芦苇	*Phragmites australis* (Cav.) Trin. ex Steud.	禾本科	ND、HD	野生
1070	草地早熟禾	*Poa pratensis* L.	禾本科	ND、HD	野生
1071	硬质早熟禾	*Poa sphondylodes* Trin.	禾本科	ND	野生
1072	星星草	*Puccinellia tenuiflora* (Griseb.) Scribn. et Merr.	禾本科	ND	野生
1073	鹅观草	*Roegneria kamoji* (Ohwi) Keng et S. L. Chen	禾本科	ND	野生
1074	断穗狗尾草	*Setaria arenaria* Kitag.	禾本科	ND、HD	野生
1075	金色狗尾草	*Setaria glauca* (L.) Beauv.	禾本科	ND、HD	野生
1076	粟	*Setaria italica* (L.) P. Beauv.	禾本科	ND	栽培
1077	狗尾草	*Setaria viridis* (L.) Beauv.	禾本科	ND、HD	野生
1078	紫穗狗尾草	*Setaria viridis* (L.) Beauv. var. *purpurascens* Maxim.	禾本科	ND	野生

续表

编号	中文名	拉丁学名	科名	分布地	野生或栽培
1079	高粱	*Sorghum bicolor* (L.) Moench	禾本科	ND	栽培
1080	大油芒	*Spodiopogon sibiricus* Trin.	禾本科	ND、HD	野生
1081	小麦	*Triticum aestivum* L.	禾本科	ND、HD	栽培
1082	玉蜀黍	*Zea mays* L.	禾本科	ND、HD	栽培
1083	菰	*Zizania latifolia* (Griseb.) Stapf	禾本科	ND	野生
1084	扁秆荆三棱	*Bolboschoenus planiculmis* (F. Schmidt) T. V. Egorova	莎草科	ND	野生
1085	等穗薹草	*Carex breviculmis* R. Brown	莎草科	ND	野生
1086	翼果薹草	*Carex neurocarpa* Maxim.	莎草科	ND、HD	野生
1087	球穗莎草	*Cyperus difformis* L.	莎草科	ND	野生
1088	头状穗莎草	*Cyperus glomeratus* L.	莎草科	ND	野生
1089	黄颖莎草	*Cyperus microiria* Steud.	莎草科	ND	野生
1090	毛笠莎草	*Cyperus orthostachyus* Franch. et Sav.	莎草科	ND	野生
1091	牛毛毡	*Eleocharis yokoscensis* (Franch. et Sav.) Tang et F. T. Wang	莎草科	ND、HD	野生
1092	白毛羊胡子草	*Eriophorum vaginatum* L.	莎草科	ND、HD	野生
1093	水莎草	*Juncellus serotinus* (Rottb.) C. B. Clarke	莎草科	ND	野生
1094	水葱	*Schoenoplectus tabernaemontani* (C. C. Gmelin) Palla	莎草科	ND、HD	野生
1095	菖蒲	*Acorus calamus* L.	菖蒲科	ND、HD	野生
1096	水芋	*Calla palustris* L.	天南星科	ND	野生
1097	浮萍	*Lemna minor* L.	浮萍科	ND、HD	野生
1098	紫萍	*Spirodela polyrhiza* (Linnaeus) Schleiden	浮萍科	ND、HD	野生
1099	鸭跖草	*Commelina communis* L.	鸭跖草科	ND、HD	野生
1100	竹叶子	*Streptolirion volubile* Edgew.	鸭跖草科	ND	野生
1101	雨久花	*Monochoria korsakowii* Regel et Maack	雨久花科	ND	野生
1102	鸭舌草	*Monochoria vaginalis* (Burm. f.) C. Presl ex Kunth	雨久花科	ND	野生
1103	小灯心草	*Juncus bufonius* L.	灯心草科	ND	野生
1104	细灯心草	*Juncus gracillimus* V. Krecz. et Gontsch.	灯心草科	ND、HD	野生
1105	多花地杨梅	*Luzula multiflora* (Ehrhart) Lej.	灯心草科	ND、HD	野生
1106	知母	*Anemarrhena asphodeloides* Bunge	百合科	ND、HD	野生

编号	中文名	拉丁学名	科名	分布地	野生或栽培
1107	阿尔泰葱	*Allium altaicum* Pall.	百合科	ND	野生
1108	矮韭	*Allium anisopodium* Ledeb.	百合科	ND	野生
1109	砂韭	*Allium bidentatum* Fisch. ex Prokh. et Ikonikov-Galitzky	百合科	ND	野生
1110	洋葱	*Allium cepa* L.	百合科	ND	栽培
1111	黄花葱	*Allium condensatum* Turcz.	百合科	ND	野生
1112	天蓝韭	*Allium cyaneum* Regel	百合科	ND	野生
1113	葱	*Allium fistulosum* L.	百合科	ND、HD	栽培
1114	硬皮葱	*Allium ledebourianum* Roem. et Schult.	百合科	ND、HD	野生
1115	薤白	*Allium macrostemon* Bunge	百合科	ND	野生
1116	蒙古韭	*Allium mongolicum* Regel	百合科	ND	野生
1117	长梗韭	*Allium neriniflorum* (Herb.) G. Don	百合科	ND	野生
1118	野韭	*Allium ramosum* L.	百合科	ND、HD	野生
1119	蒜	*Allium sativum* L.	百合科	ND、HD	栽培
1120	山韭	*Allium senescens* L.	百合科	ND、HD	野生
1121	雾灵韭	*Allium stenodon* Nakai et Kitag.	百合科	ND	野生
1122	辉韭	*Allium strictum* Schrad.	百合科	ND、HD	野生
1123	细叶韭	*Allium tenuissimum* L.	百合科	ND、HD	野生
1124	韭	*Allium tuberosum* Rottl. ex Spreng.	百合科	ND、HD	栽培
1125	茖葱	*Allium victorialis* L.	百合科	ND	野生
1126	兴安天门冬	*Asparagus dauricus* Fisch. ex Link	百合科	ND、HD	野生
1127	南玉带	*Asparagus oligoclonos* Maxim.	百合科	ND	野生
1128	龙须菜	*Asparagus schoberioides* Kunth	百合科	ND、HD	野生
1129	曲枝天门冬	*Asparagus trichophyllus* Bunge	百合科	ND	野生
1130	绵枣儿	*Barnardia japonica* (Thunberg) Schultes & J. H. Schultes	百合科	ND、HD	野生
1131	七筋姑	*Clintonia udensis* Trautv. et C. A. Mey.	百合科	ND	野生
1132	铃兰	*Convallaria majalis* Linn.	百合科	ND、HD	野生
1133	轮叶贝母	*Fritillaria maximowiczii* Freyn	百合科	ND、HD	野生
1134	少花顶冰花	*Gagea pauciflora* Turcz.	百合科	ND、HD	野生

续表

编号	中文名	拉丁学名	科名	分布地	野生或栽培
1135	北黄花菜	*Hemerocallis lilio-asphodelus* L.	百合科	ND	野生
1136	小黄花菜	*Hemerocallis minor* Mill.	百合科	ND、HD	野生
1137	条叶百合	*Lilium callosum* Seib. et Zucc.	百合科	ND	野生
1138	有斑百合	*Lilium concolor* Salisb. var. *pulchellum* (Fisch.) Regel	百合科	ND、HD	野生
1139	毛百合	*Lilium dauricum* Ker-Gawl.	百合科	ND、HD	野生
1140	山丹	*Lilium pumilum* DC.	百合科	ND、HD	野生
1141	舞鹤草	*Maianthemum bifolium* (L.) F. W. Schmidt	百合科	ND、HD	野生
1142	兴安鹿药	*Maianthemum dahuricum* (Turczaninow ex Fischer & C. A. Meyer) La Frankie	百合科	ND、HD	野生
1143	三叶鹿药	*Maianthemum trifolium* (Linnaeus) Sloboda	百合科	ND、HD	野生
1144	四叶重楼	*Paris quadrifolia* L.	百合科	ND	野生
1145	北重楼	*Paris verticillata* M.-Bieb.	百合科	ND、HD	野生
1146	长苞黄精	*Polygonatum desoulavyi* Kom.	百合科	HD	野生
1147	小玉竹	*Polygonatum humile* Fisch. ex Maxim.	百合科	ND、HD	野生
1148	热河黄精	*Polygonatum macropodum* Turcz.	百合科	ND	野生
1149	玉竹	*Polygonatum odoratum* (Mill.) Druce	百合科	ND、HD	野生
1150	黄精	*Polygonatum sibiricum* Delar. ex Redoute	百合科	ND、HD	野生
1151	轮叶黄精	*Polygonatum verticillatum* (L.) All.	百合科	ND	野生
1152	兴安藜芦	*Veratrum dahuricum* (Turcz.) Loes. f.	百合科	ND、HD	野生
1153	毛穗藜芦	*Veratrum maackii* Regel	百合科	ND、HD	野生
1154	藜芦	*Veratrum nigrum* L.	百合科	ND、HD	野生
1155	穿龙薯蓣	*Dioscorea nipponica* Makino	薯蓣科	ND	野生
1156	野鸢尾	*Iris dichotoma* Pall.	鸢尾科	ND、HD	野生
1157	玉蝉花	*Iris ensata* Thunb.	鸢尾科	ND、HD	野生
1158	黄金鸢尾	*Iris flavissima* Pall.	鸢尾科	HD	野生
1159	马蔺	*Iris lactea* Pall. var. *chinensis* (Fisch.) Koidz.	鸢尾科	ND	野生
1160	溪荪	*Iris sanguinea* Donn ex Horn.	鸢尾科	ND、HD	野生
1161	细叶鸢尾	*Iris tenuifolia* Pall.	鸢尾科	ND	野生
1162	粗根鸢尾	*Iris tigridia* Bunge	鸢尾科	ND、HD	野生

续表

编号	中文名	拉丁学名	科名	分布地	野生或栽培
1163	单花鸢尾	*Iris uniflora* Pall. ex Link	鸢尾科	ND、HD	野生
1164	杓兰	*Cypripedium calceolus* L.	兰科	ND、HD	野生
1165	紫点杓兰	*Cypripedium guttatum* Sw.	兰科	ND、HD	野生
1166	大花杓兰	*Cypripedium macranthum* Sw.	兰科	ND、HD	野生
1167	山西杓兰	*Cypripedium shanxiense* S. C. Chen	兰科	HD	野生
1168	东北杓兰	*Cypripedium × ventricosum* Sw.	兰科	ND、HD	野生
1169	裂唇虎舌兰	*Epipogium aphyllum* (F. W. Schmidt) Sw.	兰科	ND、HD	野生
1170	小斑叶兰	*Goodyera repens* (L.) R. Br.	兰科	ND、HD	野生
1171	手参	*Gymnadenia conopsea* (L.) R. Br.	兰科	ND、HD	野生
1172	角盘兰	*Herminium monorchis* (L.) R. Br.	兰科	ND、HD	野生
1173	沼兰	*Malaxis monophyllos* (L.) Sw.	兰科	ND、HD	野生
1174	二叶兜被兰	*Neottianthe cucullata* (L.) Schltr.	兰科	ND、HD	野生
1175	宽叶红门兰	*Orchis latifolia* L.	兰科	ND	野生
1176	二叶舌唇兰	*Platanthera chlorantha* Cust. ex Rchb.	兰科	ND、HD	野生
1177	密花舌唇兰	*Platanthera hologlottis* Maxim.	兰科	ND、HD	野生
1178	蜻蜓舌唇兰	*Platanthera souliei* Kraenzl.	兰科	ND、HD	野生
1179	绶草	*Spiranthes sinensis* (Pers.) Amcs	兰科	ND、HD	野生

附录二 黑龙江大兴安岭部分药用植物图录

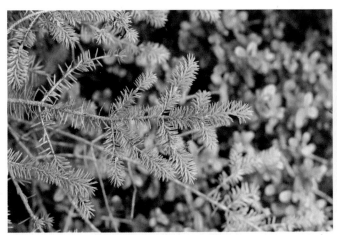
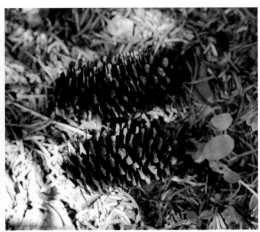

鱼鳞云杉

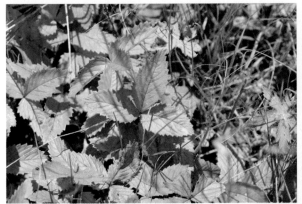
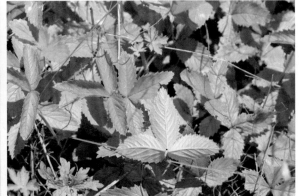

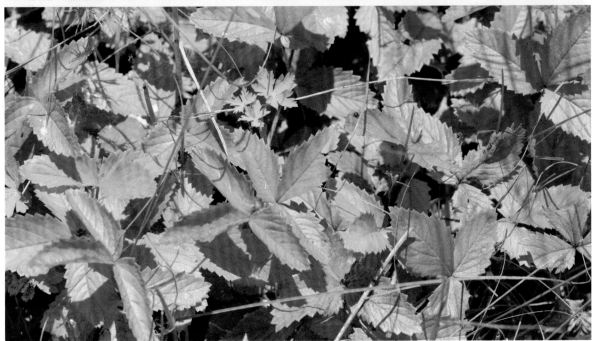

三叶委陵菜

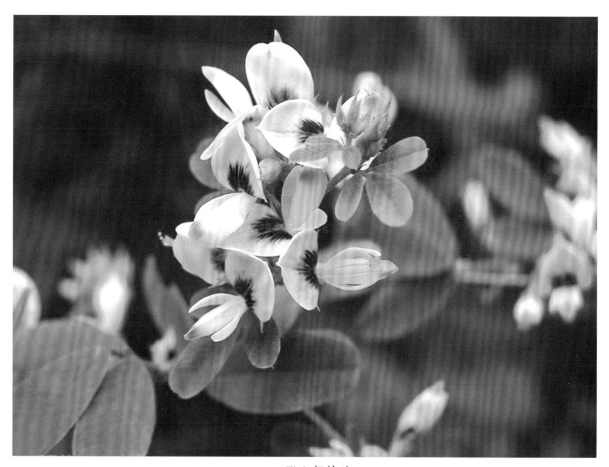

阴山胡枝子

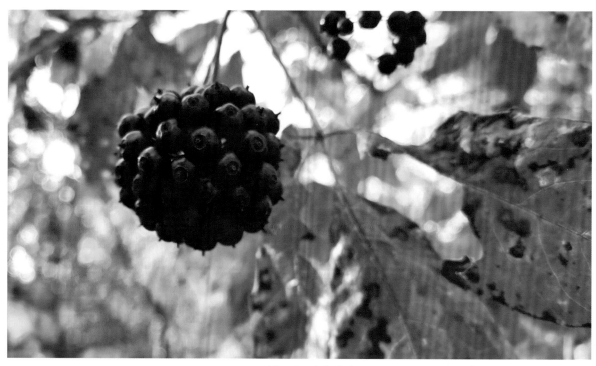

刺五加（果序）

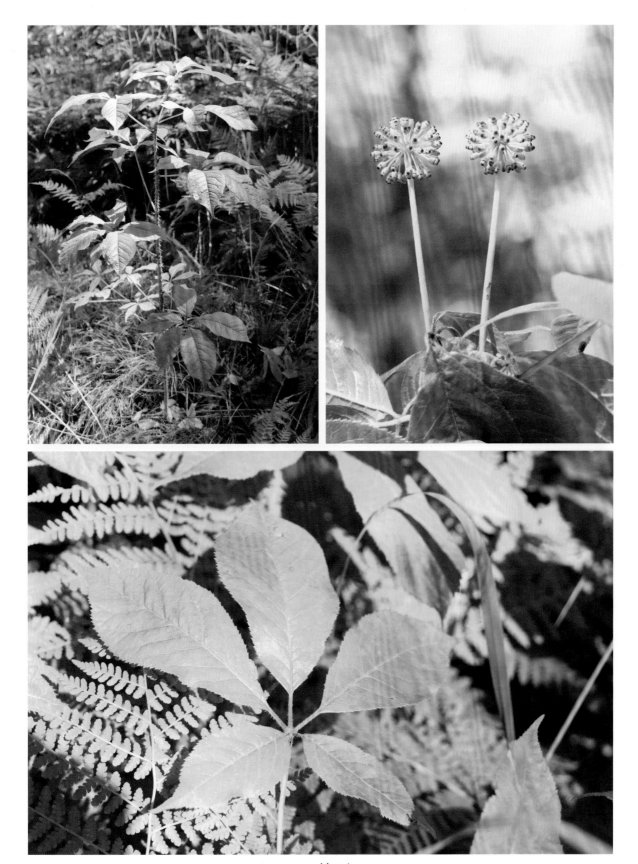

刺五加

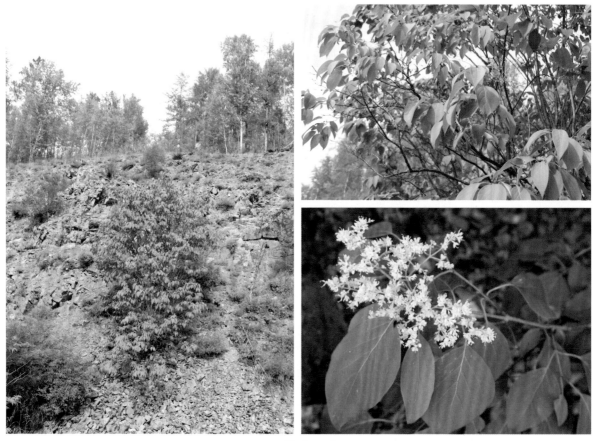

暴马丁香

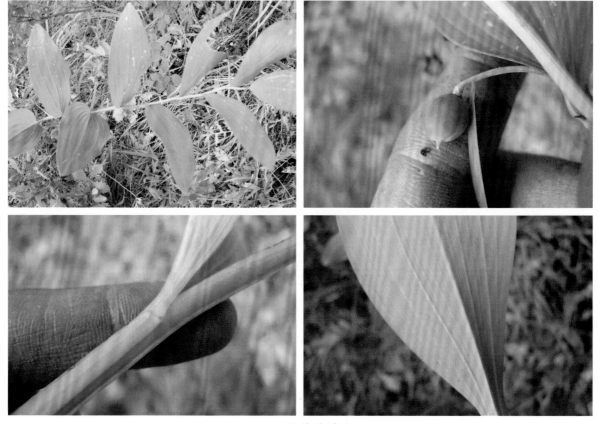

长苞黄精

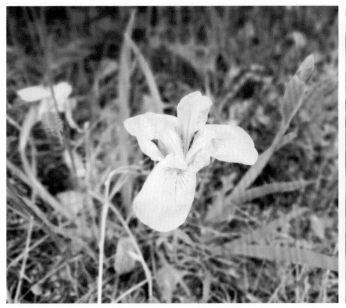
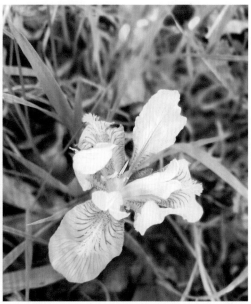

黄金鸢尾

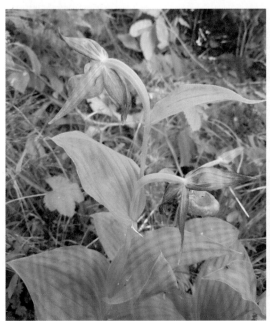
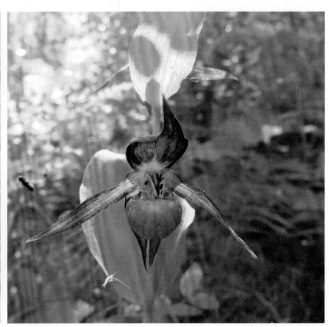

山西杓兰

中文名笔画索引

拉丁学名索引